特定穴临床应用

（第二版）

王启才 吴继华 张 燕 钱 娟 粟 漩 主编

全国百佳图书出版单位

中国中医药出版社

·北 京·

图书在版编目（CIP）数据

特定穴临床应用 / 王启才等主编 . — 2 版 . —北京：
中国中医药出版社，2024.3
ISBN 978-7-5132-8614-5

Ⅰ.①特…　Ⅱ.①王…　Ⅲ.①奇穴-针灸疗法　Ⅳ.
①R245

中国国家版本馆 CIP 数据核字（2023）第 251248 号

中国中医药出版社出版
北京经济技术开发区科创十三街 31 号院二区 8 号楼
邮政编码　100176
传真　010-64405721
河北新华第二印刷有限责任公司印刷
各地新华书店经销

开本 787×1092　1/16　印张 30.25　字数 641 千字
2024 年 3 月第 2 版　2024 年 3 月第 1 次印刷
书号　ISBN 978-7-5132-8614-5

定价　120.00 元
网址　www.cptcm.com

服 务 热 线　010-64405510
购 书 热 线　010-89535836
维 权 打 假　010-64405753

微信服务号　zgzyycbs
微商城网址　https://kdt.im/LIdUGr
官 方 微 博　http://e.weibo.com/cptcm
天猫旗舰店网址　https://zgzyycbs.tmall.com

如有印装质量问题请与本社出版部联系（010-64405510）

特定穴临床应用
编委会
（以姓氏笔画为序）

内容提要

　　本书立足于针灸学最为精华的内容——特定穴的理论和临床应用，本着从易到难、由简入繁的指导思想，按原穴、络穴、俞穴、募穴、郄穴、八会穴、下合穴、八脉交会穴、交会穴、五输穴的顺序重点介绍这些特定穴的临床应用，其信息量之大几乎是前所未有的。每一类特定穴之后，都新增了特定穴图，附录了作者新编的、朗朗上口的歌诀，并围绕它们的重点、难点和疑点之处，开展一些讨论，以期扩大读者的临床思路，并能对后学者起到指点迷津的作用。

　　最后，书末介绍了一种寓教于乐的特定穴扑克牌游戏，可供海内外中医药院校学生、广大针灸工作者以及业余爱好者娱乐，以促进和加深对特定穴的学习和记忆！

主编简介

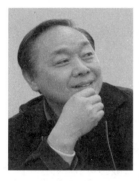

王启才

南京中医药大学国际教育学院教授、研究生导师。兼任欧洲自然科学院院士，俄罗斯联邦中医、针灸学科终身教授，世界浮刺针灸学会荣誉主席，世界中医药学会联合会套针专业委员会荣誉会长，世界自然医学研究院荣誉院士，美国国际医药大学研究生院教授、博士研究生导师，美国纽约中医学院客座教授，加拿大中医学院兼职副院长、教授，加拿大中医研究院学术顾问，瑞士中医药大学教授、博士研究生导师，英国伦敦中医学院教授，法国里昂中医学院客座教授。香港大学中医药学院针灸研究生班特邀教授，香港中医药研究院学术顾问、客座教授，澳门中医药学会名师带高徒指导老师。

20 世纪 70 年代参编和审定高等中医药院校教材《针灸学》，主编新世纪全国高等中医药院校规划教材《针灸治疗学》，主审全国高等中医药院校成人教育教材《针灸学》。

先后发表学术论文五六百篇，专业著作和教学光盘 100 余部。2006 年荣获第四届中国科协先进工作者奖，2023 年荣获"共和国爱国卫生运动 70 年 70 人人民健康卫士奖"。

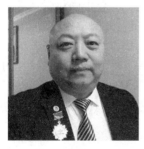

吴继华

1988 年毕业于上海医科大学（现上海复旦大学医学院），就业于浙江省杭州市职业病防治院。2002 年赴莫斯科国立谢东诺夫第一医科大学留学，2007 年毕业获得博士学位，后来曾在莫斯科东方医疗中心、莫斯科东方传统医学院工作。2013 年至今，在俄罗斯联邦传统医学会任主席助理。兼任金砖国家健康医疗国际合作委员会驻俄罗斯联邦首席代表，欧洲自然科学院院士，俄罗斯联邦科学院院士，世界中医药学会联合会套针专业委员会副会长，北京世界针联套针中医研究院副院长，俄罗斯联邦中医药专家学会副会长。

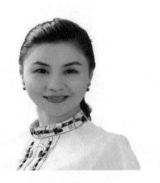

先后毕业于湖北大学文学系和北京中华研修大学中医美容（硕士研究生），2003—2009 年在北京参加北京市大道中医研究所的美容职业培训。2018 年晋升为中医副主任医师，任中国医药新闻信息协会仲景学术传人、蒙古国传统医学科学院研究员、上海漾亮生物科技有限公司董事长、世界中医药学会联合会套针专业委员会常务理事、中国中医药信息学会中西医学汇通分会常务理事、中华全国工商业联合会美容化妆品业商会穴位营养美学专业委员会主任委员。创办了漾亮康美教育培训中心，为行业输送上万人才。

张燕

主编《针灸治疗与解惑》《不苦口的良药》《经络学——正经以外临证体系》（被纳入瑞士中医药大学教材）。

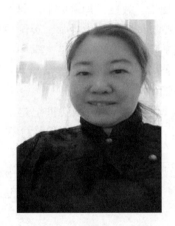

苏州人，家传中医（吴门医派钱氏一脉），北宋名医钱乙第 31 代后人，家传医馆"生幼堂"是"姑苏老字号"之一。后师从国医大师张大宁、李佃贵，欧洲自然科学院院士王启才教授。擅长针药并用，对妇科、儿科、抑郁症等慢性病有独特见解和经验。西班牙武康大学医学博士，英国剑桥大学研究员、生物技术及管理博士后。

现任苏州钱镠文化研究会副会长，北京生幼堂中医院院长，主任医师、教授，生幼堂中医药研究院院长，世界中医药学会联合会套针专业委员会常务理事，大国医药智库首席科学家。先后荣获"中医特色诊疗传承人""中国科技创新优秀发明成果奖"，2022 年被香港卫视聘为"国际健康宣传大使"，获中国科学技术协会评定的"建党 100 年 100 人大国医者"，2003 年荣获"共和国爱国卫生运动 70 年 70 人人民健康卫士奖"。

钱娟

主编《针灸治疗与解惑》《不苦口的良药》《指尖备急方》《经络学——正经以外临证体系》（后两本被纳入瑞士中医药大学教材）。

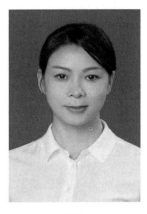

粟漩

广东省佛山市南海区第九人民医院业务副院长、教授、主任中医师、硕士研究生导师。广东省第二批中医临床优秀人才，佛山市南海区首席名医。从事针灸临床、教学、科研工作28年，2018—2021年连续4年被广东省家庭医生协会评选为"岭南名医"。曾担任国家中医药管理局重点专科学科及学术带头人，完成各级科研课题立项7项、研究生毕业课题12项。发表论文20余篇，其中SCI 3篇，参与编著学术著作2本。

再版前言

特定穴有特殊规定的含义，是一些具有特定名称、特别含义和特殊治疗作用的腧穴。特定穴分原穴、络穴、俞穴、募穴、郄穴、八会穴、下合穴、八脉交会穴、交会穴、五输穴共十大类别。有些比较重要、比较常用的腧穴，同时"身兼"好几种特定穴的性质。例如中脘既是胃的募穴，又是八会穴之"腑会"；关元既是小肠的募穴，又是任脉与足三阴经的交会穴；内关既是心包经的络穴，又是与阴维脉相通的八脉交会穴之一；太渊既是肺经的原穴，又是本经五输穴之"输"穴（称之为"以原代输"或"以输代原"），同时还是八会穴之"脉会"……据不完全统计，针灸学中的特定穴总数约为 250 个。如果排除部分重复的腧穴，那么还有 225~230 个，占全身十四经穴总数的一大半（62.5%）。

特定穴既是古代针灸医家认识经穴与人体生理、病理、诊断和治疗联系的方法，也是他们治疗疾病的独特经验；它既贯穿于针灸学腧穴总论和各论，又落实在针灸治疗之中。针灸学中许多腧穴的治疗作用和主治范围、诸多配穴方法和技巧，以及治疗组方原则和方义，都需要从特定穴的角度来认识和阐释。特定穴历来是针灸医学的重要组成部分，同时也是针灸学理论中的重点、难点和疑点之所在。而这么重要的精华内容，在古今中外浩如烟海的针灸文献中，这方面的专著寥寥无几。这显然不能适应针灸学的迅猛发展，不能不说是一种历史的遗憾！

有鉴于此，我们觉得有责任、有义务写一本关于特定穴的专书。由于五输穴在特定穴中是难点、疑点相对最为集中的地方，常常被习者视为"拦路虎"。所以，我们打破常规，本着从易到难、由简入繁的指导思想，从原、络、俞、募开始，将五输穴这只"拦路虎"放在最后。

本书立足于特定穴的临床应用，其信息量之大几乎是前所未有的，并围绕它们的重点、难点和疑点之处，开展一些讨论，大胆地提出我们的一些看法，以期扩大读者的临床思路，并能对后学者起到指点迷津的作用。

编著者

2024 年 1 月 26 日

目 录

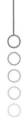

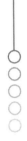

所谓"特定"，有特殊确定之义。在十四经穴中，一部分腧穴被称为"特定穴"，它们都是一些具有特定名称、特别含义和特殊治疗作用的腧穴。人体有病变，一般会在这些腧穴上出现不同的病理反应。而刺灸这些腧穴，往往会收到一般腧穴所达不到的效果。这些临床经验为古代医家临证实践经验的总结。

　　特定穴共分原穴、络穴、俞穴、募穴、郄穴、八会穴、下合穴、八脉交会穴、交会穴和五输穴共十大类。

原穴

原有本源之义，与人体三焦的原气关系密切。《难经·六十六难》说："脐下肾间动气者，人之生命也，十二经之根本也，故名曰'原'。三焦者，原气之别使……原者，三焦之尊号也。"原气为机体生命活动的原动力，源于脐下"肾间动气"，关系着整个机体的气化功能，借三焦的气化作用输布全身，对促进五脏六腑的生理活动有着十分重要的意义。原穴即脏腑、经脉的原气输注、留止之处。每条经脉都有1个原穴，总共12个，故习称"十二原"。其中，阴经的原穴也就是五输穴中的"输"穴，即"以输代原"。《类经图翼》称之为"阴经之输并于原"。阳经脉气盛长，于"输"穴之后另有单独的原穴。

现将十二经原穴列表如下（表1）：

表1　十二经原穴

经	原穴	经	原穴
手太阴肺经	太渊	手阳明大肠经	合谷
手厥阴心包经	大陵	手少阳三焦经	阳池
手少阴心经	神门	手太阳小肠经	腕骨
足太阴脾经	太白	足阳明胃经	冲阳
足厥阴肝经	太冲	足少阳胆经	丘墟
足少阴肾经	太溪	足太阳膀胱经	京骨

原穴均位于四肢腕、踝关节附近，可以反映相应经脉、脏腑的病变，调治本经寒热虚实诸疾。

《灵枢·九针十二原》说："十二原者，五脏之所以禀三百六十五节气味也。五脏有疾也，应出十二原，而原各有所出，明知其原，睹其应，而知五脏之害矣。"又说："十二原者，主治五脏六腑之有疾者也。"表明内脏有病，可在原穴显现出某种反应，从而借以诊查内脏疾病。原穴可以直接反映脏腑的病变，对本脏腑、本经脉及其连属的组织器官病症，既有诊断价值，又有治疗作用。由于原穴与三焦的气化功能活动密切相关，三焦是原气之别使，它导源于脐下肾间动气，输布全身，和内调外，宣上导下，关系着整个人体的气化功能。

刺灸原穴，可以和内调外，宣上导下，通达三焦之气，调节脏腑功能，促使阴阳平衡。总而言之，原穴对本脏腑、本经脉的寒热虚实证均有较好的调治作用。所以，《灵枢·九针十二原》在论述原穴的治疗作用时说："五脏有六腑，六腑有十二原，十二原出于四关，四关主治五脏，五脏有疾，当取之十二原。"

原穴本属"五行输"范围之内，阴经经脉甚至是"以输代原"。"五行输"是按五行的生克规律排列和使用的，而原穴却不受其限制。原穴的主治作用和应用范围很广，凡本脏腑、本经脉的寒热虚实诸证均可选用。可见，原穴的治疗作用，不是单向的，而是呈现一种双向的调节作用。

鉴于原穴既有诊断价值，又对本脏腑、经脉有着良性双向调治作用，针灸临床常常采用经络测定仪测定原穴的导电量或电阻值，确定电位差，用以判断相关脏腑、经脉的虚实和失衡情况，并将原穴作为刺激的主要目标，用以调整经络的虚实失衡状态。

附：十二原穴歌

肺原太渊心神门，心包之原是大陵；
脾原太白肝太冲，太溪为原本属肾；
大肠合谷小腕骨，三焦之原阳池深；
胃原冲阳胆丘墟，膀胱京骨跗外寻。

（一）太渊（Taiyuan LU9）

【别名】太泉、大泉、鬼心。

【出处】《灵枢·九针十二原》：五脏有疾，当取之十二原……阳中之少阴，肺也，其原出于太渊。

【归经】手太阴肺经。

【定位】掌面腕横纹桡侧端，大多角骨后缘与掌后第1横纹相交处，桡动脉桡侧凹陷中（图1-1）。

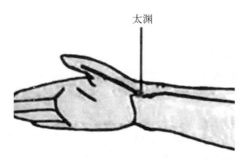

图1-1　太渊

【释名】太，大也；渊，深也。盖六腑水谷精华，注入六脏经腧之起源处，故称"渊"；又为肺经原穴、八会穴之脉会，其脉气所会，博大而深，故名。唐代为避高祖李渊之讳，改名为"太泉"。

【类属】

1. 本经原穴。

2. 本经输穴。

3. 八会穴之一：脉会太渊。

【穴性】 宣肺止咳、益养心肺、通调血脉。

【主治】

1. 呼吸系统病症 感冒、咳嗽、哮喘、咯血、咽喉疼痛、失音、慢性阻塞性肺疾病、肺结核。

2. 心血管系统病症 胸闷、心痛、心悸、高血压、早搏、无脉症。

3. 消化系统病症 腹胀、反酸、嗳气、呕吐、阑尾炎。

4. 本经所经过部位病症 腕臂疼痛、扭伤、掌中热。

5. 其他病症 头痛、目赤肿痛、牙痛、失眠、梅核气、遗尿、糖尿病、痿证、中风失语等。

【配伍】 配丰隆治风痰咳嗽；配内关、四缝治百日咳；配肺俞、太白治肺虚喘息；配列缺、大陵、内关治无脉症；配鱼际、太溪、复溜治咽干、咽痛、失音；配内关、神门治胸痛、心痛、心悸。

【刺灸法】 针刺时，使患者的腕关节微微内收，避开桡动脉，直刺 0.3~0.5 寸；可灸。

【古代应用】

《针灸甲乙经》：主肩膺胸满痛、缺盆中相引痛、臂内廉痛。

《针灸大成》：主胸痹逆气，善哕，呕饮水，咳嗽……咳血呕血。

《玉龙赋》：咳嗽风痰，太渊、列缺宜刺。

《医宗金鉴》：腕肘无力或痛疼，兼刺咳嗽风痰疾，偏正头疼。

【临床报道】

1. 呼吸系统病症

（1）感冒：《上海针灸杂志》1998 年第 3 期报道，取太渊、迎香，治疗一风寒感冒患者，针刺平补平泻，留针 20 分钟。治毕患者即感周身轻松，鼻塞消失。第 2 日按原法继续治疗 1 次而愈。

（2）咳嗽：《上海针灸杂志》1998 年第 2 期报道，针刺太渊、足三里为主穴，丰隆、孔最为配穴，治疗外感型咳嗽伴咳白黏痰且服用抗生素疗效不显著者，共治 5 次而告愈。《张家口医学院学报》2002 年第 1 期报道：以太渊为主治疗咳嗽 85 例，配双侧肺俞、脾俞、合谷、丰隆。太渊、丰隆用针刺泻法，留针 20 分钟，中间行针 1 次；肺俞、脾俞、合谷用平补平泻法。每日 1 次，7 次为 1 个疗程。结果：痊愈 65 例（76.5%），显效 13 例（15.3%），好转 5 例（5.9%），无效 2 例（2.3%），有效率为 97.7%。其中，1 个疗程治愈者 41 例，其余均在第 2~3 个疗程治愈。

（3）哮喘：《上海针灸杂志》1987 年第 2 期报道，针刺太渊、尺泽治疗支气管

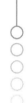

哮喘44例。取太渊、尺泽，配足三里，尺泽、足三里2穴用捻转补法，频率100次/分，幅度90°~180°，留针15分钟，每隔5分钟捻转1次，使患者有酸、胀、重、麻感。结果：显效10例，好转29例，无效5例，有效率为88.5%。感传能循肺经传至肩或右胸上部者则治疗效果好，患者当时即感觉到胸闷减轻；如哮喘正在发作者，留针15分钟后即能停止哮喘或减轻症状。疗效好的80%以上得气感传好，无效者80%以上没有得气感，更无循经感传出现。《北京中医》1988年第2期报道：针刺太渊、定喘治疗哮喘196例，取得了满意疗效。其中太渊直刺0.3~0.5寸，得气后行平补平泻法，留针15~20分钟，中间行针1次，每日1次。

（4）慢性阻塞性肺疾病：《陕西中医》2004年第12期报道，针刺太渊、肺俞等穴配合康复训练治疗慢性阻塞性肺疾病66例。结果治疗前各组间肺功能无明显差别，治疗后针刺组、康复治疗组肺功能有明显改善，而针刺康复治疗组肺功能改善极明显。且针刺康复治疗组与针刺组、康复治疗组治疗后肺功能比较也有明显改变。

2. 心血管系统病症

（1）心悸：《上海针灸杂志》1998年第3期报道，太渊单穴治疗心慌、胸闷；针刺双太渊治疗心率过速，1分钟后心率即可恢复正常；运用太渊治疗心悸，先取内关、郄门、神门等针刺未效，出针后速刺双侧太渊，行针约1分钟，其心率转为76次/分，诸症随之消失。

（2）早搏：《中国针灸》1999年第5期报道，以太渊为主治疗早搏32例疗效观察，太渊取左侧，针尖方向指向身体近侧斜刺0.3寸，捻转行针30秒，使患者有酸胀感，每隔10分钟行针1次。结果：痊愈8例（25%），显效12例（37.5%），好转10例（31.2%），无效2例（6.3%），有效率93.7%；而以双内关、双神门针刺治疗32例作对照，痊愈5例（15.6%），显效7例（21.9%），好转11例（34.4%），无效9例（28.1%），有效率为71.9%。二者疗效差异显著。

（3）高血压：《上海针灸杂志》2002年第1期报道，激光照射太渊治疗高血压44例。采用低能量He-Ne激光治疗仪，波长632.8nm，功率3mW，将He-Ne激光光导纤维输出端直接照射太渊穴，照射时间5分钟。治疗前后测血压。结果：显效7例，好转26例，无效11例，有效率为75%。

（4）无脉症：《上海针灸杂志》1998年第2期报道，针刺太渊、人迎为主治疗无脉症。太渊、人迎为主穴，配百会、风池、肺俞、心俞、脾俞、肾俞、神门、然谷、足三里。每次主穴必取，配穴取2~3穴，针用补法。隔日1次，10次为1个疗程。经首次治疗后，患者头晕症状减轻，精神大振，当即测血压右手160/60mmHg，左手仍无，但左侧桡动脉已隐现，细弱无比；1个疗程后头晕症状消失，测血压右手150/60mmHg，左手90/60mmHg，左气口脉已细软应指。共治3个疗程，血压稳定，症无复发。

3. 神经系统病症

（1）偏头痛：《中国中医药科技》1998年第6期报道，以本穴单侧治疗偏头痛27例。直刺进针，得气后令患者吸气，同时行提插捻转泻法，使针感向上传导，随即慢慢出针，针尖退至皮下稍停，出针后不按针孔。结果：痊愈 24 例，显效 3 例，全部有效。

（2）失眠：《福建中医药》1994 年第 4 期报道，以太渊、大陵、合谷为主，采用浅针（推针）治疗失眠 58 例。结果：治愈 18 例，占 31.03%，显效 25 例，占 43.1%，好转 13 例，占 22.3%，2 例无效中断治疗。

（3）中风失语：《中国针灸》1999 年第 5 期报道，针刺太渊、太溪、足三里、上廉泉治疗中风失语 36 例。太渊、太溪针刺得气后，动留针 30 分钟，出针时用干棉球按压针孔，并加以揉按 10 余次，以闭其孔；上廉泉采用平补平泻的针法，针尖向舌根方向透刺，深度 1.2~1.5 寸；足三里针感放射至足部为佳，亦用捻转补法，留针 30 分钟。每日 1 次，10 次为 1 个疗程。经治 3 个疗程，痊愈 28 例（78%），好转 8 例（22%），全部有效。

（4）梅核气：《中国针灸》1999 年第 2 期报道，太渊配内关等穴治疗梅核气 42 例。太渊、鱼际行针得气后患者喉部有湿润清爽之感；内关得气后小幅度捻转，令针感放射到前胸；廉泉有针感后将针退至皮下再向左右金津、玉液方向透刺，尔后出针。太渊、内关留针 30 分钟，中间行针 1 次，同时令患者做吞咽动作。每日 1 次，7 次为 1 个疗程。结果：痊愈 28 例，好转 10 例，无效 4 例，有效率 90.5%。治疗过程中结合暗示疗法，则疗效更佳。

4. 泌尿系统病症

（1）遗尿：《上海针灸杂志》1998 年第 2 期报道，针刺太渊、关元与肾俞、三阴交等穴治疗一 7 岁小儿遗尿症男童。患儿自婴孩期遗尿至今，每晚遗尿达 4 次之多，尿量少，发展至今白天在幼儿园休息时都有遗尿现象。虽经多方治疗，但疗效不显。查体：神清、貌瘦、面色白、舌淡红、苔薄白、脉缓弱。诊为"遗尿症"（肺肾气虚型）。治拟补益肺肾、固涩小便。取太渊、关元、肾俞、三阴交，每日 1 穴，交替使用，10 日为 1 个疗程。在针刺后当天晚上即遗尿 1 次，且能于沉睡中醒来而自知；针 3 次后已无遗尿现象；又续治 3 次巩固疗效。

（2）尿潴留：《中国针灸》2005 年第 7 期报道，太渊为主治疗产后尿潴留 58 例。针刺太渊，快速捻转泻法，持续 1 分钟，留针 15 分钟左右。结果：治愈（针刺 30 分钟内能自行排尿，且排尿不困难）48 例（其中有 18 例加刺足三里、三阴交），占 82.8%；显效（针刺 30 分钟内能排尿，但欠通畅，并需第 2 次针刺后能自行排尿）8 例（均加用足三里、三阴交），占 13.8%；无效 2 例（3.4%）；有效率 96.6%。

5. 骨关节病症

（1）痹证：《陕西中医》2003 年第 5 期报道，以太渊为主治疗痹证 76 例。肩部配肩髃、肩髎；肘臂配手三里、外关；腕部配合谷、腕骨；腰背部配身柱、腰阳关；髀部配环跳、居髎；股部配秩边、殷门；膝部配膝眼、血海；踝部配申脉、照海；行痹加风池；痛痹加肾俞；着痹加阴陵泉；热痹加大椎。针刺平补平泻法，留针 30 分钟。每日 1 次，7 次为 1 个疗程。结果：痊愈 37 例（48.7%），显效 22 例（28.9%），好转 12 例（15.8%），无效 5 例（6.6%），有效率 93.4%。

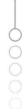

（2）肩周炎：《中国针灸》2004 年第 9 期报道，天灸太渊治疗肩周炎 54 例。取川乌、细辛、桂枝、白芷、肉桂、白芥子等药物，研为细末，以生姜汁调制成药饼，用胶布敷贴于太渊穴 2~3 个小时，穴处有烧灼、疼痛感时取下药饼，如有水疱可挑破。20 日 1 次，3 次为 1 个疗程。结果：治愈 35 例（64.8%），好转 14 例（25.9%），无效 5 例（9.3%），有效率为 90.7%。

【现代研究】

实验研究表明：针刺本穴可增强肺通气量，减低呼吸道阻力，增强肺脏呼吸功能。《针灸临床杂志》1994 年第 3 期报道：针刺太渊对阻塞性、限制性、混合性肺通气功能障碍者肺功能即时效应的临床观察，针刺太渊对阻塞性通气功能障碍的用力肺活量（FEV）、用力呼气速度（FEF）有影响，针刺以后数值升高，有显著意义，与对照组相比有显著性差异。

本穴对血液循行失常及出血等疾患有较好疗效，临床观察，针刺本穴对脑出血及咯血均有显效，对血压的调整也有较好作用。

《中国中医基础医学杂志》2003 年第 2 期报道：太渊伏安特性昼夜节律研究，通过在昼夜环境中 48 小时检测 20 名正常大学生太渊伏安曲线，结果发现太渊穴伏安曲线特征具有非线性与惯性两大特征，通过余弦分析与振幅检验（f 检验），发现太渊穴的伏安面积不存在规律性，而惯性面积存在明显的节律性波动，太渊的这种节律性波动表明脏腑的功能活动、经气盛衰有一定节律性。

《上海中医药大学学报》2004 年第 4 期报道：为研究穴位自发红外辐射特性，采用自制高灵敏度 PHE201 体表红外光谱仪检测 47 名健康成年人和 50 名冠心病患者太渊穴 15~16μm 波段自发红外辐射光谱。结果发现冠心病患者与正常人的太渊自发红外辐射光谱形态基本相似，其峰值相位不存在统计学差异；在某些波段，冠心病患者的红外辐射强度与正常人的相比有显著差异。

（二）合谷（Hegu LI4）

【别名】合骨、含骨、虎口。

【出处】《灵枢·本输》：在（手）大指歧骨之间。

【归经】手阳明大肠经。

【定位】在手背部第 1、2 掌骨之间，约平第 2 掌骨桡侧中点处。简便定位法有 4 种：①拇、示指张开，第 1、2 掌骨之间略靠第 2 掌骨中点（图 1-2）；②拇指向示指并拢时肌肉隆起的最高点（图 1-3）；③以一手的拇指指间关节横纹放在另一手的虎口（拇、示指之间的指蹼缘）上，屈指，拇指尖朝向第 2 掌骨中点处是穴（图 1-4）；④指压感觉法：用一只手的大拇指在另一只手的 1、2 掌骨之间按压，有酸、麻、胀、重、疼痛或者经气行走感觉的地方。

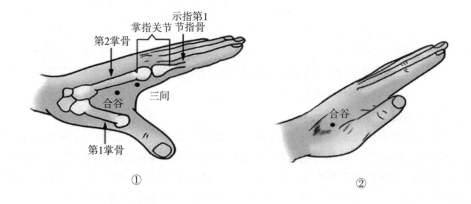

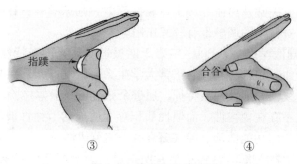

图1-2 合谷定位示意图

【释名】相会为"合";泉出通川为"谷",谷者两山间流水之道也,故云:"肉之大会为谷。"此处"合为肌肉会":"谷"处,又拇指、示指张开时,凹陷形似深谷,故名。又名"虎口"者,手张之状其形大如虎口之状也。

【类属】本经原穴。

【穴性】祛风解表、疏经通络、行气止痛、通调月经。

【主治】

1. 本经所过处病症　上肢不遂、手臂挛痛、指挛麻木。

2. 头面五官疾病　头痛、面肿、面瘫、疟腮、目赤肿痛、目翳、耳鸣、鼻塞、鼻衄、鼻渊、下齿痛、牙关紧闭、咽喉肿痛、失音。

3. 骨伤科病症　落枕、腰腿痛。

4. 消化系统病症　便秘、痢疾、腹痛。

5. 呼吸系统病症　感冒、咳喘、恶寒发热、热病无汗或多汗。

6. 泌尿、生殖系统病症　遗尿、尿闭、滞产、胎衣不下、产后恶露不行、月经不调、痛经、经闭、乳汁少、乳腺炎。

7. 神经系统病症　小儿惊风、牙关紧闭、厥证、中风闭证。

8. 皮肤病症　荨麻疹、疥疮、疔疮等。

【配伍】配大椎、风池、曲池治感冒发热;配复溜治少汗或多汗;配列缺、外关治感冒头痛；配地仓、颊车治面瘫；配翳风治痄腮；配风池、太阳治目疾；配迎香治鼻疾；配下关、颊车治牙痛；配内庭、廉泉等随证配穴治疗延髓麻痹；配曲池、上巨虚治泄泻；配三阴交治疗经闭、难产；配曲池、血海治荨麻疹；配太冲、印堂、水沟治疗中风昏迷、口噤不开、小儿惊风、手足抽搐。

【刺灸法】 直刺或向劳宫透刺0.5~2寸；孕妇禁针；可灸。

合谷进行家庭针灸保健，可以酌情选用指压、按摩、艾灸、皮肤针叩刺或皮肤滚针滚刺等方法。当然，对于已经掌握了针刺技术的人来说，针刺也是非常安全的。

合谷究竟应该怎么定位呢？因为合谷就在手背，用起来比较方便，随手都可以操作。所以尽管很多人能够准确找出合谷，但是可以说几乎百分之百的人对合谷取穴都是用另一只手的大拇指横向按压的。这种按压方法人为地阻断经脉的走向，不利于经气的走动，显然是错误的（图1-3）。正确的方法应该是顺着经脉的走向按压（图1-4）。

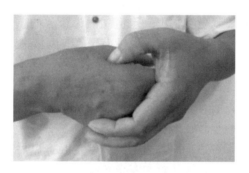

图1-3　错误的指压方法

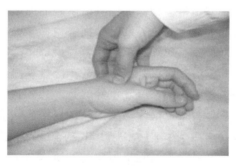

图1-4　正确的指压方法

1. 指压法：为了避免大拇指妨碍合谷经气运行的指压操作，不妨将一只手的手指指尖对准自己的胸部，拇指与示指自然分开，用另一只手的大拇指指端顺着经脉的走向按压，一边向深层按压，一边向前后揉动（图1-5）。你会有明显的酸、麻、胀的感觉。

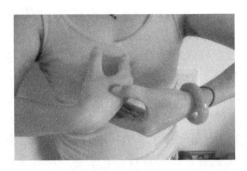

图 1-5　指尖对准胸部的指压方法

2. 按摩法：用大、小鱼际或掌跟按摩穴处 2~3 分钟。

3. 艾灸法：艾条温和灸或隔姜灸 2~3 分钟。

4. 皮肤针：叩刺不管你从哪个方位来刺激都是可以的，这个不存在方向和阻断经络的问题，但是最好要刺激到它出一点血。因为合谷的主治偏于清热、解毒、消肿、止痛，治疗实性病症，比如上面说的风火牙痛、风热感冒、头痛、咽喉肿痛等，还有青春痘，都是热毒所致，如果不出血的话，热毒就得不到宣泄。所以对于实证刺出血来，是顺其穴性、提高疗效的必要措施。

合谷穴在实际操作方面有什么注意事项呢？

第一，由于大肠经的经脉在面部的走向具有"左右交叉"的特点，即左上肢的经脉走到脸上以后就到了右边，而右边的经脉到了脸上以后就走到了左边。这就告诉我们，合谷治疗面部病症应该注意左右交叉取穴，即左侧面部的病症取右侧合谷、右侧面部的病症取左侧合谷，以增强治疗效果。

王启才教授湖北老家的姐姐，有一次打电话说她面瘫了。王启才教授问她有没有做针灸治疗？有没有取手背上的合谷穴？她回答说做了，合谷穴也用了，但是治疗半个多月了，还不见好，没有效果。王启才教授说那不对啊，合谷穴本来是个很常用、效果很好的穴，针灸治疗应该是很有效的。问她是哪一边面瘫，医生用的是哪一边手上的穴位？她说是左边，虎口穴也针的是左边。这就错了，王启才教授让姐姐到另外一家医院针灸科去找夏艳萍医生治疗，夏医生毕竟是科班出身的，她就知道合谷用左右交叉取穴法，结果前后治疗十几次就完全好了。

由于大肠经的经脉循行是进入同侧下齿龈的，所以，下牙痛还是取同侧的合谷为好。

第二，运用合谷要基于合谷的活血化瘀作用，可以治疗女性由于气滞血瘀导致的痛经、闭经，还有像古代医书中记载的那样需要堕胎的，也都是利用合谷的活血化瘀作用。现在对合谷的研究表明，重力刺激合谷穴，会引起子宫的强烈收缩。合谷穴对各种刺激均比较敏感，强刺激能引起子宫的收缩，孕妇应谨慎使用，以免动胎流产。

王启才教授有一个学生，在一家宾馆医务室工作，有时一些部门经理喜欢到他那里玩玩、看看，有的还向他学习一些简单的医疗保健知识。有一次，一位经理找到他说自己的爱人流产了。问起缘由，原来经理的爱人夜间突然牙痛，这位对合谷治疗牙痛一知半解的经理为了在自己爱人面前"露"一手，就为爱人重力掐按了合谷，牙痛当时很快就止住了。没想到两天之后天爱人就开始小肚子疼痛，同时伴有阴道流血现象。经医院妇科医生检查，确认是流产了。所以，对于成年育龄期的女性，如果涉及需要用合谷的情况，事先一定要了解她的月经情况，在排除了受孕的情况下方可取用合谷。切不可马虎从事！

【古代应用】

《针灸甲乙经》：寒热、齿龋痛、聋、耳中不通、喑不能言、喉痹、腓痿臂腕不用、唇吻不收、狂易。

《玉龙经》：头面、耳目、鼻颊、口齿诸病。

《拦江赋》：倘若汗多流不绝，合谷收补效如神。

《马丹阳天星十二穴治杂病歌》：合谷名虎口，两指歧骨间；头痛并面肿，疟疾热还寒；齿龋鼻衄血，口噤不开言；针入五分深，令人即便安。

《四总穴歌》：面口合谷收。

《针灸大成》：疗疮生面上与口角，灸合谷。

【临床报道】

1. 头面五官疾病

（1）头痛：《内蒙古中医药》1999 年增刊报道，合谷单穴治疗头痛 30 例。针向腕部斜刺 1.5~1.8 寸深，得气后留针 30 分，其间行针 1 次，平补平泻，阴阳偏盛者，随证施用补泻手法。每日 1 次，5 天为 1 个疗程。结果：1 次痊愈（疼痛完全消失）2 例，1 个疗程痊愈 24 例，3 次痊愈 3 例，全部有效。《湖南中医药导报》1996 年第 1 期报道：合谷配太冲治疗厥阴头痛 24 例。针刺得气后，施以提插捻转泻法，时间持续 2 分钟，留针 30 分钟。每日 1 次，7 日为 1 个疗程。结果：痊愈 17 例，显效 6 例，无效 1 例，有效率 96%。

（2）面神经麻痹：《中国针灸》2002 年第 2 期报道，合谷外熏方治疗面神经炎51 例。葛根 30g，生姜、茶叶各 25g，巴豆、威灵仙各 20g，白附子、钩藤各 15g，加水 500mL，兑入米醋 100mL，浸泡 20 分钟。煮沸后把药液倒入小口径保温器皿中（直径 6cm 以内为佳），以药液蒸气外熏患侧合谷，以药液蒸气热度能使合谷处潮红湿润、患者能够耐受为度。每次外熏 30 分钟，早、中、晚各熏 1 次。第 2、3 次外熏时，均将器皿中的药液再倒入药中，加热煮沸即可。10 日为 1 个疗程，治疗1~2个疗程有效，有效率为 96.1%。

（3）眼睑下垂：《河北中医》2001 年第 11 期报道，针刺合谷、阳陵泉为主治疗后天肌源性上睑下垂 34 例。取穴：合谷、阳陵泉、足三里（均双侧）。局部配穴：阳白透鱼腰、攒竹透丝竹空（均患侧）。主穴直刺1~2寸，押手按压进针点下方，使经气向上传导；局部穴常规针刺，留针40~50分钟。每日 1 次，10 日为 1 个疗程。结果：痊愈 32 例（94.1%），好转 2 例，全部有效。治疗时间最短 15 日，最长35 日。

(4) 颞颌关节紊乱：《中国针灸》2000 年第 4 期报道，电针合谷为主治疗颞颌关节紊乱综合征 115 例。主穴为合谷，配穴为下关、颊车。每次留针 20 分钟，7 次为 1 个疗程，治疗 2 个疗程，效果满意。

(5) 面部扁平疣：《中国针灸》2003 年第 5 期报道，合谷穴位注射转移因子治疗面部扁平疣 30 例。用注射器抽取 4mL 转移因子，垂直刺入合谷位，得气后回抽无血，将药液缓缓推入，每穴 2mL。每周 1 次，治疗 3 个月。结果：痊愈 15 例，显效 10 例，好转 5 例，全部有效。

(6) 鼻炎：《河北中医药学报》1999 年第 4 期报道，以合谷、列缺为主治疗鼻炎。取穴合谷、列缺，配风池、迎香。针刺得气后，行捻转泻法，留针 20 分钟，其间行针 1 次。每日 1 次，12 次为 1 个疗程。急性者一般 5~7 次痊愈，慢性者 2~3 个疗程痊愈。

(7) 牙痛：《四川中医》1988 年第 12 期报道，合谷封闭治疗牙痛 80 例。取安痛定注射液、2% 普鲁卡因注射液各 2mL，注入同侧合谷中。治愈率为 88%，好转率为 12%。《中国民间疗法》1994 年第 1 期报道：针刺合谷透劳宫治疗 1 例牙周炎，常规透刺，提插捻转，泻法，使手掌心产生胀感。结果：针到痛止。《黑龙江中医药》2001 年第 4 期报道：针刺合谷穴治疗牙痛 38 例，显效 32 例，好转 6 例，针刺后立即止痛者 32 例，减轻者 6 例。

(8) 咽喉肿痛：《海军医学杂志》2000 年第 4 期报道，合谷透刺后溪治疗咽喉肿痛 80 例。合谷快速直刺并向后溪方向透刺 4~6cm，上下提插 3 次，患者出现酸麻胀痛或触电样感觉向食、中指放射，即可出针。每日 1 次，3 次为 1 个疗程。结果：临床治愈 59 例，好转 18 例，无效 3 例，有效率 96.3%。其中治疗 1 次见效 67 例（83.8%）。《河北中医》2004 年第 3 期报道：针刺加穴位注射治疗慢性咽炎 73 例。先以毫针针刺双侧合谷、照海，进针得气后，采用提插捻转平补平泻法，合谷偏泻，照海偏补，留针 30 分钟，每 10 分钟行针 1 次，同时嘱患者做吞咽动作，直至咽部有津液上承为止。另用板蓝根注射液注射双侧孔最，每穴注射 1mL，均每日 1 次。结果：愈显率为 63%，有效率为 93.2%。

2. 消化系统病症

(1) 消化不良：《吉林中医药》2003 年第 9 期报道，合谷、足三里埋线治疗消化不良 105 例。局部常规消毒，将剪好的 2cm 长的 1 号羊肠线纳入 12 号腰椎穿刺针内，迅速刺入穴位皮下，再将针缓慢刺入适当深度（合谷 1~1.5 寸，足三里约 1.5 寸），得气后边退针边推针芯，将羊肠线留在穴内，出针后用消毒棉球按压针孔片刻。10 日 1 次，3 次为 1 个疗程。结果：痊愈 83 例（79%），显效 20 例（19%），无效 2 例，有效率为 98%。

(2) 呕吐：《实用中西医结合杂志》1996 年第 2 期报道，按摩合谷治疗术后恶心呕吐 74 例。经按摩 30 秒钟症状消失者 14 例，30 秒至 1 分钟显效者 39 例，按摩 1~2 分钟症状消失者 19 例，无效 2 例（伴有肠梗阻）。在有效的病例中，4 例在半小时后复发。有效率为 97%，显效率为 91%。

（3）呃逆：《中国民间疗法》2003年第9期报道，按摩合谷治疗呃逆146例。1分钟内呃逆停止者86例（58.9%），3分钟内停止者47例（32.2%），按摩3分钟无效者13例（8.9%），有效率91.1%。《中国民间疗法》2005年第3期报道：针刺合谷治疗膈肌痉挛30例。治愈28例，疗程最短1日，最长4日。认为合谷能刺激中枢神经系统，对机体起调节作用，有利于解除膈肌痉挛。

（4）胃肠痉挛：《中原医刊》1997年第5期报道，合谷穴位注射治疗急性胃肠痉挛326例。将盐酸山莨菪碱注射液按0.1mg/kg注入一侧合谷，两侧交替使用。结果：经1次注射治愈298例（91.7%），显效20例（6.2%），好转6例（1.8%），无效1例（0.3%），总有效率达99.7%。

（5）排便异常：《国外医学·中医中药分册》2003年第3期报道，针刺合谷治疗排便异常7例。其中，便秘2例，腹泻2例，便秘与腹泻交替3例。针刺后留针20分钟，每日1次，治疗6次。结果：大便状态改变3例，残便感减少5例，腹痛减轻3例。

（6）痔疮术后疼痛：《中国农村医学》1996年第4期报道，针刺合谷、孔最治疗痔疮术后疼痛30例。合谷、孔最均用针刺泻法，行针时令患者呼气，同时术者拇指向后行大角度用力捻转提针，继而再进针，反复3次；20分钟后再行针1次；40分钟后摇大针孔出针；疼痛未消失者次日再行针1次。结果：针刺1次疼痛消失者20例；针刺2次疼痛消失者10例。后经随访，均无复发。

（7）癌症化疗胃肠反应：《中国肛肠病杂志》1998年第4期报道，按压合谷治疗大肠癌化疗中的胃肠反应30例。先按压左侧，后按压右侧，每侧各5分钟，用力大小以患者能耐受为度。治疗1~2次显效17例，好转10例，无效3例。

3. 呼吸系统病症

（1）感冒：《上海针灸杂志》1990年第3期报道，针刺合谷治疗感冒66例。风寒型、风热型取合谷采用吐纳泻法；气血俱虚型取合谷采用吐纳补法。结果：痊愈59例，显效7例，全部有效。

（2）哮喘：《福建中医药》1996年第4期报道，合谷穴位注射生理盐水治疗哮喘发作40例。取双侧合谷，常规消毒，每穴各注入生理盐水1mL。每日1次，7日为1个疗程，治疗2个疗程为宜。结果：痊愈22例，显效13例，好转5例，全部有效。《安徽中医学院学报》1996年第4期报道：合谷穴位注射肾上腺素治疗哮喘持续状态11例。哮喘发作时，在两侧合谷注射肾上腺素0.2mg。结果：有效（用药后5~10分钟症状缓解）10例，无效1例。

4. 骨伤科病症

（1）急性腰扭伤：《针刺研究》1998年第4期报道，合谷透刺后溪加阿是穴治疗急性腰扭伤50例。先取一侧合谷透后溪，同时令患者活动腰部，幅度由小到大，遇到疼痛剧烈时，可加大提插捻转的幅度，留针15分钟，起针后继续活动腰部片刻；再找出最明显的压痛点2~3个，毫针直刺入2.5寸，顺时针方向捻转，当针下有针滞感时停止，然后反复向上提拉，头两次提拉以针具带动局部肌肉上下运动，当肌纤维拉断后，再边捻转边提插，继则将针提至皮下，沿上下左右呈 45° 斜刺，不留针。一般针刺后疼痛大减，活动幅度明显加强。结果：治愈 40 例（80%），显效 4 例（8%），好转 6 例（12%），全部有效，80% 的患者 1 次而愈。

（2）腰及胸胁挫伤：《陕西中医函授》1998 年第 5 期报道，合谷透刺后溪治疗腰扭伤及胸胁挫伤 292 例。取病侧合谷，用 28 号 3 寸不锈钢毫针快速垂直进针，透至后溪，强刺激手法，同时嘱患者带针由慢到快活动患部，使疼痛消失或明显减轻，留针 10~40 分钟，病程长者可留针 60 分钟，留针期间照上法隔 3~10 分钟行针 1 次，患者活动时，在最痛姿势下行针。少数患者较严重或经上法治疗较慢时，可配合局部针刺拔罐；胸胁挫伤患者可加刺病侧内关。若治疗 7 次以上疼痛不减者，则改用其他方法治疗。结果：全部治愈。其中 1 针 1 次治愈者 239 例（81.8%），2 次治愈 17 例（5.8%），3 次治愈 21 例（7.2%），6 次治愈 15 例（5.2%），少数患者采用配穴及局部针刺拔罐治疗而愈。

（3）腰椎间盘突出症：《辽宁中医学院学报》2004 年第 4 期报道，后溪透合谷治疗腰椎间盘突出症 37 例。后溪透合谷提插捻转得气后，继续行针以气至病所为度，使针感向肩背部放散，并配合局部取穴治疗痊愈 22 例，好转 11 例，总有效率达 89%。

5. 妇科病症

（1）月经后期：《上海针灸杂志》2001 年第 5 期报道，针刺合谷治疗月经推迟 30 例。采用平补平泻针法，连续治疗 3~5 次。结果：显效 16 例，好转 14 例，全部有效。

（2）崩漏：《四川中医》2002 年第 7 期报道，合谷配三阴交治疗一妇女崩漏，毫针刺用补法，隔日 1 次。治疗 2 次后漏下量减少，气短神疲症状减轻；4 次后出血停止，精神好，饮食增加，面部和肢体浮肿明显减轻；5 次痊愈，随访 1 年未发。

（3）预防人工流产：《实用医技》1999 年第 6 期报道，合谷穴位注射阿托品预防人工流产综合征 270 例，另以 270 例肌内注射阿托品作对照组。结果：穴位注射组发生综合反应 15 例（5.56%），肌内注射组发生综合反应 52 例（19.2%）。

（4）无痛分娩：《中级医刊》1997 年第 4 期报道，合谷穴位注射度冷丁无痛分娩。产妇阵缩痛减轻，阵缩期得到休息而利于生产顺利进行，镇痛率达 86%。

（5）催产：《河北中医》1995 年第 3 期报道，合谷穴位注射催产素治疗第二产程宫缩乏力 600 例。注射后若宫缩仍欠佳，必要时 10 分钟后对侧合谷同法注射或同侧重复注射。结果：显效 320 例（53.3%），好转 135 例（22.5%），无效 145 例（24.2%），有效率为 75.8%。《河北中医药学报》1997 年第 3 期报道：合谷注射催产素催产 35 例。用人工合成催产素 10IU，取 0.1mL 做单侧或双侧合谷封闭，进针待有酸麻感时推药。结果：成功率 100%。经产妇一般在封闭后 10~30 分钟分娩，初产妇一般在封闭后 30 分钟左右（最快 10 分钟，最慢 50 分钟）分娩。另有 2 例在封闭后 10 分钟出现胎心音变化（1 例变慢、1 例变快），经给产妇吸氧，胎心音恢复正常，婴儿出生情况良好。《四川中医》2002年第7期报道：合谷配三阴交治疗难产。针补合谷（双），泻三阴交（双），间歇行针，留针30分钟；同时以肉桂粉敷脐，上置生姜片，用艾条温灸30分钟。针刺后15分钟开始规律宫缩，起针后检查宫口已开大6cm；又隔15分钟，羊膜破水，起针后2小时15分顺利分娩，母子俱安。

（6）产后乳少：《四川中医》2002年第7期报道，用合谷、三阴交治疗乳汁减少。针用补法，配少泽（双）点刺出血。每日1次。治疗2次后婴儿即能吮出少量乳汁，4次后乳汁基本充盈。

6. 泌尿系统病症

（1）尿频：《陕西中医》1998年第3期报道，针刺合谷治疗尿频40例。针刺得气后强刺激2分钟，再留针30~60分钟，每10分钟行针1次。每日1次，10次为1个疗程。结果：痊愈26例，显效11例，无效3例，有效率达92.5%。

（2）尿潴留：《中国针灸》1999年第1期报道，针刺合谷、三阴交治疗妊娠尿潴留46例。二穴均针1.2寸深，得气即止，加电针仪刺激。1次治愈41例，2次治愈5例。

7. 其他病症

（1）汗证：《中国针灸》1995年第5期报道，针灸治疗汗证，常以合谷、复溜为主穴。发汗，通常泻复溜、补合谷；止汗，通常补复溜、泻合谷。治疗1例多汗证患者，取穴：合谷、复溜、尺泽、内庭、阴陵泉、肺俞。每日1次，10次为1个疗程。经治1周后，患者汗止身爽，诸症皆除。

（2）雷诺病：《中国民间疗法》2000年第7期报道，合谷、外关穴位注射治疗雷诺病11例。取双侧合谷、外关，合谷向后溪方向透刺4cm，外关向内关方向透刺3~4cm，将10%当归注射液2mL、2%普鲁卡因注射液（皮试阳性者改为利多卡因注射液）1.5mL、醋酸安奈德注射液0.5mL混合，每穴注入药液1mL。每月注射2次，8次为1个疗程。经治疗1~2个疗程，治愈4例，好转6例，无效1例。

（3）指甲癣：《中国针灸》1992年第5期报道，针刺合谷透劳宫治疗指甲癣16例。取患侧合谷透劳宫，留针30分钟。每年针刺3~5次，每次间隔1个月。伴手癣瘙痒者随时针刺。指甲癣治愈后，再继续治疗1~3年，每年针刺1次。结果：痊愈14例，无效2例。

（4）下肢麻木：《四川中医》2002年第7期报道，运用合谷配三阴交治疗下肢麻木。毫针刺用补法，隔日1次。三诊后右下肢麻木困痛减轻，五诊后右下肢行走有力，仅右肢麻木，8次告愈。

（5）针刺麻醉：《浙江中医杂志》1988年第7期报道，合谷穴位注射生理盐水麻醉施行颈部手术87例。双侧合谷各注射5mL，术中患者神情稳定，麻醉效果满意。《临床医学》1997年第6期报道：合谷穴位注射度冷丁作甲状腺手术中的辅助麻醉，取得满意效果。

【现代研究】

1. 调整消化功能 研究证明：针刺合谷可使胃蠕动波幅升高，蠕动增强，调整胃分泌功能，使胃原来的总酸度、游离酸度、胃蛋白酶偏低的患者恢复正常。

2. 对呼吸系统的调整作用 针刺合谷能改善肺通气功能，减少呼吸道阻力，缓解支气管、细支气管平滑肌痉挛，气管黏膜血管收缩，水肿减轻，使肺通气量增加，从而达到平喘的目的。

3. 对心脑血管的调整作用 针刺合谷使冠状动脉供血不足患者心冲击图复合波幅明显降低；可降低脑血管紧张性，改善动脉弹力，提高心冲击复合波的波动性，从而改善脑部供血情况；对因化疗所致白细胞减少患者，针刺合谷后，能调整血液细胞，白细胞计数明显上升，可使血小板减少性紫癜和脾性全血细胞减少患者的症状好转，血小板增多。

《上海针灸杂志》1992 年第 1 期报道：子午流注纳甲法对 68 例中风偏瘫患者甲皱微循环的影响。针刺中风偏瘫患者患侧合谷后，对血流速度及输出支管径、管祥长度及祥顶宽度等项指标有显著的改善作用（$P<0.05$），表明针刺合谷确实有一定的活血化瘀作用。

《重庆医科大学学报》1994 年第 1 期报道：电针合谷对实验性脑缺血大鼠脑组织超微结构和脑皮质灌流量的影响。结果显示可明显减轻脑缺血后细胞性水肿及线粒体肿胀程度，在形态学上肯定了电针合谷有明显改善脑缺血的作用，并可使脑皮质灌流量在脑缺血后降低的基础上部分恢复。

《针灸临床杂志》1995 年第 10 期报道：针刺合谷对家兔失血性休克的实验研究结果表明：针刺双侧合谷后血压明显上升，心收缩力加强，减压反射恢复，死亡率大大降低。可见，针刺合谷有明显的抗休克作用。

《针刺研究》2002 年第 2 期报道：电针合谷可使大鼠局灶脑缺血/再灌注大脑皮质 cPKCa 蛋白（参与脑细胞凋亡）的表达减少。

4. 调节血压 《四川中医》1992 年第 11 期报道：针刺合谷对家兔血压调整的试验研究证明，针刺合谷对血压呈双向调整作用，当家兔大失血后，血压下降，经针刺双侧合谷穴后血压明显上升，大大降低了死亡率，可见针刺合谷有明显的升压作用。而未做针刺组的血压有短暂轻度回升，但最终还是不断下降，发展到死亡。当家兔处于高血压状态时，针刺双侧合谷又可使血压明显下降，停针后可有轻度回升的趋势，该组针刺前后血压比较有显著差异。

5. 调节内分泌 针刺本穴可使甲亢患者的甲状腺体缩小，症状消失，基础代谢率明显降低；针刺本穴可调整垂体-肾上腺皮质功能，使正常人血中的嗜酸性粒细胞减少，血中 17-羟皮质类固醇含量明显提高；可影响性腺功能，升高哺育期缺乳妇女血中生乳素的含量；增加垂体后叶催产素的分泌。

6. 助产 合谷常用在孕妇分娩、人工流产中，可明显减少孕妇痛苦。《中国民间疗法》1999 年第 7 期报道：针刺合谷对药物人工流产结果的影响，治疗组在服药后 2 小时而未见绒毛排出时，予针刺合谷，留针 30 分钟，其间行针 2 次，4 小时后仍未见绒毛排出者判定为流产失败,行刮宫或其他人工流产方法结束妊娠。治疗组20 例经加用针刺后 19 例流产成功,另 1 例为不全流产。对照组 20 例中流产成功者14 例,不全流产 4 例,流产失败者 2 例。两组结果相比,说明药物流产的同时予以针刺合谷,可明显提高患者对药物的敏感性,降低不全流产发生率,提高药物流产成功率。

7. 提高痛阈 《成都中医药大学学报》2001 年第 3 期报道:不同时辰电针软组织损伤家兔合谷的镇痛作用及对血浆 5-羟色胺的影响。可见对照组家兔痛阈有明显昼夜节律,其峰值时在 14:30 左右,谷值在 02:30 左右,提示子、卯时痛阈较低,午、酉时痛阈升高。造模后痛阈均有所下降,但以子、卯时痛阈下降明显。电针后各时辰组家兔痛阈均有所提高,但各时辰针效不同,以子、卯时痛阈提高具有统计学意义。对照组 5-羟色胺含量有明显的昼夜节律,子、卯时相对午、酉时为低,差别显著。造模组动物血浆 5-羟色胺含量明显高于对照组,尤以子、午、酉时为甚。电针治疗使血浆 5-羟色胺含量趋于恢复,以子、卯、酉时针刺使 5-羟色胺含量下降明显。

《国外医学·中医中药分册》2003 年第 1 期报道:研究合谷所属经络和其他经络上穴位的镇痛效果及其与内源性镇痛物质的关系,合谷通 3Hz 的电流,刺激 30 分钟,通电前后采肘静脉血测内源性镇痛物质 β-内啡肽和 ACTH 液浓度,测定结果是针刺合谷并通电使该经络痛阈值上升,β-内啡肽浓度增加。因此认为电针合谷可激活血浆 β-内啡肽作用于全身而起到镇痛效果。

8. 其他 《国外医学·中医中药分册》1995 年第 1 期报道:低频电针疗法刺激合谷对精神性出汗的影响。采用低频电针疗法对受大脑皮层和皮层下核控制的手掌及足底部精神性出汗的影响进行观察。受试者为 15 例健康成人,精神性出汗的测定使用检汗仪 AMU-3,手掌和足底部各安装 1cm² 的密闭容器分别测定出汗。先对双手掌及足底进行电刺激诱发精神性出汗,再用 20 号不锈钢针针刺单侧合谷和郄门,用 MODEL-MK6000 通电装置通电 20 分钟,对通电前、留针期间的出汗情况也进行了测定。结果:留针期间与针刺前比较,双侧手掌及足底出汗稍有抑制;通电期间出汗明显抑制;通电期间和通电结束后痛阈提高。提示:应用低频电针刺激合谷和郄门可以提高痛阈,从而抑制精神性出汗。

(三) 冲阳 (Chongyang ST42)

【**别名**】会原、跗阳、会涌。

【**出处**】《灵枢·本输》:足跗上五寸陷者中。

【**归经**】足阳明胃经。

【**定位**】当第 2、3 跖骨与楔骨之间的凹陷中,足背动脉搏动处(图 1-6)。

【**释名**】"冲"指冲动;"阳"指阳面、阳脉。该穴在足背,为阳,该穴处又可触到跗阳脉之搏动,

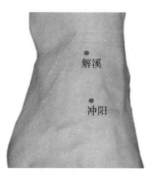

图 1-6 冲阳

故名。

【类属】本经原穴。

【穴性】健脾利湿、和胃宁神、疏风通络。

【主治】

1. 消化系统病症 胃痛、腹胀、消化不良。

2. 头面五官病症 口眼㖞斜、面肿、上齿痛。

3. 其他病症 足痿无力、脚背肿痛、下肢麻痹、身重、癫狂。

【配伍】配陷谷、然谷治疗足跗红肿疼痛；配足三里、仆参、飞扬、复溜、悬钟治足痿无力；配中脘、足三里治疗胃痛；配内关、足三里治不思食；配水沟、风池、内关、阴陵泉治头面浮肿；配地仓治口㖞；配下关治上牙痛；配人迎、曲池治高血压；配百会、大陵、合谷、神门、后溪、丰隆、心俞治疗精神病；配丰隆治狂证；配神门、后溪治疗癫痫。

【刺灸法】直刺 0.3~0.5 寸，避开动脉；可灸。

【古代应用】

《针灸甲乙经》：胃脘痛、时寒热、足下缓失履。

《备急千金要方》：足痿履不收，振寒而欠，龋齿，疟先寒洒淅甚久而热，热去汗出，狂妄行，登高而歌，弃衣而走。

【临床报道】

1. 三叉神经痛 《中国针灸》2000 年第 12 期报道：针刺冲阳、太溪治疗三叉神经痛 30 例。毫针直刺 5~6 分深，提插捻转时，有电击感之反应后，立即出针。隔日或每日 1 次。经过 2 周的治疗，结果：痊愈（疼痛完全消失，日常生活无诱发，随访 1 年以上无复发）15 例，好转（术后疼痛消失，2 个月后有复发，但疼痛程度减轻）11 例，无效 4 例。

2. 踝关节扭伤 冲阳点刺出血治疗踝关节扭伤，用三棱针在本穴刺络出血，每日 1 次，连续 3~5 次即可痊愈或明显减轻（吕景山，《单穴治病选萃》，人民卫生出版社，1993 年）。

3. 足部冻伤 冲阳点刺出血治疗足部冻伤，用三棱针在本穴刺络出血，隔日 1 次，连续治疗 3~5 次，即可痊愈并不复发（吕景山，《单穴治病选萃》，人民卫生出版社，1993 年）。

【现代研究】实验研究表明：针刺本穴可使胃蠕动减慢，可减慢心率，增强心肌收缩力。

《上海针灸杂志》2001 年第 6 期报道：冲阳伏安特性与人体气血盛衰的研究。在对 97 名正常人、25 名献血者和 10 具尸体冲阳伏安曲线的检测中观察到，正常人冲阳伏安曲线具有非线性和惯性特征；尸体冲阳伏安曲线的惯性面积显著小于正常人，其非线性和惯性特征程度明显降低。而正常人冲阳伏安曲线具有的非线性和惯性特征在献血者冲阳上依然明显存在，献血者冲阳的惯性面积和伏安面积仅于献血后第 4 日明显大于正常人，至第 7 日即得到恢复。结果提示，存在于人体活体的穴位的某些功能特征在尸体上不复存在，人体献血后的功能恢复是迅速的，献血对机体的影响是短暂而轻微的，冲阳能较敏感地反映机体气血盛衰的变化。

（四）太白（Taibai SP3）

【别名】大白。

【出处】《灵枢·本输》：核骨之下也。

【归经】足太阴脾经。

【定位】第1跖骨小头后缘，赤白肉际处取穴（图1-7）。

【释名】"白"指白色；"太"指大、明显。该穴位于大趾侧白肉际上，故名。

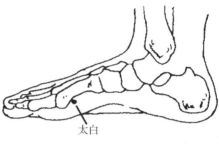

图1-7　太白

【类属】

1. 本经原穴。

2. 本经输穴。

【穴性】调理脾胃、祛湿止痛、清热化滞。

【主治】

1. 消化系统病症　胃痛、腹胀、肠鸣、善噫、饥不欲食、吐泻、痢疾、便秘。

2. 本经所经过部位病症　腰膝酸痛、体重节痛、痿证。

3. 其他病症　高热烦满、肢体重着、关节疼痛。

【配伍】配三阴交、足三里、天枢、中脘、内关、太冲治腹胀、腹痛；配公孙治消化不良；配陷谷、大肠俞治阑尾炎疼痛；配中渚、配大肠俞、天枢治疗便秘；配内关、中脘治疗呕吐；大肠俞、陷谷治疗阑尾炎；配中脘、梁丘治疗胃痛；配内关、足三里治急性腹泻。

【刺灸法】直刺0.5~0.8寸；可灸。

【古代应用】

《灵枢·厥病》：厥心痛，腹胀胸满，胃心痛。

《针灸甲乙经》：胸胁痛，肠鸣切痛，体重节痛。

《备急千金要方》：太白……主腹胀、食不化……喜呕……泻有脓血。

《神应经》：胸胁切痛取太白。

《针灸大成》：太白主腹胀食不化，呕吐，腹中切痛，肠鸣，泄泻脓血……心痛脉缓。

【临床报道】

1. 局部病症　足部麻木：《中国针灸》1997年第10期报道，针刺太白等足部穴治疗腰椎间盘突出症引起的足底麻木32例。取穴：太白、然谷、大都、隐白。常规针刺，行搓针法，将针体顺时针捻转3周左右，以患者有酸、麻、胀、重、痛及局部跳动、震颤等感觉为度，能放射至整个足底部为最佳。之后，持针不松，并做震颤手法以守气，片刻放松，间隔3~5分钟同法行针1次，留针15~20分钟。每日

1 次，5 次为 1 个疗程，休息 2 日，再进行下 1 个疗程，共治 2 个疗程。结果：痊愈 20 例，显效 7 例，好转 5 例，全部有效。

2. 消化系统病症

（1）消化不良：《中国针灸》1995 年增刊报道，针刺太白、阴陵泉治疗小儿单纯性消化不良 870 例。常规针刺，平补平泻。每日 1 次，6 次为 1 个疗程。结果：1 个疗程内治愈 486 例（55.9%），显效 202 例（23.2%），好转 141 例（16.2%），无效 41 例（4.7%），总有效率达 95.3%。

（2）腹泻：《中国针灸》1986 年第 4 期报道，温灸太白治疗脾虚腹泻 17 例。取穴：太白、丰隆。以艾条温和灸 10 分钟。每日 2 次。结果全部治愈。

3. 肥胖症　《甘肃中医》1999 年第 2 期报道：针刺太白、天枢等穴结合耳压治疗肥胖症 50 例。针刺取穴：天枢、气海、减肥穴（脐下 3 寸又旁开 3 寸）、太白、足三里。耳穴：脾、肾、肺、胃、外鼻、内分泌。进针前押手提起下腹部脂肪，刺手持针沿天枢方向斜刺进针 1 寸左右，得气后与太白、足三里同时使用电针仪疏密波持续刺激 30 分钟，强度以患者能耐受者为宜，起针后再适度按摩天枢、减肥穴，每日 1 次，1 个月为 1 个疗程。耳穴用药丸按压法，并于每日饭前 15～20 分钟按压所贴耳穴 3～5 分钟。1 周换 2 次，1 个月为 1 个疗程。结果：显效 28 例（56%），好转 16 例（32%），无效 6 例（12%），有效率达 88%。

【现代研究】

《中国针灸》1998 年第 5 期报道：针刺本穴治疗实验性脾虚家兔，发现该穴对十二指肠黏膜的病理变化有修复和改善作用，并能提高十二指肠黏膜上皮细胞表面的碱性磷酸酶（ALP）的活性，说明太白的健脾功能是有形态学基础的。

《中国中医药信息杂志》1999 年第 5 期报道：电针太白对实验性脾虚家兔的影响，证实该穴不仅能提高血清淀粉酶的活性及小肠吸收功能，而且能提高血清胃泌素的含量，从而达到改善脾虚证的目的。说明本穴有特异性健脾作用。

另外，针刺太白可调节血糖，因手法不同而呈现不同效果。烧山火补法多使血糖升高，可用于低血糖症；透天凉泻法则可使血糖下降，可用于糖尿病。针刺太白还可使奥狄括约肌松弛，胆管压力下降。

（五）神门（Shenmen HT7）

【别名】兑冲、中都、锐中、兑骨。

【出处】《针灸甲乙经》：在掌后兑骨之端陷者中。

【归经】手少阴心经。

【定位】仰掌，腕关节微屈，在豌豆骨后缘、尺侧屈腕肌腱桡侧缘和掌后第 1 横纹三者的交界处（图 1-8）。

【释名】"神"指心主神明、心藏神而言；"门"指出入之处。本穴属手少阴心经，又在少府之下，以示心气出入的门户，故名。

【类属】

1. 本经原穴。

2. 本经输穴。

【穴性】养心安神、宽胸理气、行气活血。

【主治】

1. 心血管系统病症 胸痛、心悸、怔忡、头晕目眩、心痹痛、无脉症。

2. 神志病症 心烦、失眠、健忘、癫痫、癔症。

3. 本经所经过处病症 上肢肌肉筋骨弛缓、拘急、麻木不仁，掌中热。

4. 消化系统病症 黄疸胁痛、口疮、泄泻、大便难。

5. 其他病症 失音、惊风。

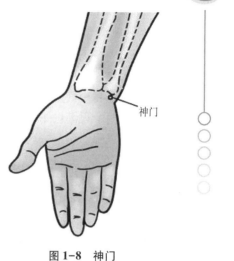

图 1-8 神门

【配伍】配内关、三阴交治疗神经衰弱、失眠；配百会、涌泉、劳宫治癫狂；配丰隆、鬼眼穴治痫证；配心俞、内关、阳陵泉治心痛；配水沟、百会、合谷治疗癔症；配心俞、内庭治疗多梦善惊；配少商、涌泉、心俞治痴呆；配阳谷治狂笑；配百会、风池、印堂治健忘。

【刺灸法】直刺 0.3~0.5 寸；可灸。

【古代应用】

《备急千金要方》：数噫，惊恐不定。

《外台秘要》：治手肩臂寒痛。

《针灸大成》：主心痛……主呕血、吐血。

《杂病穴法歌》：神门专治心痴呆。

【临床报道】

1. 心血管病症

（1）心动过速：《山东中医杂志》1995 年第 10 期报道，针刺神门治疗室上性阵发性及窦性心动过速 42 例。直刺 0.3~0.5 寸，中弱刺激。结果：29 例窦性心动过速患者有效 27 例（93%）；13 例室上性阵发性心动过速患者有效 11 例（84.6%）。

（2）脑动脉硬化：《江西中医药》1997 年第 4 期报道，神门、四神聪治疗脑动脉硬化，可以改善脑动脉硬化引起的脑供血不足。腔隙性脑梗死，针刺后患者头痛消除，语言流畅，肌力恢复效果较好。

2. 神志病症

（1）失眠：《江西中医药》1994 年第 S1 期报道，针刺神门、灵道治疗顽固性失眠 50 例。神门、灵道直刺 0.5~1 寸，得气后，留针 20 分钟。一开始每日 1 次，见效后隔日 1 次，1 周为 1 疗程。结果：治愈 35 例，显效 10 例，好转 4 例，无效 1 例，有效率 98%。《中国针灸》1995 年第 4 期报道：针刺神门、三阴交治疗失眠 168 例。二穴均深刺，三阴交直刺 2~2.5 寸，神门进针 5~8 分，中等刺激，平补平泻，动留针 30 分钟，每 5 分钟行针 1 次。患者每晚睡前自灸三阴交 20 分钟。每日 1 次，7~10 次为 1 个疗程。结果：治愈 89 例（53%），好转 46 例（27.3%），无效 33 例（19.7%），总有效率为 80.3%。《中医外治杂志》1997 年第 6 期报道：中药贴敷加按揉神门治疗失眠症 58 例。敷贴用药实证用朱砂粉 2g；虚证用酸枣仁末 3g。每晚入睡前将中药细粉调敷在神门上，用胶布固定，躺下之后由他人或患者自己用指端在神门上逐渐向下用力按揉。一般连续按揉 15 分钟以上，患者即有昏昏欲睡感，随即入睡。晨起去药，入夜再敷。10 日为 1 个疗程，需 1~3 个疗程。结果：痊愈 40 例（69%）；好转 16 例（28%），无效 2 例（3%），有效率 97%。治疗时间最短 3 天，最长 32 天。

《新疆中医药》2002 年第 1 期报道：针刺神门为主治疗不寐症 42 例。主穴：神门（双）。配穴：合谷、太冲（均双）。神门采用平补平泻法；太冲、合谷采用提插捻转泻法，留针 30 分钟，每 5 分钟行手法 1 次。每日 1 次，10 次为 1 个疗程。经治疗 1~3 个疗程后，临床治愈 31 例（73.8%），好转 9 例（21.4%），无效 2 例（4.8%），有效率达 95.2%。《针灸临床杂志》2004 年第 4 期报道：针刺神门为主治疗失眠症 56 例。主穴：神门。配穴：中脘、内关、三阴交、百会、神庭、风府、大椎、风池、足三里、合谷、膻中、气海、血海、太冲。主穴平补平泻，配穴中，阴经穴施提插捻转补法，阳经穴施提插捻转泻法，留针 1 小时，其间行针 1 次。每日 1 次，10 日为 1 个疗程，连续治疗 2 个疗程。结果：痊愈 24 例（42.8%），显效 26 例（46.4%），好转 4 例（7.1%），无效 2 例，有效率达 96.3%。

（2）中风后情感障碍：《中华实用中西医杂志》2004 年第 4 期报道，神门配心俞治疗中风后情感障碍 36 例。神门、心俞与皮肤呈 45° 角进针，顺经而刺，行捻转补法。另外针刺头针情感区（前发际上 2cm 距中线 2cm 处）30 例作对照，进针后要求快速捻针，速度为 200~220 次/分，持续 2 分钟。两种方法均每日 1 次，10 日为 1 个疗程，共治 3 个疗程。结果：神门组痊愈 19 例，显效 10 例，好转 5 例，无效 2 例，有效率为 97%；头针组痊愈 8 例，显效 11 例，好转 8 例，无效 3 例，有效率为 90%。

（3）焦虑症：《中国针灸》2001 年第 2 期报道，神门透刺少海治疗焦虑症 30 例。神门针刺得气后针尖斜向少海进行透刺，双侧同时快速捻转约 3 分钟，留针 20~30 分钟后出针。每日 1 次，10 日为 1 个疗程，连续治疗 2~3 个疗程。治疗 1 个月后临床痊愈 8 例（26.7%），显效 16 例（53.3%），好转 6 例（20.0%），全部有效。一般第 1 次针刺治疗，精神紧张首先得到改善，部分患者逐渐进入睡眠状态，以后焦虑症状、自主神经症状亦逐渐缓解。

（4）癫痫：《现代中西医结合杂志》2003 年第 3 期报道，针刺神门为主治疗癫证 15 例。取神门配心俞、肝俞、脾俞，针刺得气后行泻法，每次留针 20 分钟。每日 1 次，10 次为 1 个疗程。经治疗 1~2 个疗程，痊愈 10 例，好转 3 例，无效 2 例。

（5）脑病：《江西中医药》1997 年第 4 期报道，神门、四神聪治疗脑病。其中，脑动脉硬化 1 例，针刺神门、百会、四神聪、上星、廉泉、足三里、丰隆。每日 1

次，10 次为 1 个疗程。共治 3 个疗程，诸症悉除，随访未发。脑萎缩 1 例，针刺神门、百会、四神聪、神庭、关元，得气后留针 30 分钟。每日 1 次，10 次为 1 个疗程，同时配服养神定志中药"读书丸"。3 个疗程后头脑清醒，情绪稳定，行走平稳，睡眠好转，记忆力增强，显效出院，随访未发。脑外伤 1 例，神门直刺，四神聪平刺，得气后留针 20 分钟。每日 1 次，10 次为 1 个疗程，同时服用"读书丸"。经治 1 个疗程，头痛明显减轻，精神失常消除，饮食正常，2 个疗程后痊愈出院。

3. 消化系统病症 《针灸临床杂志》2001 年第 8 期报道：以神门为主治疗各种消化系统病症。神门配中脘、关元、阳池、足三里、三阴交治疗急性胃肠炎：针刺平补平泻并留针 30 分钟，中脘、关元艾条温和灸后拔罐；神门配合谷、太冲、足三里、阴陵泉、肝俞、脾俞、胃俞治疗胃肠神经症，针刺手法以泻法为主，留针 30 分钟，起针后背俞穴拔罐；神门配梁丘、内庭、阴陵泉、支沟治疗消化性溃疡，针刺泻法，留针 30 分钟，起针后在胃俞附近找阳性反应物，点刺不留针；神门配阳陵泉、蠡沟、阴陵泉、支沟治疗胆囊炎、胆石症，针刺泻法，留针 30 分钟，同时取耳穴肝、胆、胃、大肠、神门、皮质下埋磁珠；神门配足三里、三阴交、腕骨治疗肠麻痹，针刺并行导气法，留针 20 分钟。

4. 其他病症

（1）尿潴留：《中医外治杂志》1996 年第 1 期报道，神门穴位注射酚妥拉明治疗产后尿潴留 27 例。抽取酚妥拉明 5mg 注入双侧神门，注射 15 分钟后主动排尿。结果：15~25 分钟排尿 8 例，26~35 分钟排尿者 19 例，尿量 500~1700mL 不等，以后均能自行排尿，全部有效。

（2）舌疮：《河北中医》1998 年第 2 期报道，神门配中极治疗舌疮。神门逆经而刺，做提插、捻转泻法，留针 30 分钟，其间泻法行针 1 次，以加强针感。每日 1 次，共 4 次诸症消除。

【现代研究】

《上海针灸杂志》1996 年第 5 期报道：电针神门对高血压病患者血压及心功能的影响，电针刺激双侧神门，针刺前常规消毒皮肤，进针得气后，接 PCE-88A 型程控电针治疗仪，取疏密波，以患者能耐受的强度刺激 10 分钟。结果：电针刺激神门可使高血压病患者血压降低，具有显著性差异（$P<0.01$）。电针刺激神门还可使高血压病患者的心搏出量，左室有效泵力增加，具有显著性差异（$P<0.05$），表明电针神门对心功能指标具有良性调整作用。

试验观察，针刺神门治疗冠心病心绞痛疗效显著，可使心电图 P 波、R 波、P-R 间期和 Q-T 间期的时间延长，还能纠正心律失常。另有研究发现，针刺神门对大脑皮质功能有一定影响，从脑电图观察可起到调整的作用。

《中国针灸》2005 年第 1 期报道：电针神门、内关对脑功能成像（FMRI）不同影响观察得出针刺不同穴位可以激活不同的脑区，电针神门与激活脑区的功能与智能有关。提示应用神门、内关治疗智能障碍有一定的客观性。

（六）腕骨（Wangu SI4）

【别名】椀骨、束骨、虎骨、壅骨。

【出处】《灵枢·本输》：在手外侧腕骨之前。

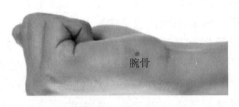

图1-9 腕骨

【归经】手太阳小肠经。

【定位】半握拳，由第5指掌关节沿赤白肉际向上，抵至小鱼际尺侧下方凹陷处，即第5掌骨底、钩骨与豌豆骨之间形成的凹陷（图1-9）。

【释名】"腕"指腕部，"骨"指骨骼，该穴在腕骨的腕部处，故名。

【类属】本经原穴。

【穴性】通经活络、疏风开窍、清热利湿。

【主治】

1. 头面五官病症 头项强痛、耳聋、耳鸣、目翳、颐肿、鼻衄。

2. 本经脉所过部位病症 指挛腕臂痛、痹证、五指不可屈伸、落枕、急性腰扭伤。

3. 其他病症 黄疸、胁痛、消渴、热病汗不出、疟疾、泄泻、小儿惊风。

【配伍】配中渚治五指不可屈伸；配天宗治肩臂痛；配阳谷治颈项痛、寒热；配中脘治脾虚黄疸；配胰俞、脾俞、足三里治消渴；配外关、阳池治疗腕关节炎和小指、四指麻；配通里、听宫、翳风治疗耳鸣、耳聋；配合谷、尺泽治疗感冒；配上星、合谷治疗鼻衄；配大椎、天柱治疗头项强痛。

【刺灸法】直刺0.3~0.5寸；可灸。

【古代应用】

《针灸甲乙经》：消渴。

《玉龙经》：腕中无力或麻木，举指酸痛握物难，失饥伤饱，浑身黄肿，饮食无味。

【临床报道】

1. 小肠病症 腹泻：《中国针灸》2000年第4期报道，针刺腕骨治疗1例急性腹泻患者，针取腕骨，行泻法，得气后留针30分钟；同时取关元、中脘隔姜灸9壮。治疗2次后大便已成形，食纳增加，共治3次而愈。

2. 头面、五官病症

（1）面瘫：《针灸临床杂志》1999年第7期报道，腕骨配面部腧穴治疗周围性面瘫40例。腕骨直刺1寸，要求针尖透向劳宫，平补平泻手法，使患者有较强的酸胀感，面部四白、阳白、攒竹、地仓、颊车、迎香等穴针入0.2~0.8寸，不施手法，或仅小幅度提插，使患者有酸胀感为度；合谷刺入1~1.2寸，施以平补平泻手法，有酸胀感为度。均留针30分钟。结果：痊愈27例（67.5%），显效7例

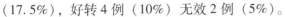

（17.5%），好转 4 例（10%）无效 2 例（5%）。

（2）溢泪症：《中国民间疗法》1994 年第 1 期报道，针刺腕骨透劳宫治疗 1 例溢泪症，常规透刺，使其有较强酸胀感，留针 30 分钟。结果：治疗 1 次后流泪次数即减少，5 次痊愈。

（3）暴聋：《中国针灸》2000 年第 4 期报道，腕骨埋针配涌泉等穴治疗暴聋。先针涌泉，行补法，得气后留针 30 分钟；再用小艾炷灸侠溪、行间各 36 壮，以感灼热为度；起针后用图钉型皮内针在两侧腕骨处埋入。针法、灸法每日 1 次，埋针法 2 日 1 次。治疗 4 日后耳鸣已减，睡眠好转，听力较前有所进步。治疗 7 日后耳鸣霍然消失，听力恢复正常。电测定骨导、气导均恢复正常，随访 1 年未发。

3. 循经疼痛

（1）落枕：《山东中医杂志》2001 年第 5 期报道，针刺腕骨治疗落枕 50 例。观察组仅取患侧腕骨，直刺 0.3~0.5 寸，采用提插捻转手法，得气后小指抖动 3 次为度乃出针，然后嘱患者做颈椎旋转等运动。结果：痊愈 45 例（其中 1 次治愈 39 例），好转 4 例，无效 1 例，有效率达 98%。

（2）肩胛痛：《中国针灸》1994 年增刊报道，针刺腕骨治疗肩胛痛 53 例。患侧腕骨直刺 0.5 寸，得气后持续以小幅度中速捻转，使其始终保持较强的得气感，可收良效。

4. 其他病症

（1）腰痛：《陕西中医函授》1990 年第 6 期报道，针刺腕骨、下巨虚治疗"小肠经型腰痛"50 例。选取双侧穴位，导气手法，得气后留针 15 分钟，反复行针 3 次，直到腰部有蠕动及发热感即可去针。结果：痊愈 47 例（94%），减轻 2 例，无效 1 例，有效率达 98%。《新中医》1996 年增刊报道：腕骨治疗急性腰扭伤 58 例，取患侧腕骨向合谷方向斜刺 1~1.5 寸，强刺激，泻法，留针 30 分钟，每 5 分钟行针 1 次，捻针期间嘱患者做前屈、后伸、侧屈、转腰动作，待疼痛缓解活动恢复时起针，如不能缓解再取健侧腕骨，腰骶中间痛或腰两侧痛取双侧腕骨。每日 1 次。结果：治愈 47 例（81%），好转 11 例，全部有效。治疗次数最少 1 次，最多 5 次。《河南中医药学刊》2002 年第 5 期报道：针刺腕骨治疗急性腰扭伤 31 例。取双侧腕骨，进针后行提插捻转手法，得气后嘱患者向前后左右活动腰部，留针 5~10 分钟。结果：全部治愈（其中 1 次治愈 20 例）。

（2）疟疾：《中国针灸》2000 年第 4 期报道，以腕骨为主治疗疟疾。于发病前 2 小时进行治疗，先取双侧腕骨，中强度刺激，泻法，留针 30 分钟，每 10 分钟行针 1 次；再用 7 层红膏药布包裹太乙针灸熨大椎，反复灸熨至微微汗出。施治当日发病即轻，2 次治疗后寒热已止，诸症消失，复查血片疟原虫转阴。

（3）小儿惊风：《中国针灸》2000 年第 4 期报道，以腕骨为主治疗小儿惊风。主穴取腕骨，行泻法，片刻惊止而苏；继点刺曲池、大椎、上巨虚，均行泻法。起针后患儿神清，四肢活动正常，体温 38℃，仍腹泻，服退热止泻药 3 剂而愈。

（七）京骨（Jinggu BL64）

【别名】大骨。

【出处】《灵枢·本输》：足外侧大骨之下。

【归经】足太阳膀胱经。

【定位】足跗外侧，沿第5趾骨向后推，当趾掌关节后，第5跖骨粗隆前下方，赤白肉际处取穴（图1-10）。

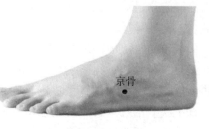

图1-10 京骨

【释名】穴在第5趾骨粗隆下赤白肉际凹陷中，第5趾骨名曰"京骨"，故名。

【类属】本经原穴。

【穴性】通经活络、疏风清热、开窍明目、宁心安神。

【主治】

1. 头面五官病症 目翳、目赤眦烂、鼻衄。

2. 运动系统病症 膝痛、腰腿痛、颈项强痛、抽搐、脚挛、中风后遗症。

3. 神经系统病症 癫狂痫、心悸。

4. 其他病症 头痛、胸痛、眩晕、心痛。

【配伍】配心俞、内关、通里、神门治心痛；配承山、承筋、商丘治脚挛；配然骨、肾俞治足寒；配中封、悬钟治身体不仁；配中臀俞治腰脊不得俯仰；配大杼治颈项强痛；配风池、后溪、阿是穴治疗头痛、项背强痛；配大钟治肾虚作喘；配迎香治鼻衄。

【刺灸法】直刺0.3~0.5寸；可灸。

【古代应用】

《针灸甲乙经》：癫疾，狂妄行，振寒，衄血不止，头痛，目白翳，头顶肿痛，泄注，上抢心，目赤眦烂无所见，痛从内眦始，腹满，颈项强，腰脊不可俯仰。

《备急千金要方》：主足寒……脚挛。

【临床报道】

1. 腰痛 《中医药信息》2005年第2期报道：针药结合治疗腰痛60例。取京骨、太溪为主，配环跳、委中、阳陵泉。虚证顺经而针，实证逆经而刺，得气后留针30分钟。每日1次，10日为1个疗程。同时内服补肾活血蠲痹方（续断30g，牛膝、杜仲各15g，当归、丹参、延胡索各10g，乳香、没药各9g），随症加减，每日1剂，水煎2次分服。经3个疗程治疗，痊愈29例（48.5%），显效15例（25%），好转13例（21.5%），无效3例（5%）有效率达95%。其中，有30例系按子午流注纳支法进行按时取穴，分别在膀胱经和肾经的流注时辰申时和酉时取京骨、太溪，疗效相对较好，治愈率略有偏高。

2. 中风偏瘫 《上海针灸杂志》1993年第1期报道：针刺京骨、腕骨治疗中风偏瘫162例。针刺得气后行捻转提插泻法，以上下肢能抽动为佳，行针2分钟，5

分钟后再行针 1 次出针。每日 1 次。结果：针刺京骨、腕骨治疗脑梗死的疗效优于脑出血，痉挛性瘫痪的疗效明显优于弛缓性瘫痪。

（八）太溪（Taixi Kl3）

【别名】吕细、内昆仑。

【出处】《灵枢·本输》：内踝之后，跟骨之上陷中者也。

【归经】足少阴肾经。

【定位】平内踝高点，在内踝与跟腱之间的凹陷中（图 1-11）。

【释名】"太"指大、盛、苗的意思；肾水出于涌泉，通过然骨，聚流成大溪，再由此穴注入于海，故名。

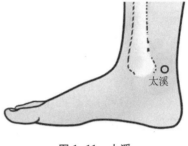

图 1-11　太溪

【类属】

1. 本经原穴。

2. 本经输穴。

【穴性】补益肝肾、滋阴降火、温肾纳气、止咳平喘。

【主治】

1. 泌尿生殖系病症　遗精、阳痿、小便不利、月经不调、尿频、癃闭、水肿。

2. 头面五官病症　头痛、目眩、耳鸣、耳聋、齿痛（肾虚型）、鼻衄、咽喉疼痛。

3. 呼吸系统病症　哮喘、咳血。

4. 消化系统疾患　泄泻、便秘。

5. 神经系统病症　失眠、健忘、心烦、善怒易惊。

6. 其他病症　腰痛、内踝及足跟痛、下肢麻痹、脱发、消渴。

【配伍】配昆仑、申脉治足肿难行；配太渊治疗咳嗽；配中渚、少泽治咽干肿痛；配大陵治胃痛；配合谷治虚火牙痛；配神门、三阴交治失眠、神经衰弱；配内关、神门治疗遗精、阳痿、小便不利；配水分、气海、水道治疗水湿泛滥、全身浮肿；配太冲、风池治疗头痛、眩晕；配三阴交、听宫治疗耳鸣耳聋。配膀胱俞、中极、水道治疗尿频尿痛。

【刺灸法】直刺 0.5 寸，或透刺昆仑；可灸。

【古代应用】

《针灸甲乙经》：消瘅，善喘，气走咽喉而不能言，手足清，溺黄，大便难，唾血，口中热，唾如胶。

《医宗金鉴》：消渴，房劳，妇人水蛊，胸胁胀满。

【临床报道】

1. 泌尿、生殖系病症

（1）尿频：《吉林大学学报》（医学版）2004 年第 4 期报道，针刺太溪治疗尿频 70 例。主穴：太溪，配穴。伴有胃、心、胸部疾病者配内关、公孙、三阴交；失眠加安眠穴（翳风与风池连线中点）；体虚加关元、百会等。每日 1 次，3 次为 1 个疗程。结果：全部有效，多数患者仅治 1 次即效。

（2）遗尿：《安徽中医学院学报》1995 年第 3 期报道，太溪配大陵、中膂俞治疗遗尿，疗效显著。

（3）尿潴留：《针灸临床杂志》1997 年第 3 期报道，温灸太溪配合推拿治疗中风尿潴留 30 例。取双侧太溪，艾条温和灸，两穴轮流施灸，共 20 分钟；同时，采用推拿法，将右手掌置于患者脐下，沿任脉轻柔向下推至耻骨联合上方，反复数次，共 20 分钟；同时嘱患者做排尿动作。结果：痊愈 10 例，好转 15 例，无效 5 例，有效率 83.3%。

（4）肾绞痛：《广西中医药》1996 年第 3 期报道，太溪配照海、行间治疗肾绞痛 32 例。26 例疼痛消失，6 例疼痛减轻。

（5）前列腺病：《中国疗养医学》1997 年第 1 期报道，低频脉冲电流刺激太溪治疗前列腺增生症 104 例。采用 BDJ-1 型电子健脑治疗器，输出频率 156~167Hz，幅度 0~234V，连续可调，脉冲宽度 1 毫秒，两电板置于双侧太溪上，加以固定，剂量以最大耐受为限，每次 20 分钟。每日 2 次，4 周为 1 个疗程。结果：显效 75 例（72.1%），好转 20 例（19.2%），无效 9 例（8.7%），有效率 91.3%。治疗后前列腺前后径、左右径及剩余尿量与治疗前比较，有显著性差异（$P<0.01$）。

（6）遗精：《安徽中医学院学报》1995 年第 3 期报道，补太溪、泻大陵治疗梦泄，效果甚佳。附例介绍一 20 岁王姓未婚男青年，常梦泄遗精，每周数次，心中惊恐不已，曾经中药益肾之剂及针灸补肾之法治疗未能奏效。视其神疲乏力，舌边尖红，脉细数，询其因乃知，该患者曾为姿色所动，日有所睹，夜有所思，思欲不遂而发此病。此乃心火亢盛，引动相火，扰动精室而梦泄，故纯用补肾之法罔然。治拟泻刺大陵以降心火、安心神，刺太溪以涩精，并配以心理诱导。3 次症大减，9 次而愈。

（7）更年期综合征：《浙江中医学院学报》1997 年第 5 期报道，太溪配神门治疗更年期综合征。太溪用捻转补法，神门用捻转泻法，留针 20 分钟。每日 1 次，10 次为 1 个疗程。1 个疗程后五心烦热减轻，睡眠好转，3 个疗程后诸症消失。

2. 头面五官病症

（1）三叉神经痛：《中国针灸》2000 年第 12 期报道，针刺太溪、冲阳治疗三叉神经痛。强刺激泻法，有电击感时出针，即可见效。

（2）视疲劳综合征：《河南中医》2001 年第 5 期报道，针刺太溪为主治疗视疲劳综合征 36 例。直刺太溪，得气后留针 5 分钟。隔日 1 次，5 次为 1 个疗程。结果：治愈 13 例，显效 12 例，好转 5 例，无效 1 例，有效率达 97.2%。

（3）鼻出血：《中国针灸》2002 年第 9 期报道，独针太溪止鼻出血 35 例。直刺太溪，行捻转补法 1 分钟，待鼻出血明显减少或停止后再留针 20~30 分钟，其间每隔 5~10 分钟捻转 1 次。经 1 次治疗，治愈 5 例，好转 30 例，全部有效。

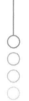

（4）慢性咽喉炎：《浙江中医学院学报》1997 年第 5 期报道，太溪配廉泉治疗慢性咽喉炎。针太溪用捻转补法，廉泉平补平泻，留针 20 分钟。治疗 1 次后咽干情况改善，5 次后症状消失，续针 3 次巩固疗效。

（5）中风失语：《中国针灸》1999 年第 5 期报道，太溪、太渊为主治疗中风失语 36 例。太溪、太渊针刺得气后，动留针 30 分钟，出针时用干棉球按压针孔，并揉按十余次，以闭其孔；上廉泉采用平补平泻的针法，针尖向舌根方向透刺，深度 1.2~1.5 寸；足三里针感放射至足部为佳，亦用捻转补法，留针 30 分钟。每日 1 次，10 次为 1 个疗程。经治 3 个疗程，痊愈 28 例（78%），好转 8 例（22%），全部有效。

3. 神志病症

（1）失眠多梦：《北京中医药大学学报》1997 年第 1 期报道，以太溪为主穴治疗失眠多梦。补太溪、肾俞，泻心俞、合谷，得气后接电针治疗仪，选用断续波，强度以患者感到舒适为宜，留针 20 分钟。隔日 1 次，7 次为 1 个疗程。7 次后睡眠好转，2 个疗程痊愈。

（2）脏躁：《安徽中医学院学报》1995 年第 3 期报道，太溪、大陵配三阴交、内关、水沟治疗脏躁；补太溪、泻大陵，配神门、三阴交、阴郄、复溜治疗不寐，疗效均佳。

4. 消化系统病症

（1）呃逆：《北京中医杂志》1994 年第 2 期报道，针刺太溪、素髎治疗呃逆 114 例。太溪直刺 0.5 寸，素髎向上斜刺 0.3 寸，得气后施捻转泻法，留针 30 分钟。每日 1 次。结果：治愈 68 例（59.6%），显效 32 例（28.1%），好转 12 例（10.9%），无效 2 例，总有效率达 98.6%。《安徽中医学院学报》1995 年第 3 期报道，补太溪、泻大陵加刺天突、肺俞、尺泽、行间等治疗呃逆，效果满意。

（2）慢性腹泻（五更泄）：《浙江中医学院学报》1997 年第 5 期报道，太溪配关元治疗慢性腹泻，太溪先针后灸，再灸关元，每次灸治半小时。每日 1 次。1 个月后腹泻次数开始减少，灸治 2 个月后病症大减，胃口亦开，嘱坚持自灸太溪，半年后随访，大便成形，精神振作。

5. 其他病症

（1）眩晕：《安徽中医学院学报》1995 年第 3 期报道，补太溪、泻大陵治疗眩晕。每日 1 次，7 日治愈。

（2）盗汗：《中国针灸》1994 年增刊报道，针刺太溪、阴郄为主治疗阴虚火旺的盗汗症。太溪、阴郄、足三里均用补法，少府用泻法，治疗 5 次后盗汗停止。

（3）腰痛：《浙江中医学院学报》1997 年第 5 期报道，太溪配肾俞治疗肾虚腰痛。太溪、肾俞针刺补法，得气后留针 30 分钟。每日 1 次，10 次为 1 个疗程。经治 1 个疗程后腰痛减轻，2 个疗程腰痛痊愈。《中国临床医生》2003 年第 3 期报道：太溪配昆仑治疗急性腰扭伤。太溪、昆仑二穴直刺 0.5~1 寸，太溪平补平泻，昆仑提插捻转泻法，强刺激，使针感向上传导。同时嘱患者做前俯后仰、左右旋转的腰部活动，直至腰痛消除、腰部活动自如。一般 1 次治愈，腰部运动如常。

（4）踝关节扭伤：《中国临床医生》2003 年第 3 期报道，太溪透昆仑治疗急性踝关节扭伤。进针后施较大幅度提插捻转泻法，持续行针 1~2 分钟，患者局部酸胀感明显时，嘱带针活动患侧踝关节，间歇行针，疼痛缓解时出针，或留针 30 分钟。《中国针灸》2004 年第 4 期报道：针刺健侧太溪治疗急性踝关节外侧副韧带损伤 37 例。取健侧太溪，直刺 0.5~1 寸，得气后施提插捻转泻法，持续行针约 30 秒钟，留针 20 分钟，留针期间嘱患者活动患侧踝关节，每 5 分钟行针 1 次。每日 1 次，14 日为 1 个疗程。结果：治愈 30 例（81.1%），显效 3 例（8.1%），好转 3 例（8.1%），无效 1 例，有效率达 97.3%。

（5）跖疣：《中国针灸》2001 年第 12 期报道，太溪穴位注射治疗跖疣 78 例。取 2% 普鲁卡因 1mL，维生素 B_1 50mg，维生素 B_{12} 5mg 混合（双侧有皮损者普鲁卡因及维生素 B_1 量加倍）。按穴位注射常规注入太溪。隔日 1 次，10 次为 1 个疗程。结果：1 个疗程后显效 59 例（75.6%），好转 16 例（20.5%），无效 3 例（3.9%），有效率为 96.1%。

【现代研究】

针刺太溪等穴对肾功能有一定影响，使肾炎患者泌尿功能增强，酚红排除量增加，尿蛋白减少，高血压有所下降。《针刺研究》1993 年第 3 期报道：电针本穴对肾缺血家兔血栓素 A_2（TXA_2）和前列环素（PGI_2）的影响，结果发现可大大提高缺血状态下的肾血流量，是通过升高前列环素和降低血栓素 A_2，调整 TXA_2/PGI_2 的比值，进而扩张肾血管，抑制血小板凝聚而起作用的。

本穴有改善肺功能的作用。如针太溪、郄门、鱼际可改善因开胸而引起的纵隔摆动，其效果远比肺门周围神经封闭为优。

针刺本穴对嗜酸性粒细胞有一定影响。如在同一患者身上，同一手法，针刺太溪，留针 2 分钟，嗜酸性粒细胞减少 33.5%；留针 10 分钟，则减少 44.2%。

（九）大陵（Daling PC7）

【别名】太陵、心主、鬼心。

【出处】《灵枢·本输》：掌后两骨之间方下着也。

【归经】手厥阴心包经。

【定位】仰掌，腕关节稍弯曲，掌后第 1 横纹上，掌长肌腱与桡侧腕屈肌腱之间（图 1-12）。

【释名】"大"指高的意思；"陵"指高耸处。此处是指腕骨（月状骨）隆起处，故名。

【类属】

1. 本经原穴。

2. 本经输穴。

【穴性】清心降火、通调血脉、宽胸理气、和胃止痛。

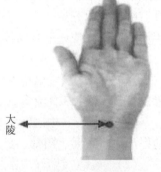

图 1-12　大陵

【主治】

1. 神志病症　癫证、狂证、痫证、惊悸、失眠。

2. 心血管系统病症　心痛、胸胁痛。

3. 消化系统病症　胃痛、呕吐、口疮、口臭。

4. 本经所经过处病症　手腕痛、肘臂痛、掌中热。

5. 其他病症　阴虚发热、足跟痛、咽喉肿痛、中暑头痛、小儿麻疹高热不退、皮肤湿疹、荨麻疹、胸胁疼痛。

【配伍】　配内关、郄门、少府治风湿性心脏病期前收缩；配水沟、神门、百会治精神病；配内关、曲泽治心胸疼痛；配尺泽治气短；配偏历治喉痹嗌干；配上脘、足三里治呕吐、胃痛；配郄门治疗呕血；配支沟、阳谷、后溪、劳宫、曲池治疗疥疮、荨麻疹；配关元治小便赤如血；配水沟治口臭；配水沟、内关、合谷治疗癔症；配少府治咳喘；配外关、支沟治胸痛、便秘。

【刺灸法】　直刺 0.3~0.5 寸，勿过强刺激，以免伤及正中神经和血管；可灸。

【古代应用】

《针灸甲乙经》：热病烦心而汗出不止，肘挛腋肿，善笑不休，心中痛，目赤黄，小便如血，欲呕，胸中热，太息，喉痹嗌干，喘逆，头痛如破，短气胸痛，厥逆，心澹澹而惊。

《备急千金要方》：主小便如血。

《千金翼方》：呕、吐血、呕逆，灸手心主五十壮。

《铜人针灸腧穴图经》：胸胁痛。

【临床报道】

1. 口腔病症

（1）口腔溃疡：《中医外治杂志》1997 年第 5 期报道，针刺大陵、水沟治疗复发性口腔溃疡 31 例。针刺行持续捻转泻法，以中指、无名指胀麻酸痛为度，针感行及肩胸更佳，留针 15 分钟。隔日 1 次，7 次为 1 个疗程；另设 16 例口服药物作对照。结果：针刺组治愈 14 例（45.2%），显效 11 例（35.5%），好转 5 例（16.1%），无效 1 例，有效率达 96.8%；对照组无痊愈病例，显效 5 例（31.3%），好转 6 例（37.5%），无效 5 例，有效率 68.8%。经统计学处理 $P<0.01$，差异非常显著。

（2）口臭：《中国针灸》2004 年第 6 期报道，大陵配水沟治疗口臭 27 例。主穴为大陵、水沟。伴胃炎者配中脘、内关、足三里、公孙；伴失眠者配百会、神门、足三里、三阴交。大陵、水沟用泻法，反复刺激，以患者能耐受为度；其他配穴平补平泻，留针 20 分钟；伴口疮者采用紫外线照射口疮局部 1 分钟。每日 1 次，6 次为 1 个疗程。治疗 1 个疗程后，口臭完全消失 24 例，伴随的口疮及失眠症状消失，伴胃部症状者也明显好转；无伴随症状的 3 例无效。

2. 神经系统病症

（1）失眠：《中国针灸》1995 年增刊号报道，针刺大陵治疗顽固性失眠 100 例。

针尖向上刺大陵0.5~1寸，使针感向上臂传导，留针40分钟至2小时。每日1次，12次为1个疗程。经治3个疗程，痊愈74例，显效22例，无效4例，有效率为96%。

（2）中风偏瘫：《针刺研究》1998年第3期报道，针刺大陵缓解中风偏瘫痉挛状态伴上肢屈曲68例。针刺得气后反复提插捻转，获取深部组织强针感可立即缓解腕部的痉挛状态。JCAM2003年第7期报道：大陵配太渊、风池、曲泽、丰隆、太冲、三间治疗中风后遗症。大陵（向掌心方向透刺），三间向示指末端沿皮透刺商阳，针用泻法，留针30分钟。

（3）桡神经麻痹：JCAM2003年第7期报道，大陵配太渊、列缺、合谷、曲池、颈5~7夹脊治疗桡神经麻痹。

3. 骨伤科病症

（1）腕管综合征：《上海针灸杂志》1995年第1期报道，大陵埋针治疗腕管综合征14例。取患部大陵，常规消毒，用镊子将皮内针埋入，若为麦粒型皮内针，针尖指向内关，埋入后让患者充分活动患侧手腕，若局部无刺痛及活动受限，即可以胶布固定，否则应退出重埋。每周3次，10次为1个疗程。经1~2个疗程治疗，痊愈8例，显效5例，无效1例，有效率为93%。《现代康复》2000年第11期报道：大陵封闭治疗腕管综合征34例。患肢掌心向上，大陵针尖向远侧斜30°~40°刺入腕管内，然后注入2%利多卡因2mL加强的松龙1mL的混合液，5~7日1次，可连续封闭3~5次。结果：经治疗1~5次，痊愈18例（52.9%），显效8例（23.5%），好转7例（20.6%），无效1例，有效率达97%。

（2）胸胁闪挫伤痛：《中国针灸》2002年第1期报道，针刺大陵治疗胸胁闪挫伤40例。先取健侧穴，后取患侧穴，斜刺向掌心1~1.2寸，行呼吸、提插泻法1分钟，有放电感向指端放射为佳。初痛（1日内）或气滞型可不留针，血瘀或病史稍长或即刻效果不显者可留针20分钟，间隔5分钟运针1次。结果：痊愈30例（75%），显效7例（17.5%），好转2例（5%），无效1例，有效率达97.5%。

（3）跟骨骨刺：《河北中医》1985年第4期报道，针刺大陵治疗67例跟骨骨刺。大陵双侧交替使用，平补平泻手法，边行针边让患者震踩患侧足跟。第1疗程每日针1次，第2疗程隔日针1次，10次为1个疗程。有效率为85%。

4. 其他病症

（1）甲状腺病：JCAM2003年第7期报道，大陵配内关、人迎、丰隆治疗瘿气，针用泻法，留针30分钟。针灸3次，患者即感颈项轻松，烦躁胸闷减轻；针灸10次，患者心悸、灼热及多汗症状明显改善；针灸20次，诸症消失。

（2）遗精：《安徽中医学院学报》1995年第3期报道：泻大陵、补太溪治疗梦泄，效果甚佳（详见足少阴肾经原穴太溪）。

【现代研究】

《中国针灸》1992年第5期报道：针刺大陵对冠心病患者左心功能的即时影响，能显著改善冠心病患者的左心功能，可加强心肌收缩，改善心脏功能，可使部分癫痫大发作患者的脑电图趋向规律化。

《中国针灸》2003年第7期报道：大陵治疗中风后情感障碍作用的对比观察。将中风后情感障碍所致嬉笑不休患者66例随机分为针刺大陵治疗组36例和针刺头针情感区对照组30例，进行对照观察。大陵逆经而刺，施捻转泻法强刺激，留针40分钟，每10分钟捻针1次，保持较强针感；头针组取双侧情感区（前发际上2cm，距中线2cm处），毫针沿皮向上斜刺，快速捻针，捻转速度为200~220次/分，持续2分钟后停止，休息5分钟后再捻转2分钟后起针。均每日1次，10日为1个疗程，3个疗程后进行疗效评价。针刺大陵和头针情感区均有较好疗效，但大陵治疗组效果优于头针情感区对照组。

（十）阳池（Yangchi TE4）

【别名】别阳。

【出处】《灵枢·本输》：在腕上陷者之中也。

【归经】手少阳三焦经。

【定位】在腕关节背面，第4掌骨向上到腕关节横纹处的凹陷中，即指总伸肌腱与小指固有伸肌腱之间（图1-13）。

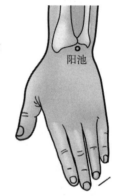

图1-13　阳池

【释名】腕背为"阳"。穴属阳经，凹陷处称"池"，故名。

【类属】本经原穴。

【穴性】调理三焦、清热散风、舒筋利节。

【主治】

1. 头面五官病症　偏头痛、耳聋、目赤肿痛、咽喉痛。

2. 本经所经过部位病症　手腕痛、肩臂痛、指痛、手颤。

3. 其他病症　消渴口干、热病、疟疾、蛇咬伤、子宫异位、胁痛。

【配伍】配大椎、后溪、外关治疟疾；配风池、大椎、曲池、合谷治疗感冒、发热头痛；配胰俞、脾俞、肾俞、太溪、照海、三阴交治疗糖尿病；配膏肓、百劳、肺俞、肾俞、关元、足三里治疗虚痨；配中脘、气海、足三里治疗脘腹胀满；配曲池、外关、四渎治疗手腕无力及下垂；配大陵、上八邪、四缝治腕、掌、指关节痛；配风门、天柱、大椎治寒热头痛；配阳溪、阳谷治腕痛。

【刺灸法】直刺0.3~0.5寸；可灸。

【古代应用】

《针灸甲乙经》：肩痛不能举，汗不出，颈痛、疟疾。

《千金翼方》：消渴，口干，烦闷。

《类经图翼》：消渴，口干，烦闷，寒热。

【临床报道】

1. 骨伤科病症

（1）腕关节疼痛：《江西中医药》1996年第2期报道，针刺阳池、阳溪等穴治疗手腕疼痛。取穴：阳池、阳溪、阳谷、外关、腕骨。常规针刺，泻法，留针30分钟。每日或隔日1次，10次为1个疗程。疗效显著。《蜜蜂杂志》2003年第9期报道，蜂针刺阳池、阳溪、阳谷治疗手腕疼痛，3次而愈。

（2）肩周炎：《山西中医》1995年第4期报道：对以肩中区疼痛、外展及上举困难为主症的肩周炎，取阳池为主，配肩髃、肩髎、肩贞，能明显增强治疗效果。同期还报道：腕三针治疗肩周炎120例。手少阳型取阳池，手太阳经型取阳谷，手太阴型取列缺，综合型三穴并用。针刺得气后用震颤手法，使针感持续1分钟。每日1次，10次为1个疗程。结果：治愈58例（48.3%），显效33例（27.5%），好转23例（19.2%），有效率达95%。

（3）落枕：《中国针灸》2005年第7期报道，阳池治疗落枕50例。针尖朝肘部方向斜刺进针15~20mm，刺激稍强，捻转泻法，留针10分钟，间歇运针2次，同时嘱患者做颈部左右旋转及前后活动。结果：1次治愈者45例（90%），其余5例次日再针症状消失。

（4）踝关节扭伤：《中国针灸》1985年第6期报道，针刺阳池治疗急性踝关节扭伤31例。取同侧阳池，得气后留针30分钟，留针期间可嘱患者自行按摩患处。结果：全部治愈，最少治疗2次，最多治疗12次。《航空军医》2000年第1期报道：针刺阳池治疗急性踝关节扭伤80例。取健侧阳池，针刺得气后留针20~30分钟，每10分钟行针1次，并让患者带针试着慢走。每日1次，5次为1个疗程。结果：经过1个疗程的治疗，痊愈61例（76.2%），好转19例（23.8%），全部有效。

2. 生殖系统病症

（1）睾丸炎：《中医杂志》1983年第8期报道，艾灸阳池治疗急性睾丸炎204例，将绿豆大艾炷置于阳池上直接灸，每次3炷。每日1次，连灸1周。结果均获痊愈。

（2）子宫脱垂：《湖北中医杂志》1994年第1期报道，艾灸阳池、中脘治疗子宫脱垂15例。取左阳池、中脘，行艾条温和灸法。每穴灸20~30分钟，每日1次，7次为1个疗程。经治5~12次治疗，痊愈9例，好转5例，无效1例，有效率达93.3%。

【现代研究】

《中国针灸》杂志1998年第8期报道：根据1985年WHO糖尿病研究组提出的糖尿病诊断标准，选取确诊为2型糖尿病而无严重并发症的患者共92例，随机分成3组：Ⅰ组30例，为针灸配合减量西药组；Ⅱ组32例，为针灸配合等量西药组；Ⅲ组为纯西药对照组。Ⅰ组和Ⅱ组均取三焦经穴阳池、外关为主穴，再根据肺、脾、肾的受病情况分别配以肺俞、脾俞、肾俞等穴。常规针刺，留针15分钟。每日1次，4周为1个疗程。同时口服美吡达（格列吡嗪），Ⅰ组每日1次，每次5mg；Ⅱ组每日2次，每次5mg；Ⅲ组只服用美吡达，每日2次，每次5mg。4周为1个疗程。结果：Ⅰ组临床缓解7例，显效8例，好转12例，无效3例，有效率90%；Ⅱ组临床缓解9例，显效11例，好转10例，无效2例，有效率达93.7%；Ⅲ组临床

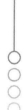

缓解 3 例，显效 4 例，好转 11 例，无效 12 例，有效率为 60.0%。可见，Ⅰ组、Ⅱ组的有效率明显高于Ⅲ组，说明针刺阳池等三焦经穴对 2 型糖尿病有很好的治疗作用。

《蜜蜂杂志》2003 年第 9 期报道：阳池、阳溪、阳谷三穴具有清热祛风、消肿止痛、通经活络的功用，主治范围比较广泛。既可单独使用，亦可配合一起使用。既可用于治疗热病，又可治疗手腕臂痛、眼病、咽喉病等。根据"经脉所过，主治所及"的针灸医理，手三阳经均经过手臂阳侧面，到达头面部，故除治疗局部病症以外，还可治疗头面、五官疾病。现代研究证实：三穴针刺后，白细胞的吞噬作用明显增强。说明针刺三穴确实能增强机体的抗病能力，抗炎退热。其作用机理主要是通过增强机体的抗病能力实现的。

（十一）丘墟（Qiuxu GB40）

【别名】丘虚、邱墟。

【出处】《灵枢·本输》：外踝之前下陷者中也。

【归经】足少阳胆经。

【定位】在外踝前缘直下线与外踝下缘水平线的交叉点上，趾长伸肌腱外侧凹陷中（图 1-14）。

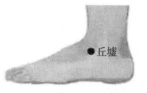

图 1-14　丘墟

【释名】高出称"丘"，大丘称"墟"。穴当踝的前下缘凹陷处，因踝高似丘似墟，故名。

【类属】本经原穴。

【穴性】舒筋活络、宽胸止痛、清泄肝胆。

【主治】

1. 运动系统病症　颈项强痛、外踝肿痛、脚酸转筋、坐骨神经痛、半身不遂。

2. 消化系统病症　胸胁疼痛、腋下肿、呕吐、反酸、疟疾、疝气。

3. 其他病症　心痛、目生翳膜、脚气。

【配伍】配瞳子髎治目翳；配解溪、商丘治脚背痛；配中渎、支沟治胁痛；配三阳络治胸闷痛；配泻肝俞、胆俞、膈俞、太冲治疗带状疱疹；配悬钟、解溪治疗外踝肿痛；配肝俞、胆俞、期门、日月、中脘、阳陵泉治疗胆囊炎；配风池、行间治疗肝火旺盛的头痛；配风池、太冲治目赤肿痛；配迎香、风池治鼻渊；配中渚、听会治耳聋；配养老、曲垣治落枕。

【刺灸法】直刺 0.6~1.2 寸；可灸。

【古代应用】

《针灸甲乙经》：目视不明，目翳，疟振寒，腋下肿，腰两胁痛，脚酸转筋，大疝腹坚，胸满善太息，痿厥寒，足腕不收，躄，坐不能起，髀枢脚痛。

《备急千金要方》：主腋下肿，身寒热。

《针灸大成》：胁痛，针丘墟……卒疝，丘墟。

【临床报道】

1. 胆道病症　《浙江中医杂志》1989 年第 4 期报道：针刺丘墟透照海治疗胆绞痛 108 例。取双侧丘墟，向照海透刺，施较强提插捻转手法，留针 15～30 分钟，出针时摇大针孔，勿按压。结果：均 1 次止痛。《云南中医杂志》1996 年第 4 期报道：针刺丘墟治疗胆绞痛 30 例。患者左侧卧位，取右侧丘墟，进针 0.5 寸，得气后快速提插、捻转强刺激 5～10 分钟，待疼痛缓解或消失，再留针 30 分钟，根据疼痛缓解情况随时行针，直至疼痛消失为止。结果：针刺后 5 分钟左右绞痛消失 9 例，15 分钟左右消失 16 例，15～30 分钟消失 4 例，30 分钟左右缓解 1 例，全部有效。《中国针灸》1996 年第 9 期报道：丘墟透照海治疗胆囊炎、胆结石、黄疸胁痛等。针刺患侧丘墟透照海，留针 15 分钟，5 分钟后疼痛即可缓解。其后每日针 1 次，并配用曲池，留针 20 分钟。共治疗 24 次，血常规、血总胆红素测定恢复正常，B 超检查胆囊壁光滑，胆囊内无回声光团。追访 1 年无复发。

2. 骨伤科病症

（1）胸胁屏伤：《中国针灸》1998 年第 7 期报道，缪刺丘墟透照海治疗胸胁屏伤 98 例。疼痛偏左侧者取右侧丘墟透照海，疼痛偏右侧者取左侧丘墟透照海。快速进针 1.2～1.5 寸，行提插捻转泻法，边行针边让患者由浅到深逐渐加深呼吸，并试着由小幅度到大幅度做双臂外展抬举、扩胸耸肩等动作。若感疼痛明显减轻，再嘱其用力咳嗽。动留针 30 分钟。留针期间若复感疼痛，则重复上述手法动作。出针后再在患处拔火罐 10～15 分钟，同时用 TDP（特定电磁波）照射患部。每日 1 次，治疗 5 次内统计疗效。结果：治愈 72 例（73.5%），好转 26 例（26.5%），全部有效。《中国民间疗法》2003 年第 5 期报道，针刺丘墟透照海治疗胸胁痛 100 例。主穴：双侧丘墟。配穴：心烦、失眠加神门、三阴交；腹胀、食少加手三里、足三里；头痛、头晕加太阳、四神聪；呕吐、呃逆加内关、足三里；咳嗽、咯痰加风门、肺俞；外感加大椎、风府。常规消毒后，用 28 号 2.5～3 寸不锈钢针从丘墟进针朝照海方向透刺，进针 2 寸余，得气后行捻转泻法，而后接 G-6805 电针治疗仪，连续波刺激 30 分钟，刺激量以患者能耐受为度；配穴常规针刺；外伤急性期出针时放血 3～5 滴。每日 1 次，7 次为 1 个疗程，疗程之间休息 3 日。结果：痊愈 64 例，好转 32 例，无效 4 例，有效率达 96%。《中国中医急症》2005 年第 12 期报道，针刺丘墟治疗急性胸胁屏伤 15 例。取患侧丘墟，用 40mm 毫针针尖向照海方向刺入 1 寸，得气后行提插捻转泻法，同时嘱患者做深呼吸及扩胸动作，尽力扭转活动上半身，待症状减轻后出针。隔日 1 次，共治疗 3 次。结果：痊愈 2 例，好转 7 例，无效 6 例，有效率为 60%。

（2）踝关节扭伤：《中国临床医生》2001 年第 12 期报道，巨刺丘墟治疗踝关节扭伤 50 例。取健侧丘墟，快速刺入皮下，进针 25cm 左右，大幅度提插捻转，以泻法为主，同时令患者活动伤足，缓缓做踝关节的背伸跖屈及内翻外翻动作，5 分钟左右可行针 1 次，一般留针 20～30 分钟即可。每日 1 次，7 次为 1 个疗程。结果：痊愈 42 例，显效 4 例，好转 3 例，无效 1 例，有效率为 98%。在痊愈的 42 例中，

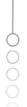

治疗次数最少 1 次，最多 7 次，平均为 4 次。对于扭伤较重者适当配合局部冷敷、按摩、TDP 治疗等效果更好。*JCAM*2003 年第 5 期报道：单用丘墟治疗踝关节外侧副韧带损伤 52 例。结果：痊愈 46 例，好转 6 例，全部有效。

3. 其他病症

（1）呃逆：《中国针灸》1996 年第 9 期报道，针刺丘墟透照海治疗呃逆。进针得气后采用强刺激（先补后泻法），20 分钟后呃逆停止；次日再针 1 次，留针 20 分钟，2 次而愈，1 年后随访未发。

（2）心绞痛：《中医药学刊》2004 年第 4 期报道，针刺丘墟治疗冠心病心绞痛 50 例。主穴为丘墟，血瘀型加膈俞，痰浊型加丰隆或肺俞，气滞型加阳陵泉，阴虚型加太溪、三阴交，阳虚型加大椎、关元，气虚型加气海、足三里。丘墟进针得气后施捻转泻法 2 分钟，留针 40 分钟，每隔 10 分钟行针 1 次，以针感循经上传为佳。配穴常规操作，留针 20 分钟（背俞穴得气后，刮针柄 1 分钟不留针）。结果：显效 35 例（70%），好转 15 例（30%），全部有效。

（3）肋间神经痛：《光明中医》2000 年第 5 期报道，深刺丘墟与丘墟前后敏感点治疗肋间神经痛 40 例。取患侧丘墟，再在前后探索敏感点，丘墟朝照海方向刺入 1.5 寸，得气后以气至病所、出针后仍保持针感者佳。结果：痊愈 35 例，显效 3 例，无效 2 例，有效率为 96%。

（4）中风后遗症：《中国针灸》1996 年第 9 期报道，丘墟透申脉治疗中风后遗症。取患侧丘墟透申脉，配百会、曲池、通里（双），采取先补后泻手法，留针 20 分钟。每日 1 次。结果：7 次后患者能讲出简单的语言，血压 150/90mmHg；后加用足三里，行补法，并嘱患者配合适当运动。共治 26 次，患者语言基本流利，患侧上下肢肌力均达Ⅴ级，行走自如，追访 2 年，疗效巩固。

【现代研究】

实验研究证明：针刺丘墟可使胆汁分泌增加，使胆囊收缩、胆总管的规律性收缩明显加强，对慢性胆囊炎有较好疗效。

（十二）太冲（Taichong LR3）

【别名】大冲。

【出处】《灵枢·本输》：行间上二寸，陷者之中。

【归经】足厥阴肝经。

【定位】在足背，第 1、2 跖骨结合部前方凹陷中，约当第 1、2 趾缝上 2 寸处（图 1-15）。

【释名】太即"大"之意；"冲"指要冲。因本穴血气旺盛，为肝脉经气所注，与女子月经有关，故名太冲。

【类属】

1. 本经原穴。

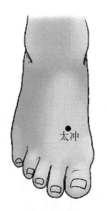

图 1-15 太冲

2. 本经输穴。

【穴性】疏肝理气、通经活络、醒脑开窍、镇惊宁神、固崩止带、清热利湿。

【主治】

1. 头面五官病症 头痛、目赤肿痛、口喎、青盲、咽喉干痛。

2. 泌尿生殖系统病症 疝气、阴中痛、崩漏、赤白带下、月经不调、遗尿、癃闭、淋证。

3. 神志病症 癫痫、癔症、失眠、小儿惊风。

4. 心血管系统病症 眩晕、胸满、胁痛。

5. 消化系统病症 胃痛腹胀、肠鸣、溏泄、大便难、黄疸。

6. 呼吸系统病症 咳嗽、胸闷。

7. 其他病症 下肢痿痹、足痛无力、足趾挛痛、血小板减少症。

【配伍】配曲池、足三里、三阴交、丰隆治高血压;配合谷治四肢抽搐;配合谷、百会治头顶痛;配曲泉治溏泄痢注下血;配太白治腹胀满引腰痛;配中渚、四满、大敦治阴疝和小腹痛;配三阴交、关元、隐白治妇人漏下不止;配水沟、合谷治疗小儿惊风;配太溪治疗阴虚火旺;配少府、照海、曲泉治子宫脱垂;配阳谷、昆仑治目赤肿痛。

【刺灸法】直刺 0.5~0.8 寸,治疗高血压宜朝涌泉方向透刺 1.5~2 寸;可灸。

【古代应用】

《针灸甲乙经》:狐疝、阴骞两丸缩坚、痛不得卧、飧泄,环脐痛,女子漏血,太冲主之。

《备急千金要方》:凡上气冷发,腹中雷鸣转叫,呕逆不食,灸太冲不限壮,从痛至不痛止。虚劳浮肿,灸太冲百壮,又灸肾俞。

《千金翼方》:产后汗出不止,刺太冲急补之……不得尿,灸太冲五十壮,虚劳浮肿,灸太冲百壮。

《太平圣惠方》:卒疝小腹痛,小便不利如淋状,月水不通。

《标幽赋》:心胀咽痛,针太冲而必除。

《针灸大成》:主肝心痛……便血……呕血。

【临床报道】

1. 胆道病症 《江苏中医》1982 年第 6 期报道:针刺太冲治疗胆绞痛,强刺激,连续提插捻转 1 分钟,留针 30~40 分钟,一般可立止疼痛。

2. 头面、五官病症

(1) 头痛:《陕西中医》1983 年第 2 期报道,针刺太冲治疗血管性头痛 30 例。常规针刺,强刺激泻法,连续行针 3~5 分钟,动留针 30~60 分钟。每日 1 次,疼痛消失后改用针刺补法治疗 3 次以巩固疗效。结果:痊愈 20 例,显效 7 例,无效 3 例。《上海针灸杂志》1993 年第 4 期报道:太冲为主治疗偏头痛 78 例。主穴:太冲。配穴:患侧外关、阿是穴。常规针刺,强刺激泻法 1 分钟,动留针 30 分钟。每日 1 次,10 次为一个疗程。结果:痊愈 41 例 (52.6%),显效 29 例 (37.2%),好转 6 例（7.7%），无效 2 例（2.6%），有效率 97.4%。《中国针灸》1998 年第 5 期报道：针刺太冲、百会治疗颠顶痛 110 例。取穴：太冲（双侧）、百会、四神聪。太冲斜向上浅刺，得气后，拇、示指持针，一左一右慢慢摆动针柄，如摇橹之状，以推动经气向远端传导，留针 30 分钟，每隔 10 分钟行针 1 次，每次行针手法都按青龙摆尾操作；百会、四神聪行泻法，动留针 30 分钟。每日 1 次，10 次为 1 个疗程。经 2 个疗程的治疗，痊愈 98 例（89.1%），显效 8 例（7.3%），好转 4 例（3.6%），全部有效。在痊愈的 98 例中，1 个疗程治愈 73 例（74.5%）。《实用中医内科杂志》2004 年第 5 期报道：针刺太冲透涌泉治疗偏头痛 168 例。主穴：健侧或双侧太冲透涌泉。配穴：印堂、太阳；前额痛加合谷；伴失眠者加安眠穴；体弱者加足三里。太冲透涌泉强刺激提插捻转，以局部酸胀或向上扩散、患者微汗出者佳，留针 30 分钟，其间行针 2~3 次；体弱者足三里用补法。每日 1 次，3 次为 1 个疗程。结果：痊愈 93 例（55.3%），好转 67 例（39.9%），无效 8 例（4.8%），有效率为 95.2%。

（2）眶上神经痛：《北京中医》1982 年第 2 期报道，针刺太冲治疗眶上神经痛 20 例。常规针刺，得气后用震颤手法行针 1~3 分钟。结果：1 次而愈 8 例，4 次内显效 12 例。

（3）面神经麻痹：《针灸临床杂志》2000 年第 10 期报道，针刺太冲、阳陵泉治疗周围性面瘫 106 例。主穴取健侧阳陵泉、太冲。急性期加患侧下关、翳风；恢复期加患侧瞳子髎、地仓、下关、翳风。常规消毒后，用 1.5~2.5 寸毫针针刺阳陵泉、太冲，得气后行泻法，留针 30 分钟，每 5 分钟行针 1 次；急性期留针期间，用温和灸施灸患侧翳风、下关，每穴 10 分钟左右，至面部皮肤稍呈红晕为度；恢复期加针瞳子髎、地仓、下关、翳风、地仓浅刺，平补平泻；下关、翳风温针灸，留针 30 分钟。每日 1 次，10 次为 1 个疗程。经 1~3 个疗程治疗，结果：治愈 97 例（91.5%），显效 7 例（6.6%），好转 2 例（1.9%），全部有效。

（4）鼻出血：《新中医》1986 年第 2 期报道，针刺太冲治疗顽固性鼻出血 1 例，23 日出血不止。泻法针刺太冲，5 分钟后血止；留针 20 分钟，未再出血；次日再针 1 次而愈。

（5）牙痛：《中医杂志》1989 年第 8 期报道，针刺太冲治疗牙痛 67 例。常规针刺，得气后风火牙痛用泻法，虚火牙痛用平补平泻法，动留针 30 分钟。结果：痊愈 51 例，好转 12 例，无效 4 例。《河南中医》2003 年第 9 期报道：太冲配下关治疗牙痛 106 例。先取患侧太冲，捻转进针，得气后风火牙痛用泻法，虚火牙痛先泻后补。患者出现牙痛缓解或痛止时，再配患侧下关，得气后留针 30 分钟，每 10 分钟行针 1 次。经 1~4 次治疗，痊愈 81 例，好转 21 例，无效 4 例，有效率为 96.2%。

（6）咽喉肿痛：《针灸学报》1990 年第 1 期报道，太冲穴位注射治疗咽喉肿痛 54 例。每穴注入注射用水 2mL。每日 1 次。结果：痊愈 45 例（83.3%），显效 8 例，无效 1 例。《上海针灸杂志》1997 年第 6 期报道：太冲注入注射用水治疗慢性咽炎 100 例。每日 1 次，7 次为 1 个疗程。治疗期间停用抗生素及其他药物。结果：痊愈

64 例，显效 20 例，好转 16 例，全部有效。《中国针灸》2004 年第 11 期报道：针刺太冲治疗慢性扁桃体炎 10 例。每日 1 次，7 次为 1 个疗程。经 1 个疗程治疗，痊愈 6 例，好转 2 例，无效 2 例，有效率为 80%。

3. 泌尿、生殖系统病症

（1）尿失禁：《中国针灸》1997 年第 2 期报道，针刺太冲治疗老年性尿失禁 31 例。在患者呼气时刺入太冲，得气后，先行捻转补法，再行烧山火手法，留针 30 分钟，留针期间，嘱患者进行深呼吸，患者吸气时出针。每日 1 次，10 次为 1 个疗程。另设 29 例口服金匮肾气丸组作对照，每次 8 粒，每日 3 次，10 日为 1 个疗程。经 1~2 个疗程治疗后，针刺组痊愈 19 例，显效 6 例，好转 5 例，无效 1 例，有效率为 96.8%；药物组痊愈 6 例，显效 9 例，好转 8 例，无效 6 例，有效率为 79.3%。两组疗效比较，经统计学处理有非常显著性差异（$P<0.01$），表明针刺组疗效优于药物组。

（2）肾绞痛：《中国针灸》1992 年第 3 期报道，针刺太冲为主治疗肾绞痛 32 例。主穴：太冲。病情重者加太溪、三阴交。常规针刺，得气后动留针 20 分钟。结果：疼痛显著减轻 8 例，疼痛缓解 22 例。

（3）阳痿：《针灸临床杂志》2004 年第 6 期报道，针刺治疗阳痿 40 例。主穴取太冲、中封、肝俞、环跳；心脾两虚加足三里、三阴交；湿热下注加蠡沟；阴虚火旺加太溪。太冲、中封、太溪、肝俞均用平补平泻法；足三里、三阴交用补法；蠡沟向上平刺，泻法。环跳斜向内上方刺入，使针感向下腹及会阴部或前阴部放散；均留针 20~30 分钟。每日 1 次，10 次为 1 个疗程。经治 3 个疗程，近期治愈（阴茎勃起>90°，性交成功率在 75% 以上）19 例（47.5%），显效（阴茎勃起>90°，性交成功率在 50% 左右）9 例（22.5%），好转（阴茎勃起有改善，性交成功率在 25% 以上）7 例（17.5%），无效 5 例（12.5%），有效率为 87.5%。

（4）痛经：《上海针灸杂志》1995 年第 5 期报道，针刺太冲治疗痛经 54 例。常规针刺，得气后动留针 20 分钟。结果：痊愈 50 例（92.6%），其中 1 次而愈 26 例，2 次而愈 14 例，3 次而愈 10 例，无效 4 例。《中国针灸》1997 年第 1 期报道：针刺太冲、合谷治疗痛经。常规针刺，得气后行泻的手法，留针 15 分钟，每隔 5 分钟行针 1 次；可配用灸盒熏灸腹部，可当即止痛。

（5）更年期综合征：《中国针灸》1997 年第 1 期报道，运用太冲、合谷、太溪、复溜治疗更年期综合征。太冲、合谷用泻法；太溪、复溜用补法，留针 30 分钟。隔日 1 次。3 次治疗后盗汗止，夜寐安；5 次治疗后诸症悉除。

4. 心脑血管病症

（1）高血压：《针灸临床杂志》2002 年第 2 期报道，太冲配足三里针刺治疗肝阳上亢型高血压 52 例，取双侧太冲、足三里，以刺双侧太冲为主，用泻法强刺激，反复运针 8~10 分钟，不留针，起针后不按压针孔；再刺双侧足三里为辅，用平补平泻法，留针 30 分钟，行针 2 次，15 日为 1 个疗程。结果：治愈 25 例（48%），显效 24 例（46.2%），无效 3 例（5.8%），总有效率 94.2%。《安徽中医临床杂志》

2003年第3期报道：太冲配百会、合谷治疗1例55岁男性高血压患者，血压高达170/110mmHg。取穴：太冲、合谷、百会。针刺泻法，留针30分钟，每日1次。针3次后，血压降至150/90mmHg，诸症消失，随访未发。

（2）中风偏瘫：《中国针灸》1997年第1期报道，太冲配合谷、风池、肩髃、足三里治疗1例中风偏瘫患者，常规针刺，强刺激，留针20分钟，每隔5分钟行针1次。隔日1次。治疗15次后，患者面瘫纠正，患侧肢体基本恢复正常。

5. 其他病症

（1）感冒：《农村新技术》1998年第7期报道，按摩太冲治疗感冒。用大拇指由下向上推按双侧太冲5分钟左右，即刻感到咽喉症状减轻，其他症状也相继减轻，直至痊愈。

（2）癫痫：《安徽中医临床杂志》2003年第3期报道，针刺太冲、合谷为主治疗癫痫发作1例，3次见效，7次基本治愈。

（3）甲亢：《针灸学报》1990年第1期报道，太冲穴位注射治疗甲亢15例。每穴注入注射用水2.5mL。3日1次。结果：痊愈10例，好转4例，无效1例。

（4）胁痛：《中国针灸》1999年第7期报道，太冲治疗闪挫胁痛18例。取病侧太冲（如当时不见效则加用健侧太冲），以指代针按压该穴，务求"得气"，病程短者用泻法；病程长者用力稍轻，平补平泻。结果：1次痊愈14例，2次痊愈2例，3次痊愈1例，无效1例，有效率为94.4%。

（5）急性腰扭伤：《人民军医》1994年第5期报道，按摩太冲治疗急性腰扭伤80例。术者用大拇指或中指分别用力点按双侧太冲约5分钟，同时令患者深呼吸或咳嗽，于吸气时快速揉压太冲，呼气时动作则缓慢、轻柔。治疗后嘱患者前后左右转动腰部并做起坐、下蹲等动作。治疗效果：2次治疗后疼痛消失、活动自如、能正常工作者73例（91.2%），疼痛明显减轻者5例（6.3%），无效2例（2.5%），有效率为97.5%。

（6）肝郁腰痛：《中国民间疗法》2003年第9期报道，针刺太冲、蠡沟治疗肝郁腰痛收效良好。以疏肝理气、通络止痛为法。取穴：太冲、蠡沟、阳陵泉、关元。太冲、蠡沟用泻法；阳陵泉平补平泻；关元用补法。中等刺激强度，得气后留针20分钟，留针期间行针1次。每日1次，7日为1个疗程。附一30岁女性典型病例，腰痛反复发作2年余，每因恼怒、郁闷而发，发作时疼痛较甚，不能转侧，痛连两胁，不能久立，行走无力，伴心烦易怒，脉弦数，舌红、苔黄腻。曾多方求治，仍时轻时重。辨证属肝郁腰痛，依上法针后疼痛大减，共针5次而愈。随访半年未见复发。

（7）髋关节炎：《邯郸医学高等专科学校学报》2002年第1期报道，太冲配足临泣治疗髋关节周围痛52例。二穴均进针0.8~1寸，行捻转泻法较强刺激，得气后，嘱患者活动髋关节。结果：全部痊愈，其中1次而愈38例，2次治愈7例，3次以上治愈7例。

（8）鸡眼：《中国针灸》1982年第4期报道，太冲穴位注射治疗鸡眼65例，将盐酸肾上腺素 0.2mg、2%普鲁卡因 2mL 混合，分别注入患侧太冲、太溪穴。5 日 1 次。结果：痊愈 58 例，无效 7 例。

（9）肌内注射痛：《护理学杂志》2004 年第 9 期报道，指压太冲防止肌内注射痛。在肌内注射前指压太冲 1～2 分钟，配合指揉法，以酸胀感为度，止痛效果显著。

【现代研究】

针刺太冲、足三里有利胆作用，胆囊造瘘患者，胆汁量从针后 15 分钟明显加强，且能缓解造瘘患者胆道口括约肌的痉挛。针刺太冲，能使注射吗啡后胆道压力不仅不再升高，而且可迅速下降。

针刺太冲穴能纠正和改善呼吸功能，调节眼肌功能，纠正青少年近视，调节嗜酸性粒细胞的数量。

《河南中医》1990 年第 4 期报道：通过对 30 例中风患者脑血流图的观察结果得出：针刺太冲、风池二穴可使脑血容量增加，脑血管弹性增加，进而较全面改善脑血管功能。

《湖北中医杂志》2003 年第 11 期报道：针刺太冲、风府观察可有效地阻止帕金森病大鼠中脑黑质神经元凋亡，降低一氧化氮和谷氨酸的神经毒性作用，而达到对脑神经保护的目的。

《甘肃中医学院学报》2005 年第 1 期报道：针刺太冲能够激发肝经的原气，充分发挥调畅全身气机的作用。在神经、精神性疾病方面特别是各种类型的头痛、失眠、心悸、怔忡、脏躁、癔症性脑病（包括癔症性瘫痪、失音、耳聋、失明等）自主神经功能紊乱性病症以及妇科疾病如月经不调、痛经、闭经等有其独特的优势。

络穴

　　络有联络、网络、散布之义。络穴即联络表里两经的腧穴，也是表里两经经气相通的部位。正如《医学入门》中所说："络穴俱在两经之间，乃交经过络之处。"

　　络穴即"十六大络"，又称为"别络"，故《灵枢·经脉》中称某一经脉之络为某经之"别"。张志聪在《黄帝内经素问集注》中解释说："所谓别者，言十二经脉之外而有别络。"十六大络是最先从经脉上分出来的最大络脉。据《灵枢·经脉》和《素问·平人气象论》中记载，十六大络是由十二经脉各分出一络，另外加上任脉之络、督脉之络、脾之大络和胃之大络共同组成。其具体名称，均以十六络穴的名称代替，如手太阴肺经的络脉叫"列缺"；手阳明大肠经的络脉叫"偏历"；足太阴脾经的络脉叫"公孙"，脾之大络叫"大包"；足阳明胃经的络脉叫"丰隆"，胃之大络叫"虚里"。

　　《素问·平人气象论》说："胃之大络，名曰虚里，贯膈络肺，出于左乳下，其动应手（'手'，原文误为'衣'，今据《针灸甲乙经》改之），脉宗气也。盛喘数绝者，则病在（胸）中，结而横，有积矣。绝不至曰死。乳之下，其动应衣，宗气泄也。"这里所说"出于左乳下，其动应手"，是正常脉气搏动的现象；而"其动应衣，宗气泄也"，为脉气外越的病理表现。但无论是"其动应手"，还是"其动应衣"，均指心尖区的搏动已无可非议，而且正当足阳明胃经"乳根"之所在。针灸文献习称"十五大络"，乃是没有将"胃之大络"列入之故。

　　中医学认为，"虚里"是十二经脉宗气所聚之处，切按虚里，对脉之宗气的虚实存亡有一定的诊断意义。正常情况下，按之应手、不快不慢、动而不紧、从容和缓。如若按之动数、应手太过，为心阳浮越，宗气外泄；如若按之时有时无、结代不续，乃心脉瘀血之象；如若按之动微，无应手之感，属心气内虚，宗气不足；如若其动已停，其他部位"动脉"也不可触及，则为脉气已绝，死亡之候。

　　为什么脾经和胃经除了自身的络穴之外还各有一个大络呢？中医学认为，脾和胃是一对互为表里的脏腑，属中焦，为后天之本，是气血生化之源。二者共同担负着受纳、消化、吸收水谷精微，继而灌溉六脏，洒陈六腑，濡润四肢百骸，滋养五官九窍的重任。因此，它们除了各有一个四肢部的络穴互相交通联络外，还各增设了一个躯干部的脾之大络和胃之大络向周身输送气血，以完成后天之本的使命。

　　另外，《难经·二十六难》记载的络脉，无任脉之络、督脉之络和胃之大络，而有阴跷之络、阳跷之络。但无具体穴名，仅从阳跷通于阳，阴跷通于阴的角度立论，且不如《灵枢》所记身前、身后、身侧均有大络分布以沟通周身经脉言之成理，故并不为后世所崇。

现将十六络穴列表如下（表2）：

表2　十六络穴

经脉	络穴	经脉	络穴
任脉	鸠尾	督脉	长强
手太阴肺经	列缺	手阳明大肠经	偏历
手厥阴心包经	内关	手少阳三焦经	外关
手少阴心经	通里	手太阳小肠经	支正
足太阴脾经	公孙、大包	足阳明胃经	丰隆、虚里（乳根）
足厥阴肝经	蠡沟	足少阳胆经	光明
足少阴肾经	大钟	足太阳膀胱经	飞扬

十二经的络穴均位于四肢腕、踝关节以上，肘、膝关节以下，起互联表里经的作用。脾之大络大包穴位于胸胁，胃之大络虚里（即乳根穴）位于前胸，任脉之络鸠尾位于上腹，督脉之络长强位于尾骶。这样，十四经脉的气血通过络穴散布周身。

络穴在生理上联络表里两经，在治疗上就可以治疗表里两经病症。《针经指南》中说："络脉正在两经之间，若刺络穴，表里皆治。"（编者注："治"，原文为"活"，显系字误，今改之）说明络穴的主治特点，在于治疗表里两经的病变。例如手太阴肺经络穴列缺，既治本经的咳嗽、气喘、咽痛，又治手阳明经的头项强痛、牙痛、面瘫。足太阴脾经络穴公孙，既治本经的腹胀、泄泻，也治足阳明胃经的胃脘疼痛。

十六络穴均有各自不同的主治病候，当十六络脉气血异常，出现相关的病候时，都可以取相应络穴加以治疗。例如手少阴心经之络，实则胸膈支满，虚则不能言语，可取其络穴通里，虚补实泻；足太阴之络，实则肠中切痛，虚则鼓胀，可取其络穴公孙，虚补实泻。在《灵枢·经脉》中，除胃之大络以外的十五大络都各有与表里两经相应的虚实病候。由于十五大络与十四经脉的气血是融为一体的，它们反映出来也就基本上属于十四经脉病症的范畴。例如，足太阴之络"实则肠中切痛，虚则鼓胀"与脾经病症相似；足少阴之络"实则癃闭，虚则腰痛"与肾经病症相似。

《灵枢·经脉》说："足阳明之别，名曰丰隆，去踝八寸，别走太阴；其别者，循胫骨外廉，上络头项，合诸经之气，下络喉嗌。其病气逆则喉痹卒瘖，实则癫狂，虚则足不收，胫枯。取之所别也。"在针灸临床上，丰隆不仅能主治喉痹、癫狂、登高而歌、弃衣而走、脘腹胀痛、下肢瘫软、肌肉萎缩等足阳明经及本络脉病候。还能治疗面肿身重、肢体肿胀、腹胀腹泻、舌本强痛等足太阴经病候。又因脾能统血，还能治疗月经不调、崩漏等症。同时，肺胃脉气相通，丰隆也常常用于治疗咳喘多痰、梅核气等病症。

任脉之络散布于胸腹部，故胸腹部病症可取任脉之络穴鸠尾调治；督脉之络从脊柱两旁经腰背上行散布于头，故腰背部和头部疾患可取督脉之络穴长强调治。脾之大络和胃之大络散布于胸胁，网罗周身气血，故全身疼痛不适可取脾之大络大包穴和胃之大络乳根穴调治。

以叶天士为代表的清代医家在对温热病的研究和治疗中发现，许多疾病的发病规律具有"病初在经，久病入络"以及"气血、痰饮积聚有形之物，每常由经滞络"的特点。基于这种认识，凡属内伤引起的慢性疾病，也可选取络穴来治疗。

现将《灵枢·经脉》所记的十五大络的虚实病候附录如下：

手太阴之络——列缺：实则手锐掌热，虚则欠㰦，小便遗数。

手阳明之络——偏历：实则龋、聋，虚则齿寒、痹膈。《素问·缪刺论》曰："邪客于手阳明之络，令人气满胸中，喘息而支胠，胸中热……耳聋，时不闻音……耳中生风。"

足阳明之络——丰隆：其病气逆则喉痹，瘁音。实则狂癫，虚则足不收、胫枯。《素问·缪刺论》曰："邪客于足阳明之络，令人鼽衄，上齿寒。"

胃之大络——虚里（乳根）：胃之大络，盛喘数绝者，病在（胸）中，其动应衣，宗气泄也（《素问·平人气象论》）。

足太阴之络——公孙：厥气上逆则霍乱，实则肠中切痛，虚则鼓胀。《素问·缪刺论》曰："邪客于足太阴之络，令人腰痛，引少腹控眇，不可以仰息。"

脾之络——大包：实则一身尽痛，虚则百节皆纵。

手少阴之络——通里：实则支膈，虚则不能言。

手太阳之络——支正：实则节弛肘废，虚则生肬，小者如指痂疥。

足太阳之络——飞扬：实则鼽窒，头背痛，虚则鼽衄。《素问·缪刺论》曰："邪客于足太阳之络，令人头项肩痛……拘挛背急，引胁而痛。"

足少阴之络——大钟：其病气逆则烦闷，实则闭癃，虚则腰痛。《素问·缪刺论》曰："邪客于足少阴之络，令人卒心痛，暴胀，胸胁支满……痛不可内食，无故善怒，气上走贲上。"

手厥阴之络——内关：实则心痛，虚则烦心。

手少阳之络——外关：病实则肘挛，虚则不收。《素问·缪刺论》曰："邪客于手少阳之络，令人喉痹，舌卷，口干，心烦，臂外廉痛，手不及头。"

足少阳之络——光明：实则厥，虚则痿躄，坐不能起。《素问·缪刺论》曰："邪客手足少阳之络，令人胁痛不得息，咳而汗出……枢中痛，髀不可举。"

足厥阴之络——蠡沟：其病气逆则睾肿卒疝，实则挺长，虚则暴痒。《素问·缪刺论》曰："邪客于足厥阴之络，令人卒疝暴痛。"

任脉之络——鸠尾：实则腹皮痛，虚则痒瘙。

督脉之络——长强：实则脊强，虚则头重高摇之。

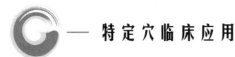

附：十六络穴歌

十六络穴要记详，肺经列缺络大肠；
偏历隶属手阳明，胃经丰隆痰鸣响；
脾络自有公孙在，心经之络通里乡；
手太阳络支正穴，膀胱络穴要飞扬；
肾经之络敲大钟，心包内关在腕上；
外关一穴走三焦，胆络光明令眼亮；
肝经络穴寻蠡沟，任求鸠尾督长强；
脾之大络是大包，胃之大络虚里藏。

（一）列缺（Lieque LU7）

【别名】童玄。

【出处】《灵枢·经脉》：手太阴之别，名曰列缺，起于腕上分间，并太阴之经，直入掌中，散于鱼际。

【归经】手太阴肺经。

【定位】在桡骨茎突上方，腕横纹上 1.5 寸，拇短伸肌腱与拇长展肌腱之间。简易取穴：手背两虎口交叉，一手的示指尖端搭在对侧桡骨茎突高点，可触及到桡骨茎突沟缝中是穴（图 2-1）。

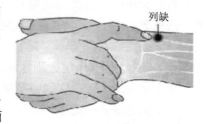

图 2-1　列缺

【释名】"列"指分解、别行；"缺"指缺口。因该穴位于手腕侧，当桡骨突起的分裂缺口处。

【类属】

1. 手太阴之络穴。

2. 八脉交会穴，通于任脉。其治体内病变重点，在于任脉范围之类肺经所属肺的病症、口腔咽喉病症、泌尿生殖病症。至于《四总穴歌》中的所谓"头项寻列缺"之说，那只能从肺经的络穴角度来认识：肺经之络联络大肠经，大肠经又从手走头部。当肺经和大肠经感受风寒之邪，就会出现张仲景《伤寒论》中的"头项强几几"（犹如大雁在飞翔的时候头颈伸得僵直）的样子，比喻人在患伤风感冒的时候，会有头项强痛不舒服、僵硬不灵活的感觉。遇到这种情况，针刺列缺，可宣肺、除寒、祛风、通络、疏调肺经和大肠经的拘急或痉挛状态，及时缓解头项强痛的不适。而不是那种督脉不通、气滞血瘀、关节闭阻等骨科颈椎病头痛、颈椎不舒适、活动障碍之类的病症。有鉴于此，笔者也就将传统的《四总穴歌》"头项寻列缺"改为"头项寻后溪"了。

【穴性】疏风散寒、止咳平喘、清利咽喉。

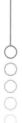

【主治】

1. 呼吸系统病症 咳嗽，哮喘。

2. 口腔咽喉病症 咽喉肿痛，口舌生疮，扁桃体炎。

3. 泌尿、生殖系统病症 遗尿，小便难，血尿，阴痛，遗精，小便频数。

4. 头面部病症 口眼㖞斜。

5. 肢体病症 头项痛，掌中热，手腕无力，手肘痛，偏正头痛。

6. 其他病症 抽搐，呵欠频作。

【配伍】配后溪、风池治头项强痛；配合谷、下关、四白、翳风治三叉神经痛；配太渊、劳宫治掌中热；配阳溪治腱鞘炎；配照海治咽喉肿痛；配鱼际、太渊治急性支气管炎；配照海、足三里、阳陵泉治糖尿病。

【刺灸法】向肘部斜刺0.2~0.8寸，不可用粗针反复提插探针，以免伤及桡神经引起局部肿痛；可灸。

【古代应用】

《灵枢·经脉》：实则手锐掌热，虚则欠故，小便遗数。

《针灸甲乙经》：小儿惊痫。

《四总穴歌》：头项寻列缺。

【临床报道】

1. 头面五官病症

（1）头痛：针刺本穴治疗偏正头痛数百例，常规针刺，留针15分钟。每日1次。效果良好。轻者1次即愈，重者3次左右可愈（吕景山，《单穴治病选萃》，人民卫生出版社，1993年）。《中医药研究》1987年第5期报道：单用本穴治疗偏头痛42例。先行针刺，后埋针（根据季节、气温，可留置1~7日不等），有效率为97.6%。《实用中医药杂志》1998年第11期报道：针刺列缺治疗血管神经性头痛型100例（辨证为风寒头痛型29例，风热头痛型21例，痰浊头痛型19例，瘀血头痛型31例）。取双侧列缺，朝肘关节方向沿皮刺0.5~1寸，大幅度、低频率捻转泻法（每分钟50~60次为宜），使针感上传于手太阴经或手阳明经，有的能达到肩部、项背部，留针20分钟。每日2次，1周为1个疗程。经治1个疗程，结果：痊愈52例，好转44例，无效4例。《上海针灸杂志》1999年第3期报道：列缺埋针治疗血管神经性头痛216例（病程1个月至19年不等）。取头痛同侧列缺（两侧头痛取双侧），皮肤消毒后，针尖朝肘部方向沿皮刺入1.5寸，待针下无任何感觉时用胶布将针柄固定，留针1~2小时或1日以上。如一侧头痛范围较大涉及额部，可在列缺旁开0.5寸与其平行的前臂外侧加埋一针，效果更佳。每日1次，5次为1个疗程，共治3个疗程。结果：治愈164例（75.9%），好转45例（20.8%），无效7例（3.3%），有效率为96.7%。《针灸临床杂志》1999年第5期报道：针刺列缺治疗偏头痛35例。取双侧列缺，常规针刺和手法。结果：痊愈18例（其中，1~2次治愈5例，3~4次治愈10例，5次治愈3例），显效9例，好转5例，无效3例，有效率为91.4%。

（2）眩晕：《新中医》1995 年第 1 期报道，针刺列缺治疗颈性眩晕 30 例。取双侧列缺，逆经平刺 0.5 寸，得气后，行平补平泻手法 5 分钟，留针 40 分钟，每隔 5 分钟行针 1 次。每日 1 次，10 次为 1 个疗程。经治疗 1~3 个疗程，结果：治愈 3 例（10%），显效 25 例（83.3%），无效 2 例（6.7%），有效率为 93.3%。

（3）腮腺炎：《湖南中医杂志》1988 年第 6 期报道，以灯火灸患侧列缺治疗腮腺炎 86 例，1 次而愈 84 例（97.6%）。

（4）鼻炎：《中国针灸》1997 年第 3 期报道，艾灸列缺、迎香治疗急、慢性鼻炎 102 例。取双侧列缺、迎香，每穴灸治 7~8 分钟，两穴交替使用，每日 1 次。结果：痊愈 48 例，好转 53 例，无效 1 例。

（5）鼻出血：《上海针灸杂志》1987 年第 4 期报道，1 例病程达 2 年之久的慢性鼻出血患者，诸法无效，于突然发作时急行针刺同侧列缺。2 分钟后出血渐止。后随访 1 年未发。

（6）咽喉异感症：《国外医学·中医中药分册》1996 年第 3 期报道，针刺治疗咽异感症 12 例。主穴取列缺、合谷、太冲，肝阳上亢型加三阴交、阳陵泉，脾虚患者加太白、丰隆，疗效欠佳者可配合针刺颈上神经节。针刺得气后通电刺激 1 小时以上，留针 20 分钟。结果：以精神因素为主的病例治疗效果较显著，其中 2 例经 4~8 次治疗后，异常感完全消失。脑梗死及恶性肿瘤而行颈部淋巴结清除术后以全身和局部为主要症状表现的 3 例，配合针刺颈上神经节后异常感觉明显减轻。

2. 泌尿、生殖系统病症

（1）遗尿：《湖北中医杂志》1980 年第 1 期报道，列缺埋针治疗遗尿 200 例。按埋针常规操作，每周 2 次，左右手交替进行，6 次为 1 个疗程。结果：治愈 80 例，显效 27 例，好转 63 例，中断治疗、情况不明 18 例，无效 12 例，有效率为 85%。《针灸临床杂志》1998 年第 11 期报道：列缺埋针治疗遗尿 36 例。取双侧列缺，将麦粒型皮内针沿皮逆行刺入皮下 0.5~1cm，用胶布将体外的针柄固定，留针时间根据季节的不同而定，热天留针 1~2 日；冷天留针 3~5 日，留针期间患者每天自行按压埋针处 3~5 次，每次 1~2 分钟，以加强刺激，增加疗效。3 次为 1 个疗程。经治疗 1~3 个疗程，痊愈 27 例（75%），好转 6 例（16.7%），无效 3 例（8.3%），有效率为 91.7%。

（2）遗精：《中国针灸》1992 年第 6 期报道，列缺埋针治疗遗精 65 例。取一侧列缺，按埋针法常规操作，每次埋 12~18 小时（一般傍晚埋针，次日上午取出）。隔日 1 次，两侧交替使用，1 周 3 次。结果：痊愈 59 例（90.8%），好转 6 例，全部有效。

（3）不射精症：《福建中医药》1994 年第 6 期报道，针刺列缺治疗不射精症，疗效明显。一 27 岁男性农民，3 个月来房事时阴茎作痛，不能射精，事后精液自遗。诊时心烦口苦、夜睡欠宁、小便短赤、舌红苔黄、脉弦数。乃下焦湿热之邪涉及任脉。单取列缺一穴泻之，针 3 次症状解除；再针 3 次巩固疗效。

（4）痛经：《福建中医药》1994 年第 6 期报道，针刺列缺治疗痛经，疗效明显。

一 27 岁女性工人，15 岁初潮，每次行经期间小腹呈阵发性刺痛，直到瘀血排尽疼痛方可缓解。诊见面色淡白、四肢欠温，关元处有压痛，舌淡苔白、脉沉。此乃寒邪客于胞中，任脉之气血寒凝不畅所致。针列缺用泻法，针后痛止；连针 3 日，患者疼痛全除；以后在行经前 3~4 日施针，每个疗程 7 日；共治 3 个月，痛经不再复发。

3. 其他病症

（1）呃逆：《西南国防医药》2002 年第 6 期报道，针刺列缺为主治疗顽固性呃逆 48 例。选双侧的列缺，配合谷、梁丘。常规针刺，得气即可，留针 10~15 分钟，每 3~5 分钟行针 1 次。1 次未愈者 12 小时后再行第 2 次治疗。结果：1 次痊愈 30 例，显效 12 例，好转者 6 例，全部有效。

（2）落枕：《浙江中医杂志》1996 年第 4 期报道，针刺列缺治疗落枕 35 例。取患侧列缺，向上斜刺 0.3~0.5 寸，强刺激，并嘱其活动颈部，留针 5~10 分钟。结果：全部治愈。

（3）肩周炎：《四川中医》1995 年第 3 期报道，列缺治疗肩凝证 60 例。按缪刺法左右交叉取健侧列缺，配外关，列缺向上斜刺进针 1~1.5 寸，外关直刺 1~1.5 寸，行捻转强刺激使之得气，留针 20 分钟，其间行针 1 次。每日 1 次，10 次为 1 个疗程。结果：1 次治愈 8 例（13.3%），1 个疗程内治愈 30 例（50%），2 个疗程治愈者 10 例（16.7%），好转者 10 例（16.7%），无效 2 例（3.3%），有效率 96.7%。《山西中医》1995 年第 4 期报道：腕三针治疗肩周炎 120 例。手太阴型取列缺，手少阳型取阳池，手太阳经型取阳谷，综合型 3 穴并用。针刺得气后用震颤手法，使针感持续 1 分钟。每日 1 次，10 次为 1 个疗程。结果：治愈 58 例（48.3%），显效 33 例（27.5%），好转 23 例（19.2%），有效率为 95%。

（4）乳腺炎：《针灸临床杂志》1996 年第 3 期报道，针刺列缺治疗急性乳腺炎。取双侧列缺穴，向肘关节方向斜刺 0.5 寸，泻法，留针 15 分钟，每 5 分钟行针 1 次。每日 1 次。疗效显著、确切。附 1 例急性乳腺炎患者，产后 10 日，高烧一夜（体温 40℃），寒战，周身疼痛，服药无效。右侧乳房有一 7cm×7cm 的硬块，局部红肿热痛，乳汁不通。针刺列缺，泻法。约 5 分钟后肿块变软，疼痛消失；30 分钟后热退，乳汁外溢；次日痊愈。

（5）戒烟：《针灸临床杂志》2003 年第 7 期报道，针刺列缺戒烟 66 例。取双侧列缺，采用沿皮平刺法，向心性针刺，留针 20 分钟。每日 1 次，5 次为 1 个疗程。经过 1~4 个疗程治疗，有效率达 96.9%。

【现代研究】

《中国针灸》1998 年第 10 期报道：针刺列缺对脑血管影响的研究。采用经颅多普勒超声技术观测针刺列缺、尺泽前后脑动脉血流速的变化，结果：列缺组 31 例患者，头痛或头晕完全消失者 4 例，明显缓解 15 例，轻度缓解 8 例，无缓解 4 例。尺泽组头痛或头晕症状明显缓解 1 例，轻度缓解 4 例，无变化 15 例。针刺前后各动脉血流峰速度的变化：列缺组针刺前血流速度增高的 77 条血管中，有 70 条有不同程度下降，下降幅度最大有 39cm/s，7 条血管较针前血流峰速度增高。针刺前后自身对照，有显著性差异。血流速减低的 70 条血管针后血流速均不同程度增加，增加最大值为 40cm/s，前后自身对照有显著性差异。尺泽组则无明显变化，统计学处理无显著性意义（$P > 0.05$）说明针刺列缺对于机体不同功能状态的脑血管的舒缩作用不同，呈现出一种双向良性调整作用，而对正常血管的舒缩状态无明显影响，而尺泽则对脑血管的舒缩功能无影响，说明列缺对脑血管的舒缩变化具有一定的特异性。

针刺列缺对膀胱的舒缩有一定的调节作用，能治疗遗尿或小便不利；配肾俞或照海可增强肾功能，酚红排出量较前增多，尿蛋白减少，并有降血压的作用。

（二）偏历（Pianli LI6）

【出处】《灵枢·经脉》："手阳明之别，名曰偏历。"

【归经】手阳明大肠经。

【定位】阳溪与曲池的连线上，阳溪上 3 寸（图 2-2）。

【释名】因本穴于桡侧偏桡处，故名。

【类属】手阳明之络。

【穴性】镇静宁神、止咳平喘、清热利尿、通经活络。

【主治】

1. 心脑病症 癫病，痫证，精神失常。

2. 头面五官病症 头痛，颊肿，口眼㖞斜，目赤，鼻出血，耳鸣，耳聋，口腔炎，牙痛，咽干喉燥，咽喉肿痛。

3. 呼吸系统病症 咳嗽，哮喘。

4. 泌尿系统病症 小便不利，水肿。

5. 肢体病症 上肢痹痛。

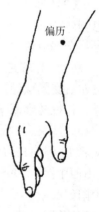

偏历

图 2-2 偏历

【配伍】配太渊、尺泽治肺虚喘咳；配水道、阴陵泉治水肿；配翳风、听会治耳鸣耳聋。配颊车、翳风治口眼㖞斜；配合谷、肩髃治肩臂疼痛。

【刺灸法】直刺 0.3~0.5 寸或斜刺 1 寸；勿用粗针深刺，以免伤及头静脉、桡动脉引起血肿，导致局部肿痛；可灸。

【古代应用】

《灵枢·经脉》：实则龋、聋，虚则齿寒、痹隔。

《针灸甲乙经》：口僻，风疟汗不出，偏历主之。

《标幽赋》：刺偏历，利小便，医大人水蛊。

【临床报道】

1. 腱鞘炎 《河南中医》2005 年第 4 期报道：手法治疗桡骨茎突部狭窄性腱鞘炎 89 例。取偏历、阳溪、合谷、手三里，先在患处摩揉 1 分钟，用拇指重揉桡骨茎突及其上下约 1 分钟（以患者能忍受为度），再在患处自上而下搓 3~5 遍，并依次点压诸穴各 30 秒。医生一手握住患侧腕关节，另一手握患侧手指作对抗牵引，同时使患腕做掌屈、背伸、尺偏及旋转活动，自上而下推理患处肌腱 1 分钟，并配

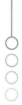

合关节活动。最后在患处用搓法，以透热为度。结果：治愈 72 例（81%），好转 11 例（12%），无效 6 例（7%），有效率为 93%。

2. 扁平疣 《中国针灸》1999 年第 3 期报道：火针刺偏历治疗扁平疣 18 例（约 75% 的患者在偏历处有压痛）。偏历常规消毒，医者用止血钳夹住大头针，在酒精灯上把针尖部烧红约 5 分长，对准偏历疾刺疾出，连续针 3 下，左右交替使用。每日 1 次，7 次为 1 个疗程，疗程间隔 3~5 日。结果：痊愈 5 例（27.8%），显效 7 例（38.9%），好转 3 例（16.7%），无效 3 例（16.6%），有效率为 83.4%。

3. 杂病 《中国针灸》1998 年第 10 期报道：偏历、列缺为主，酌情配用中极、三阴交、足三里治疗水肿、尿频、尿急、尿痛、术后尿潴留以及急慢性肠炎等症，疗效满意。

（三）丰隆（Fenglong ST40）

【出处】《灵枢·根结》："足阳明根于厉兑……入于人迎，丰隆也。"

【归经】足阳明胃经。

【定位】小腿外侧，外膝眼（犊鼻）正中下 8 寸或外踝高点上 8 寸，旁开胫骨前嵴两横指宽。简易取穴法：外膝眼正中与外踝高点连线正中点，旁开胫骨前嵴两横指（图 2-3）。

【释名】丰隆为雷神名，雷起而云翳皆消，喻本穴有降逆化痰之功。

【类属】足阳明之络。

【穴性】健脾化痰、和胃降逆、醒脑开窍。

【主治】

1. 消化系统病症 呕吐，便秘，腹泻，腹痛，痢疾。

2. 呼吸系统病症 咳嗽，气喘，痰多，梅核气。

3. 口腔、咽喉病症 咽喉肿痛，声音嘶哑，失音。

4. 心、脑病症 头晕，头痛，胸痛，胸满，癫狂痫证，高血压，高血脂。

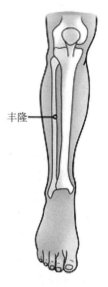

图 2-3 丰隆

5. 肢体病症 下肢麻木不仁、瘫痪、肌肉萎缩。

【配伍】配天枢治大便秘结、腹泻；配膻中、天突治哮喘；配肺俞、尺泽治咳嗽痰多；配内关、神门治失眠；配风池、印堂治头痛、头晕；配合谷、曲池治咽喉肿痛；配水沟、大椎、百会、曲池治癫狂痫证；配足三里、环跳、犊鼻治下肢痿证、痹证及下肢瘫痪。

【刺灸法】直刺 1~1.5 寸，可灸。

【古代应用】

《灵枢·经脉》：实则狂癫，虚则足不收、胫枯。

《针灸甲乙经》：厥头痛，面浮肿，烦心，狂，见鬼，善笑不休……喉痹不能言，丰隆主之。

《肘后歌》：哮喘发来寝不得，丰隆刺入三寸深。

《黄帝明堂经灸》：四肢不收，身体倦怠，膝腿酸痹，屈伸难也。

《玉龙歌》：痰多宜向丰隆寻。

【临床报道】

1. 消化系统病症　呃逆：《中医药学刊》2001 年第 19 期报道，针刺丰隆为主治疗上消化道出血引起的呃逆 18 例。取穴：丰隆、中脘、三阴交。常规针刺，平补平泻，留针 20 分钟，10 分钟行针 1 次。针刺中脘时，宜适当深刺效果较好，针刺深度到胃壁时，针下可感到柔软轻松的阻力，患者自感腹中烘热，上至胸咽并向两侧季肋部放散传导或疼痛，此时应立即停针不宜再刺，故针刺中一定要缓慢进针，细心体会针感。每日 1 次，共治 3 次。结果：治愈 17 例（94.4%），好转 1 例，全部有效。

2. 呼吸系统病症

（1）咳嗽：《山东中医药杂志》2001 年第 2 期报道，针刺丰隆为主治疗急性支气管炎 89 例。取丰隆、肺俞、列缺（均双侧），常规针刺。结果：痊愈 75 例（84.3%），好转 10 例（11.2%），无效 4 例（4.5%），有效率为 95.5%。

（2）哮喘：《实用中西医结合杂志》1997 年第 14 期报道，针刺丰隆、膻中治疗哮喘发作 123 例。当哮喘急性发作时，强刺激丰隆、膻中二穴 10 ~ 15 分钟。结果：痊愈 11 例（8.9%），好转 78 例（63.4%），无效 34 例（27.7%），总有效率 72.3%。《针灸临床杂志》1998 年第 5 期报道：针刺丰隆、内关治疗支气管哮喘 34 例。常规针法，平补平泻，留针 30 分。隔日 1 次，10 次为 1 个疗程。经治疗临床控制 10 例（29.4%），显效 19 例（55.8%），好转 3 例（8.9%），无效 2 例（5.9%），有效率为 94.1%。

3. 神经系统病症

（1）眶上神经痛：针灸丰隆穴治疗眶上神经痛 11 例。常规针刺，中强刺激，动留针 15 ~ 20 分钟。隔日 1 次，7 次为 1 个疗程。90% 以上的患者疗效较好（吕景山，《单穴治病选萃》，人民卫生出版社，1993 年）。《中国民间疗法》2001 年第 5 期报道：针刺丰隆治疗眶上神经痛 27 例。取双侧丰隆，中强刺激泻法，留针 30 分钟，每隔 5 分钟行针 1 次。每日 1 次，10 次为 1 个疗程。经治 1 ~ 3 个疗程，结果：临床治愈 9 例，显效 16 例，好转 2 例，全部有效。

（2）面神经麻痹：《江苏中医》1998 年第 5 期报道，针刺丰隆为主治疗面神经炎 20 例。急性发作期（从发病日起 10 日内）以针刺双侧丰隆为主，配双侧合谷、太冲；稳定恢复期除针刺上穴外，另配风池、阳白、四白、攒竹、下关、迎香、水沟、地仓、翳风等穴。针刺平补平泻，留针 30 分钟。隔日 1 次，10 次为 1 个疗程。结果：治愈 18 例，好转 2 例，全部有效。治疗时间最短 1 个疗程，最长 4 个疗程。

（3）梅核气：《针灸临床杂志》1997 年第 12 期报道，针刺丰隆治疗梅核气 40 例。取双侧丰隆，直刺约 1 寸深，提插泻法，每 5 分钟行针 1 次，留针 20 分钟。每日 1 次，12 次为 1 个疗程。结果：经过 1~3 个疗程治疗，治愈 25 例（62.5%），好转 13 例（32。5%），无效 2 例（5%），有效率为 95%。

（4）癔症性失语：《新疆中医药》1997 年第 2 期报道，针刺丰隆治疗癔症性失语 9 例。在双侧丰隆处向上呈 45°~60°角同时快速进针 1~1.5 寸，患者有明显的酸、麻、胀、重的感觉，感觉沿大腿向头顶部放射者疗效最佳。结果：经过 1~2 次治疗，全部治愈。

（5）假性球麻痹：《湖南中医药导报》2003 年第 4 期报道，针刺祛风化痰治疗中风后假性球麻痹 55 例。取穴丰隆、风池、完骨、廉泉，每日治疗 2 次，6 日为 1 个疗程，连续治疗 4 个疗程。结果：痊愈 25 例（45.4%），显效 17 例（30.9%），好转 9 例（16.4%），无效 4 例（7.3%），有效率为 92.7%。

（6）癫痫：《上海针灸杂志》2000 年第 3 期报道，丰隆、大椎穴位埋线治疗癫痫 60 例。用自拟豁痰熄风散（由制半夏、白术、白附子、石菖蒲、天麻、钩藤、全蝎等组成，共研极细末）入 75% 酒精浸泡 15 日，再取其过滤液浸泡 5 号医用羊肠线 10 日，剪成 1~2cm 小段备用。在严格消毒之后，按穴位埋线操作常规将肠线埋入丰隆、大椎，覆盖纱布包扎。1 次为 1 个疗程，2 个疗程间隔 50 日。埋线期间停用各种抗癫痫药物，禁烟、酒及辛辣之品，第 1 周须禁淋浴。治疗结果：痊愈 13 例（21.6%），显效 27 例（45.1%），好转 13 例（21.6%），无效 7 例（11.7%），有效率为 88.3%。

（7）中风后嗜笑症：《中国针灸》1999 年第 1 期报道，针刺丰隆、内关治疗中风后嗜笑症 11 例。进针后，丰隆用大幅度捻转泻法；内关通以 G-6805 电针治疗仪，用连续波刺激，均留针 30 分钟，每 5 分钟行针 1 次。每日 1 次，3 次为 1 个疗程。结果：治愈 9 例，显效 1 例，好转 1 例，全部有效。

4. 其他病症

（1）梅尼埃病：《山东中医杂志》2004 年第 2 期报道，丰隆等穴注射"清开灵"注射液结合电针治疗梅尼埃病 34 例。穴位注射取一侧丰隆、风池、内关、太冲，将"清开灵"注射液每穴注射 2mL，每日 1 次，双侧轮流使用；电针治疗取百会、曲鬓，得气后接 G-6805 电针仪，用连续波（频率 50~100 次/分）刺激 30 分钟，强度以患者能忍受为度。每日 1 次，10 日为 1 个疗程，2 个疗程后观察疗效。另设对照组 29 例口服倍他司汀 12mg，每日 3 次。结果：针刺组有效率为 97.1%，对照组有效率为 62.1%。

（2）落枕：《上海针灸杂志》1990 年第 3 期报道，针灸丰隆治疗落枕，一般 1 次即可获效。

（3）肩周炎：《中国针灸》1996 年第 9 期报道，丰隆透飞扬治疗肩周炎 33 例。取健侧丰隆，用 5 寸毫针向飞扬透刺，烧山火补法行针，留针 1 小时，10 分钟行针 1 次，同时嘱患者向受限方向活动肩关节。隔日 1 次，3 次为 1 个疗程。经治 1 个疗程后，痊愈 25 例（1 次治愈 11 例，2 次治愈 8 例，3 次治愈 6 例），占 75.7%；显效 5 例（15.2%）；好转 3 例（9.1%），全部有效。

（4）流行性乙型脑炎并发症：《上海针灸杂志》1988年第4期报道，针刺丰隆穴治疗流行性乙型脑炎并发症20例。常规针刺，久留针（短者10小时以上，长则数天，患者须卧床）。结果：显效5例，好转8例，无效7例。

（5）肥胖症：《中国针灸》2001年第7期报道，丰隆为主穴位埋线治疗单纯性肥胖症60例，并与单纯针刺治疗30例作对照观察。均取丰隆、水分、阴交、天枢等穴，单纯针刺组每日1次，穴位埋线每月1次。结果：埋线组显效39例（65.0%），好转20例（33.3%），无效1例（1.7%）。与单纯针刺组的疗效无明显差异，但穴位埋线节省时间，易被生活节奏快的现代人所接受。

【现代研究】

1. 对胃的影响　《中国针灸》2001年第6期报道：以慢性胃炎患者的胃电参数作为主要检测指标，观察针刺胃经腧穴对胃功能的影响。实验按胃经循行路线分部选穴，下肢选丰隆、梁丘、足三里。针刺后多数腧穴胃电波均升高，胃功能改善。针刺后各穴对胃痛的改善情况，也与胃电变化成正比，丰隆对胃痛的缓解率为86.7%，足三里为100%。

2. 降血脂作用　《中国针灸》1990年第3期报道：丰隆具有很好的降脂作用，可使高血脂患者的血清胆固醇（TC）、甘油三酯（TG）、β-脂蛋白明显下降。

《广西医学》2000年第6期报道：丰隆、足三里位注射复方丹参注射液治疗高脂血症的临床研究。表明丰隆、足三里注射丹参能非常显著地降低血中总胆固醇、甘油三酯及低密度脂蛋白含量，改善高切及低切全血黏度、血浆黏度、血细胞比容、血沉、纤维蛋白原、血小板黏附率等项目的变异程度（$P<0.01$），而丰隆穴的效果比足三里更好（$P<0.01$）。

《安徽中医临床杂志》2003年第2期报道：针刺对高脂血症血脂水平的影响。将60例高脂血症患者随机分为两组，针刺组30例，取两侧丰隆、足三里、三阴交及中脘；对照组30例服用松龄血脉康胶囊，疗程均为30日。结果：在改善高脂血症血清中总胆固醇、三酰甘油、高密度脂蛋白和低密度脂蛋白的含量水平方面，两组自身治疗前后比较均有明显性差异（$P<0.05$），两组之间比较无论治疗前后均无明显性差异（$P>0.05$）。结论：针刺疗法同样具有较好的降脂作用。

《北京中医药大学学报》2003年第5期报道：针刺不同穴位对高脂血症大鼠血脂影响的实验研究。将32只SD大鼠随机分为正常组、模型组、丰隆组、大椎组、非穴位组（大鼠尾部背侧面中点）。制备高脂血症模型大鼠，分别针刺丰隆、大椎、非穴位点（非穴），测定血清胆固醇、甘油三酯、低密度脂蛋白胆固醇（LDL-C）、高密度脂蛋白胆固醇（HDL-C）。结果：针刺丰隆、大椎、非穴均有明显的降低血清TG、TC、LDL-C的作用，针刺大椎在降低TC方面有相对优势，针刺丰隆在降低LDL-C方面有相对优势；针刺丰隆、非穴有升高高脂血症模型大鼠血清HDL-C的作用，针刺丰隆有相对优势；而针刺大椎有降低HDL-C的作用。结论：针刺不同穴位对血清脂质有普遍的影响作用，但不同穴位对血脂各成分的影响趋势有所不同，丰隆穴有良性调节血脂的相对特异性。

3. 对脑中风的影响 《湖南中医药导报》1998 年第 2 期报道：化痰祛瘀针刺法对脑出血偏瘫患者血液 AT-Ⅲ、tPA 活性、PAI 活性的影响。将符合标准的观察对象按就诊先后顺序编号，随机数字当完全随机分为 4 组：①化痰组：针刺双侧丰隆、内关。②祛瘀组：针刺双侧血海、膈俞。③化痰祛瘀组：针刺双侧丰隆、内关、血海、膈俞。④传统针刺组：针刺双侧肩髃、曲池、外关、环跳、梁丘、昆仑、足三里。以上 4 组又均结合辨证配穴：肾虚加太溪、复溜、三阴交；肝郁或肝阳上亢加太冲、曲泉、三阴交；脾虚加太白、公孙、三阴交。各组均行平补平泻手法，以"得气"为度，每次留针 15 分钟。每日 1 次，连续治疗 1 个月。结果：化痰祛瘀针刺法对脑出血偏瘫患者的 AT-Ⅲ、tPA 活性有显著升高作用，对 PAI 活性则有显著降低作用，显示其确能影响凝血-纤溶系统，有助于降低血液的高凝状态和血肿血块的溶解吸收，从而改善血液循环，增加病灶部的血氧供给，促使受损脑细胞功能的恢复或侧支循环与细胞代偿机制的尽早建立，顺利减轻甚至消除偏瘫等症状。

（四）乳根（Rugen ST18）

【别名】虚里、气眼、薛息。

【出处】《素问·平人气象论》：胃之大络，名曰虚里，贯膈络肺，出于左乳下，其动应衣，脉宗气也……其动应衣，宗气泄也。

【归经】足阳明胃经。

【定位】胸部，乳头直下，平第 5 肋间隙的乳房根部（图 2-4）。

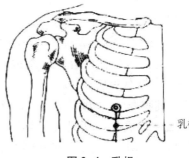

图 2-4　乳根

【释名】在乳房根部，因部位而得名。

【类属】胃之大络。

【穴性】宽胸理气、通利乳汁。

【主治】

1. 乳房病症 乳腺炎，乳汁少。

2. 呼吸系统病症 咳嗽，胸闷，咯吐脓血。

3. 心血管系统病症 胸痛，心悸。

【配伍】配俞府治哮喘痰嗽；配内关治心前区痛；配内关、天宗治乳腺炎；配膻中、合谷、少泽治产后乳汁不足。

【刺灸法】斜刺 1 寸左右，可灸。右侧本穴下内部有肝上部，左侧本穴下部为肺下部，故刺不可深，灸不宜多。

【古代应用】

《黄帝明堂灸经》：主膈气不下，食噎病。

《肘后备急方》：治卒吐逆，灸乳下一寸七壮。

《千金翼方》：反胃，食即吐出，上气，灸两乳下各一寸，以瘥为限。

《医宗金鉴》：膺肿乳痛灸乳根，小儿龟胸灸亦同。

特定穴临床应用

【临床报道】

1. 产后乳少 《针灸学报》1989 年第 3 期报道：针刺乳根、膻中治疗产后乳汁不足 39 例。穴位常规消毒，乳根向乳房基底部平刺 1 寸左右，得气后平补平泻；膻中先向上再向左右乳房两侧横刺 1~1.5 寸，针感先向上后向两旁乳房扩散为好，平补平泻；均不留针。经 1~3 次治疗，痊愈 29 例（74.36%），好转 5 例，无效 5 例。乳根治疗产后乳少。进针后，针尖朝乳房中央刺入 1 寸，用导气手法行针 1 分钟，使针感向四周放散；退针至皮下，再将针尖向乳房内侧刺入 1 寸，行针 1 分钟；而后再进针 1 寸，行针 1 分钟，令针感直达膻中部位，全乳有酸胀沉满之感，即可出针。附例介绍一 27 岁余姓女子，产后 15 日因为与人争吵生气而导致乳汁突然减少，经多方医治，疗效不佳。经用上法治疗 1 次，乳汁大增；3 次后乳房饱满，乳汁充盈有余（吕景山，《单穴治病选萃》，人民卫生出版社，1993 年）。《甘肃中医学院学报》1992 年第 2 期报道：针刺治疗缺乳症 50 例。选穴乳根、膻中、少泽、合谷、脾俞、足三里，补法加灸，留针 20 分钟。每日 1 次，7 次为 1 个疗程。结果：显效 44 例（88%），好转 5 例（10%），无效 1 例（2%），有效率 98%。

2. 乳痛症 《黑龙江中医药》1995 年第 4 期报道：穴位注射乳根、膻中等穴治疗乳痛症 74 例。取乳根、膻中、肾俞、足三里为主穴，肾阳虚加腰阳关，痰甚加丰隆；性情急躁、失眠、月经不调加三阴交；胸闷不适、胸胁胀痛加期门或太冲。每次选主穴、配穴各 1~2 穴，每穴注入当归注射液 0.2mL，每周 2 次，10 次为 1 个疗程。经过 2 个疗程的治疗，痊愈 41 例（57%），好转 28 例（37%），无效 5 例（6%），有效率 94%。

3. 乳腺炎 《中国针灸》2000 年第 7 期报道：针刺乳根、少泽等穴治疗急性乳腺炎 88 例。取穴：乳根（患侧）、少泽（患侧）、膈俞、足三里。乳根沿皮横刺 1.5~2 寸，泻法，使针感扩散到整个乳房；少泽用三棱针点刺出血 5~6 滴；足三里泻法，乳根、足三里留针 10~15 分钟，行针 2~3 次，起针后再刺膈俞，泻法，留针 10~15 分钟。每日 1 次，治疗 1 周。另设计 60 例对照组，用 5% 葡萄糖注射液 500mL 加青霉素 400 万 IU，每日上午、下午各静滴 1 次，每日总量 800 万 IU，连续用药 1 周后评定疗效。结果：针刺组痊愈 84 例（95.4%），显效 2 例（2.3%），全部有效；对照组痊愈 24 例（40%），显效 17 例（28.3%），好转 19 例（31.7%），好转 2 例（2.3%）全部有效。但针刺组的愈显率明显高于对照组。《陕西中医》2004 年第 7 期报道：针刺乳根加刺络放血治疗急性乳腺炎 58 例。取患侧乳根，加至阳、曲池、肩井、内庭、行间，乳根沿皮横刺 1.5~2 寸，使针感扩散至整个乳房；刺肩井针尖对准同侧乳头，沿皮向前刺，进针 1~1.5 寸；内庭、行间针尖向踝关节方向斜刺，进针 1 寸；曲池常规针刺，均行提插捻转泻法，留针 30 分钟，每 10 分钟行针 1 次。起针后改俯卧位，用三棱针点刺至阳出血 5mL 左右，然后加拔火罐。每日 1 次，3 次为 1 个疗程。结果：经过 3 次治疗，临床治愈 54 例（93.1%），显效 2 例，好转 2 例，全部有效。《上海针灸杂志》2005 年第 8 期报道：针刺结合 TDP 治疗乳腺炎 218 例。一般取肩井、风门，病程在 1 周以上者加乳根或膻中，单侧乳房取患侧穴，双侧者取双侧穴。诸穴常规针刺操作，病灶部位用 TDP 照射 20~40分钟。每日 1 次，3 次为 1 个疗程。结果：治愈 207 例（94.9%），好转 11 例（5.1%），全部有效。其中 1 个疗程治愈 186 例（84.4%），2 个疗程以上治愈 32 例（15.6%）。

4. 乳腺增生　《陕西中医学院学报》2001 年第 2 期报道：针灸乳根等穴治疗乳腺增生 1076 例。主穴乳根、屋翳、合谷，并随证加减。常规针刺，结果：痊愈 726 例（67.5%），显效 205 例（19%），好转 90 例（8.4%），无效 55 例（5.1%），总有效率为 94.9%。《上海针灸杂志》2001 年第 5 期报道：针刺乳根、膻中等穴治疗乳腺增生 120 例。主穴取乳根、少泽、天宗。肝气郁结加膻中、肝俞（双）、太冲（双）、膈俞（双）；肝火上炎配行间、阳陵泉；肝肾阴虚配肝俞（双）、肾俞（双）、太溪（双）；气血亏虚加脾俞（双）、肾俞（双）、足三里（双）；月经不调加三阴交、合谷。乳根向上平刺进入乳房底部 2 寸左右，使乳房出现酸胀感；少泽毫针浅刺 0.1 寸，或点刺出血，或艾灸；其他穴位按常规刺法操作，均用平补平泻手法。每日 1 次，10 次为 1 个疗程，月经期停止治疗。结果：经 5 个疗程治疗，痊愈 78 例（65.0%），显效 32 例（26.7%），好转 8 例（6.6%），无效 2 例（1.7%），总有效率为 98.3%。大多患者经 7~10 次治疗后疼痛明显减轻，1~3 个疗程可获近愈或显效。《上海针灸杂志》2005 年第 4 期报道：针灸辨证治疗乳腺增生 38 例。主穴取乳根、膺窗、足三里、太冲、三阴交。肝郁加肝俞；脾胃虚弱加脾俞、胃俞；胸肋不舒加膻中、曲池。乳根、膺窗上下对着乳房平刺 1.2 寸许，平补平泻，使酸胀感传到乳房；其他穴常规针刺。然后接 G-6805 电针仪，用连续波，刺激 20 分钟，同时采用艾条温和灸，以局部出现红晕为度。每日 1 次，10 次为 1 个疗程。效果：显效 21 例（55.3%），好转 14 例（36.8%），无效 3 例（7.9%），有效率 92.1%。

《吉林中医药》2005 年第 6 期报道：针刺乳根等穴治疗乳腺增生病 22 例。取患侧乳根、阿是穴（增生部位）、双侧足三里、太冲、肝俞、胃俞。快速透皮，缓慢进针，提插捻转，平补平泻，得气后在足三里下 1 寸处加适当压力，将针尖向上方刺入，使针感向乳房部位传导。接 G-6805 治疗仪，用连续波刺激 30 分钟。每日 1 次，10 次为 1 个疗程，经期停针。结果：经 3 个疗程治疗，治愈 13 例（59.1%），显效 4 例（18.2%），好转 3 例（13.6%），无效 1 例（9.1%），有效率90.9%。

5. 呃逆　《山西中医》1995 年第 5 期报道：电针乳根、膻中等穴针刺治疗呃逆 62 例。取双侧乳根、太渊和膻中、鸠尾，针刺后连接 G-6805 电针仪，以连续波刺激 30 分钟。每日 1 次，7 次为 1 个疗程。结果：临床治愈 47 例（75.8%），好转 15 例（24.2%），全部有效。

（五）公孙（Gongsun SP4）

【出处】《灵枢·经脉》：足太阴之别，名曰公孙。

【归经】足太阴脾经。

【定位】足内侧缘，第 1 跖骨底前下方的赤白肉际处（图 2-5）。

【释名】公，众也；孙，嗣续也，支络也。本穴连通十二经络，四通八达，周行脏腑，故名。

【类属】

1. 足太阴之络。

2. 八脉交会穴之一，与冲脉相通。

【穴性】健脾和胃、调理冲任。

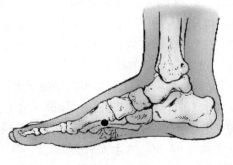

图 2-5　公孙

【主治】

1. 消化系统病症　胃痛，呕吐，呃逆，消化不良，腹胀，肠鸣，泄泻，痢疾，黄疸，急慢性肠炎。

2. 心脑病症　心悸，怔忡，胸痛，胸闷，癫狂痫证，心烦，失眠。

3. 生殖系统病症　月经不调，痛经。

4. 肢体病症　足踝痛，足心热痛。

5. 其他病症　头面肿，水肿。

【配伍】配内关、神门治心胸痛；配足三里、内关治胃痛、呕吐、消化不良、呃逆、反酸；配内庭、厉兑治久病不思饮食；配百会、水沟、太冲、合谷治癫狂痫证；配三阴交、中极治疗月经不调、痛经；配中脘、足三里治食欲不振、饮食停滞。

【刺灸法】直刺，透涌泉方向 0.5~1 寸，不可用粗针反复提插探寻，以免伤及足底内侧神经和足底内侧动脉，引起局部肿痛，导致行走障碍；可灸。

【古代应用】

《灵枢·经脉》：实则腹中切痛，虚则鼓胀。

《针灸甲乙经》：腹中气大满，热痛不嗜卧。

《备急千金要方》：主头面肿。

《标幽赋》：脾冷胃疼，泻公孙而立愈。

《针灸大成》：脚弱无力。

《医宗金鉴》：主治痰壅膈，肠风下血积块病，兼治妇人气蛊病。

【临床报道】

1. 消化系统病症

（1）呃逆：《针灸临床杂志》1996 年第 10 期报道，针刺本穴治疗顽固性呃逆，效果良好。

（2）小儿流涎症：《陕西中医》2000 年第 5 期报道，针刺本穴治疗小儿流涎症、隔姜灸治疗老年便秘，疗效极佳。

（3）小儿腹泻：《安徽中医学院学报》1994 年第 4 期报道，按摩公孙配合止泻散敷脐治疗小儿腹泻 58 例。经 5 次治疗后，痊愈 45 例，好转 11 例，无效 2 例，有效率 98.3%。《中国针灸》2001 年第 6 期报道：针刺治疗小儿腹泻 40 例（其中 10

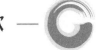

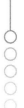

例经抗生素输液 5 日疗效不显）。取公孙、天枢、足三里、章门，用 1 寸毫针快速针刺，平补平泻法，不留针。每日 1 次。结果：全部治愈（1 次痊愈 30 例，3 次痊愈 10 例），全部病例随访 3 个月无复发。

（4）蛔虫症：《四川中医》1998 年第 3 期报道，针刺公孙、内关等穴治疗蛔厥证 39 例。主穴：公孙、内关。肝郁气滞加行间、期门、足三里；邪在少阳加外关、阳陵泉；胃肠积热加曲池、支沟、足三里。留针 20~30 分钟，每 5 分钟行针 1 次，每次行针 1~2 分钟。每日 2 次，遇疼痛急性发作时还可适当增加治疗次数。结果：经 1~3 日治疗，痊愈（主症消失，兼症明显缓解，B 超复查胆总管内蛔虫影消失）36 例（92.31%），无效 3 例（7.69%）。

2. 妇科病症

（1）胎动不安：《针灸临床杂志》1998 年第 9 期报道，公孙有安胎作用。一 28 岁吕姓公务员，患者婚后曾怀孕 1 次，妊娠 3 月时因劳累过度而自行流产，之后月经正常。本次已停经 88 日，停经 40 日左右时出现恶心、呕吐，尿妊娠试验阳性。3 日前因骑车不慎跌倒而感腹痛隐隐，伴阴道少量流血。患者现阴道少量流血，伴腰酸、腹部隐痛、下坠、头晕汗出，纳差，二便调，睡眠可，舌淡，脉沉细。取公孙，配断红（手背第二、三指缝中的赤白肉际处）。公孙：以毫针速刺，进针 0.5~1 寸，捻转补法，使酸、麻感上传至膝。断红：向掌心方向快速刺入 0.8 寸，捻转泻法，使酸麻感上传至肘、肩部。经治疗 1 次后腹痛即消失，3 次后诸证悉除而告痊愈。对惧怕针刺者还可用指压法，即徐徐按压公孙，待出现酸麻胀感后持续 3~5 分钟，腹痛症状亦可解除。

（2）习惯性流产：《中国针灸》2000 年第 8 期报道，公孙穴位注射人参注射液治疗习惯性流产 22 例。取公孙、肾俞（均双），每穴注入人参注射液 1~2mL。每日 2 次。结果：全部治愈。其中，治疗 3~4 次痊愈 5 例，5~6 次痊愈 10 例，7~8 次痊愈 7 例。

3. 其他病症

（1）心神经症：《针灸临床杂志》1995 年第 4 期报道，针刺公孙治疗心悸、神经症，效果显著。附一病例：32 岁黄姓女患者，胸闷、气短、心慌 1 年半之久，作心电图、B 型超声波、胸部平片、血液生化等一系列检查，均未发现阳性体征。服用不少中西药，并作针灸等治疗，时轻时重，效果不满意。经针刺公孙（双），得气后平补平泻，留针 30 分钟，每隔 5 分钟行针 1 次。结果一次而愈，随访 5 个月，疗效巩固。

（2）腹股沟淋巴结炎：《中医杂志》1982 年第 1 期报道，针刺公孙、太白治疗腹股沟淋巴结炎 42 例。取健侧公孙、太白，进针后向同一方向捻转，使之得气，同时嘱患者按摩患处并屈伸患肢，每隔 5~10 分钟重复 1 次，直至疼痛消失，肿块缩小（30 分钟左右）。结果：均获痊愈。

【现代研究】

1. 消化系统方面　《辽宁中医杂志》1981 年第 3 期报道：针刺公孙对小肠功能作用的研究。在人工造模小肠瘘的狗身上观察到针刺公孙在多数情况下使小肠蠕动增强，可使小肠液的分泌明显增加，小肠对葡萄糖的吸收也明显升高，如刺其他穴位无此反应。说明公孙对小肠分泌和吸收功能具有一定的特异性。

《辽宁中医杂志》1991 年第 11 期报道：艾灸公孙后，胃肠电图波幅与频率均有一定的变化。施灸前波幅与频率较低者灸后波幅频率增高；施灸前波幅与频率较高者灸后波幅频率降低。表明艾灸公孙对胃肠运动有双向调整作用。

《上海针灸杂志》1993 年第 3 期报道：对 60 例浅表性胃炎患者分别电针刺激公孙、内关二穴，均能明显提高胃窦及胃体部的胃电幅值，尤以二穴配合应用更为明显。艾灸公孙可以使 35 例健康人胃电频率、幅值呈双相性变化。

《国外医学·中医中药分册》1996 年第 4 期报道：电针公孙，胃幽门蠕动呈亢进反应。

《中国针灸》1997 年第 1 期报道：针刺控制化疗所致胃肠反应临床研究。随机将 90 例癌症化疗患者分为 A、B 两组各 45 例，采用自身对照方法，交替使用针刺和胃复安治疗。A 组开始化疗第 1 周期用针刺，第 2 周期用胃复安；B 组化疗第 1 周期用胃复安，第 2 周期用针刺。针刺取穴：公孙、内关、足三里为主，酌情配用中脘、关元、太冲、膻中、胃俞等。得气后平补平泻，留针 30 分钟，中间行针 2~3 次。每次化疗前 15 分钟和化疗后 2 小时各针刺 1 次，化疗结束第 2 日停止。胃复安于每次化疗前 15 分钟和化疗后 2 小时各肌注 30mg，化疗结束第 2 日停止。观察结果：针刺治疗的疗效明显优于胃复安（ $P<0.01$ ）；在促进食欲和进食方面针刺效果也比胃复安好，尤以第 1~2 日较明显（ $P<0.001$ ）；抑制恶心的效果针刺优于胃复安，第 1~2 日有显著性差异（ $P<0.005$ ）。研究表明：针刺公孙、内关、足三里等穴有很好的调节胃肠功能作用，对各种化疗方案引起的胃肠反应均有较好疗效，尤其对化疗引起的恶心呕吐具有良好的止吐效果，其控制化疗所致胃肠反应疗效明显优于胃复安。

《针刺研究》2000 年第 2 期报道：针刺公孙、内关、梁丘等穴对胃酸分泌有抑制作用。

《中国针灸》2000 年第 2 期报道：公孙、内关协同作用的神经解剖学研究。运用 CB-HRP 神经示踪法对公孙、内关配伍机理从神经解剖学角度进行探讨，结果表明：其针刺信息可在脊髓内经中间内、外侧核的神经元纤维感传至相应脊髓节段，再分别与交感神经、副交感神经形成突触联系，形成在脊髓层次的协同增效关系；同时通过两穴在脊髓内相应神经元向孤束核的投射纤维产生突触联系，实现对胃内脏传入信息在脊髓和孤束核水平的调节整合作用。

《肿瘤研究与临床》2003 年第 5 期报道：针刺对胃癌术后早期肠内营养患者免疫功能的影响。对 32 例胃癌根治术患者均予等氮、等热量早期肠内营养 8 天，随机分为 2 组各 16 例，研究组同时配合相关体-耳穴针刺。体穴取公孙、合谷、足三里，针刺后持续捻转针 3~5 分钟，接电针治疗仪刺激 30 分钟，每日 1 次；耳穴取双侧肝胆区，用王不留行籽贴压 24 小时。两组患者手术前后均定期监测肝功能各项指标、外周血 T 细胞亚群、免疫球蛋白、急性炎性反应指标及胃肠道功能恢复时间、并发症发生情况。结果：两组均无手术并发症及营养支持代谢并发症发生。血浆急性炎性反应指标（IL-6、PGE$_2$）均有提高，针刺组升高更明显（$P<0.05$）；而急性炎性反应指标（IL-6、PGE$_2$）均有所下降，针刺组下降更明显（$P<0.05$）；针刺组肠功能恢复较快，对早期肠内喂养耐受性好。结论：对胃癌根治术后行早期肠内喂养的患者进行相关体-耳穴针刺配合治疗，可有效地刺激机体免疫功能，缓解过度的急性炎性反应，促进胃肠道功能的恢复，使机体对早期肠内喂养有更好的耐受性。

2. 心血管系统方面 《中国针灸》1994 年第 3 期报道：电针公孙、内关对冠心病Ⅱ导联（亚导联）心电图 S-T 段的影响。通过对 50 例冠心病Ⅱ导联心电图 S-T 段下移的患者进行了针刺即刻作用的比较观察，随机将患者分成：①电针刺激双侧内关、公孙；②电针刺激双侧内关；③电针刺激双侧公孙；④电针刺激双侧非穴点（双侧内关与列缺连线中点和双侧公孙与然谷连线中点）；⑤静卧组，共 5 个组，每组 10 例。观察结果：电针刺激 3 组穴位，均能使冠心病患者Ⅱ导联心电图下移的 ST 段抬高，经 t 检验，电针刺激前后差异有非常显著性意义（$P<0.01$）。而非穴位组电针刺激前后及静卧组静卧前后，Ⅱ导联心电图下移的 ST 段位置改变不大，其差异无统计学意义（$P>0.05$）。静卧对Ⅱ导联心电图 ST 的影响不大（$P>0.05$），这就排除了冠心病Ⅱ导联心电图下移的 ST 段自然抬高的可能，从而证实了电针刺激内关、公孙对心胸部疾病的治疗作用；电针刺激非穴位对Ⅱ导联心电图 ST 的影响也不大，这表明，并非电针刺激人体任何部位都能使冠心病Ⅱ导联心电图下移的 ST 段的抬高产生有统计学意义的作用，从而肯定了电针刺激内关、公孙对心胸部疾病的相对特异性治疗作用。

（六）大包（Dabao SP21）

【**别名**】大胞。

【**出处**】《灵枢·经脉》：脾之大络，名曰大包。

【**归经**】足太阴脾经。

【**定位**】腋中线上，当第 6 肋间隙处（图 2-6）。

【**释名**】本穴为脾之大络，统络阴阳诸经，灌溉五脏六腑、四肢百骸；实可治一身尽痛，虚可治百节皆纵，无所不包，故名。

【**类属**】脾之大络。

【**穴性**】宽胸益脾、通行气血。

【**主治**】

1. 呼吸系统病症 咳嗽，哮喘，肺炎。

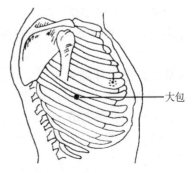

图 2-6 大包

2. 胸胁部病症 胸胁疼痛，胸膜炎，胁肋胀满，肋间神经痛。

3. 肢体病症 四肢松弛无力，一身尽痛。

4. 其他病症 瘀血证。

【配伍】配支沟、阴陵泉、三阳络治胸胁痛；配支沟、内关治肋胁痛；配曲池、阳陵泉、足三里治全身酸痛；配血海、膈俞治瘀血证；配阳陵泉、足三里、大杼、悬钟治四肢弛缓无力。

【刺灸法】沿肋间隙斜刺或向后平刺 0.5~0.8 寸，不可直刺或深刺，以免刺伤脏器发生危险；可灸。

【古代应用】

《灵枢·经脉》：实则身尽痛，虚则百节皆纵。

《备急千金要方》：主胸胁中痛，大气不得息。

《医心方》：主胸胁痛，身寒，虚则百节皆纵。

《针灸大成》：主胸胁中痛，喘气，实则身尽痛，泻之。

【临床报道】

1. 胸膜炎 《针刺研究》2002 年第 4 期报道：针刺大包治疗胸膜炎 1 例。患者因胸膜炎后并发粘连，触压大包穴疼痛明显。即用维生素 B_{12} 注射液加 2%普鲁卡因注射液局部封闭。1 周 2 次。结果：3 周痊愈。

2. 急性扭挫伤 《上海针灸杂志》1988 年第 4 期报道：针刺大包治疗急性扭挫伤 50 例（颈部扭伤 6 例，背部扭伤 2 例，胸部扭伤 2 例，腰部扭伤 40 例）。取患侧大包，常规针刺，留针 15 分钟。每日 1 次。经治 1~3 次后，痊愈 38 例（1次愈 28 例，2 次愈 9 例，3 次愈 1 例），显效 6 例，好转 5 例，无效 1 例。大部分1~2 次治愈。《甘肃中医学院学报》1996 年第 3 期报道：大包配支正治疗急性腰扭伤 35 例。经 1~10 次治疗，痊愈 32 例（91.4%），好转 3 例，全部有效。

（七）通里（Tongli HT5）

【别名】通理。

【出处】《灵枢·经脉》：手少阴之别，名曰通里。

【归经】手少阴心经。

【定位】尺侧腕屈肌腱桡侧缘，腕横纹上 1 寸（图 2-7）。

【释名】通里即通灵之里道也。手少阴心之经脉会于此，连络厥阴、太阳，故名。

【类属】手少阴之络。

【穴性】安神定志、清心开窍、通经活络。

【主治】

1. 心脑系统病症 心悸，怔忡，心律失常，心

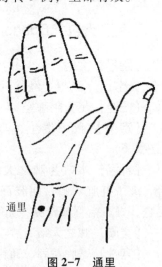

图 2-7　通里

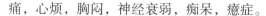

痛，心烦，胸闷，神经衰弱，痴呆，癔症。

2. 口腔咽喉病症 口舌生疮，舌强不语，暴喑，咽喉肿痛。

3. 泌尿生殖系统病症 月经过多，崩漏，遗尿。

4. 肢体病症 手指挛痛，腕痛无力，腕臂痛。

5. 其他病症 头痛目眩，热病懊侬，胸中满闷。

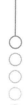

【配伍】配内关、神门、心俞治胸痛、心悸；配内关、乳根治心绞痛；配腕骨治狂证；配神门、合谷治痴呆；配大钟治懒言嗜卧；配解溪、内庭、曲池治头痛；配廉泉、合谷、涌泉、金津、玉液治舌强不语；配太冲、行间、三阴交治月经过多。

【刺灸法】直刺 0.2~0.5 寸，斜刺 0.3~0.8 寸，不可用粗针深刺，以免伤及尺神经、尺动脉引起局部肿痛导致手部活动障碍；可灸。

【古代应用】

《灵枢·经脉》：实则支膈，虚则不能言。

《备急千金要方》：主心下悸……头眩痛……不能言。

《外台秘要》：卒心中懊侬，悲恐，癫，少气，遗尿。

《针灸大成》：主目眩头痛，热病先不乐，数日懊侬，数欠频呻悲，面热无汗，暴瘖不言，目痛心悸，肘臂臑痛，苦呕喉痹，少气遗溺，妇人经血过多，崩中，实则支满膈肿，泻之；虚则不能言，补之。

【临床报道】

1. 心悸 《中医药信息》1998 年第 1 期报道：针刺通里、内关、厥阴俞治疗心悸（心动过速），疗效快捷。

2. 神志病症

（1）中风失语：《针灸临床杂志》1998 年第 3 期报道，针刺通里为主治疗中风失语 21 例。取穴：通里（双侧）、廉泉、金津、玉液。通里直刺 0.3~0.5 寸，以 200 转/分的速度快速捻转，连续 3 分钟，留针 10 分钟，重复 2 次后起针；廉泉向舌根部直刺 0.5~0.8 寸，不留针；金津、玉液点刺出血。每日 1 次，10 次为 1 个疗程。结果：痊愈 6 例（28.6%），显效 9 例（42.9%），好转 4 例（19%），无效 2 例（9.5%），有效率为 90.5%。

（2）癔症性失语：《山西医药杂志》1981 年第 3 期报道，针刺通里治疗 1 例突然不能讲话、病程达 8 天之久的小儿，泻法，当留针至 20 分钟时，旋即开口正常讲话。《陕西中医》1988 年第 5 期报道：通里治疗癔症性失语。一典型病例先针刺天突、廉泉、涌泉以及口服药物无效后，针刺双侧通里，得气后拇指向前、示指向后行单向捻转，待滞针状态时将针柄向患者手指一侧倾斜，针尖再朝向肘关节刺入，使针感向上传导，留针 15~20 分钟。5 分钟之后诱其说话，即能断续言语，15 分钟后双手发热，语言流畅而愈。《四川中医》1996 年第 8 期报道：通里治疗癔症性失语症 21 例。取双侧通里，配合谷、太冲，针刺得气后留针 30 分钟。1 次未愈者加用耳穴心、肝、咽喉。结果：全部治愈。《四川中医》2001 年第 6 期报道：电针治疗癔症性失语 35 例。取穴：通里（双）、哑门、廉泉。先针哑门、廉泉，得气后接

G-6805治疗仪，用连续波刺激30分钟；通里直刺0.3~0.5寸，平补平泻。结果：全部治愈，其中1次治愈19例，2~3次治愈16例。

（3）发笑不止：《黑龙江中医药》1999年第1期报道，针刺通里治疗发笑不能自控症1例。——28岁女性患者，患笑症已半年有余，发无定时，久则半月1发，频则1日3~5次，笑时内心明白但不能自制，5~7分钟后恢复正常。自觉痰多，诊其舌尖偏红，脉弦数。证属心火亢盛，兼痰湿郁滞。针刺通里（双），平补平泻，留针20分钟，每5分钟捻转1次。针刺后症状明显好转，但因劳于傍晚偶发，症亦较轻。复诊时仍宗前法针刺通里，连针3次而痊愈。1年后随访，未见复发。

3. 消化系统病症 呃逆：《浙江中医杂志》1996年第6期报道，通里透神门治呃逆108例。取双侧通里、内关，针通里针尖向腕部沿皮刺入皮下，透刺阴郄再达神门。若呃声低微、频率缓慢者静留针20~30分钟；呃声响亮、频率急促者接G-6805治疗仪，以连续波刺激20~30分钟。经1~5次治疗，结果：痊愈100例（92.6%），其中1次而愈35例，2次而愈39例，3~5次而愈26例，无效8例。

4. 泌尿系统病症 遗尿：《新中医》1995年第2期报道，艾灸通里、大钟治疗小儿遗尿28例。艾灸通里、大钟，以皮肤感到灼热但能忍受为度，每次灸30分钟。每日1次，5次为1个疗程。经治1~3个疗程，疗效满意。《中国中医科技》2003年第5期报道：针刺通里、大钟治疗小儿遗尿30例。取通里、大钟为主穴，加关元、中极、归来、三阴交等穴。主穴用针，小腹部的穴可加灸。每日1次，10次为1个疗程。经治疗1~3个疗程，痊愈24例（80%），好转4例（13.3%），无效2例（6.7%），有效率93.3%。

5. 其他

（1）聋哑症：《贵阳中医学院学报》1992年第1期报道，针刺通里、听会等穴治疗聋哑48例。主穴：通里、听会。配穴：哑门、听宫、廉泉。针刺得气后留针30分钟，每5分钟行针1次。每日1次，7次为1个疗程。治疗期间强调配合语言训练。结果：1个疗程治愈（1m内能与人对话，听力基本恢复）42例（87.5%），好转（2m内能停见稍大声音，但言语尚欠清晰）3例，无效3例。

（2）盗汗：《湖北中医杂志》1994年第4期报道，针刺通里治疗盗汗53例。取穴：通里、复溜（均双侧）。针刺得气后通里用泻法，复溜用补法，留30分钟。每日1次。结果：治疗1~3次盗汗消失者30例，4~6次消失者14例，7~9次消失者7例，9次以上消失者2例。

（3）下颌关节炎：《河北中医》1987年第4期报道，针刺通里治疗下颌关节炎21例。进针得气后，边捻转针体，边令患者不断作张口、闭口动作，至张口自如后留针10~20分钟。结果：痊愈20例，好转1例。其中，17例仅用通里治疗，4例加用了患侧下关、太阳。

（4）坐骨神经痛：《单穴治病选萃》收录，通里用交经缪刺法（左病取右、右病取左）治疗坐骨神经痛，进针得气后，拇指向前、示指向后行单向捻转，待滞针状态时留针20分钟，同时令患者活动患肢，可收良效。

【现代研究】

现代研究表明：针刺通里多引起心率加速，故通常可用于治疗心动过缓。通里配合内关、足三里，对冠心病心绞痛的治疗有显著疗效。有实验报告，针刺正常人通里，绝大多数受试者的心电图波会出现不同的改变，如无 P 波者出现 P 波，原有 P 波者，P 波升高或降低，QRS 综合波也发生两相性改变，而以胸前导联为明显。

针刺癫痫患者的通里，能使部分癫痫大发作患者的脑电图趋于正常。

有研究表明：针刺通里对大脑皮质功能有调节作用。通过脑电图可以发现，原来 α 节律及波幅偏低者可以增强，反之则减弱。

（八）支正（Zhizheng SI7）

【出处】《灵枢·经脉》：手太阳之别，名曰支正。

【归经】手太阳小肠经。

【定位】前臂背面尺侧的中部，当阳谷上 5 寸处（图 2-8）。

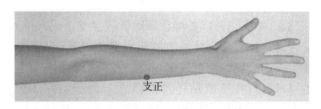

图 2-8 支正

【释名】支，络脉之称；正者，正经也。又本穴适当腕肘折中处，故名。

【类属】手太阳之络穴。

【穴性】安神宁志、通经活络。

【主治】

1. 神志病症 癫证，痫证，狂证，脏躁，忧郁，善惊，善忘，精神失常。

2. 肢体病症 手指痛，持物无力，肘痛不能屈曲，肩周炎，颈项强痛。

3. 其他病症 发热振寒，颔肿，感冒发热恶寒，消渴。

【配伍】配百会、水沟治癫狂痫证；配神门、内关治心胸痛、心悸、心律不齐；配内关、水沟、足三里治脏躁；配太阳、印堂、风池治头痛和目眩；配大椎、曲池、合谷治热性病（外感发热、温病发热等均可）；配曲池治手肘疼痛；配合谷、养老治手指无力不能持物。

【刺灸法】直刺 0.3~0.8 寸，斜刺 0.5~1 寸，刺肘注意避开血管；可灸。

【古代应用】

《灵枢·经脉》：实则节弛肘废，虚则生肬，小者如指痂疥。

《针灸甲乙经》：振寒热，颈项肿……头项痛……支正主之。

《针灸大成》：主惊恐悲愁，癫狂，五劳，四肢虚弱，肘臂挛，难伸屈，手不握，十指尽痛……喜渴，强项，疣目。实则节弛肘废，泻之；虚则生肬，小者如指痂疥，补之。

【临床报道】

1. 精神分裂症 《针灸临床杂志》2000年第2期报道：针药结合治疗精神分裂症所致听幻觉症11例。针刺选穴以支正、小海、听宫为主，依据辨证酌情配用太渊、列缺、偏历、温溜、隐白、公孙、足三里、解溪、太冲、行间、百会、上星、中脘、膻中，针用泻法，留针30分钟，每日1次；药物治疗用舒必利注射液100~600mg/d加生理盐水250mL静脉滴注（抗精神病药物药量应从低量渐增至治疗量）。两种治法均每日1次，10次为1个疗程，2个疗程后判断疗效。结果：显效4例，好转5例，无效2例（为精神分裂症残留型患者）。

2. 疣 《中国针灸》1995年第1期报道：针刺支正治疗各种疣76例。支正垂直刺入1~1.5寸，得气后行泻法，针感以沿经上下走窜或直达病所为佳。留针20分钟，间歇行针1~2次。每日或隔日1次，10次为1个疗程，不服药物，不控制饮食。经治3个疗程，痊愈63例（82.9%），显效10例（13.1%），无效3例（4%），有效率96%。《中国针灸》1999年第3期报道：按揉支正并配合贴压耳穴治疗青年扁平疣36例。体穴取一侧支正，以按摩棒顺时针按揉支正或穴位周围最酸胀点5分钟，以患者能忍受为度；耳穴选疣体发生的相应部位以及肺、肝、脾、小肠、内分泌、肾上腺，大便干燥加大肠，夜梦较多加心、神门等，用王不留行籽贴压，两耳交替使用。嘱患者每日自行按压所贴耳穴3~5次。每周治疗2次，10次为1个疗程，3个疗程后统计疗效。结果：痊愈28例（77.8%），好转6例（16.7%），无效2例（5.5%），有效率为94.5%。

3. 舌尖疼痛 《上海针灸杂志》1988年第4期报道：针刺支正治疗舌尖疼痛，常规针刺，用提插捻转泻法，动留针30分钟。收效良好。

【现代研究】

《针灸临床杂志》1994年第2期报道：针刺对冠心病患者血脂、血糖的影响。选择住院患者60例，随机分为针刺组和西药组各30例，两组每天均常规口服阿司匹林、硝酸酯类和钙拮抗剂。针刺主穴取支正、神门、内关、间使、足三里（均双），配穴根据辨证加太冲、照海、三阴交、丰隆等，快速进针，捻转得气后留针20~30分钟。每日上午8~10时进行针刺治疗，10次为1个疗程。1个疗程后对血脂、血糖含量及心绞痛、心电图变化进行复查，结果：针刺对心绞痛、心电图ST-T波正常化的疗效明显优于西药组。

（九）飞扬（Feiyang BL58）

【别名】厥阳、厥扬。

【出处】《灵枢·根结》：足太阳根于至阴……入于天柱、飞扬也。

【归经】足太阳膀胱经。

【定位】昆仑直上7寸，承山外下方1寸处（图2-9）。

【释名】飞扬即飞翔、扬起，脱离正轨之意。喻其可治步行不稳之症，使人行动矫健，快步如飞。

【类属】足太阳之络穴。

【穴性】舒筋活络、利水消肿。

【主治】

1. 头面五官病症 头痛，目眩，鼻塞流涕，鼻衄。

2. 泌尿系统病症 肾炎，膀胱炎，尿道感染。

3. 神志病症 癫证，狂证，精神失常。

4. 循经肢体病症 头痛，颈项强直，腰背酸痛，坐骨神经痛，下肢肌肉挛急，腓肠肌痉挛，下肢酸软无力、瘫痪。

5. 其他病症 痔疮，感冒所致的头痛、身热。

【配伍】配合谷、曲池、印堂治头痛和头晕、目眩；配风池治感冒头痛；配长强、承山治痔疮；配百会、水沟治精神失常；配委中治腰脊酸痛；配阳陵泉、悬钟治下肢疼痛；配足三里治下肢瘫痪。

【刺灸法】直刺 1~1.5 寸，深刺有可能伤及胫神经及腓动脉，引起局部肿痛；可灸。

【古代应用】

《灵枢·经脉》：实则鼽窒，头背痛，虚则鼽衄。

《针灸甲乙经》：下部寒，热病汗不出，体重，逆气头眩……实则腰背痛，虚则鼽衄，飞扬主之。

《备急千金要方》：主癫疾、狂、吐舌。

【临床报道】

1. 脱肛 《浙江中医学院学报》1994 年第 2 期报道：飞扬、长强为主治疗小儿脱肛 15 例。飞扬直刺 2cm 捻转补法，长强斜刺针尖向上与骶骨平行刺入 1.5cm，捻转补法，不留针；另取百会、大肠俞、足三里，艾条温和灸 5~10 分钟。每日针 1 次灸 2 次，10 日为 1 个疗程。结果：经治疗 1~2 个疗程后，痊愈 13 例，好转 2 例。

2. 腰椎后关节紊乱症 《山东中医杂志》1995 年第 9 期报道：按压飞扬治疗腰椎后关节紊乱症 45 例。患者俯卧，医者以双拇指轻轻按压双侧承山，然后向外下方推移至飞扬；令患者放松双下肢，乘其不备，两手用力按压腰部 3~5 秒钟，此时患者腰部肌肉立即呈痉挛性收缩，医者随之松开双手，让患者下床站立作腰部左右旋转动作各 10 次即可。效果：痊愈（按压 1 次腰痛症状完全消失）21 例，好转（按压 1 次症状减轻）15 例，无效 9 例。

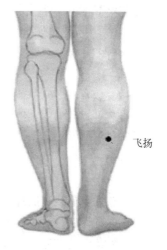

图 2-9 飞扬

（十）大钟（Dazhong KI4）

【别名】太钟。

【出处】《灵枢·经脉》：足少阴之别，名曰大钟。

【归经】足少阴肾经。

【定位】足跟内侧面,太溪与水泉之中点处(图2-10)。

【释名】天之所赋曰"钟",肾主先天,即人之全体精英之聚也,故名。

【类属】足少阴之络穴。

【穴性】益肾调经、利水消肿、清热、宁心安神。

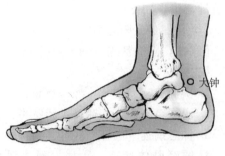

图2-10 大钟

【主治】

1. 泌尿生殖系统病症 小便不利,尿道感染,月经不调。

2. 心脑病症 烦心,心悸,善惊,嗜睡,痴呆,精神失常。

3. 呼吸系统病症 咳嗽,哮喘,咳血,喉中痰鸣。

4. 消化系统病症 呕吐,胸胀腹满,便秘,痔疮。

5. 经络肢干病症 腰痛,脊背酸痛,足跟肿痛,足冷。

6. 口咽部病症 舌干,口中热,咽喉肿痛,口舌溃疡。

【配伍】配内关、公孙治心悸、心烦;配太溪、神门治失眠、易惊;配通里治痴呆、嗜卧;配百会、水沟治精神失常;配石关、天枢、足三里治便秘;配然谷、心俞、璇玑治咳唾血;配列缺、天突治喉鸣、喘息;配水道、中极、阴陵泉治小便不利;配承浆、手三里、少泽治口中热、舌干;配昆仑、太溪、行间治足踝肿痛。

【刺灸法】直刺0.3~0.5寸,深刺有可能损伤前方的胫神经干和胫后动脉干引起局部肿痛,导致脚部运动障碍;可灸。

【古代应用】

《灵枢·经脉》:实则闭癃,虚则腰痛。

《针灸甲乙经》:疟多寒少热,大钟主之。

《备急千金要方》:大钟、郄门,主惊恐畏人,神气不足;大钟、太溪,主烦心满呕。

《标幽赋》:大钟治心内之呆痴。

【临床报道】

1. 足跟痛 《针灸临床杂志》1997年第8期报道:大钟穴位注射治疗老年性足跟痛50例。将2%利多卡因2mL、确炎舒松A 10mg注入大钟,针刺得气后,向足跟最痛方向缓慢深透约1.5寸,注入3mL药液。5日1次,连续3次。疼痛消失后服六味地黄丸2个月。结果:2次治愈48例(96%),3次治愈2例,全部有效。随访10例,1年内无1例复发。

2. 肾虚腰痛 《中国民间疗法》2005年第9期报道:针刺大钟以意行气治疗虚证腰痛52例。大钟在患者呼气时稍斜向膝关节刺入0.4寸左右,留针1小时,吸气时出针。若留针期间患者的腰痛症状无改善,则可行以意行气的补法:医者以拇、示指捏针,提插捻转,全神贯注于针尖按如下意念想象针尖犹如一发射源,源源不

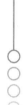

断地把大钟周围的气像水一样沿肾经向上推行。如有效，一般 10 分钟即感腰痛减轻，30 分钟腰痛消失，压痛点也随时消失。一般施术 3 次，症状可完全消失并稳定，需继续治疗数次以巩固疗效（只需留针 1 小时，无需以意行气。每日或隔日 1 次，3 次为 1 个疗程）。结果：经 3~10 次治疗，痊愈 41 例（79.8%），显效 5 例，好转 2 例，无效 4 例，有效率 92.3%。

（十一）内关（Neiguan PC6）

【别名】阴维。

【出处】《灵枢·经脉》：手心主之别，名曰内关，去腕二寸，出于两筋之间。

【归经】手厥阴心包经。

【定位】前臂内侧，掌面腕横纹中点上 2 寸，掌长肌腱与桡侧腕屈肌腱之间。

针灸临床上，内关很常用，很重要，究竟应该怎么样才能把内关取得更准？

内关属于心包经，位于上肢掌面腕横纹中点上 2 寸、两筋之间。首先用力握拳，找到手臂内侧两条明显的肌腱，正中间的那条肌腱是掌长肌腱，靠大拇指一侧还有一条肌腱叫桡侧屈腕肌腱，内关就在这两条肌腱之间；再从掌面腕横纹的中点开始向上 2 寸处就是内关。这个 2 寸具体怎么把握？我们既可以通过分寸法测量而得，也可以用指量法。针灸学将腕横纹至肘横纹定为 12 寸，我们可以取其下六分之一的长度定内关；再告诉大家两个非常简单的指量法：就是我们每个人大拇指的宽度是自己同身寸的 1 寸，2 拇指的宽度即 2 寸；拇指指端到指蹼的长度或者示指上面两个指节的长度也是 2 寸。

许多人（包括很多医生）习惯将示指、中指、无名指并拢的宽度视为 2 寸来定内关，这是一个显而易见的错误！很明显，因为四指并拢（一夫法）是 3 寸，如果示指、中指、无名指这三根比较粗的指头并拢才 2 寸的话，那么，细细的一根小指头的宽度怎么可能有 1 寸呢？如果认定小指头的宽度就是 1 寸，那么，每个人自己都可以比划一下，示指、中指、无名指并拢的宽度相当于 4 个小指的宽度，那示指、中指、无名指并拢的宽度岂不又是 4 寸、四指的宽度又成为 5 寸了吗（图 2-11）？

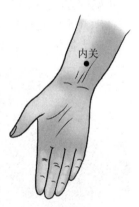

图 2-11

【释名】"内"指内脏；"关"乃关口、要道。穴为手厥阴之络，通阴维脉，主一身之里，为治内脏疾患要穴，故名。

【类属】

1. 手厥阴之络。

2. 八脉交会穴，与阴维脉相通。

【穴性】调理三焦、宽胸和胃、养心安神、开窍镇痛。

【主治】

1. 心血管系统病症 胸痛，胸闷，气短，心慌，心绞痛，心律不齐，心动过速或过缓，高血压或低血压，动脉硬化，中风。

2. 神志病症 神经衰弱，失眠，多梦，癫、狂、痫、癔症，晕厥神昏。

3. 消化系统病症 胃痛，呕吐，呃逆，腹胀，腹痛。各种原因（诸如晕车、晕船、晕飞机、水土不服、孕妇、中暑、急性胃炎等）引起的恶心、呕吐。

4. 呼吸系统病症 咳嗽，哮喘。

5. 口腔、咽喉病症 咽喉疼痛，口舌生疮，舌强不语。

6. 其他病症 偏头痛，落枕，急性腰扭伤，中暑，疟疾，麻疹，热病汗不出，乳腺炎，荨麻疹。

【配伍】配风池治疗眩晕；配大陵、神门、三阴交、足三里治心律不齐、失眠、心神经症；配太渊治无脉症；配素髎治疗虚脱、休克，升高血压；配公孙、中脘治心胸烦满，呕吐胃痛；配章门、膻中治呃逆。

【刺灸法】直刺 0.5~1 寸，勿用粗针深刺、强刺，以免伤及正中神经和血管，导致局部肿胀、疼痛，甚至功能活动障碍；可灸。

内关的操作方法经常以指压按摩为主，在这方面有一个规范化的要求：大多数人在指压内关时将一侧的大拇指横向压在对侧手臂上（图 2-12）。

这种方法是错误的，错就错在这种方法实际上是人为地把经脉之气阻断了。因为经脉的走向是从胸部顺着上肢内侧一直走到指尖，经脉是这个走向的，那么你在掐按内关的时候如果横向掐按，那显然不行，影响它的经气的运行。

正确的方法是一定要顺着经脉来操作。既可以单用拇指顺经掐按，同时朝前后方向揉动（不要旋转），这样的话就可以把它的经气从下往上这样走窜；也可以用一只手的大拇指与示指或中指同时掐按内关以及与内关相对的外关（图 2-13）。

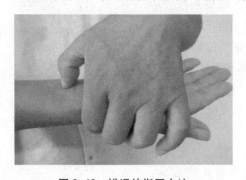

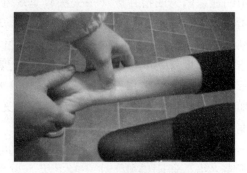

图 2-12 错误的指压方法　　　　　图 2-13 正确的指压方法

这样，指力会从一侧穴位透达另一侧穴位，这在针灸临床上称为"透穴法"（也可以用异性磁极对置在两个穴上，产生磁力线穿透作用）。这样，就能起到"内关透外关，心病自然安"良好效果。

在手法力度上，治疗心绞痛和神经精神病症要求重力按压，治疗恶心、呕吐则只需轻刺激。因为内关轻刺激止呕，中刺激反而催吐（适用于暴饮暴食或食物中毒

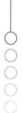

的情况下）。

【古代应用】

《灵枢·经脉》：实则心痛，虚则为烦心。

《针灸甲乙经》：实则心暴痛，虚则烦心，心惕惕不能动，失智，内关主之。

《标幽赋》：胸满腹痛刺内关。

《医学入门》：针刺本穴手法轻则止呕，手法重则催吐。

【临床报道】

1. 心血管系统病症

（1）风湿性心脏病：《中医杂志》1981年第7期报道：针刺内关治疗风湿性心脏病21例。常规针刺，隔日1次，12次为1个疗程。经治12次后，95%的患者临床症状改善，X线和心电图检查的客观指标好转。《中国针灸》1982年第4期也报道过21例。结果：显效5例，好转16例。以气滞血瘀型疗效最好。

（2）心律失常：《江苏中医》1988年第1期报道：针刺内关治疗心律失常84例。主穴：内关。血压高者加曲池；眩晕加风池；失眠加神门；高血脂加丰隆。常规针刺，虚补实泻，留针3~5分钟或不留针。每日1次，10次为1个疗程。结果：痊愈（自觉症状、心脏听诊及心电图检查均恢复正常）14例，显效20例，好转44例，无效6例。《中国针灸》1995年第4期报道：针刺治疗急性心肌梗死合并心律失常患者98例。针刺组用常规中西药加针刺，室性心律失常取内关、三阴交、神门；慢性心律失常取内关、水沟、三阴交；快速型心律失常取内关、膻中、大陵、极泉；对照组应用常规中西药物加用利多卡因、阿托品、异丙肾上腺素等抗心律失常药物。结果：急性心肌梗死合并心律失常的发生率为40%~80%，针刺组病例为28.5%，说明针刺使心律失常的发生率下降；针刺组临床治愈率为50%，有效率为83.3%，对照组则分别为50%和70%。在治愈率方面两者完全相同，但在总有效率方面针刺组高于对照组。《吉林中医药》2002年第6期报道：针灸内关治疗心律失常1056例。内关直刺1~1.5寸，可灸；配合间使、足三里，治疗阵发性室性心动过速，捻转3~5分钟，心率逐渐下降。结果：显效38例（3.6%），有效1018例（96.4%），全部有效。

（3）心动过速：《江西中医药》1986年第3期报道，针刺内关透刺间使治疗阵发性室上性心动过速18例。中强刺激，不留针。其中17例进针后10~90秒钟心率减慢，仅1例无效。《中国针灸》1989年第4期报道：针刺内关治疗阵发性心动过速50例。其中17例在进针后20秒钟内心率减慢、恢复正常，33例在进针后1~3分钟心率减慢、恢复正常。《甘肃中医》1994年第5期报道：针刺内关透间使治疗室上性心动过速31例。取内关、间使、神门、胸4~5夹脊穴。内关向上斜刺透间使，使针感向腋部传导；神门、夹脊穴均用导气法，留针时间从有得气感至心率开始减慢为宜。结果：痊愈5例，显效9例，好转14例，无效3例，有效率为90.3%。《中国针灸》2002年第4期报道：内关穴位注射治疗阵发性室上性心动过速30例。观察组用新福明10mg注入双侧内关，每穴5mg；另设对照组30例，内关常规针刺。两组均在第 1 次治疗后评定疗效。结果：治疗组有效 27 例，无效 3 例，有效率 90%；对照组有效 16 例，无效 14 例，有效率 53.3%。两组间疗效比较差异有非常显著的意义（$x^2 = 9.93$，$P < 0.01$）。说明内关穴位注射治疗阵发性室上性心动过速的即时疗效优于单纯针刺内关治疗。

（4）冠心病、心绞痛：《中国针灸》1987 年第 2 期报道，电针内关、厥阴俞透心俞治疗冠心病心绞痛 30 例。取穴内关、厥阴俞透心俞，针刺得气后接通电针治疗仪，用连续波，频率为 150Hz，波宽 300ms，根据患者耐受情况随时调整电流强度大小，至患者耐受为度，留针 20 分钟。每日 1 次，7 次为 1 个小疗程，21 次为 1 个大疗程。结果：解除心绞痛症状显效 10 例（33.3%），好转 18 例（60%），无效 2 例（6.7%），有效率为 93.3%；改善心电图显效 4 例（13.3%），好转 6 例（20%），无变化 20 例（66.7%），有效率 33.3%；合并高血压者 17 例，治疗后收缩压下降 20mmHg 者 15 例（88%），舒张压下降 10mmHg 者 12 例（70.6%）；治疗前后作胆固醇检查者 27 例，治疗后胆固醇下降 20mg 者 8 例（29.6%）；治疗后患者普遍反映睡眠好转，食欲增加，精神状态好转。《中国针灸》1987 年第 3 期报道：针刺内关治疗冠心病 36 例。其中，实证 16 例经治疗后主症全部消失；虚证 20 例经治疗后主症消失 18 例。《中国针灸》1995 年增刊报道：针刺内关、支沟治疗心绞痛 52 例。心绞痛发作时，急针左侧内关和右侧支沟，提插捻转强刺激泻法，要求针感沿左上肢内侧上至心前区，下传至左手中指尖，留针 20 分钟，其间捻针 1 次。结果：均在针刺 0.5~1 分钟症状缓解，2~3 分钟症状消失。

（5）低脉压综合征：《中国针灸》1995 年第 1 期报道，针刺内关治疗低脉压综合征 106 例。常规针刺，动留针 20 分钟。每日 1 次，3 次为 1 个疗程。结果：98 例脉压差恢复正常（92.4%），但其中 58 例在 1 年内有复发，无效 8 例。

（6）高脂血症：《中西医结合杂志》1984 年第 11 期报道，针刺内关治疗高脂血症 72 例。常规针刺，动留针 20 分钟。隔日 1 次，10 次为 1 个疗程。经 2 个疗程的治疗，结果：血脂检查各项指标均有好转。《中国针灸》1986 年第 2 期采用激光照射法观察治疗 50 例，每次照射 5 分钟。每日 1 次，治疗期间停服其他降脂药物。结果：37 例血中胆固醇有所下降，与治疗前的检查结果有明显差异（$P < 0.01$）。

2. 神经、精神系统病症

（1）头痛：《中医杂志》1964 年第 1 期报道，针刺内关能通过调节血管的搏动振幅而治疗颞动脉搏动型偏头痛。

（2）昏厥：《浙江中医杂志》1986 年第 11 期报道，针刺内关救治昏厥患者 33 例。针刺补法。结果：全部在针后 1~5 分钟苏醒。

（3）癔症：《浙江中医杂志》1958 年第 11 期报道，针刺内关治疗癔症 100 例。双侧内关同刺。结果：1 次治愈 90 例，2 次治愈 6 例，好转 2 例，无效 2 例。《中医杂志》1981 年第 1 期报道：针刺内关治疗癔症性失语 38 例（全部为 20~30 岁的青年女性）。内关进针 1~1.5 寸，中强度刺激。结果：全部病例均 1 次而愈。《四川中医》1986 年第 10 期报道：针刺内关等穴治疗脏躁。一女性患者神志恍惚，哭笑无

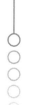

常，时而昏睡，不思饮食。先刺双侧内关、涌泉 10 分钟，患者神清，再针哑门，留针 20 分钟，神志完全清楚。连针 3 日而愈，3 年未发。

3. 消化系统病症

(1) 呕吐：《医学入门》记载，针刺本穴手法轻则止呕，手法重则催吐。现今用于各种原因（诸如晕车、晕船、晕飞机，水土不服，孕妇，中暑，急性胃炎等）引起的恶心、呕吐效果快捷。《上海针灸杂志》1990 年第 1 期报道：指压内关（可对压内、外关）治疗呕吐 61 例。时压时放，时紧时松，得气为度。结果：有效 59 例，无效 2 例。《辽宁中医杂志》1995 年第 3 期报道：内关穴位注射治疗肾功能不全引起的顽固性呕吐 46 例。将氯丙嗪 2.5g（0.1mL）注入双侧内关。结果：显效（半小时内呕吐停止，能少量进食）42 例（91.3%），好转 4 例，全部有效。《贵阳中医学院学报》1999 年第 4 期报道：针刺内关治疗神经性呕吐 31 例。取穴双侧内关、内庭，消毒后进针 0.6~1 寸深，得气后四穴同时行提插手法 10~20 次，嘱患者反复做深呼吸 3~4 次，随后分别在 5、10、15 分钟各重复 1 次，留针 30 分钟。结果：当时即控制而未出现呕吐者 23 例，其余 8 例在起针后自感轻微恶心但无呕吐。

(2) 呃逆：《新中医》《中国针灸》1991 年第 2 期报道，内关穴位注射治疗呃逆 87 例。在内关注入维生素 B_1 100mg、维生素 B_6 50mg 的混合液，每穴 1.5mL，必要时隔 1.5~2 小时重复注射 1 次。结果：1 次治愈 74 例（85%），显效 6 例，好转 5 例，无效 2 例。1995 年第 12 期报道：针刺内关治疗呃逆 62 例。常规针刺，平补平泻法，留针 15 分钟。结果：全部有效，一般均在针刺5~10 分钟内止呃。《黑龙江中医药》1988 年第 3 期报道：针刺内关治疗呃逆 56 例。常规针刺，泻法，对于顽固性患者，若无意识障碍可穴位注射异丙嗪，有意识障碍则注入维生素 B_1。结果：均获得满意疗效。《云南中医学院学报》1998 年第 1 期报道：针刺内关、三阴交治疗顽固性呃逆 50 例。取穴内关、三阴交，用 1.5 寸毫针快速刺入，得气后大幅度捻转 6~8 次，当针下产生温热感后手法宜缓，并嘱患者"深吸气-屏气-深吸气"，如此反复 4~6 次，留针 30 分钟。结果：治愈 48 例，好转 2 例，全部有效。

(3) 急腹症：《中国针灸》1981 年第 3 期报道，以内关透刺外关配合深呼吸治疗急腹症 195 例（急性胃炎 53 例、胃肠痉挛 31 例、急性胆囊炎 20 例、胆结石 8 例、胆道蛔虫症 27 例、细菌性痢疾 26 例）。针刺得气后快速行雀啄术强刺激，手法过程中嘱患者作较长时间的深呼吸 5~7 次（深呼气时，交感神经兴奋，胃肠蠕动减弱或抑制；深吸气时，副交感神经兴奋，胃肠蠕动加快或增强），一般 1 次即可获得止痛效果。若疼痛未止，可每 5 分钟重复施术 1 次。结果：有效率为 95.4%。另以 20 例作对照，单纯针刺，不配合作深呼吸，效果明显降低。但对腹膜刺激征明显（穿孔）者无效，此点可作治疗性鉴别诊断。

4. 口腔、咽喉病症

(1) 扁桃体炎、咽喉炎：《四川中医》1984 年第 7 期报道，针刺内关治疗扁桃体炎、咽喉炎 47 例。强刺激，动留针 30 分钟。结果：均获得满意疗效。有人认为，针刺内关治疗咽喉病，症状表现越重，见效越快（《福建中医药》，1988 年第 4

期）。

（2）咽神经症：《新医药学杂志》1976年第1期报道，内关穴位注射治疗咽神经症105例（病程3日至8年不等）。在双侧内关注入5%葡萄糖溶液2mL（伴有咽喉疼痛者加注合谷）。结果：痊愈21例，显效64例，好转19例，仅1例无效，有效率达99%。《中国针灸》1992年第2期报道：内关、太渊穴治疗梅核气42例。取穴：内关、太渊、鱼际、廉泉。穴位常规消毒，先针内关，直刺1.5寸，得气后小幅度捻转，使针感放散到前胸；再刺太渊、鱼际，得气后行针，使患者感觉喉部湿润清爽；最后针廉泉，用2寸毫针直刺，有针感后，将针退至皮下再向左右金津、玉液方向透刺，尔后出针。内关、太渊留针15分钟后，再行针1次，嘱患者不停地做吞咽动作，同时告诉患者咽喉无异物。每日1次，7次为1个疗程。结果：痊愈28例，好转10例，无效4例，有效率90.5%。

（3）失音：《四川中医》1984年第3期报道，一患者感冒后服人参、五味子而导致失音，医者为其针刺内关，当即晕针，取针后即可讲话。

（4）舌伸不收：《中医杂志》1965年第6期报道，一儿童冬天吃雪，致舌体伸出口外不能回收。诸医无策，求治于针灸。针医予双侧内关同刺，快速捻针1分钟，患儿惊叫一声，舌体收回。《江西中医药》1981年第2期报道：一患者舌体吐出口外不能回收，针刺内关行重泻手法，舌体立刻回收；另1例流行性脑膜炎患者牙关紧闭，撬开嘴巴后灌服中药却吞咽不下，经针刺内关后即可吞药；还有一患者在进餐时不慎被骨头卡喉，经针刺本穴加天突、合谷，骨头即出。

5. 骨伤科病症

（1）落枕：《新中医》1979年第2期报道，重力按压内关并配合患部活动治疗落枕47例，均数分钟而愈。同刊1983年第7期以同法治疗落枕72例，经治1~3次痊愈67例（93%），好转5例。1986年第3期报道1例落枕5日、诸法医治无效的顽固性病例，经强刺内关，1分钟后即愈。《中级医刊》1990年第10期以同法治疗落枕50例，经治1~2次全部治愈。

（2）胸部挫伤：《吉林中医药》1988年第3期报道，针刺患侧内关治疗胸部挫伤30例。按呼吸补泻之泻法常规针刺，配合深呼吸和转体活动，留针10分钟。结果：痊愈26例（86.6%），显效4例。若配合针刺阳陵泉，疗效更佳。

（3）急性腰扭伤：《针灸学报》1989年第3期报道，针刺内关治疗急性腰扭伤51例。常规针刺，泻法并配合腰部活动，经1~4次治疗痊愈50例，仅1例无效。

6. 其他病症

（1）疟疾：《山东医刊》1964年第4期报道，针刺内关穴治疗疟疾24例。于疟疾发作前1~2小时针刺，留针30~60分钟。结果：1次治愈17例，2次治愈4例，无效3例。《新中医》1982年第8期报道：用中药马齿苋捣烂加红糖敷内关治疟疾50例，均1次而愈。

（2）嗜酸性粒细胞增多症：《新中医》1982年第3期报道，针刺内关、三阴交治疗嗜酸性粒细胞增多症5例。常规针刺，每日1次，6次为1个疗程。结果：其平均值由治疗前的 1368/mm³ 减少为 480/mm³。

（3）泌尿系结石绞痛：《光明中医》2001 年第 6 期报道，针刺内关、足三里、三阴交治疗泌尿系结石疼痛 15 例。常规针刺，先弱刺激后中等刺激，留针 10~20 分钟，5 分钟行针 1 次。结果：显效 13 例，2 例配合局部热敷也取得满意疗效。

（4）乳房病：《浙江中医杂志》1965 年第 3 期报道，内关配支沟退乳，1~2 次即可获愈。《中国针灸》1986 年第 3 期报道：针刺内关治疗急性乳腺炎 70 例。常规针刺，边行针边以手指按压乳房肿胀处。1 次治愈 61 例（87.1%），2 次治愈 9 例。《河南中医药学刊》1996 年第 3 期报道：针刺内关、太冲治疗乳腺增生病 45 例。取双侧穴，强刺激泻法，留针 30~60 分钟，每隔 5~10 分钟行针 1 次，重点行针内关穴。每日 1 次，10 日为 1 个疗程，每月可连续治 2 个疗程（经期停针）。结果：显效 25 例，好转 18 例，无效 2 例，有效率 95.6%。

（5）人工流产综合反应：《中国针灸》1982 年第 6 期报道，以本穴透刺三阳络预防人工流产综合反应（头晕、胸闷、腹痛、腹胀、恶心、呕吐，甚至面色苍白、汗出肢冷、烦躁不安、抽搐、短暂意识丧失）。分别以针刺组、非针刺组各 100 例进行观察：针刺组基本无反应者 78 例，有反应者也较轻；非针刺组基本无反应者 16 例，有反应者也较重。《中西医结合杂志》1990 年第 7 期将 100 例人流手术者分为硫酸阿托品穴位注射组（每穴 0.25mg）和肌内注射组（术前 20 分钟注射 0.5mg），两组分别在手术前、后各测量 1 次脉搏、血压进行比较。结果：穴位注射组的脉搏、血压均较平稳，与术前接近，无明显差异（$P>0.05$），发生人流综合反应 2 例；肌内注射组的脉搏、血压与术前有明显差异（分别为 $P<0.05$，$P<0.01$），发生人流综合反应 9 例。两组预防效果有明显差异（$P<0.05$）。

（6）荨麻疹：《中国针灸》1992 年第 3 期报道，针刺内关治疗荨麻疹 72 例。内关穴进针 0.5~1 寸，平补平泻，中强度刺激，每隔 2 分钟行针 1 次，留针 20 分钟。每日 1 次。结果：痊愈 62 例（86.1%，其中 1 次愈 25 例，3 次 23 例，6 次 14 例）；好转 10 例（13.89%）；全部有效。

（7）杂病：《中国临床医生》2002 年第 7 期报道，内关透外关治疗惊恐症、无汗症、红斑性肢痛等，效果良好。

【现代研究】

1. 心血管系统方面 《针灸经络资料选编》（人民卫生出版社，1959 年）报道：内关对心律不齐疗效显著，对心率、血压均有双向调节作用。上海第二医学院附属仁济医院的研究表明：给实验犬注射毒毛花苷 K，人为造成房室传导阻滞，导致严重心律不齐，然后针刺内关，心律立即恢复正常。苏州医学院的科研结果表明：轻刺双侧内关，留针 20 分钟，每日 1 次，对第 1 期心功能不全者治疗 3~4 次后即有显著改善；对第 2 期心功能不全者每日 2 次，10~20 日后症状明显减轻，心的代偿功能显著好转；但对第 3 期心功能不全、全身症状较重者疗效尚不确切。对阵发性心动过速，双侧内关同时捻针 3~5 分钟后，心率由 150~200 次/分减少到 70~80 次/分。而对心动迟缓，中等刺激双侧内关，无须留针，心率由 40~60 次/分升高到

70~80 次/分。对高血压患者，尤其对舒张压较高、动脉硬化不显著者，针后血压可下降 5~12mmHg。对心绞痛用强刺激，留针 30 分钟以上，一般能停止发作。总体认为，针刺内关首先影响的是高级神经中枢，而不是直接作用于心血管系统本身。

《中医杂志》1964 年第 1 期报道：针刺内关能通过调节血管的搏动振幅而治疗颞动脉搏动型偏头痛。

本穴对心率的调整作用非常明显。如给狗注射毒 G、毒 K 造成房室传导阻滞和严重心律不齐，然后针刺内关和非穴位点。结果：内关可使房室传导阻滞和心律不齐完全消失，而非穴位点几乎无作用，说明穴位有一定特异性（杨甲三，《针灸腧穴学》，上海科学技术出版社，1989 年）。

《针刺研究》1999 年第 4 期报道：电针心包经经穴改善急性心肌缺血机理的研究。本研究在兔、猫和大鼠急性心肌缺血（AMI）的模型上，多学科协作，采用多项指标，从生理功能和形态结构相结合的角度，探讨电针心包经经穴改善 AMI 的外周和中枢作用机理。结果表明：①电针内关等心包经上的穴区及非穴区对缺血心脏的电活动和机械活动均具有良性调整作用；心包经在对心脏功能调整作用中是一个功能整体；心包经经穴的作用具有一定程度的相对特异性；②电针可改善心功能和心肌能量代谢，其关键是改善了缺血心肌微循环；③电针改善 AMI 的机理与针刺抑制外周交感-肾上腺-儿茶酚胺系统及中枢的肾上腺素能和去甲肾上腺素能系统在心肌缺血时的过度活动有关，同时与针刺增强 AMI 时肾上腺皮质的功能，机体的抗病能力密切相关。因此，电针改善 AMI、保护心肌细胞、减轻损伤的局部作用与其对机体的整体调节是分不开的。临床在治疗冠心病时，应既要考虑心血管局部，又要注意到整体，努力提高患者全身的功能状态。

《中国针灸》2004 年第 7 期报道：使用激光多普勒血流成像仪，对 10 名健康人体针刺和电针前后体表出现的血流变化予以大范围地显像，分析体表血流分布与针刺作用的关系。结果显示，针刺内关后，手掌部血流的增大以大小鱼际和手指的部位为主。

2. 消化系统方面　《针刺研究》2000 年第 2 期报道：针刺对胃分泌功能的调控作用。针刺足三里、中脘促进胃病患者胃酸分泌，针刺公孙、内关、梁丘对胃酸分泌有抑制作用。

3. 其他方面　《中国针灸》1982 年第 6 期报道：以本穴透刺三阳络预防人工流产综合反应（头晕、胸闷、腹痛、腹胀、恶心、呕吐，甚至面色苍白、汗出肢冷、烦躁不安、抽搐、短暂意识丧失），分别以针刺组、非针刺组各 100 例进行观察：针刺组基本无反应者 78 例，有反应者也较轻；非针刺组基本无反应者 16 例，有反应者也较重。

此外，本穴还是针刺麻醉手术（尤其是胸部手术）要穴，《中医杂志》1981 年第 2 期报道：以本穴透刺三阳络作针刺麻醉手术，即可防止术中出现的恶心、呕吐反应，还能升高血压。《针灸学报》1989 年第 2 期报道：在 31 例针刺麻醉阑尾切除术中，术前半小时于内关注入地西泮（安定）0.5mg（0.5mL）。结果：在消除手术过程中的内脏牵拉反应方面，优级 26 例（83.8％），良好 5 例。《中医杂志》1995 年第 9 期报道：电针内关、合谷结合氟哌啶静脉点滴用于甲亢手术 108 例，效果满意。而且没有全麻、硬脊膜外麻醉的恶心、呕吐、尿潴留等反应和并发症。

4. 副反应方面　《新医学》1980 年第 11 期报道：针刺内关引起暴喑 1 例。《辽宁中医杂志》1982 年第 12 期报道 2 例因针刺内关手法过重，引起患者突然咳嗽，导致声音嘶哑。提示针刺本穴手法不能过重。

（十二）外关（Waiguan TE5）

【**别名**】阳维。

【**出处**】《灵枢·经脉》：手少阳之别名曰外关。

【**归经**】手少阳三焦经。

【**定位**】腕背横纹中点上 2 寸，尺骨与桡骨间隙中点（图 2-14）。

【**释名**】外，指体表；关，指关隘、要冲。外关与内关相对，为主治头项、四肢和躯干疾患之要穴，故名。

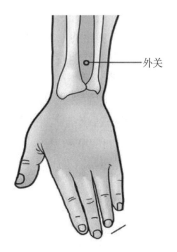

外关

图 2-14　外关

【**类属**】

1. 手少阳之络。

2. 八脉交会穴，与阳维脉相通。

【**穴性**】解表清热、通经活络、聪耳明目。

【**主治**】

1. 头面、五官病症　偏头痛，痄腮，目赤肿痛，鼻衄，咽喉肿痛。

2. 消化系统病症　腹痛，便秘。

3. 肢体病症　落枕，肩周炎，肘部拘挛或弛缓不收，上肢筋骨痛、瘫痪。

4. 其他病症　胁痛，瘰疬，外感发热，惊风，中暑。

【**配伍**】配听宫治耳聋耳鸣；配阳辅治胁肋痛；配足临泣、合谷治外感发热；配养老治肩周炎；配曲池、手三里治手麻、手颤；配肩髃、肩髎、曲池治肩肘疼痛、上肢麻痹不遂。

【**刺灸法**】直刺或斜刺 0.5~1 寸，深刺有可能伤及骨间神经和骨间动脉，引起局部疼痛，导致功能障碍；可灸。

【**古代应用**】

《灵枢·经脉》：病实则肘挛，虚则不收。

《针灸甲乙经》：口僻噤，外关主之……臂内廉痛不可及头，外关主之……耳焞焞浑浑聋无所闻，外关主之。

《铜人腧穴针灸图经》：治肘臂不得屈伸，手五指尽痛不能握物，耳聋无所闻。

《拦江赋》：伤寒在表并头痛，外关泻动自然安。

【临床报道】

1. 感冒 《中国针灸》1998年第10期报道：麦粒灸外关治疗单纯性感冒120例。先在外关涂以凡士林膏，将搓制好的小艾炷粘在外关上并点燃施灸，当患者出现灼痛时，医者以指轻叩穴位周围皮肤，以减轻局部疼痛。待艾炷将燃尽时，将艾火压灭，去尽艾灰，易炷再灸第2壮、第3壮……最后1壮保留艾灰。以灸处皮肤潮红、轻Ⅰ度烧伤为度，然后用创可贴外敷灸处，第二天灸处皮肤出现水疱为佳，水疱大者可用毫针透刺放净，然后以创可贴外敷。治疗期间，患者宜清淡饮食，忌辛辣、油腻、生冷、鱼腥、烟酒等，适量饮水，保持施灸处干燥，防止弄破水疱而感染，无需作其他特殊处理。1周左右灸处结痂脱落，不留瘢痕，也可在皮痂脱落后重复施灸。经治3日，痊愈94例（78.3%），好转12例（10%），无效14例（11.7%），总有效率88.3%。大部分1次即效。

2. 骨伤科病症 针刺外关治疗落枕、急性腰扭伤、肩周炎等骨伤科病症数百例，疗效均在90%以上（吕景山，《单穴治病选萃》，人民卫生出版社，1993年）。

（1）落枕：《四川中医》1985年第10期报道，指压外关结合推拿、按摩治疗落枕35例。先行颈、肩局部推拿、按摩术，然后指压外关，并配合颈部活动，结果：均1次而愈。《吉林中医药》1986年第6期报道：针刺外关配合颈部活动治疗落枕168例，全部1次而愈。《针灸临床杂志》2005年第12期报道：针刺外关配合肩髃拔罐治疗落枕80例。取患侧外关，以1.5寸毫针快速刺入，得气后用捻转泻法，同时嘱患者前后左右缓慢活动颈部，留针30分钟，行针2次；留针同时，在患侧肩髃拔火罐15~20分钟。结果：临床治愈76例（95%），显效4例（5%），全部有效。

（2）肩周炎：《广西中医杂志》1984年第3期报道，针刺外关治疗急性肩周炎，针向上斜刺，使气至病所，效果良好。《四川中医》1995年第3期报道：针刺外关、列缺治疗肩周炎60例。用缪刺法（左刺右，右刺左），强刺激，留针20分钟。每日1次，10次为1个疗程。结果：1次而愈8例，1个疗程治愈30例，2个疗程治愈10例，好转10例。

（3）胸胁损伤：《中医研究》1999年第4期报道，针刺外关配合呼吸补泻治疗胸胁部损伤82例。在患者深吸气时针刺外关，然后让患者呼气，同时提针至皮下，这样让患者一吸一呼，医者同时一插一提，并使针感向上传导，留针10~20分钟，按上法针2~3次。每日1次。结果：痊愈67例（其中1次痊愈44例，2次痊愈19例，3~4次痊愈4例）占81.7%，显效12例（14.6%），无效3例（3.7%），有效率为96.3%。

（4）急性腰扭伤：《浙江中医杂志》1987年第8期报道，针刺外关透三阳络治疗急性腰扭伤135例。强刺激，动留针5~10分钟，并令患者深呼吸和做腰部活动。结果：1次而愈130例（96.3%）。《中国针灸》1992年第2期报道：针刺外关透刺内关治疗急性腰扭伤62例。结果：1~4次痊愈58例（93.6%），好转3例，无效1例，有效率98.4%。

《中医正骨》1996年第3期报道：针刺外关、后溪配合运动治疗急性腰扭伤118

例。右侧腰扭伤取左侧外关、后溪，左侧腰扭伤取右侧外关、后溪，双侧腰扭伤取双侧。进针后泻法行针，用力提插、捻转至出现酸、麻、胀、重感时，嘱患者做适当腰部运动。每日 1 次，3 日为 1 个疗程。结果：第 1 个疗程治愈 93 例（78.8%），第 2 疗程治愈 17 例，好转 6 例，无效 2 例，总有效率为 98.2%。扭伤 24 小时内接受治疗者，第 1 个疗程治愈率为 90.3%；24 小时后接受治疗者，第 1 疗程治疗愈率为 51.2%。《针灸临床杂志》1996 年第 10 期报道：外关透三阳络治疗急性腰扭伤 109 例。针刺得气后行平补平泻手法，留针中嘱患者不断活动腰部，留针 20~30 分钟，每隔 5 分钟行强刺激手法 1 次。结果：全部治愈。《针灸临床杂志》2003 年第 5 期报道：外关动刺法治疗急性腰扭伤 31 例。针刺得气后嘱患者活动腰部，留针 20~30 分钟，每 10 分钟行针 1 次。结果：治愈 25 例，好转 6 例，全部有效。

（5）踝关节扭伤：《针灸学报》1988 年第 2 期报道，针刺外关治疗踝关节扭伤 250 例。外关进针 1.5~2 寸，得气后反复施行提插捻转泻法，动留针 15~20 分钟，并令患者活动踝部。结果均获痊愈。《中国针灸》1993 年第 5 期报道：外关动刺法治疗踝关节扭伤 30 例。取健侧外关，毫针快速刺入皮下后徐缓进针 0.5~1 寸，得气后平补平泻，留针期间行针 2~3 次，并令患者活动踝关节。每日 1 次，6 次为 1 疗程。结果：有效 29 例（96.7%）。《湖南中医杂志》1999 年第 1 期报道：外关巨刺法治疗踝关节扭伤 89 例。由外关下针，透针至内关，以内关皮下触到针尖为准，依据伤情和患者对针的敏感程度行针，一般将针柄逆时针转至极点，再轻提重插数次，留针 30 分钟，每 5 分钟行针 1 次。同时嘱患者活动扭伤的踝关节，慢步走动，踝关节内外摆动、旋转、重压，20 分钟后，双足轻轻跳跃，并从轻到重。一般 30 分钟后，能达到治疗效果，即可起针；个别不理想者，可延长 5~10 分钟起针。每日 1 次。结果：全部治愈，其中 1~3 日治愈者 67 例，4~7 日治愈者 21 例，7 日治愈者 1 例。

3. 头面五官病症

（1）咬肌痉挛：《新中医》1984 年第 11 期报道，针刺外关治疗咬肌痉挛 120 例，效果良好，一般得气后张口度即有所改善。

（2）耳鸣：《针灸临床杂志》1995 年第 9 期报道，针刺外关透内关等治疗耳鸣 47 例。取穴：外关透内关、耳门、翳风。平补平泻，留针 15 分钟。每日 1 次，10 次为 1 个疗程。经 7~12 次治疗，结果：痊愈 40 例（85.1%），好转 4 例（8.5%），无效 3 例（6.4%），有效率 93.6%。

4. 神经系统病症

（1）头痛：《暨南大学学报（医学版）》1994 年第 2 期报道，针刺治疗少阳头痛 100 例。取外关、风池、率谷、悬颅为主穴，进行针刺治疗。结果：痊愈 28 例，显效 36 例，好转 28 例，无效 8 例，有效率 92%。

（2）面神经麻痹：《陕西中医函授》1989 年第 3 期报道，针刺外关加局部穴治疗周围性面瘫 104 例。外关取患侧，常规针刺。结果：痊愈 96 例（92.3%），显效 8 例，全部有效。

(3) 坐骨神经痛:《上海针灸杂志》2000 年第 4 期报道,针刺外关结合指压治疗坐骨神经痛 80 例。针刺结合指压组:单刺外关,快速进针,捻针强刺激 3 分钟后留针 20 分钟,期间再行针 1 次(要求频率快,捻转角度大);起针后,再在外关上施以拇指按压,要求持久有力,用力均匀且能渗透,持续时间一般以 5 分钟为宜。隔日 1 次,15 次为 1 个疗程。另设常规针灸组 80 例作对照,取环跳、秩边、委中、昆仑等穴,常规针刺,要求针感向下肢远端放射,随后接 G-6805 电针仪,用连续波 20 分钟。隔日 1 次,15 次为 1 个疗程。结果:针刺结合指压组痊愈 30 例,显效 28 例,好转 18 例,无效 4 例,有效率 95%,愈显率 72.5%;常规针灸组痊愈 24 例,显效 22 例,好转 30 例,无效 4 例,有效率 95%,愈显率 57.5%。两组疗效经统计学处理,有效率无显著差异($P>0.05$),而愈显率却有着显著差异($P<0.05$)。说明针刺外关结合指压治疗坐骨神经痛较常规治疗疗效更为显著。

5. 消化系统病症

(1) 呃逆:《中国针灸》1996 年第 4 期报道,针刺外关治疗术后呃逆 21 例。针刺外关穴,针尖沿三焦经循行方向与皮肤呈 45°角进针 1~1.2 寸,使针感传至胸部效果最佳,留针 30~60 分钟。每日 1 次。结果:经 1~5 次治疗,全部治愈。

(2) 便秘:《天津中医学院学报》1989 年第 4 期报道:指压外关治疗习惯性便秘 50 例,均收到满意效果,一般按压 3~5 分钟即有便意。

6. 其他病症

(1) 心律失常:《上海针灸杂志》1994 年第 2 期报道,针刺外关治疗 142 例因毒蛇咬伤后并发心律失常 26 例。取外关透内关,针刺 1~1.5 寸,提插捻转泻法,留针 20 分钟,每隔 5 分钟提插捻转 1 次。最长的 3 日恢复心律正常,没有发生 1 例因循环衰竭而死亡者。

(2) 肾绞痛:《河北中医》1991 年第 3 期报道,针刺外关治疗肾绞痛 10 例。泻法,留针 30 分钟,留针中令患者活动腰部,间歇刮针 2 次。结果:均收到了即时止痛效果。

(3) 带状疱疹:《中国针灸》1999 年第 4 期报道,针刺外关、阳陵泉治疗带状疱疹后遗痛 50 例。外关、阳陵泉进针得气后留针 30 分钟,每隔 15 分钟行提插捻转手法 1 次,施强刺激泻法。隔日 1 次,10 次为 1 个疗程。结果:经 1~3 个疗程治疗,痊愈 45 例(95%),有效 5 例,全部有效。

(4) 雷诺病:《中国民间疗法》2000 年第 7 期报道,穴位注射治疗雷诺病 11 例。取双侧外关、合谷,外关向内关方向透刺 3~4cm,合谷向后溪方向透刺 4cm,将 10% 当归注射液 2mL、2% 普鲁卡因注射液(皮试阳性者改为利多卡因注射液)1.5mL、醋酸安奈德注射液 0.5mL 混合,每穴注入药液 1mL。每月注射 2 次,8 次为 1 个疗程。经治疗 1~2 个疗程,治愈 4 例,好转 6 例,无效 1 例。

本穴也是眼区、胸部针刺麻醉手术止痛要穴。

【现代研究】

1. 对肌电图变化的影响　《国外医学·中医中药分册》1999 年第 4 期报道：外关穴留针的表面肌电图评价。对 2 例痉挛性斜颈患者，在患肌的远端外关行针刺，用统计学方法探讨 1 次针刺引起的肌电图变化。结果：针刺后，2 例最大顶点间振幅、平均整流电位均呈明显的经时性下降（ANOVA：$P<0.01$），颈部异常姿势亦有改善。表明患肌的异常放电降低，提示针刺远端经穴对痉挛性斜颈有效。

2. 对甲皱微循环的影响　《河南中医药学刊》1997 年第 3 期报道：用激光治疗仪照射中风患者的患侧外关后发现，中风患者的血液速度较照射前明显加快，管襻长度、直径也增长、变粗（$P<0.01$）。输入与输出端口径比值也趋于正常，同时还发现照射后的管襻变得较照射前清晰（$P<0.01$），管襻发夹型增多（$P<0.05$），对管襻的排列，襻顶淤血及血色也有不同程度的影响（$P<0.05$）。

（十三）光明（Guangming GB37）

【出处】《灵枢·经脉》：足少阳之别，名曰光明。

【归经】足少阳胆经。

【定位】小腿外侧，外踝尖上 5 寸，腓骨前缘（图 2-15）。

【释名】本穴主治眼疾，有开光复明之功。针灸本穴能给眼病患者带来福音，恢复光明，故名。

【类属】足少阳之络穴。

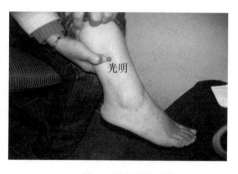

图 2-15　光明

【穴性】通经活络、养肝明目、回乳。

【主治】

1. 眼部病症　目赤肿痛，近视，远视，夜盲，视力减弱，视神经萎缩，早期白内障，慢性单纯性青光眼等多种眼病。

2. 肢体病症　偏头痛，膝痛，胫酸，下肢痿痹、瘫痪，腓肠肌痉挛。

3. 心脑病症　癫痫狂证，精神失常。

4. 乳腺病症　乳房胀痛，产后乳汁不通，乳腺炎。

5. 其他病症　热病汗不出，外感寒热往来。

【配伍】配肝俞、肾俞治夜盲；配风池、合谷、睛明治近视、远视；配养老、睛明治早期白内障；配内庭、太冲治乳房胀痛；配犊鼻治膝痛；配足三里治胫酸；配承山、飞扬治腓肠肌痉挛；配百会治精神失常。

【刺灸法】直刺 1~1.5 寸，深刺有可能损伤腓深神经干和胫前动、静脉，应小心；可灸。

【古代应用】

《灵枢·经脉》：实则厥，虚则痿躄，坐不能起。

《备急千金要方》：主膝痛，胫热不能行，手足偏小。

【临床报道】

1. 各种眼病

（1）结膜炎：《中西医结合眼科杂志》1994年第4期报道，光明埋藏兔脑垂体治疗春季结膜炎53例106眼。将兔耳静脉注气栓致死后取出脑垂体，置于4%庆大霉素液中30分钟后备用。患者侧卧位，在光明定一标记，常规消毒及局麻后切开穴区皮肤1~1.5cm，分离皮下组织约1cm，取出备用的脑垂体埋入，间断缝合皮肤。术后每日换药，1周拆线。结果：治愈12眼（11.3%），显效58眼（54.7%），好转36眼（34%），全部有效。

（2）电光性眼炎：《甘肃中医学院学报》1996年第8期报道，针刺光明、睛明治疗电光性眼炎。光明逆经而刺，提插捻转泻法行针，泪液分泌会更加旺盛，此时令患者睁眼，转动眼球，患者会有痛消病失之感。

（3）斜视：《中国针灸》2000年第9期报道，针刺光明、风池等穴治疗眼外肌麻痹38例。取穴：光明（双）、风池（患侧）、合谷（双）。内斜视配患侧太阳、球后穴，外斜视配患侧睛明。每日1次，10次为1个疗程。经治2个疗程，痊愈27例，好转8例，无效3例，有效率92.1%。对痊愈患者中的18例进行随访，至今无1例复发。

（4）复视：《上海针灸杂志》2005年第1期报道，针刺治疗中风后复视症32例。主穴取光明、风池、三阴交；阴虚阳亢加太冲透涌泉；阴阳俱虚加气海、关元。结果：痊愈31例（96.9%），无效1例。

（5）失明：《中国针灸》1999第2期报道，针刺光明、睛明治疗脑型疟疾后失明5例。光明、睛明均取双侧，先针刺睛明，不提插捻转，得气后快速出针；光明快速进针，行重插轻提，得气后快速出针。隔日1次。结果：痊愈3例，好转1例，无效1例。治疗次数最少7次，最多35次。

（6）眼瘀血症：《湖北中医杂志》1983年第4期报道，光明穴位注射治疗1例特殊的眼外伤患者。曾某，女，18岁。因遭受暴力所害，致面部青紫肿胀，双眼极度充血，肿胀疼痛，可见紫黑色瘀块。经服用活血化瘀中药十余剂，面部青紫肿胀逐渐消失，但眼部瘀血状况却无好转。后选用两侧光明各注入5%的红花注射液4~6mL（注射针头向上倾斜刺入，使针感向上放散），每日1次，并配合眼部热敷。治疗2次后，眼内瘀血开始消退，共治疗6次而获痊愈。王启才教授将红花注射液注入光明治愈此例眼部重度瘀血患者，利用肢体远端与眼区有关的腧穴，把药物的治疗作用直接输送到眼部，来弥补口服难以致效的不足。就是通过络穴与脏腑、经络及其相应组织器官的特殊联系途径，把红花的活血化瘀效能直接传递到眼部而发挥其治疗作用的。这进一步从实践的角度，体现了络穴联络表里两经的重要生理意义和治疗表里两经病变的临床实用价值。

（7）多种眼病：《中原医刊》1996年第9期报道，光明、风市埋藏兔脑垂体治疗各种眼病。取1500g以上的健康兔，处死后立即取脑垂体、视丘、小脑后半球，重约0.3g，装入注射器中加入适量生理盐水，注入双侧光明、风市（先做皮下浸润麻醉）。3日内避免重体力劳动，忌辛辣食物1周。每20~25日埋藏1次，3次为1个疗程。结果：中心性视网膜炎25例30只眼，治愈（视力恢复0.8以上）12只眼（40%），好转（视力达0.4~0.7）4只眼（13.3%），无效4只眼（13.3%）；视网膜色素变性19人36只眼，视力好转、视野扩大者30只眼（83.3%），无效6只眼（16.7%）；视神经萎缩6例10只眼，视力增长视力表5行者5只眼（50%），视力增长视力表2行者2只眼（20%），效果较差者3只眼（30%）；屈光异常术前视力在0.3~0.8者88只眼，术后达0.4~1.2者75只眼；治疗前视力在0.1~0.3者96只眼，术后达0.2~0.5者85只眼；治疗前视力在0.06~0.09者14只眼，治疗后达0.1~0.3者7只眼。以上视力增进视力表3行者为51只眼（25.8%），增进2行者50只眼（25.3%），增进1行者65只眼（32.8%），术后视力无进步者32只眼（16.1%）。

2. 其他病症

（1）乳房胀痛：《中医杂志》1959年第9期报道，陕西省延安医院一名助产士哺乳期患目赤肿痛，医者为其针刺光明、足临泣，并行泻法，眼病治愈后出现乳汁不足。后经针灸合谷、曲池而纠正。《中国针灸》1985年第4期报道：针刺配足临泣回乳13例。常规针刺，泻法，针后加灸。结果：1次退乳2例，3次退乳8例，4次退乳3例。《针灸临床杂志》1996年第5、6期报道：针刺光明、足临泣退乳。取患乳同侧之光明、足临泣，针刺得气后留针25分钟，每隔5分钟捻转1次。每日1次。一般针刺1~2次即见乳汁分泌减少，3~5次即可回乳。

（2）急性腰扭伤：《上海针灸杂志》1990年第2期报道，针刺光明治疗急性腰扭伤24例。常规针刺，泻法，动留针15分钟，同时配合腰部活动。结果：均1次而愈。

（3）颈淋巴结核：《江苏中医》1982年第6期报道，蒜泥敷灸光明治疗颈淋巴结核31例。将大蒜捣烂，敷灸于光明（左右交叉取穴），1小时取下，局部皮肤起疱，待水疱溃破后再敷以炉甘石粉或氧化锌。结果：痊愈26例（83.9%），好转4例，无效1例。

【现代研究】

《上海针灸杂志》1997年第4期报道：针刺光明对目区皮肤升温效应的观察。为观察眼睛与相关经脉的特殊联系，探讨胆经络穴光明与眼区的对应关系，使用医学热像方法对针刺单侧光明（23例）前后面部的温度分布及变化数值进行了观察，并与外关（30例）、足三里（40例）、合谷（63例）3个对照组进行比较。观察结果显示：针刺光明后眼区升温明显，眼与面的温差值较大，针刺同侧眼区与对侧眼区升温均值具有统计学差异（$P<0.01$）；各对照组针刺后眼与面的温差值均较小，自身比较均无统计学差异；各对照组与光明组的眼与面的温差值组间比较，除外关

组对侧目区外，均具有统计学差异。观察结果说明：光明与眼区的对应关系比较紧密，"胆经系目系"有一定实验依据。

《中国中医药科技》1998年第4期报道：胆经与眼暗适应性关系的研究。观察针刺胆经的光明、风池、带脉穴对暗适应性的影响。与不针刺和针刺胆经旁开的非穴位点作对照。结果表明：针刺胆经诸穴使暗适应能力提高的程度高于针刺非经穴组和不针刺组。说明胆经与眼的功能调节有一定的关系。

《成都中医药大学学报》2002年第1期报道：功能性磁共振探查光明、太冲两穴与大脑功能关系的临床研究。将19例正常人随机分为视觉刺激加针刺弱刺激（7例）、视觉刺激加针刺强刺激（6例）和单纯针刺激（6例）3组，用功能性磁共振对在不同条件下（有无视觉刺激）针刺光明和太冲时，大脑视觉皮层区域的反应以及其是否会诱导视觉皮层功能进行观察。结果发现：视觉刺激时以及针刺进针时，视觉皮层的血氧饱和水平无明显变化，但在持续进行针刺弱、强刺激时，血氧饱和水平有变化。结论：针刺弱、强持续刺激能改善大脑相应部位的血氧饱和水平，其与外界刺激和进针手法无关。

（十四）蠡沟（Ligou LR5）

【别名】交仪。

【出处】《灵枢·经脉》：足厥阴之别，名曰蠡沟，去内踝五寸，别走少阳。

【归经】足厥阴肝经。

【定位】小腿前内侧面下部，内踝上5寸，近胫骨内侧缘处。简易取穴法：下肢屈曲，手掌托起腓肠肌，在内踝上5寸处可见胫骨内侧与腓肠肌形成的沟中（图2-16）。

【释名】蠡为盛水之瓢，沟有狭小之意。本穴为腨踹鱼腹之处，狭小如沟，故喻而名之。

【类属】足厥阴之络穴。

【穴性】疏肝理气、调经止带。

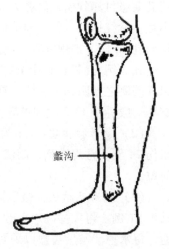

蠡沟

图2-16 蠡沟

【主治】

1. 泌尿生殖系统病症 遗尿，小便不利，尿道感染，膀胱炎，月经不调，功能性子宫出血，睾丸疼痛，前列腺炎，赤白带下，阴痒，前庭大腺炎，阴茎痛。

2. 肢体病症 足胫酸软冷痛，下肢痉挛、瘫痪。

3. 其他病症 疝气，小腹胀满痛，肋胁疼痛，肝炎，湿疹。

【配伍】配中极、关元、水道治小便不利、遗尿、尿失禁；配关元、子宫、太冲治痛经；配关元、三阴交治月经不调；配曲泉、太冲治睾丸炎、疝痛；配阴陵泉、内庭治阴痒、赤白带下；配阴陵泉，解溪治足胫肿痛；配支沟治胁肋疼痛。

【刺灸法】平刺0.5~0.8寸，不可用粗针深刺，以免伤及骨膜引起疼痛；可灸。

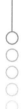

【古代应用】

《灵枢·经脉》：其病气逆则睾肿卒疝，实则挺长，虚则暴痒。

《针灸甲乙经》：女子疝，小腹肿，赤白淫，时多时少，蠡沟主之。

《备急千金要方》：妇人漏下赤白，月水不利，灸交仪穴。

【临床报道】

1. 泌尿、生殖系统病症

（1）阴痒：《针灸临床杂志》1993 年第 3 期报道，针刺蠡沟等穴治疗阴痒 57 例。取蠡沟、中极、血海、曲骨等，毫针快速进针，得气后施以捻转平补平泻法，动留针 30 分钟，每隔 5 分钟捻针 1 次，使针感向大腿内侧放射。每日 1 次，10 次为 1 个疗程。结果：痊愈 37 例（65%），好转 16 例（28%），无效 4 例（7%），有效率为 93%。

（2）外阴白斑：《中国临床医生》2002 年第 5 期报道，针刺蠡沟加火针点刺病损局部治疗外阴白斑 49 例。针刺取蠡沟，行九六补法，留针 30 分钟。隔日 1 次，5 次为 1 个疗程；同时用 1∶1000 新洁尔灭溶液患部消毒，火针快速点刺外阴部白斑处，每次点刺 7~8 针（如惧针者可用 0.5% 盐酸利多卡因溶液在白色病变处浸润麻醉）。5 日 1 次，4 次为 1 个疗程。月经期间停止治疗。另以 24 例作对照组，予丙酸睾酮加鱼肝油膏适量外用。结果：针刺治疗组痊愈 29 例（59%），显效 11 例（22%），好转 8 例（16%），无效 1 例（2%）；对照组痊愈 1 例（4.2%），显效 5 例（20.8%），好转 4 例（16.7%），无效 14 例（58.3%）。两组疗效差异有显著性，$P<0.005$。

（3）鞘膜积液：《中医杂志》1986 年第 9 期报道，针刺蠡沟治疗小儿水疝（鞘膜积液）22 例。针尖顺经脉循行方向与皮肤呈 15° 角刺入，平补平泻法。隔日 1 次。经过 2~8 次治疗，均获痊愈。一般针刺 2 次后，积液减少 50%。《中国针灸》1998 年第 3 期报道：针刺治疗小儿鞘膜积液 47 例。取穴：蠡沟、气海、水道、阴陵泉、足三里。蠡沟顺经脉循行方向，针与皮肤呈 15° 角沿皮刺入，施平补平泻法；气海、水道由上至下斜刺，施捻转补法；阴陵泉、足三里向上斜刺，施捻转补法。均留针 5 分钟，如患儿年龄较小，不易配合，可于进针后施用手法而不留针。隔日 1 次，连续 3~8 次。结果：全部治愈。

（4）痛经：《国外医学·中医中药分册》1995 年第 4 期报道，针灸蠡沟治疗痛经 8 例。8 例痛经患者的蠡沟均有压痛，针尖按经脉循行方向斜刺 5~15mm，留针 20 分钟，再用米粒大艾炷灸 3~5 壮。结果：复诊 6 例，痛经均缓解。其中一例施灸 5 壮，1 次疼痛即缓解，而初潮以来的痛经，治疗 5 次后痛苦解除。蠡沟压痛缓解程度与痛经缓解程度相一致。

2. 其他病症　肝郁腰痛：《中国民间疗法》2003 年第 9 期报道，针刺蠡沟、太冲等穴治疗肝郁腰痛收效良好。以疏肝理气、通络止痛为法，取穴：太冲、蠡沟、阳陵泉、关元等穴。蠡沟、太冲用泻法；阳陵泉平补平泻；关元用补法。中等刺激强度，得气后留针 20 分钟，留针期间行针 1 次。每日 1 次，7 日为 1 个疗程。附一

30 岁女性典型病例，腰痛反复发作 2 年余，每因恼怒、郁闷而发，发作时疼痛较甚，不能转侧，痛连两胁，不能久立，行走无力，伴心烦易怒，脉弦数，舌红、苔黄腻。曾多方求治，仍时轻时重。辨证属肝郁腰痛，依上法针后疼痛大减，共针 5 次而愈。随访半年未见复发。

【现代研究】

《贵阳中医学院学报》1989 年第 2 期报道：采用电视观察经皮肝穿胆囊造影时电针蠡沟、阳陵泉对胆总管动态之影响。观察到电针刺激后先有胆总管蠕动，然后奥狄括约肌（oddis）开放。为电针蠡沟、阳陵泉治疗胆道结石提供了客观的可视依据。

（十五）鸠尾（Jiuwei CV15）

【别名】尾翳、神府。

【出处】《灵枢·九针十二原》：膏之原，出于鸠尾。

【归经】任脉。

【定位】前正中线上，剑突尖下 1 寸（图 2-17）。

【释名】该穴位于剑突下，剑突状似鸠尾，故名。

【类属】任脉之络。

【穴性】宽胸利膈、宁心定志。

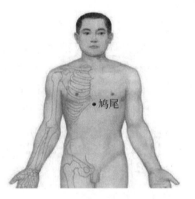

图 2-17　鸠尾

【主治】

1. 消化系统病症　胃痛，胃胀，反酸，呕吐，呃逆。

2. 心脑病症　胸痛，胸闷，心绞痛，心悸，怔忡，心律不齐，心肌炎，癫狂，痫证，脏躁，神经衰弱，失眠，嗜睡。

3. 呼吸系统病症　咳逆，哮喘。

4. 口腔、咽喉病症　咽喉肿痛。

5. 其他病症　腹部皮肤瘙痒、疼痛。

【配伍】配列缺、肺俞治咳嗽、气喘、哮喘；配内关、厥阴俞治胃痛；配中脘治呕吐；配后溪、涌泉治癫狂、痫证；配心俞、内关治心悸、胸痛、心律不齐；配神门治神经衰弱；配照海治失眠；配少商、合谷、曲池治咽喉肿痛。

【刺灸法】向下斜刺 0.5～0.8 寸，不可向上斜刺或深刺，以免刺入胸腔或腹腔发生危险；可灸。《灵枢·经脉》记载，本穴有治疗皮肤瘙痒的作用，但宜补不宜泻。《中国针灸》2002 年第 10 期报道：单刺鸠尾治疗胸闷、气短（泻法），留针中出现全身荨麻疹 1 例，经抗过敏治疗而愈。

【古代应用】

《灵枢·经脉》：实则腹皮痛，虚则痒瘙。

《针灸甲乙经》：喉痹，食不下，鸠尾主之。

《备急千金要方》：主胸满咳逆；痫，灸鸠尾骨及大椎各二壮。

《针灸大成》：食痫，鸠尾、中脘、少商。

《类经图翼》：主心惊悸，神气耗散，癫痫狂病。

《针灸逢源》：治心惊悸，癫痫，狂病。

【临床报道】

1. 神经系统病症

（1）癫狂：《浙江中医杂志》1995 年第 5 期报道，针刺鸠尾为主结合口服中药治疗癫狂证 11 例。针刺鸠尾、太阳、百会、内关、神门、太冲，辅以中药天竺黄、郁金、陈胆星、九节菖蒲、酸枣仁、淡黄芩、青龙齿各 12g，青礞石 20g，远志 5g。收效较好。《中国民间疗法》2001 年第 10 期报道：针刺以本穴为主穴治疗癫痫，收效较好。

（2）郁证：《针灸临床杂志》2002 年第 3 期报道，针刺本穴为主治疗郁证（癔症），效果显著。

2. 消化系统病症

（1）呃逆：《中国中西医结合杂志》1992 年第 1 期报道，鸠尾穴位注射治疗呃逆 33 例。注入维生素 B_1 2mL。结果：痊愈 21 例，好转 9 例，无效 3 例。《中国厂矿医学》1994 年第 2 期报道：推压鸠尾治疗膈肌痉挛 14 例。指按鸠尾向后上方逐渐加压，持续 30 秒~2 分钟。结果：均在 1 分钟左右呃逆即得到控制。《针灸临床杂志》2002 年第 3 期报道一患者因患肝癌，施行介入疗法后连续 3 日呃逆不止，昼不能安，夜不能寐。曾注射阿托品、654-2 等药无效，改用针刺治疗。先针天突、内关，呃仍不止，后取鸠尾向上脘平刺 2 寸，持续捻针 5 分钟，呃逆渐止。另一患者因过食膏粱厚味并过饮醇酒而致较长时期的吞咽困难，胸膈胀痛，汤水难下，日渐消瘦。经食管窥镜探查诊为"急性食管炎"。取鸠尾，沿中脘方向斜刺，每 5 分钟捻针 1 次（约 1 分钟），留针 30 分钟。每日 1 次，7 次为 1 个疗程。结果：两个疗程痊愈。

（2）胆绞痛：《医药卫生快报》1960 年第 12 期报道，鸠尾强刺激、久留针（4~6 小时）治疗胆道蛔虫引起的胆绞痛，一般 5 分钟止痛，2~3 次可愈。《中国针灸》1991 年第 2 期报道：鸠尾注射为主治疗胆道蛔虫症 32 例。取阿托品 0.5mL 加维生素 K_3 注入鸠尾，1 日 3 次。结果：显效 27 例，好转 4 例，无效 1 例，有效率 96.9%。《针灸学报》1992 年第 4 期报道：针刺鸠尾、太冲、胆囊穴治疗胆绞痛 20 例。强刺激泻法，适当久留针。结果：10 分钟内痛止者 9 例，15 分钟内痛止或缓解者 10 例，20 分钟疼痛不减者 1 例，有效率 95%。《上海针灸杂志》2004 年第 3 期报道：鸠尾、期门穴位注射治疗胆石症、胆囊炎 68 例。取注射用水或生理盐水 18mL，鸠尾和期门每穴注入药液 6mL。每日 1 次，10 次为 1 个疗程，一般治疗 1~3 个疗程。结果：痊愈 42 例（61.8%），好转 23 例（33.8%），无效 3 例 4.4%，有效率 95.6%。

（3）干霍乱：《中国针灸》1999 年第 7 期报道，针挑鸠尾治疗干霍乱（又名

"绞肠痧"，以心腹胀痛、欲吐不吐、欲泻不泻、烦躁闷乱为主症）20 例。取鸠尾处淡红色小丘疹作挑治点，用三棱针快速挑破表皮，再挑断皮下部分纤维组织，挤出少量血液，然后用酒精棉球贴敷于挑割处，外用纱布和胶布固定以防感染。结果：全部病例均 1 次治愈（1 天内症状消失，随访半年无复发）。

3. 其他病症

（1）急性腰扭伤：《中医骨伤杂志》1986 年第 3 期报道，针刺鸠尾治疗急性腰扭伤 54 例。常规针刺，强刺激，行针时配合腰部运动。结果：1 次痊愈 38 例（70.4%），2 次 12 例（22.2%），3 次 3 例（5.6%），无效 1 例（1.8%），痊愈率 98.1%。

（2）淋巴结核：《中国民间疗法》2001 年第 4 期报道，鸠尾截根术治疗淋巴结核 140 例。患者取仰卧位，鸠尾局部常规消毒后作浸润麻醉，沿腹白线作 1cm 左右切口，用血管钳分离腹直肌并按摩，再用剪刀剪除皮下脂肪 1g，并在切口内植入 2 段 1cm 长的羊肠线，然后缝合 1 针，无菌敷料覆盖，胶布固定，术后常规抗生素治疗，7 日拆线。结果：痊愈 108 例（77.1%），显效 29 例（20.7%），无效 3 例（2.2%），总有效率 97.8%。

【现代研究】

现代临床研究：本穴有降低血压的作用，对 III 期高血压效果较好。

《国外医学·中医中药分册》1996 年第 4 期报道：对既往有肺脏部分切除或纵隔肿瘤摘除的 5 例患者，在某种应激作用于心身时出现心率加快、短促脉或心律不齐，施行针刺鸠尾、郄门取得一定疗效。先确定腘动脉的脉象，用毫针针刺双侧郄门，旋捻 3 秒钟后在鸠尾穴贴压圆皮针。结果：短细脉及心律不齐改善，心率减少 7~12 次/分，心电图 RR 间期延长。毫针刺激郄门通过星状神经节缓解了心脏交感神经的紧张，抑制了变时性动作（chronotropicaction）；圆皮针对鸠尾的持续微弱刺激增强了迷走神经的兴奋性，故引起上述结果。

（十六）长强（Changqiang GV1）

【别名】橛骨、上天梯。

【出处】《灵枢·经脉》：督脉之别，名曰长强。

【归经】督脉。

【定位】尾骨端下，当尾骨端与肛门连线的中点处（图 2-18）。

【释名】"长"喻督脉循环无端；"强"即强壮、强盛。喻经脉健行不息，健运之力旺盛。

【类属】督脉之络。

【穴性】疏通经络、镇静宁神、调理前后

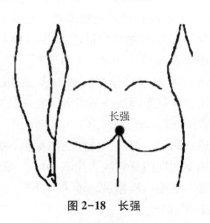

图 2-18 长强

二阴。

【主治】

1. 腰部病症 腰脊痛，尾骶疼痛，脊柱强直难于俯仰。

2. 神志病症 痫证，癫狂，精神失常。

3. 泌尿生殖病症 小便不利，遗精，阳痿，阴囊湿疹，阴痒，

4. 消化系统病症 吐血，便秘，痔疾，脱肛，肛裂，肠风下血。

5. 其他病症 热病汗不出，外感寒热往来。

【配伍】配承山治痔疾、肠风下血；配天枢、足三里治便秘；配大肠俞、百会治脱肛；配大敦、束骨治肛裂和小肠气痛；配腰俞、腰阳关治尾骶疼痛；配肾俞、腰眼治腰脊疼痛；配小肠俞治小便难；配后溪、水沟治精神失常；配肾俞、关元、三阴交治阳痿；配阴陵泉治阴痒、阴囊湿疹；配关元、志室、太溪治遗精。

【刺灸法】斜刺，针尖向上45°与骶骨平行刺入1寸左右，不得刺破直肠，以防感染而形成肛瘘。一般情况下不灸。

【古代应用】

《灵枢·经脉》：实则脊强，虚则头重高摇之。

《备急千金要方》：主大小便难，淋癃。

《玉龙赋》：长强、承山，灸痔最妙。

《针灸大成》：痔疾未深，止灸长强甚效。

【临床报道】

1. 肛肠及消化系统病症

（1）脱肛：《黑龙江医药》1976年第6期报道，长强穴位注射治疗脱肛100例。将2%普鲁卡因注射液2mL扇形注入长强。隔日1次。结果：痊愈90例，好转8例，无效2例。《湖南医学杂志》1979年第4期报道：长强穴位注射治疗小儿脱肛85例。注入维生素B_1 100mg。每日2次，5次为1个疗程。结果：1个疗程后痊愈84例（98.8%），仅无效1例。对有效病例进行随访，无1例复发。《江苏中医》1988年第11期报道：长强穴位注射治疗脱肛285例。将盐酸呋喃硫胺注射液20mg（2mL）快速注入长强。每日2次，5次为1个疗程。结果：痊愈283例（99.3%），仅2例无效。《中国针灸》1994年第1期报道：长强穴注射维生素B_1治疗脱肛40例。患者取跪伏位，长强及周围用1∶1000新洁尔灭消毒。将维生素B_1 100mg（小儿酌减）注入长强内，退针后以中指点压按摩穴位，使刺激加强，药液充分扩散，2分钟后用无菌敷料覆盖。隔日1次，2次为1个疗程。结果：治愈38例（95%），好转1例（2.5%），无效1例（2.5%），有效率97.5%。

（2）痔疮：针刺长强穴治疗内痔出血884例。常规针刺。结果：痊愈866例（97.9%），好转4例，无效20例（吕景山，《单穴治病选粹》，人民卫生出版社，1995年）。《中国肛肠病杂志》1989年第1期报道：长强穴位注射治疗内痔出血33例。注入川芎嗪注射液4mL（可加1%普鲁卡因1mL）。结果：治疗1次便血停止25例，2次便血停止7例，无效1例。《新中医》1991年第1期报道：长强穴位注射治

—— 特定穴临床应用

疗痔疮出血 20 例。于长强、二白各注入 2% 普鲁卡因 2mL。隔日 1 次，7 次为 1 个疗程。结果：显效 15 例，好转 4 例，无效 1 例。《中国针灸》2004 年第 9 期报道：针刺长强、百会治疗痔疮 169 例。长强快速捻转行针 1~2 分钟，以补法为主，使局部酸胀和肛门括约肌收缩；百会向前平刺有胀感即可，留针约 30 分钟，每隔 10 分钟行针 1 次。每日 1 次，5 次为 1 个疗程。经治数个疗程，痊愈 141 例（83.4%），好转 24 例（14.2%），无效 4 例（2.4%），总有效率达 97.6%。半年内随访 143 例，疗效稳定 140 例（97.9%），1 年随访 92 例，疗效巩固 87 例（94.5%），5 例复发。

（3）肛裂：《中国针灸》1993 年第 4 期报道，长强穴位注射治疗肛裂 156 例。注入 2% 普鲁卡因 4mL，亚甲蓝注射液 1mL 加注射用水 10mL。2 周 1 次，3 次为 1 个疗程。结果：痊愈 126 例（80.76%），显效 21 例（13.46%），有效率为 94.22%。同刊同期同法另文用长强埋藏羊肠线治疗肛裂 117 例。结果：痊愈 112 例（95.7%），好转 3 例，无效 2 例。《中国针灸》1996 年第 11 期报道：长强治疗早期肛裂。针刺法：长强直刺 0.5~1 寸，施平补平泻手法 2 分钟，使患者整个肛门胀痛或兼便意感为度。留针 20 分钟。穴位注射：取长强或腰俞，取 1% 利多卡因 5~10mL，加亚甲蓝 0.2mL、肾上腺素 0.1mL，注入穴内。每日或隔日 1 次，注药期间口服缓泻药使大便稀软，一般 3~5 次即可痊愈。

（4）肛门瘙痒：《新中医》2001 年第 2 期报道，长强穴位注射胸腺素配合坐浴治疗肛门瘙痒症 56 例。患者侧卧位，长强常规消毒，用胸腺素 10mg、1% 普鲁卡因 2mL 组成混合液注射，注药完毕后，轻轻按摩注药部位数分钟。3 日 1 次，5 次为 1 个疗程。穴位注射后次日用止痒合剂坐浴，处方：五倍子 30g，蛇床子 15g，苦楝皮、马齿苋、鱼腥草、龙胆草、枯矾、地肤子各 12g，白蔹 9g，芒硝 6g。水煎取出药液，先熏后洗，每次约 20 分钟，共洗 2 次。若为继发性肛门瘙痒症，应同时治疗痔、瘘、肛裂、肛门湿疹等原发病。结果：全部治愈。其中 1 个疗程治愈 34 例，2 个疗程治愈 18 例，3 个疗程治愈 4 例。部分患者复发后继续用该方法治疗，均为 2 个疗程治愈。

（5）肛、肠神经症：《河南中医》2002 年第 4 期报道，长强封闭治疗肛门、直肠神经症 48 例。药物组成：当归注射液 2mL、维生素 B_1 注射液 100mg、维生素 B_{12} 注射液 500μg、2% 利多卡因 3mL 混合，吸入 10mL 注射器中，待患者排净大便后取侧卧位，缓慢将药液注入。出针后患者平卧休息 10 分钟左右。隔日 1 次，7 次为 1 个疗程，休息 1 周再行第 2 个疗程，3 个疗程无效者停止治疗。结果：经 1~3 个疗程治疗，痊愈 38 例（79.1%），好转 6 例（12.5%），无效 3 例，中途放弃治疗 1 例，有效率 91.6%。痊愈患者中随访 30 例，1 年内有 2 例因过度劳累复发，后经此方法再次治疗恢复正常。不良反应：11 例第 1 次治疗时出现肛门坠胀加重，欲便不能，持续 1~2 小时自行缓解；3 例注射后出现头晕、恶心，平卧休息 20 分钟后缓解；1 例出现排尿障碍，经热敷、诱导后自行排尿。

（6）肠炎：《中国针灸》1989 年第 6 期报道，长强穴位注射治疗肠炎 100 例。在长强注入庆大霉素 1 万 IU，每日 1 次；另设 80 例庆大霉素肌内注射，每日 2 次，并口服黄连素或氟哌酸或痢特灵作对照。结果：穴位注射组全部治愈，3天内治愈率为85%，平均治愈天数2.3日；对照组3日内治愈率为52.5%，平均治愈天数3.9日；两组疗效差异非常显著。《中国针灸》1995年第1期报道：长强穴位注射治疗婴幼儿急性病毒性肠炎678例。每次在长强注入病毒唑（利巴韦林）10mg/kg、氟美松2mg、654-2注射液1mg/kg。每日1次。结果：全部治愈，其中1日内治愈585例（86.3%），2日内治愈82例（12.1%），5日内治愈11例（1.6%），全部治愈。

（7）小儿腹泻：《中国针灸》1989年第2期报道，针刺长强、三阴交治疗婴幼儿腹泻122例。主穴：长强、三阴交。发热加曲池；呕吐加内关。常规针刺，长强施紧按慢提补法，三阴交施紧提慢按泻法。每日1次，3次为1个疗程。结果：痊愈95例（77.9%），好转23例，无效4例。《陕西中医》1990年第4期报道：针刺长强、止泻（脐下0.5寸）治疗腹泻1250例。进针得气后再行针10~15秒钟即出针，无需留针（虚寒型可留针30分钟）。每日1次，10~15次为1个疗程。结果：痊愈1025例（82%），显效125例，好转88例，无效12例，有效率为99%。《上海针灸杂志》1994年第3期报道：火柴灸长强、足三里治疗小儿顽固性腹泻100例。待火柴杆燃烧到1/2时，吹灭火焰，去掉火柴头部，用余火对准穴位快速点灸。2日1次。结果：1次治愈62例，2次治愈31例，3次治愈5例，无效2例。《中国针灸》1996年第11期报道：长强温和灸治疗婴幼儿腹泻40例。患儿由家长抱住，使穴位充分暴露。医者一手持艾条，距皮肤3~5cm施灸，另一手指按住穴位周围，体验温度（以感觉温和为宜），每次灸15~20分钟。每日1次，重者亦可每日2次。结果：全部患儿均经1~5次治愈。《针灸临床杂志》1995年第8期报道：针刺长强、四缝治疗小儿泄泻130例。长强中强度刺激，捻转4次（4个来回），接着用指甲刮针柄数次，旋即出针；四缝用5分毫针迅速刺入0.5~1分，或三棱针点刺，挤出黄白色黏液少许即可。每日1次，4日为1个疗程。结果：118例治愈（90.8%），大便正常，食欲增加；9例好转（6.9%），大便已形成且次数明显减少；未愈3例，总有效率97.6%。

（8）习惯性便秘：《中国针灸》1994年增刊报道，深刺长强治疗习惯性便秘150例。患者呈胸膝卧位或弯腰位，长强用4寸毫针沿尾骨和直肠之间快速刺入3.5寸深，实证强刺激大幅度捻转；虚证平补平泻，留针30分钟，每10分钟行针1次，觉腹中有肠鸣及蠕动感时，即可摇大针孔，快速出针。每日1次，5次为1个疗程。结果：治愈124例（83%），显效24例（16%），无效2例，均为老年体弱、恶病质患者。多数患者在治疗的过程中就会有便意出现。

（9）术后腹部胀气：《江苏中医》1982年第3期报道，长强穴位注射治疗手术后腹部胀气26例。长强注入新斯的明1mL。结果：1次痊愈22例（针后半小时即排气、排便），好转4例。

2. 泌尿、生殖系统病症

（1）术后尿潴留：《陕西中医》2003 年第 7 期报道，针刺治疗肛肠病术后尿潴留 120 例。针刺组取长强、腰俞、中极、三阴交，泻法，留针 20 分钟；对照组 60 例，行小腹部热敷 20 分钟，加去痛片 2 片口服、车前子煎剂 250mL 口服。结果：针刺组有效 117 例（97.5%），对照组有效 38 例（63.3%）。

（2）二便失禁：《中国针灸》1997 年第 2 期报道，电针长强、会阴治疗外伤性截瘫引起的大小便失禁 32 例。取 2 寸毫针分别针刺长强和会阴，得气后接 G-6805 电针治疗仪刺激 30 分钟。每日或隔日 1 次。经 2~10 次治疗，全部治愈。其中 2 次治愈 8 例，5 次治愈 15 例，10 次治愈 9 例。

（3）前列腺病：《天津中医学院学报》1999 年第 2 期报道，针刺长强、会阳治前列腺炎、阳痿、早泄，疗效满意。

（4）遗精：《中国外治杂志》1997 年第 6 期报道，长强穴注射胎盘注射液治疗肾虚不固型遗精 36 例。取胎盘注射液 2mL，注入长强。隔日 1 次，5 次为 1 个疗程。经治 1~2 个疗程，结果：治愈 28 例（77.8%），好转 6 例（16.7%），无效 2 例（5.5%），有效率 94.5%。

（5）会阴部湿疹：《广西中医药》1994 年第 2 期报道，长强穴药物注射治疗会阴部湿疹 124 例。用 5% 当归注射液 2mL 加盐酸异丙嗪 1mL 混合，注入长强。每周 1 次，3 次为 1 个疗程。结果：全部治愈。其中 1 次治愈 81 例（65.3%），2 次治愈 34 例（27.4%），3 次治愈 9 例（7.3%）。

（6）阴囊湿疹：《北京中医》1984 年第 4 期报道，长强穴位注射治疗阴囊湿疹 35 例，注入维生素 B_1 1mL、非那根 12.5mg。3 日 1 次，2 次为 1 个疗程。结果：痊愈 26 例，好转 6 例，无效 3 例。

（7）闭经：《中国针灸》1986 年第 3 期报道，长强治疗继发性闭经 25 例，针刺泻法，动留针 25 分钟。治疗 1~2 次后 22 例月经来潮。

3. 癫痫　《安徽中医学院学报》1988 年第 3 期报道，以长强、会阳为主刺血拔罐治疗癫痫 23 例（病程 3 个月至 18 年不等）。首先循经推按腰背部督脉及足太阳经 3 遍；然后在长强、会阳行刺血拔罐；最后在腰背部督脉及足太阳经上行推罐术 3~5 遍结束治疗。一般每周治疗 2 次，发作频繁者可 2 日 1 次，10 次为 1 个疗程。结果：基本治愈（半年内无复发，且停用一切药物）9 例，显效（发作次数明显减少，症状也明显减轻）12 例，无效 2 例。《浙江中医杂志》1995 年第 7 期报道：三棱针刺长强治疗癫痫 136 例。患者伏卧膝胸位，用三棱针沿尾骨向上直刺 1.5 寸，静留针 3~5 分钟出针。每隔 2 日 1 次，10 次为 1 个疗程，每 2 个疗程之间停针 7 日，一般针 3 个疗程。经针刺 1~3 个疗程后，痊愈 82 例（60.3%），且随访 1 年未见复发；显效 49 例（36%），由原来 7 日发作 1 次推迟至 1 个月或更长时间发作 1 次；5 例无效，总有效率 96.3%。《实用中医内科杂志》1996 年第 1 期报道：长强埋线治疗癫痫 40 例（均长期服用抗癫痫药未得控制）。全部病例均在发作休止期进行操作，首次采用割治埋线：患者俯卧位，长强严格消毒后，用 2% 利多卡因 2mL

局麻，5 分钟后用手术刀按矢状切口（长约 1cm、深 4~5cm），用止血钳取出少许脂肪或皮下组织（不可太深，以免损伤神经和血管），缓缓将长 2~3cm 的医用肠线埋入皮下，切口不必缝合，加压盖消毒纱布即可。第 2 次埋线可不用切开，用三角直针（规格 9×15mm 为好）穿以 0~1 号铬制羊肠线，局麻并消毒后由长强进针向上到腰俞下 2cm 处出针，紧贴皮肤将羊肠线的两头剪断，拉扯几下皮肤，让肠线完全埋入皮下，再消毒针孔，敷以无菌纱布。每埋 1 次即为 1 个疗程，每疗程间隔 30~45天。埋线后停用抗癫痫药物，埋线期间禁烟、酒或辛辣刺激食物，禁止体力劳动及淋浴。结果：痊愈 16 例（40%），显效 12 例（30%），好转 9 例（22.5%），无效 3例（7.5%），有效率 92.5%。

4. 其他病症 盆底肌痉挛综合征：《湖南中医杂志》1997 年第 4 期报道：长强穴位注射治疗盆底肌痉挛综合征 115 例。患者取侧卧位，曲膝至胸，取复方丹参注射液 2mL 和 1% 利多卡因 3mL 混合，注入长强。5 日 1 次，3 次为 1 个疗程。结果：临床治愈 97 例，其中 1 次治愈者 81 例，2 次治愈者 14 例，3 次治愈者 2 例；好转16 例，无效 2 例，有效率 98%。所有患者均随访半年至 2 年，疗效巩固。

原穴可分别与络穴、背俞穴、腹募穴、下合穴等其他特定穴合用，治疗各脏腑、经脉的急慢虚实寒热之证。与络穴相配，称为"原络配穴法"或"主客配穴法"。为表里经配穴法的代表，主治表里两经的病变，临床应用最为广泛。如外感之人又患腹泻或便秘，应以肺经原穴太渊配大肠经络穴偏历宣肺止咳；以大肠经原穴合谷配肺经络穴列缺调理肠道。肝郁化火而致胆之相火亢盛出现烦躁、口苦、胸胁苦满等郁火证，选肝经原穴太冲配胆经络穴光明，以疏泄肝胆之郁火。

关于表里经原络配穴法组合中原穴与络穴的选择，一般应遵循以下两点原则：

1. 按表里经脉病变之先后次序定原络 在表里两经同时出现病变的情况下，以先病经脉的原穴配后病经脉的络穴。例如手太阴肺经先病，出现咳嗽、喘息、气急、胸闷等肺部症状，又兼见腹痛、腹泻或便秘等手阳明大肠经病候，就以手太阴之原太渊配手阳明之络偏历；反之，如果是大肠经先病，肺经后病，则应以手阳明之原合谷配手太阴之络列缺。再如足厥阴肝经先病，出现头晕目眩、视物昏花、两胁胀痛等证，又见口苦等足少阳胆经病候，就以足厥阴之原太冲配足少阳之络光明；反之，如果是胆经先病，肝经后病，则应以足少阳之原丘墟配足厥阴之络蠡沟。余依此类推。

2. 以表里经脉病变的主次轻重定原络 即以主要病经的原穴（主）配次要病经的络穴（客）。例如病变以肺经为主，症见咳嗽、喘息、气急、胸闷、咽痛，伴轻微发热、头痛等，就以肺经之原太渊为主，配大肠经之络偏历为客；反之，如果病变以大肠经为主，症见发热、头项强痛、鼻塞、大便失调，伴轻度咳嗽，则应以手阳明之原合谷为主，配手太阴之络列缺为客。再如病变以肝经为主、胆病为辅，症见头晕目眩、嗳气反酸、两胁胀痛，伴黄疸、口苦等，就以肝经之原太冲为主，配胆经之络光明为客；反之，如果病变以胆经为主、肝病为辅，则应以胆经之原丘墟为主，配肝经之络蠡沟为客。余依此类推。

有些由外感、内伤导致的慢性病症，也可以单用本经的原穴和络穴同治，往往收效良好。例如久咳不愈以肺经原穴太渊透刺络穴列缺；长期失眠以心经原穴神门透刺络穴通里，或者以心包经原穴大陵配络穴内关；腕关节慢性劳损以手少阳之原阳池配络穴外关等。《针灸临床杂志》1997 年第 11 期有关于原穴在针灸急诊中的应用经验，以原、络相配（大陵、外关）止心绞痛；原、俞相配（丘墟、胆俞）镇蛔厥痛；原、募相配（太冲、中极）通尿潴留；原、合相配（合谷、委中）平急惊风。

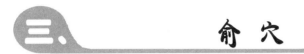

俞　穴

俞穴是脏腑、经络之气输注于腰背部足太阳经第一侧线上的十二个经穴，又称"背俞穴"，均以相应脏腑的名称命名。其中的心俞、肺俞、肝俞、脾俞、肾俞又简称"五脏俞"。背俞穴的位置大体与相关脏腑在体内的部位上下排列相接近（表3）。

现将六脏六腑背俞穴列表如下（表3）：

表3　六脏六腑背俞穴

脏	背俞穴	腑	背俞穴
肺	肺俞	大肠	大肠俞
心包	厥阴俞	三焦	三焦俞
心	心俞	小肠	小肠俞
脾	脾俞	胃	胃俞
肝	肝俞	胆	胆俞
肾	肾俞	膀胱	膀胱俞

《灵枢·背俞》说："则欲得而验之，按其处，应在中而痛解，乃其俞也。"说明背俞穴往往是内脏疾患的病理反应点。其表现可有压痛、敏感、迟钝、麻木、皮下组织变异、皮肤导电量的变化以及知热感度的减退或增强等，并具有较高的诊断价值和很好的调治内脏疾病的作用。

背俞穴基本上位于脊神经根部，发出脊神经的各个脊节一方面向胸腹腔分出支配内脏的交感神经，另一方面又向体表的一定区域分出知觉神经，二者在脊神经根部存在着交通支，构成内脏神经与躯干神经相互联系的桥梁。所以，当内脏发生疾病时，病邪可以通过这个桥梁反映到体表。如心绞痛向左肩胛区放射，肝胆区疼痛向右肩胛区放射。

内脏有病能反映到体表，西医称之为"皮肤-内脏反射"。而刺灸背俞穴正好能够抑制这种反射，从而达到治疗内脏疾病的目的（针灸体表腧穴治疗内脏疾病、调节脏腑功能，这本身就是另一种意义上的皮肤-内脏反射）。

背俞穴的治疗特点主要是扶正补虚。调节脏腑功能，偏于治疗相应脏腑的慢性虚弱性病症。同时，也能治疗各自脏腑所属的经脉病。另外，"五脏俞"还用于治疗所开窍的五官病、所主持的五体病。如肝俞治肝病，肾俞治肾病，心俞、肺俞调理心肺，脾俞、胃俞调理脾胃。肝主筋，开窍于目，肝俞即可治疗筋病和目疾以及足厥阴肝经经脉循行所过部位的病变；肾主骨，开窍于耳和前后二阴，肾俞即能治疗骨病和耳疾、前后二阴病变以及足少阴肾经循行所过部位的病变。肺俞治疗咳嗽、气喘，属于脏腑病；肺开窍于鼻、系于咽喉、外合皮毛，故肺俞又分别治疗鼻病、咽喉病和皮肤病以及手太阴肺经循行所过部位的病变。脾俞主治腹胀、腹泻，属于脏腑病；脾开窍于口、其华在唇、主四肢肌肉，故脾俞又分别治疗口唇和四肢病变以及足太阴脾经循行所过部位的病变。湿痹久治不愈，致四肢关节、肌肉肿胀疼痛，也可以根据"脾主湿"之理，取脾俞进行治疗。

背俞穴之间相互配用治疗相应脏腑的慢性虚弱性病症也为针灸临床所习用。例如心脾两虚以心俞配脾俞，心肾不交以心俞配肾俞，脾胃虚寒以脾俞配胃俞，肝肾亏虚以肝俞配肾俞等。

附：背俞穴定位主治歌

腰背分布膀胱经，夹脊寸半背俞平；
一椎大杼二风门，三肺四厥五是心；
六督七膈八椎胰[1]，肝胆脾胃依次行[2]；
腰椎三焦肾气海，大肠关元相呼应[3]；
骶椎始接小肠俞，膀胱中膂白环停[4]；
从上到下来排列，脏腑背俞相临近；
经络气血注背俞，反应病变诊断明；
临床主治脏腑病，偏治慢性虚弱症；
相应五官病宜取，所主五体病可行[5]；
夹脊三寸作辅助，五脏所藏来命名[6]；
背部俞穴应斜刺，肾俞以下可刺深；
最宜灸法和拔罐，梅花叩刺常规经[7]。

注：
[1] 第 8 胸椎棘突下旁开 1.5 寸原本没有腧穴，据现代新穴记载，应为胰俞（即"胃脘下俞"），主治糖尿病等与胰腺有关的病症。

[2] 肝俞、胆俞、脾俞、胃俞依次位于第 9、10、11、12 胸椎棘突下旁开 1.5 寸。

[3] 第 1~5 腰椎棘突下旁开 1.5 寸分别是三焦俞、肾俞、气海俞、大肠俞、关元俞。

[4] 第 1~4 骶椎棘突下旁开 1.5 寸分别是小肠俞、膀胱俞、中膂俞、白环俞。

[5] "五体"即肺主皮毛，心主血脉，肝主筋，肾主骨，脾主四肢肌肉。

[6] 肺藏魄，与肺俞平齐的穴为魄户；心藏神，与心俞平齐的穴为神堂；肝藏魂，与肝俞平齐的穴为魂门；脾藏意，与脾俞平齐的穴为意舍；肾藏志，与肾俞平

齐的穴为志室。

　　[7] 针灸临床用梅花针治疗内脏病，往往把腰背部足太阳膀胱经夹脊 1.5 寸第一行作为常规叩刺部位。

（一）肺俞（Feishu BL13）

　　【出处】《灵枢·背腧》：五脏之腧，出于背者……肺俞在三焦之间……夹脊相去三寸所。

　　【归经】足太阳膀胱经。

　　【定位】第 3 胸椎棘突下（身柱），后正中线旁开 1.5 寸（图 3-1）。

　　【释名】穴与肺脏相应，为肺的背俞穴，故名。

　　【类属】肺脏背俞穴。

　　【穴性】清热解表、宣理肺气、滋补肺阴、通络止痛。

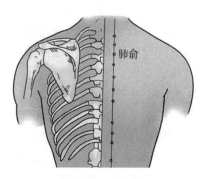

图 3-1　肺俞

　　【主治】

　　1. 呼吸系统病症　咳嗽，咳血，喉痹，感冒，哮喘，肺炎，肺气肿，肺结核，过敏性鼻炎。

　　2. 胸背部病症　胸闷，心悸，胸膜炎，佝偻病，胸背部软组织损伤、神经痛。

　　3. 皮肤病症　皮肤瘙痒，荨麻疹，痤疮，带状疱疹。

　　4. 其他病症　自汗盗汗，骨蒸潮热，眩晕，呕吐，黄疸，呃逆，胃脘痛，泄泻，痢疾，耳聋，消渴，癫狂，肾炎，风湿性关节炎。

　　【配伍】配中府治疗咳嗽；配百劳、尺泽、孔最治疗咯血；配太溪、鱼际、照海治疗咽喉肿痛；配膏肓、三阴交治疗骨蒸、潮热、盗汗；配曲池、血海治疗皮肤瘙痒、荨麻疹；配风池、太阳、肝俞治疗头项强痛或眩晕。

　　【刺灸法】向下或脊旁斜刺 0.5~0.8 寸。不可过深，以免误入胸腔损伤肺脏；可灸。

　　【古代应用】

　　《备急千金要方》：灸主黄疸，通治百毒病。

　　《千金翼方》：心烦上气，灸肺俞，针入五分。

　　《经穴图考》：腰脊强痛，背偻如龟，寒热，瘿气，黄疸。

　　《眼科龙木论》：头目眩。

　　《采艾编翼》：劳病骨蒸。

　　【临床报道】

　　1. 呼吸系统病症

　　（1）咳嗽：《浙江中医杂志》1995 年第 5 期报道，肺俞点刺出血拔罐治疗咳嗽 82 例。取双肺俞，常规消毒后以三棱针点刺，再拔上火罐，轻轻提拿，以使点刺处出血为度，15 分钟后取罐。隔日 1 次，6 次为 1 个疗程。结果：属于急性支气管炎 45 例，痊愈 40 例，显效 2 例，好转 2 例，无效 1 例；属于急性咽炎 12 例，痊愈 8 例，显效 3 例，好转 1 例；属于慢性支气管炎急性发作 19 例，痊愈 7 例，显效 7 例，好转 3 例，无效 2 例；属于慢性支气管炎合并肺气肿 6 例，好转 3 例，无效 3 例。《中国针灸》2003 年第 11 期报道：肺俞针刺加艾灸治疗风寒咳嗽 40 例。隔日 1 次，3 次为 1 个疗程。结果：痊愈 36 例，好转 4 例，全部有效。

（2）慢性支气管炎：《中医药信息》1987 年第 2 期报道，针灸肺俞、膏肓治疗慢性支气管炎 246 例。可酌情加用天突、膻中，针灸并用，动留针 15~20 分钟。每日或隔日 1 次，10 次为 1 个疗程。结果：临床控制 82 例（33.3%），好转 107 例（43.5%），无效 57 例（23.2%），有效率为 76.8%。《广西中医药》1988 年第 2 期报道：肺俞埋针治疗慢性支气管炎 48 例。主穴肺俞，配穴大杼、风门。按操作规程埋针后用胶布固定，每日揉埋针处 2 次，每次 30 秒钟。7 次为 1 个疗程。结果：痊愈 12 例，显效 10 例，好转 22 例，无效 4 例。《陕西中医》2001 年第 4 期报道：肺俞、肾俞为主拔罐治疗慢性支气管炎 160 例。肺俞、肾俞先行穴位拔罐，而后肺俞、肾俞、中府、膏肓等穴位再行梅花针叩刺后贴敷药物。结果：总有效率为 88.75%。《针灸临床杂志》2003 年第 6 期报道：肺俞、定喘、心俞为主治疗慢性支气管炎 560 例。取双侧肺俞、定喘、心俞，先针后灸；再将半夏、细辛、沉香、川芎、白芥子等药制成药膏，分别于每年夏三伏的头一天和冬三九的头一天贴于上述穴位。6 次为 1 个疗程，连续治疗 2 年为 2 个疗程。结果：痊愈 300 例（53.6%），显效 180 例（32.1%），好转 60 例（10.7%），无效 20 例（3.6%），总有效率 96.4%。

（3）哮喘：《山东医药》1988 年第 1 期报道，肺俞穴位注射治疗哮喘 31 例。在肺俞注入维生素 K_3 注射液 2~4mL。每日 1 次，2 周为 1 个疗程。经过 1~3 个疗程的治疗，全部治愈。随访 6 个月至 1 年半，复发 2 例，但症状较轻。《中国针灸》1991 年第 5 期报道：挑刺肺俞治疗咳喘 50 例。按穴位挑刺常规操作，10 日 1 次。结果：痊愈 10 例，好转 40 例，全部有效。《陕西中医》1988 年第 6 期报道：肺俞穴药物敷贴治疗哮喘 1000 例。主穴肺俞，配穴心俞、膈俞。药物组成：延胡索、细辛各 4g，甘遂、白芥子各 17g，共研细末。取鲜生姜 20g 捣烂取汁，将药粉调成糊状，于三伏天用伤湿止痛膏贴敷，每穴贴敷 2~3 个小时。每间隔 10 日 1 次，3 次为 1 个疗程，连续贴敷 3 年。结果：痊愈 50 例（5%），贴敷 1、2、3 年的显效率分别为 375 例（37.5%）、560 例（56%）、600 例（60%）。《实用中西医结合杂志》1990 年第 4 期报道：肺俞药物敷贴治疗小儿咳喘 222 例。药物组成：扑尔敏 80mg，左旋咪唑 1g，氨茶碱 2g，维生素 C 10g，百部、桔梗各 15g。共研细末，分别按 1 岁 0.4g，1~2 岁 0.6g，2~5 岁 0.8g，5 岁以上 1.2g 的剂量，取药粉与生姜汁拌匀，用伤湿止痛膏敷于肺俞穴，每穴贴敷 1~3 个小时。每日 1 次。4 次的治愈率达 94.4%，与常规服用止咳平喘药物的对照组差异显著。《中国针灸》1994 年增刊报道：针灸肺俞、定喘等穴治疗哮喘 68 例。急性发作期配用尺泽、列缺、丰隆、天突等穴，风寒犯肺加大椎、风门，流涕加巨髎，痰热加鱼际、合谷，鼻塞、喷嚏加攒竹；缓解期配用

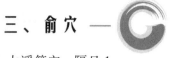

膏肓、关元、太渊，肺脾气虚加脾俞、足三里，肺肾阳虚加肾俞、太溪等穴。隔日1次，10次为1个疗程。经治5个疗程，痊愈12例（17.6%），显效22例（32.4%），好转26例（38.2%），无效8例（11.8%），有效率为88.2%。《湖南中医杂志》1995年第2期报道：取肺俞配中府穴位埋线治疗哮喘64例。取俞募穴肺俞（双）、中府、脾俞（双）、膻中、肾俞（双）、关元、心俞、巨阙。每次取俞募1对，常规消毒，并行局部麻醉，左手用持针器夹备用羊肠线头，右手持医用埋线三角针，缺口向下压线，以15°角向上刺，将线埋入穴位下0.6寸左右，快速出针。局部再次消毒后，敷盖消毒纱布固定1~2日即可。每2~3周治疗1次，5次为1个疗程。结果：显效38例，好转24例，有效率96.9%。《中国针灸》1996年第1期报道：肺俞拔药水罐治疗支气管哮喘102例。方剂组成：麻黄50g，苏子、地龙各40g，生军30g。浸泡、水煎、过滤，制成40%灭菌溶液400mL备用。把药液加温至45℃左右，按拔水罐操作规程，嘱患者俯卧，术者（或助手）一手持罐，罐口向下紧扣于肺俞穴，另一手持注射器吸取药液25~45mL注于水罐内，再用注射器或吸引器抽出罐内空气形成负压，然后留置20~40分钟。每日1次，10次为1个疗程。过敏体质的患者，罐内负压可酌情调节，同时拔罐的时间可减少至15分钟。拔水罐部位起水疱者可用注射器针头吸尽其中液体，以无菌纱布覆盖保护，同时拔罐穴位可暂时改用大肠俞。结果：经过20次以上的治疗，治愈31例（30.4%），好转62例（60.8%），无效9例（8.8%）。《中国针灸》1997年第1期报道：肺俞穴位注射鱼腥草液治疗支气管哮喘30例。抽取4mL鱼腥草注射液，注入双侧肺俞（向脊柱方向斜刺），每穴2mL。隔日1次，10次为1个疗程，治疗3个疗程。结果：临床控制12例，显效8例，好转6例，无效4例，有效率87%。

（4）肺炎：《新医药学杂志》1976年第8期报道，肺俞穴位注射治疗小儿肺炎31例。于双侧肺俞各注入黄连素药液0.2mL。每日1次。经过3~4次的治疗，痊愈29例（93.5%）。《陕西新医药》1976年第6期报道：肺俞穴位注射治疗小儿支气管肺炎50例。注入青霉素5万IU、链霉素125mg（先做皮试）。每日2次。结果：全部治愈。《陕西中医》1983年第3期报道：肺俞穴位注射治疗大叶性肺炎62例。注入注射用水，首次1mL，1小时后再注射2~3mL，以后每日2次。经4~40日治疗，痊愈56例（90.3%），好转6例。

（5）支气管扩张：《安徽中医学院学报》1990年第4期报道，肺俞穴位注射治疗支气管扩张咯血77例。注入阿托品0.5mg加生理盐水3mL。每日1次，连续治疗5次。结果：显效49例（63.6%），好转22例，无效6例。较西药止血加抗生素疗法加快了止血时间，缩短了疗程。

（6）肺结核：《中国针灸》1999年第4期报道，在化疗药物同时采用低能量He-Ne激光照射本穴及肺空洞距体表最近部位治疗初期浸润型肺结核病91例。结果：痰菌转阴率为96.7%，病灶显著吸收率为65.2%，症状改善时间平均为6.5日。

（7）鼻炎：《中国针灸》1989年第3期报道，肺俞穴药物敷贴治疗过敏性鼻炎556例。主穴：肺俞。配穴：大杼、风门、脾俞、肾俞。将白芥子、细辛、甘遂按

50%、30%、20%的比例研成细末，再用生姜汁调成糊状，于三伏天用伤湿止痛膏贴敷，每穴贴敷1~3个小时。每间隔10日1次，3次为1个疗程。结果：痊愈58例（10.5%），好转405例（72.8%），无效93例（16.7%），有效率83.3%。《上海针灸杂志》2003年第6期报道：肺俞、肾俞穴位注射治疗过敏性鼻炎68例。取双侧肺俞、肾俞，用维生素 B_1、维生素 B_{12}、胎盘组织液穴位注射。隔日1次，10次1个疗程。结果：痊愈30例，显效25例，好转10例，无效3例，有效率95.6%。《中国针灸》2004年第5期报道：肺俞配神阙拔罐治疗过敏性鼻炎52例。用大号真空罐疗器吸拔于双侧肺俞和神阙，肺俞50分钟，至皮肤发疱为佳（尤其是治疗初期）；神阙30分钟，至局部微肿。注意：尽量不将水疱弄破，让其自行吸收，待肺俞处发疱结痂消除后，再行下1次治疗。3日1次，10次为1个疗程。经治疗3个疗程，痊愈28例（53.8%），显效14例（26.9%），好转7例（13.5%），无效3例（5.8%），有效率94.2%。

2. 皮肤病症

（1）皮肤感觉异常：《中国针灸》1997年第8期报道，针刺治疗皮肤感觉异常9例。按异常感觉分类：腰部烧灼痛感1例，双下肢虫咬感1例，全身蚁爬感4例，不定处刺痛感3例。取肺俞、三焦俞，针刺泻法。结果：全部在3~7次内治愈。

（2）痤疮：《上海针灸杂志》1995年第3期报道，肺俞穴位注射治疗痤疮40例。主穴肺俞，配穴足三里。注入甲氰咪胍注射液2mL加利多卡因1mL，每穴0.5mL。每日1次，10次为1个疗程。经3个疗程治疗，痊愈24例，显效7例，好转6例，无效3例。《江苏中医药》2004年第5期报道：双侧肺俞、足三里自身肘静脉血穴位注射治疗寻常性痤疮80例。抽取患者肘静脉血4mL分别注入上述穴内，每穴1mL，以创可贴敷盖针孔。3日1次，5次为1个疗程。结果：治愈72例（90%），显效6例（7.5%），无效2例（2.5%），有效率97.5%。

（3）荨麻疹：《针灸临床杂志》1995年第3期报道，本穴配膈俞点刺出血加拔火罐治疗胃肠型荨麻疹56例。每日1次。经治3~8次，全部获效。

（4）带状疱疹：《云南中医杂志》2003年第4期报道，肺俞隔姜灸治疗带状疱疹38例。每次灸3壮，每日1次。结果：治愈34例，好转3例，无效1例，有效率97.4%。《针灸临床杂志》2004年第9期报道：针刺肺俞配肝俞、胆俞、阿是穴等加中药雄黄、琥珀、朱砂、轻粉外用治疗带状疱疹15例。痊愈11例，好转3例，无效1例。

3. 其他病症

（1）糖尿病：《上海针灸杂志》1997年第6期报道，肺俞、太渊为主治疗消渴证14例。肺俞用泻法，太渊用补法。结果：显效2例，好转8例，无效4例，有效率71%。

（2）肩周炎：《中国针灸》1997年第3期报道，本穴留置皮内针治疗肩周炎32例。取患侧肺俞，埋入颗粒型皮内针，用胶布固定针柄。3日换1次，5次为1个疗程。2个疗程间隔5日，3个疗程后观察疗效。结果：治愈23例，好转7例，无效2

例，有效率 93.8%。

【现代研究】

1. 呼吸系统方面 近代研究证明：针刺肺俞可使通气量、肺活量及耗氧量增加，能改善呼吸功能和代谢功能，对支气管哮喘发作期能减低气道阻力。

《中国针灸》1996 年第 2 期报道：从西医角度来看，肺俞与肺脏解剖位置非常接近，而在神经分布上，肺俞与肺脏属同脊髓节段分布，因此针刺肺俞能明显调整肺功能，其治疗作用较肢体取穴的效果好。同期报道：对肺俞平喘作用的特异性进行了研究。分别电针肺俞、少商、鱼际、太渊、经渠、列缺、丘墟，观察 7 穴对咳喘患者即刻平喘作用的特异性。结果：肺俞平喘效果最佳，丘墟效果最差。上述肺经 5 穴效果次于肺俞而优于丘墟，统计学处理有非常显著性差异（$P<0.005$）。

《针灸临床杂志》1996 年第 11 期报道：电针肺俞能明显改善小气道功能，推测其机理为解除细支气管痉挛，减轻水肿，降低外周气道阻力，使通气功能得到改善。

《中国针灸》1997 年第 10 期报道：针刺肺俞能明显改善肺功能，在留针 20 分钟时可见针刺效应，40 分钟时针刺效应最明显，60 分钟时针刺效应有所降低。提示不同留针时间对肺功能的改善效应是不同的。

《第四军医大学学报》2002 年第 3 期报道：应用美制 2120 肺功能仪分别于针刺前 10 分钟及针刺后 10 分钟、艾灸前 10 分钟及艾灸后 10 分钟测试用力肺活量（FVC）、用力呼气量（FEV）、最大呼气中段流量（MMF）、最大呼气流速（PEFR）和 75%、50%、25% 肺活量时的最大呼气流速（V75，V50 和 V25）。结果显示：针刺及艾灸肺俞穴后 FVC 明显增高（$P<0.05$），其余各项指标针刺及艾灸前后无明显变化（$P>0.05$），且两种治疗方法之间无显著性差异（$P>0.05$）。提示针刺或艾灸背部的肺俞，可提高健康人的 FVC，这对揭示针灸治疗呼吸系统疾病的机制具有重要意义。

2. 对机体细胞免疫的影响 《中国实验临床免疫学杂志》1990 年第 5 期报道：动物实验发现，针刺肺俞能显著增强红细胞 C3b 受体免疫黏附活性，且具有一定持续效应。表明红细胞免疫与中医中肺脏功能活动有关而肺俞是肺脏经气输注于背部的特定穴位，具有调理其脏腑功能和协调阴阳平衡的作用。

《针灸临床杂志》1999 年第 5 期报道：取双侧肺俞、脾俞、足三里等穴，对老年肾虚、红细胞免疫功能低下患者用麦粒灸，每穴 5 壮，以皮肤潮红为度，共灸 15 次。结果发现：灸后 RBC-C3b、RBC-IC 花环均显著提高。

《国外医学·中医中药分册》2003 年第 3 期报道：选用肺俞等背俞穴以及关元、足三里等穴，能增强癌症患者免疫力，多使 OKT4/8 比值及 NK 细胞活性升高。

（二）厥阴俞（Jueyinshu BL14）

【别名】 厥俞、厥腧、阙俞、心包腧。

【出处】《备急千金要方》：胸中膈气，聚痛，好吐，灸厥阴俞随年壮。

【归经】 足太阳膀胱经。

【定位】第 4 胸椎棘突下，后正中线旁开
1.5 寸（图 3-2）。

【释名】厥阴，指心包；俞，输注。穴与心
包相应，为心包背俞穴，故名。

【类属】心包背俞穴。

【穴性】清心宁志、宽胸理气。

【主治】

1. 心血管系统病症 心痛，心悸，胸闷，
冠心病，心绞痛，心肌炎，风湿性心脏病。

2. 肺胸病症 咳嗽，胸痛胁满，肋间神
经痛。

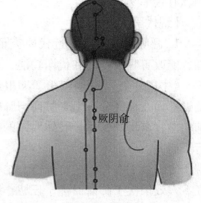

图 3-2 厥阴俞

3. 神志病症 焦虑症、神经衰弱，失眠。

4. 其他病症 呕吐，胃炎，肩胛酸痛，背部软组织损伤。

【配伍】配膻中治疗心痛心悸、胸满、烦闷；配内关、胃俞治疗胃痛、呕吐；
配间使、神门治疗心烦失眠、神经衰弱。

【刺灸法】向下或脊旁斜刺 0.5～0.8 寸。不可过深，以免误入胸腔损伤肺脏；
可灸。

【古代应用】

《备急千金要方》：胸中膈气，聚痛，好吐，灸厥阴俞……随年壮。

《外台秘要》：主胸中膈气。

《针灸逢源》：治咳逆，心痛，呕吐烦闷。

《医学入门》：主呕逆，牙痛，胸闷。

《循经考穴编》：主两胛痛楚，呕逆气结，胸闷心疼。

【临床报道】

冠心病、心绞痛：《中国针灸》1987 年第 2 期报道，以厥阴俞透心俞配内关治
疗心绞痛 30 例。常规针刺，7 日为 1 个小疗程，21 日为 1 个大疗程。经 2～4 个大疗
程治疗。结果：解除心绞痛症状有效率 93.3%；改善心电图有效率 33.3%；合并高
血压者 17 例，治疗后收缩压下降 20mmHg 者 15 例（88%），舒张压下降 10mmHg 者
12 例（70.6%）；治疗前后作胆固醇检查者 27 例，治疗后胆固醇下降 20mg 者 8 例
（29.6%）；治疗后患者普遍反映睡眠好转，食欲增加，精神状态好转（详见手厥阴
心包经络穴内关）。《陕西中医》1995 年第 9 期报道：针灸厥阴俞、心俞、巨阙、膻
中等穴治疗冠心病 50 例。主穴：厥阴俞、心俞、巨阙、膻中。配合八脉交会穴及心
经、心包经郄穴两组：①膻中、厥阴俞、三阴交、郄门；②巨阙、心俞、膈俞、内
关、公孙、阴郄。两组交替使用；痰浊加太渊；虚寒灸膻中或膈俞；常规针刺，虚
补实泻。每周 3 次，10 次为 1 个疗程，一般治疗 3 个疗程。结果：对气短的有效率
为 92%；对胸闷的有效率 87.5%；对胸痛的有效率 86.7%；对心悸的有效率为
78%；且对主症、心电图、血脂、心功能均有所改善。《中国针灸》2004 年第 12 期

报道：厥阴俞、心俞丹参注射液穴位注射治疗冠心病 8 例。取穴厥阴俞、心俞，二穴交替选用。将丹参注射液 2mL 缓缓注入两侧穴位。隔日 1 次，10 日为 1 个疗程，共治疗 3 个疗程。通过与常规服用丹参滴丸的对照组比较，穴位注射对稳定型冠心病有较好疗效。

【现代研究】

1. 心血管系统方面 《国外医学·中医中药分册》1986 年第 8 期报道：对冠状动脉供血不全、心电图呈现 ST 段、T 波异常者，经针刺厥阴俞、心俞，发现针刺后患者的胸痛、胸部压迫感明显减轻，心电图显示心肌活动有所增强，ST 段异常者中有 56% 能见到明显改善，并使心绞痛次数明显减少。

《针灸临床杂志》1995 年第 2 期报道：复方丹参注射液、独参注射液厥阴俞、心俞、内关穴位注射治疗冠心病 102 例。观察到临床症状有效率为 96.5%，心电图好转率为 82.9%，全血比黏度、血清比黏度显著降低。

《中国中医科技》2002 年第 5 期报道：采用动物实验观察了针刺厥阴俞、心俞、膻中、内关、足三里等穴对再狭窄模型的影响。结果显示：针刺能升高一氧化氮含量及一氧化氮合成酶的活力。表明了针刺能抑制血小板和单核巨噬细胞的黏附、内皮细胞和平滑肌细胞增殖，扩张动脉血管，从而影响动脉再狭窄的病理进程。因而揭示了针刺治疗动脉再狭窄的作用机理。

2. 脑血管病症方面 《针刺研究》1994 年第 2 期报道：针刺厥阴俞、心俞具有明显提高急性缺血性脑卒中临床疗效的作用。其可能的机制是针刺通过神经-内分泌系统的整合，作用于中枢神经系统，提高血浆降钙素基因相关肽、6-酮-前列腺素水平，降低血浆血栓素 B_2 水平，缩小脑梗死的体积，改善心电图指标，降低神经功能缺损评分。同时可能通过改善心脏功能，促进脑功能的改善，达到提高临床疗效的目的。

（三）心俞（Xinshu BL15）

【出处】《灵枢·背腧》：心俞在五椎之旁……夹脊相去三寸所。

【归经】足太阳膀胱经。

【定位】第 5 胸椎棘突下（神道），后正中线旁开 1.5 寸（图 3-3）。

【释名】穴与心相应，为心的背俞穴，故名。

【类属】心的背俞穴。

【穴性】通心脉、宁心神、调气血。

【主治】

1. 心血管系统病症 胸痛引背，心悸，心

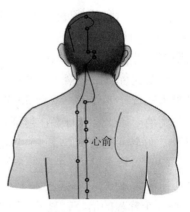

图 3-3 心俞

烦，胸闷，冠心病，心绞痛，风湿性心脏病，心动过速，心房纤颤。

2. 神志病症 癫狂，痫证，失眠，健忘，神经衰弱，精神分裂症，癔症。

3. 其他病症 梦遗，盗汗，溲浊；气喘，咳嗽咯血；呕吐不食，胃出血、胆囊炎，口疮，背痛，痈疽发背，肋间神经痛，背部软组织损伤。

【配伍】配巨阙治疗心痛引背、冠心病、心绞痛；配神门、三阴交治疗健忘、失眠、惊悸、梦遗；配太渊、孔最治疗咳嗽、咯血；配神门、百会、大陵、合谷治疗癫痫、狂躁。

【刺灸法】向下或脊旁斜刺 0.5~0.8 寸。不可过深，以免误入胸腔损伤肺脏；可灸。

【古代应用】

《备急千金要方》：吐逆，呕不得食，灸心俞百壮。

《百证赋》：治风痫常发。

《外科大成》：治发背。

《痈疽神妙灸经》：治喉毒、悬痈，当灸心俞穴，不拘壮数，待宽即止。

【临床报道】

1. 心血管系统病症

（1）心悸：《上海针灸杂志》2002 年第 3 期报道，针刺心俞、脾俞、内关等穴为主治疗心悸 56 例。结果：痊愈 16 例，显效 22 例，好转 14 例，有效率 92.9%。

（2）心绞痛：《中国针灸》1987 年第 2 期,：电针心俞、厥阴俞、内关等穴治疗冠心病心绞痛 30 例。常规针刺，得气后带电留针 20 分钟。每日 1 次，7 次为 1 个疗程。结果：症状改善方面显效 10 例，好转 18 例，无效 2 例；心电图改善方面显效 4 例，好转 6 例，无变化 20 例。有报道：针刺心俞治疗心绞痛 30 例。常规针刺，每次留针 10 分钟，行刮针手法。轻者每日治疗 1 次，重者每日治疗 2 次。1 次疼痛即止者 20 例，2 次疼痛解除 5 例（吕景山，《单穴治病选萃》，人民卫生出版社，1993 年）。《中国针灸》1999 年第 7 期报道：针刺心俞、肝俞等穴为主治疗冠心病心绞痛 34 例。结果：显效 14 例，好转 17 例，有效率 91.18%。《针灸临床杂志》2000 年第 3 期报道：针刺心俞等穴治疗不稳定型心绞痛 28 例。第 1 组取心俞、肝俞、膈俞、三阴交、外关，第 2 组取膻中、巨阙、内关、太冲、光明。前 5 日每日 2 次，上午下午两组交替使用；第 6 日开始每日 1 次，两组穴位隔日交替使用，用提插捻转平补平泻法行针 1 分钟，留针 30 分钟，每 5 分钟运针 1 次，连续针刺 14 日。同时给予静滴消心痛、复方丹参注射液，口服阿司匹林、倍他乐克、心痛定。结果：显效 23 例，好转 4 例，有效率 96.4%。

（3）心律失常：《中国针灸》1996 年第 6 期报道，心俞、内关穴位注射治疗室性心律失常 30 例。每穴注入 1% 利多卡因注射液 1mL。每日 1 次，3 次为 1 个疗程。经 1~3 个疗程的治疗，显效 17 例，好转 10 例，无效 3 例。《陕西中医》2002 年第 8 期报道：心俞、内关等穴位注射治疗心律失常 47 例。将生脉注射液及丹参注射液注入心俞、内关等穴，以心电图作为观察指标。结果：治愈 5 例，好转 33 例，无效

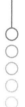

9 例，有效率 80.9%。其中即时生效 2 例（5.3%），逐渐生效 36 例（94.7%）。

2. 神经系统病症

（1）失眠：《北京中医》1998 年第 3 期报道，以本穴为主隔姜灸治疗失眠症 45 例（治疗期间停用一切安眠药）。结果：痊愈 25 例（55%），显效 10 例（22%），好转 7 例（15%），无效 3 例，有效率为 93%。

（2）发作性睡病：《新中医》1976 年第 4 期报道，针刺心俞治疗发作性睡病 2 例。常规针刺，得气后留针 15 分钟。每日或隔日 1 次。结果：均获痊愈。

3. 其他病症

（1）口疮：《陕西中医》2004 年第 12 期报道，取心俞为主，穴位注射胸腺肽治疗心火上炎型复发性口疮 17 例。根据病情，按中医分型取穴：心（胃）火上炎、气血两虚取心俞，配足三里；阴虚火旺加三阴交。左右交替注射胸腺肽 20mg/5mL。每日 1 次，10 次为 1 个疗程。结果：临床控制 1 例，显效 9 例，好转 5 例，无效 2 例，显效率 58.8%，有效率 88.2%。

（2）胆囊炎：《成都中医学院学报》1988 年第 3 期报道，利用推拿心俞、督俞及膈俞治疗胆囊炎 45 例。患者俯卧位，术者用拇指的指腹或大小鱼际或掌根部在穴位上进行按揉，每次 10~20 分钟，部分患者在背部压痛区结合拔火罐。每日 2 次，5 日为 1 个疗程。结果：好转 40 例，无效 5 例（均伴有肝胆结石）。

【现代研究】

1. 心血管系统方面　《针刺研究》1997 年第 3 期报道：温针灸心俞可抑制交感神经，使心率减慢。

《贵州医药》2002 年第 2 期报道：动物实验表明，心俞注射丹参药液对急性心肌梗死大鼠血浆中重要的体液因子、血栓素 B_2 及 6-酮-前列腺素有良性调整作用，对急性心肌梗死大鼠的心肌有一定保护作用。

《安徽中医学院学报》2002 年第 6 期报道：通过动物实验观察到电针治疗心俞和内关穴后心电图 T 波、ST 段改善明显，缺血性心电图恢复时间短。从而证实电针心俞和内关穴对急性心肌缺血有协同保护作用。

《贵州医药》2002 年第 8 期报道：心俞穴位注射丹参治疗冠心病心绞痛患者，可以降低血浆中内皮素、丙二醛含量，从而缓解缺血心肌血管内皮细胞受损，改善血流动力学障碍，抑制脂质过氧化，改善心肌缺血缺氧状态。

《湖南中医学院学报》2004 年第 1 期报道：对变异型心绞痛患者，在西药基础上加针刺心俞等穴治疗，能明显改善临床症状，降低血浆内皮素水平。

2. 脑血管系统方面　《针刺研究》1994 年第 2 期报道：针刺心俞、厥阴俞配合药物能使脑梗死体积明显缩小，其作用明显优于单纯药物组（$P<0.01$）。表明针刺心俞、厥阴俞对脑缺血性组织坏死有一定保护作用，其机理可能是针刺可改善脑缺血部位脑组织局部侧支循环，调节神经细胞代谢及递质的释放，降低脑水肿。

3. 对免疫功能的影响　《云南中医学院学报》报道：实验表明针刺心俞、肝俞二穴具有明显增强红细胞 C3b 受体携带或消除循环免疫复合物的作用，具有持续效应，达 24 小时以上。

（四）肝俞（Ganshu BL18）

【出处】　《灵枢·背俞》：肝俞在九椎之
旁……夹脊相去三寸所。

【归经】　足太阳膀胱经。

【定位】　第 9 胸椎棘突下（筋缩），后正中
线旁开 1.5 寸。简便取穴法：背部肩胛骨下缘与
第 7 胸椎平齐，两侧肩胛骨下缘的水平连线即与
第 7 胸椎棘突下平齐，再向下 2 个椎体即第 9 胸
椎下的筋缩穴，旁开各 1.5 寸即是（图 3-4）。

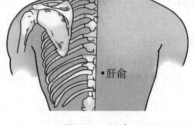

图 3-4　肝俞

【释名】　穴与肝脏相应，为肝的背俞穴，
故名。

【类属】　肝的背俞穴。

【穴性】　疏肝理气、利胆解郁。

【主治】

1. 肝胆系统病症　胁痛，腹胀，黄疸，吞酸吐食，饮食不化，呃逆，心腹积聚
痞，急、慢性肝炎，胆囊炎。

2. 神志病症　癫痫，惊狂，神经衰弱，精神病。

3. 眼部病症　目青盲，昏翳或红肿，胬肉，夜盲症，迎风流泪，雀目，眼睑下
垂，结膜炎，沙眼，视网膜炎等多种眼病。

4. 出血性疾病　咳血，吐血，鼻衄，眼前房出血。

5. 妇科病症　月经不调，痛经，更年期综合征。

6. 其他病症　黄褐斑，颈项强痛，腰背痛，寒疝，甲状腺功能亢进症状。

【配伍】　配期门治疗肝炎、胆囊炎、胁痛；配百会、太冲治疗头晕、头痛、眩
晕；配肾俞、太溪治疗健忘、失眠；配大椎、曲池治疗癫痫、精神分裂症；配肾俞、
风池、角孙、攒竹、合谷治疗视神经萎缩、视网膜出血。

【刺灸法】　向下或脊旁斜刺 0.5~0.8 寸。不可过深，以免误入胸腔，损伤肺脏；
可灸。

【古代应用】

《备急千金要方》：肝俞主鼻中酸。

《千金翼方》：吐血……灸肝俞百壮。

《针灸甲乙经》：癫疾，膈俞及肝俞主之。

《医学入门》：主吐血，目眩、寒疝。

《针灸大成》：热病后目暗泪出，目眩。

【临床报道】

1. 肝胆系统病症

（1）肝炎：《中国针灸》1998年第5期报道，以肝俞或其相应夹脊及压痛点（偶刺法）治疗肝炎胁痛30例。每日1次，14次为1个疗程。经1~2个疗程治疗，显效22例，好转7例，无效1例。

（2）胆囊炎：《中医杂志》1985年第3期报道，针刺肝俞、胆俞为主治疗慢性胆囊炎57例。肝俞、胆俞交替使用，斜向脊柱方向刺入，使患者局部得到抽搐样针感，配以右侧期门、足三里。结果：完全缓解41例（71.9%），好转14例（24.6%），无效2例，有效率96.5%。

（3）胆绞痛：《针灸学报》1991年第3期报道，针刺肝俞等穴结合耳压、中药治疗胆结石79例。针刺取穴：肝俞、胆俞、阳陵泉、胆囊穴。肝俞、胆俞向棘突斜刺2寸，捻转泻法，使触电感传向胁部，阳陵泉、胆囊直刺2寸，提插捻转泻法，每日1次；耳穴取神门、交感、内分泌、肾上腺，用药丸贴压后每日自行按压5次，每次每穴50下。3日贴1次，7日为1个疗程；同时加服药物。结果：结石全部排出者21例（26.6%），结石部分排出、病情好转者44例（55.7%），无效14例（17.7%），有效率82.3%。《江西中医药》1995年第2期报道：肝俞透三焦俞加滞针术治疗胆绞痛400例。患者俯卧位，全身放松，以28号6寸长毫针从肝俞穴沿皮向下斜刺达三焦俞，得气后行滞针术（把针柄向一个方向捻转，直至针柄不能再转动为止），再用力把针柄向上提约1分钟，一般30分钟后出针。结果：有效（出针时或出针后半小时痛止）395例，无效（出针后1小时痛未止）5例，有效率为98.8%。

（4）呃逆：《针灸临床杂志》2000年第6期报道，针刺肝俞、胃俞、膈俞为主治疗顽固性呃逆48例。结果：针刺后呃逆均停止发作，其中31例患者无复发，16例复发后再针1~2次后仍有效且无复发，只有一肺癌并伴有肝腹水患者针刺6次后呃逆方止且无复发。

2. 神经系统病症

（1）失眠：《白求恩医科大学学报》1998年第6期报道，肝俞、心俞等穴注射刺五加药液治疗失眠28例。每次取1个穴位，注射药液4mL，交替使用。结果：治愈17例，显效6例，好转3例，无效2例。有效率为93%。

（2）癫痫：《江西中医药》1997年第2期报道，吴茱萸捣烂贴敷肝俞穴位治疗癫痫病19例。收到较为满意的疗效。精神运动性发作患者，以吴萸膏贴敷肝俞效果好。

（3）失语：《针灸学报》1992年第2期报道，一患者与人争吵，生气而突然失语20日。诊时患者两目红赤，面呈怒容，叫之不能言语。当即针刺肝俞、期门，患者突然大叫一声，说出话来，1次而愈。

3. 妇科病症

（1）痛经：《陕西中医》1996年第6期报道，肝俞、气海、三阴交等穴刮痧治疗痛经72例。每日1次。有效率97.2%。

（2）更年期综合征：《上海针灸杂志》2000 年第 3 期报道，肝俞注射黄芪药液治疗更年期综合征 31 例。每穴注射 1mL，每日 1 次，5 次后停 2 日后再续治 5 次，共治疗 15 次。结果：痊愈 11 例，显效 7 例，无效 13 例，有效率 58.1%。

4. 眼部病症

（1）结膜炎：《中国针灸》2002 年第 5 期报道，肝俞注射曲安缩松混悬液治疗春季卡他性结膜炎 91 例。每日 1 次。86 例在 1~5 日症状消失或减轻，5 例无改善，有效率为 94.8%。随访 3~12 个月，复发 12 例，重复治疗仍有效。

（2）麦粒肿：《上海针灸杂志》1994 年第 4 期报道，肝俞刺血拔罐治疗麦粒肿 19 例。每 2 日 1 次。结果：1 次治愈 12 例，2 次治愈 7 例。针刺肝俞治疗复发性麦粒肿 15 例。针后强刺激捻转，并行开阖泻法，使之出血（或直接用三棱针点刺出血）。每周 1 次。结果：全部在 1~3 次内治愈（吕景山，《单穴治病选萃》，人民卫生出版社，1993 年）。

（3）青光眼：《浙江中医杂志》1995 年第 1 期报道，肝俞化脓灸治疗急性青光眼双目失明 1 例。第 5 日左侧肝俞开始化脓，左眼开始有视力；第 7 日右侧肝俞亦开始化脓，右眼也开始有视力。化脓 1 个月后，视力恢复。

（4）眼出血：《深圳市中西医结合杂志》2004 年第 6 期报道，一患者因外伤致右眼前房出血，右眼视力 0，经止血、抗炎、散瞳治疗 7 日，头痛剧烈、视力无进展。遂采取肝俞穴刺络拔罐 1 次，并投活血化瘀中药 7 剂，伤眼 1 周内完全治愈，经随访，视力恢复正常，未有任何后遗症。

5. 其他病症

（1）抽搐：《湖南中医杂志》2002 年第 5 期报道，针挑肝俞治疗重度抽搐症。一患者因情绪低落出现右侧头面、颈项、胸、肩臂部抽搐，痛苦难忍。采用肝俞挑刺疗法，1 次治疗后肌肉抽搐大减，仅颜面口眼部尚有轻微抽动，15 日后行第 2 次挑刺，治疗后肌肉抽搐全部消除，无任何不适。

（2）甲亢：《中国针灸》2003 年第 9 期报道，肝俞配心俞埋线为主治疗甲亢 140 例。结果近期有效率为 92.2%，远期有效率 89.3%。

（3）脊柱炎：《中国针灸》1999 年第 3 期报道，针刺肝俞、膈俞等穴为主治疗强直性脊柱炎 15 例。主穴：肝俞、膈俞、夹脊穴、肾俞、血海、足三里。配穴：合谷、委中、阿是穴、丰隆、阳陵泉、曲池、风池、三阴交、悬钟、环跳、太冲、承山等。每次取主、配穴中的 3~5 个轮流使用。夹脊穴向脊柱方向斜刺，其余穴位均直刺，根据辨证选用补泻手法；然后用 G-6805 电针治疗仪连接阿是穴、夹脊、阳陵泉、环跳、悬钟、足三里、承山等穴，连续波刺激 30 分钟；最后，腰背局部穴位再行拔罐。每日 1 次，10 次为 1 个疗程，2 个疗程之间休息 2~3 日。症状控制后应继续治疗几次巩固疗效。结果：经治疗 3~8 个疗程后，显效 5 例（33.3%），好转 9 例（60.0%），无效 1 例（6.7%），有效率为 93.3%。《上海针灸杂志》2004 年第 6 期报道，肝俞、肾俞等穴埋线治疗增生性脊柱炎 62 例。结果：治愈 55 例（88.7%），好转 5 例（8.1%），无效 2 例（3.2%）。

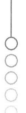

（4）结核病：《中国针灸》1985 年第 2 期报道，肝俞、膈俞为主施行割治法治疗淋巴结核、皮肤结核及骨结核 270 例。肝俞、膈俞为主穴，肺俞、鸠尾为配穴，按操作常规施行穴位割治：皮肤常规消毒后，铺无菌孔巾，用 1%普鲁卡因 2mL 作局部浸润麻醉，然后切开长 2~3cm 的刀口，切开皮肤及皮下组织，用尖手术刀或三棱针挑断肌纤维 5~10 条，以患者自觉酸麻胀痛为度，不需缝合，以无菌纱布包扎。一般间隔 15 日割治 1 次。结果：2 次痊愈 32 例（11.9%），3~4 次痊愈 196 例（72.6%），6 次痊愈 39 例（14.4%），无效 3 例（1.1%），痊愈率为 98.9%。最少 2 次，最多 6 次而愈，3~4 次愈者占多数。

（5）黄褐斑：《贵阳医学院学报》2001 年第 3 期报道，一患者因情绪不佳出现两颧部黄褐斑，伴急躁易怒、经期乳房胀痛、腰骶痛。选取双侧肝俞、膈俞，用复方丹参注射液 4mL 穴位注射。隔日 1 次，10 次为 1 个疗程。1 个疗程后患者色斑明显缩小，色泽变淡；经后 3 日又行第 2 疗程治疗。疗程结束后，患者面部色斑全部消退，面部色泽恢复正常，经期乳房胀痛，腰骶痛等症状全部消失。

【现代研究】

1. 肝胆系统方面　《针刺研究》1995 年第 3 期报道：观察到肝俞、期门等俞募配穴组能非常显著地促使肝胆汁的分泌和排泄，其即时效应优于其他各针组，而空白对照组肝胆汁泌出量则随时间的推移逐步减少。实验以豚鼠复制胆色素结石模型，证实针刺或艾灸动物"穴位"能显著降低胆汁中胆红素含量和 β 葡萄糖醛酸酶活性，显著抑制动物由致石饲料诱发的胆石形成。并观察到致石饲料能造成肝脂肪变性，针灸还能抑制肝脂肪变性的进程。

《国外医学·中医中药分册》1996 年第 4 期报道：以 AST（谷草转氨酶）、LDH（乳酸脱氢酶）和血象为指标，观察肝俞、胆俞穴注射小柴胡汤针剂对四氯化碳中毒大鼠的影响。结果：四氯化碳中毒组 ALT（谷丙转氨酶）、AST 和 LDH 的活性呈增高趋势，而小柴胡汤针剂组整个实验阶段呈下降趋势，之后恢复到对照组水平。四氯化碳中毒大鼠红细胞计数和血红蛋白量呈下降趋势，小柴胡汤针剂组到实验阶段末使其恢复至接近对照组水平。提示肝俞、胆俞穴注射小柴胡汤针剂能改善四氯化碳中毒大鼠的肝功能。

《北京中医药大学学报》2001 年第 1 期报道：在肝俞行天灸治疗观察对脂肪肝的治疗作用。结果表明：可调节肝脏及全身的脂肪代谢，减少脂肪在肝脏的沉积，抑制肝细胞脂肪变性，帮助肝细胞恢复其功能。

2. 眼病方面　《中国针灸》2003 年第 4 期报道：采用麝香注射液肝俞、肾俞穴位注射治疗视网膜色素变性 30 例，观察视力、定量视野、视敏度、视网膜电流图、视网膜振荡电位、眼电图、视觉诱发电位指标变化。结果发现：该法可有效改善视细胞的功能及代谢，促进视网膜内层循环，提高视敏度，保护中心视力。

（五）胆俞（Danshu BL19）

【出处】《素问·奇病论》：胆虚气上溢，而口为之苦。治之以胆募俞。

【归经】 足太阳膀胱经。

【定位】 第10胸椎棘突下，后正中线旁开1.5寸（图3-5）。

【释名】 穴与胆相应，为胆的背俞穴，故名。

【类属】 胆的背俞穴。

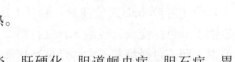

图3-5 胆俞

【穴性】 疏肝利胆、和胃降逆、养阴清热。

【主治】

1. 消化系统病症 肝炎，黄疸，胆囊炎，肝硬化，胆道蛔虫症，胆石症，胃炎，食管狭窄，呕吐，反胃，口苦，腹部胀满，饮食不下。

2. 胸胁部病症 胸胁疼痛，腋下肿痛，胸膜炎，肋间神经痛，淋巴结核。

3. 其他病症 失眠，癔症，头痛，振寒汗不出，惊悸，肺结核，潮热，斑秃、坐骨神经痛。

【配伍】 配阳陵泉、太冲治疗呕吐、胃炎、胆道蛔虫；配日月治疗黄疸、胆囊炎；配膏肓、三阴交治疗咽痛、肺痨、潮热；配膈俞治疗气血两虚、贫血、肺结核；配肝俞、至阳、足三里、三阴交、太冲治疗急性传染性肝炎。

【刺灸法】 向下或向脊旁斜刺0.5~0.8寸。不可过深，以免误入胸腔，损伤肺脏；可灸。

【古代应用】

《针灸甲乙经》：胸满，呕无所出，口苦舌干，饮食不下，胆俞主之。

《备急千金要方》：胆俞、商阳、小肠俞主口舌干，食饮不下。

《古今医统大全》：头痛，振寒，汗不出，腋下肿，心腹胀，口干苦，呕吐，骨蒸劳热。

《医学入门》：主胁满，干呕，惊怕，睡卧不安，酒疸目黄，面发赤斑。

【临床报道】

1. 肝胆病症

（1）胆囊炎：《针灸学报》1992年第6期报道，以胆俞为主埋线治疗慢性胆囊炎78例。主穴胆俞。湿热型加期门、阳陵泉、足三里；气滞型加中脘、章门、期门；气虚型加梁门、肾俞、足三里；热毒型加日月、太冲、大肠俞。选好穴位，2.5%碘酒和75%酒精常规消毒，按埋线操作常规将肠线注入穴位后，外用胶布固定。每次埋3~4穴，病程较短、症状较轻者1次即可症状消失；重者隔10日进行第2次，隔20日进行第3次埋线。结果：显效68例，好转8例，无效2例，有效率为97.4%。

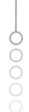

（2）胆绞痛：《中国针灸》1986年第9期报道。针刺胆俞、日月为主治疗胆石症216例。取穴：右侧胆俞、日月为主，配以阳陵泉（右），肝内胆管结石加太冲（双）。胆俞斜刺0.8寸，用提插泻法，运针1分钟，针感向右少腹部或肝胆区感传；日月穴沿肋间隙向外刺1.5寸，避免伤及肝脏，用提插泻法，运针1分钟，针感向剑突下感传或局部酸胀；阳陵泉直刺1.5~2寸，提插泻法，运针1分钟，针感沿胆经向上感传至右少腹部或肝胆区。结果：临床治愈25例，好转191例，全部有效。其中，排石214例（99.07%）。《针灸学报》1991年第3期报道：针刺胆俞等穴结合耳压、中药治疗胆结石79例。结果：结石全部排出者21例（26.6%），结石部分排出、病情好转者44例（55.7%），无效14例（17.7%），有效率82.3%（详见"肝俞"）。《中国中医急症》1995年第1期报道：推拿胆俞穴治疗胆绞痛186例。以按、揉、推三法施治于胆俞或其周围阿是穴。结果：疼痛完全缓解122例（65.6%），疼痛明显减轻53例（28.5%），疼痛缓解不明显或无缓解11例（5.9%），总有效率94.08%（对具有腹膜炎症状及胆囊肿大者禁用此法）。《广西中医药》1996年第4期报道：一患者胆绞痛，用拇指按摩右胆俞及其周围部位，3分钟后疼痛缓解，10分钟后疼痛消失，持续按摩30分钟后患者恢复常态。

（3）黄疸性肝炎：《中国针灸》1996年第4期报道，针刺胆俞、足三里、阳陵泉、太冲等穴结合药物治疗重度黄疸型肝炎35例。结果：显效10例，好转18例，有效率为80%。

2. 神经系统病症

（1）头痛：《北京中医药大学学报》1995年第4期报道，一女性患者左侧偏头痛反复发作8年，每于经期前后发作，需服止痛药方能缓解。经艾灸胆俞配膈俞各5壮，治疗15次后头痛发作减轻，无需服止痛药；治疗45次症状完全消失，随访2年未发作。

（2）胁肋部病症：《针灸临床杂志》2001年第7期报道，胆俞等穴梅花针加火罐治疗肋间神经痛32例。取胆俞、阿是穴、期门、肝俞等穴，采用梅花针加火罐治疗。结果：治愈24例，显效7例，无效1例，有效率96.9%。

【现代研究】

《天津中医》1996年第1期报道：以胆俞为主穴，配腋前线第10~11肋间隙压痛点（章门与期门之间）、脾俞、胆囊穴，加耳穴胰胆、耳迷根治疗胆绞痛。结果：针刺后在2分钟之内胆绞痛即可缓解或消失。

《中国针灸》1996年第1期报道：在B超下观察对体针、耳针并施对胆囊动能失调患者的胆囊运动情况。取穴：以胆俞为主穴，配腋前线第10~11肋间隙压痛点（章门与期门之间）、脾俞、胆囊穴，加耳穴胰胆、耳迷根、肝、脾等，并与药物对照。结果表明：实验组针刺后脂餐试验较针刺前胆囊平均缩小面积提高，二者相比有非常显著性的差异（$P<0.01$）。针刺后胆囊运动功能改善的例数也有显著性增加（$P<0.01$）。实验组痊愈率比对照组显著增多（$P<0.01$）。提示针刺对胆囊运动功能有明显的调整作用，对减轻胆道内压、防止胆汁潴留和细菌感染，防止结石形成有

重要意义，同时有利于排石。

《贵阳中医学院学报》1997年第2期报道：在B超下观察了胆囊炎、结石性胆囊炎、胆囊息肉的患者在按压胆俞穴后胆囊收缩的变化。结果：按压胆俞后即刻见胆囊、胆总管均呈收缩相，并以胆囊收缩最为明显。

《中国针灸》1998年第11期报道：采用电针刺激兔耳肝胆区和体穴胆俞的方法进行治疗，观察了胆道各部位压力、奥狄括约肌肌电、膈神经放电（作为疼痛指标）等指标的变化。结果表明：电针可以抑制病理状态下的胆道压力的上升，促使奥狄括约肌肌电的节律性发放，并抑制膈神经放电的增加。说明其有缓解胆绞痛的作用，且效果优于阿托品。

《辽宁中医学院学报》1999年第2期报道：通过电针胆俞穴观察对其胆汁分泌的影响。结果：电针组在单位时间内胆汁分泌量增加，尤其在电针20分钟内的量与对照组比较有显著的差异，持续电针其量呈下降的趋势。

（六）脾俞（Pishu BL20）

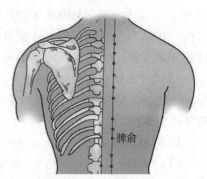

图3-6 脾俞

【别名】智慧囊、智慧袋。

【出处】《灵枢·背腧》：脾俞在十一椎之旁……夹脊相去三寸所。

【归经】足太阳膀胱经。

【定位】第11胸椎棘突下，后正中线旁开1.5寸（图3-6）。

【释名】穴与脾脏相应，为脾的背俞穴，故名。

【类属】脾的背俞穴。

【穴性】健脾和胃、补中益气、养血统血。

【主治】

1. 消化系统病症 呕吐，胃痛，完谷不化，腹胀，泄泻，痢疾，急慢性胃炎，胃或十二指肠溃疡，胃下垂，肝脾肿大。

2. 血液系统病症及出血性病症 贫血，吐血，便血，尿血，原发性血小板减少性紫癜，功能性子宫出血。

3. 其他病症 黄疸，水肿，四肢不收，积聚，遗精，白浊，前列腺炎，喘息，腰背痛，麦粒肿、糖尿病。

【配伍】配章门治疗胃痛、腹胀；配膈俞、大椎治疗吐血、便血；配足三里、三阴交治疗黄疸、肝炎；配心俞、神门、三阴交治疗失眠；配膈俞、肾俞、足三里、三阴交治疗糖尿病。

【刺灸法】直刺或向脊柱方向斜刺0.5~0.8寸；可灸。

【古代应用】

《针灸甲乙经》：热痉，脾俞及肾俞主之。

《千金翼方》：脾中风者……灸脾俞百壮。

《千金翼方》：虚劳，尿血，白浊，灸脾俞百壮。

《西方子明堂灸经》：脾俞主泻痢不食，食不生肌肤。

【临床报道】

1. 消化系统病症

（1）胃痛：《甘肃中医》2000年第1期报道，一患者因进生冷饮食，胃脘部剧痛。肌注654-2疼痛不减，即针刺双侧脾俞、胃俞，针感向上腹部放射，留针30分钟，取针后在胃脘部加拔火罐10分钟后，疼痛消失，恢复如常。

（2）胃下垂：《针灸临床杂志》1994年第5期报道，一患者患胃下垂4年余，取脾俞、足三里、百会、神阙等穴，针灸并用，其中脾俞用补法，使针感缓缓达至腰臀部10分钟。治疗2个疗程后脘腹胀减，食增神佳，X线复查显示胃的位置上升于肠髂脊平线上方，紧张力正常，蠕动强而有力。

（3）胃、十二指肠溃疡：《中国中西医结合消化杂志》2001年第3期报道，脾俞、胃俞、中脘等穴治疗胃、十二指肠溃疡50例。取脾俞、胃俞、中脘与足三里、内关、公孙交替使用。结果：治愈14例，显效11例，好转21例，有效率92%。

（4）结肠炎：《北京中医》1996年第2期报道，针灸脾俞、胃俞、天枢、关元等穴治疗慢性非特异性溃疡性结肠炎23例。结果：近期治愈13例，好转7例，有效率86.96%。

（5）小儿腹泻：《山东中医杂志》1990年第1期报道，脾俞、胃俞划痕法治疗小儿腹泻73例。穴位皮肤常规消毒后，用30号1.5寸针划痕2~2.5cm长，深度以皮下见点滴出血为度。每周2次。1次而愈32例，2次痊愈27例，3次愈10例，无效4例，痊愈率95%。

（6）黄疸性肝炎：《中国针灸》1999年第8期报道，脾俞等穴位注射结合口服中药治疗深度黄疸型肝炎52例。取脾俞、肝俞、足三里，用654-2穴位注射，并加服活血化瘀中药汤剂。隔天交替注射，两侧交替选用，15日为1个疗程，治疗2个疗程。结果：治愈39例，显效8例，好转2例，有效率94.2%。

2. 血液系统病症

（1）白细胞减少：《针灸临床杂志》2003年第9期报道，针灸脾俞、大椎、足三里等穴治疗放疗后白细胞降低81例。穴位用1%碘伏消毒2遍，大椎向上斜刺0.5~1寸；脾俞穴斜刺0.5~0.8寸；足三里直刺1寸左右，通过提插捻转，得气后方可停止行针，10分钟后再行针1次，留针30分钟，每日1次；针刺结束后，取艾条2支，点燃后距大椎、脾俞、足三里2~3cm熏烤，每处灸5~7分钟，使患者局部皮肤有温热感而无灼痛为宜，足三里可灸10~30分钟，至局部皮肤起红晕为度，每日1~2次。结果：2日内白细胞计数恢复正常者19例（23%），4日内白细胞计数恢复正常者41例（51%），6日内恢复正常者11例（14%），6日以上白细胞有所上升但未恢复正常者4例（5%）。愈显率93%。

（2）血小板减少性紫癜：《陕西中医》1989年第9期报道，针灸脾俞治疗血小板减少性紫癜 37 例。主穴脾俞，配穴膈俞、足三里、三阴交。常规针刺，留针 30 分钟。每日 1 次。结果：痊愈 17 例，有效 9 例，无效 11 例，有效率 70.3%。《中国针灸》1992 年第 2 期报道：针刺脾俞治疗慢性原发性血小板减少性紫癜 107 例。主穴脾俞，配穴足三里、三阴交。常规针刺，动留针 30 分钟。每日 1 次，10 次为 1 个疗程。经治 2 个疗程，痊愈 50 例（46.7%），好转 31 例（29%），无效 26 例（24.3%），有效率 75.7%。

3. 其他病症

（1）糖尿病：《中国针灸》2001 年第 5 期报道，针灸脾俞、肾俞、关元、足三里、三阴交等穴治疗糖尿病 30 例。肾俞、关元快速进针 0.5 寸，得气后行捻转补法，其余穴均采取平补平泻手法，以轻幅度的捻转达到酸麻胀痛感觉，得气后留针 30 分钟，配合灸法，每日 1 次。半月为 1 个疗程，疗程间休息 5 日，继续下一疗程。治疗期间不加任何西药治疗，4 个疗程后观察血糖、尿糖的变化情况。结果：基本痊愈 12 例（40%），显效 10 例（33%），好转 5 例（17%），无效 3 例（10%），有效率 90%。

（2）腰扭伤：《北京中医药大学学报》1995 年第 4 期报道，一患者因扭伤致左腰部放射性疼痛，夜晚不能安睡。取脾俞配膀胱俞挑治加针泻左阳陵泉，第 1 次治疗完后腰腿痛即可减轻，当晚能安睡。每 5 日治疗 1 次，共治疗 4 次诸症消失。

（3）肌筋膜炎：《湖北中医杂志》2003 年第 9 期报道，脾俞、腰眼及肾俞等穴用蒜泥配合中药敷贴治疗肌筋膜炎 64 例。①取大蒜适量，去皮，捣烂成泥，装入 4cm×10cm 布袋中，置于与病变部位对应的后正中线上，以 40~50℃的湿热毛巾敷于其上 15 分钟；②取吴茱萸、附子、肉桂、干姜、川芎、独活、威灵仙、全蝎、冰片各 10g，花椒 30g，细辛 6g，混合粉碎，过筛备用。敷于双侧腰眼、肾俞、脾俞，用胶布固定，每穴 10g。每日 1 次，6 次为 1 个疗程。皮肤破损和有药物过敏史者忌用，治疗过程中注意防止烫伤。结果：治愈 47 例（73.4%），显效 15 例（23.4%），无效 2 例（3.2%），有效率 96.8%。

（4）麦粒肿：《黑龙江医药科学》2002 年第 4 期报道，脾俞埋皮内针治疗麦粒肿 44 例。1 次留置 24 小时，隔日 1 次。经治 1~3 次，显效率 100%。

（5）男性不育：《北京中医药大学学报》1995 年第 4 期报道，一前列腺炎而不育患者，查精液量 2.8mL，活力 30%，异型精子 10%，精液超过 1 小时不完全液化。以脾俞、膀胱俞为主，配命门、中枢，行挑刺治法，每周 1 次。治疗 2 个月后，临床症状消失，精子活动率升到 60%，精液 1 小时内完全液化。继续治疗 2 个月，复查精液正常，后其妻怀孕，生一男孩。

【现代研究】

1. 消化系统方面 现代研究表明：针灸脾俞穴可使胃、十二指肠的总酸度和游离酸度趋于正常，明显改善胃肠功能。

《湖北中医杂志》1992 年第 4 期报道：实验发现电针脾俞穴对胃肠推进运动具有双向调整作用。临床上电针脾俞既能治疗腹泻，又能治疗便秘，即与此种机理有关。

《西北农林科技大学学报》2003 年第 6 期报道：用电生理学方法，研究分别切断脾俞主要神经通路后，电针脾俞对胃电运动影响的外周神经作用途径。结果表明：①电针脾俞对胃电有双向调节效应，电针对胃电频率和振幅影响非常显著；②切断脾俞主要传入节段的脊神经背根与中枢的联系后，电针对胃电频率虽仍有明显影响，但对胃电振幅无影响；③切断肋间神经后，电针对胃电频率的影响明显减小，对胃运动影响较小；④切断腹腔肠系膜前神经节所有节后纤维，电针前后胃电频率、振幅变化无统计学意义；⑤切断 T_8–T_{12} 脊神经背、腹根、肋间神经后，电针脾俞对胃运动有双向调节作用，电针前后胃运动频率的差异显著。说明在电针脾俞对胃功能的调节过程中，除中枢途径外，还存在以交感神经节为中心的中枢外反射弧途径。

《安徽中医学院学报》2003 年第 6 期报道：低频疏密波刺激脾俞，可使急性胃窦部溃疡自主神经系统重新建立动态平衡，并与肾上腺内分泌活动共同参与针刺调整消化道运动功能。

2. 血液系统方面　现代研究表明：针灸脾俞可增加血中红细胞、白细胞和血小板指数，降低血中胆固醇的含量。

《陕西中医》1989 年第 4 期报道：脾俞、膈俞、足三里等穴治疗血小板减少性紫癜 37 例。气阴两虚型 21 例，取脾俞、膈俞、足三里、三阴交，痊愈率 47.6%，有效率为 71%；脾气虚寒型 16 例，取脾俞、肾俞、足三里、三阴交，痊愈率 43.8%，有效率 69%。总有效率为 70%。对部分患者治疗前后进行血清免疫球蛋白（Ig）和补体 C_3 含量测定比较，发现治疗后 IgA 明显升高，C_3 含量降低，IgM、IgA、IgD 则增减不明显。

《中国实验临床免疫学杂志》1990 年第 5 期报道：动物实验发现，针刺脾俞能显著增强红细胞 C3b 受体免疫黏附活性，且具有一定持续效应。表明红细胞免疫与中医脾脏功能活动有关，而脾俞是脾脏经气输注于背部的特定穴位，具有调理其脏腑功能和协调阴阳平衡的作用。

《中国针灸》1994 年第 5 期报道：针刺脾俞、肝俞、曲池等穴治疗化疗所造成的血液系统损害，针刺组治疗后白细胞、血红蛋白、血小板均显著升高（$P<0.001$，$P<0.05$，$P<0.01$），对照组均无明显改变（$P>0.05$）。针刺组改善临床症状（头晕头痛、神疲乏力、恶心纳呆）近期疗效优于对照组（$P<0.01$ 或 $P<0.05$）。

3. 其他方面　《上海针灸杂志》1998 年第 2 期报道：动物实验研究表明灸脾俞有促进重症肌无力大鼠神经肌肉接头传递的作用，其机理可能是通过降低血清 AchRAb 滴度，提高骨骼肌终板膜乙酰胆碱受体（AchR）与乙酰胆碱（Ach）的亲和力而实现的。

《陕西中医》2003 年第 10 期报道：采用脾俞、肺俞及肾俞穴位注射参附注射液治疗慢性支气管炎 37 例。结果发现刺激上述穴位能改善通气障碍，提高呼吸道 SIgA 水平。

现代研究表明：针灸脾俞、膈俞、足三里可使糖尿病患者的血糖、尿糖下降，对非胰岛素依赖型作用明显。对糖尿病患者的血液流变学也有一定影响，血沉、血浆黏度、红细胞比容有明显改善。

（七）胃俞（Weishu BL21）

【出处】《脉经》：胃俞在背第十二椎。

【归经】足太阳膀胱经。

【定位】第 12 胸椎棘突下，后正中线旁开
1.5 寸（图 3-7）。

【释名】穴与胃相应，为胃的背俞穴，
故名。

【类属】胃腑背俞穴。

【穴性】健运脾胃、消食化滞、通调腑气。

【主治】

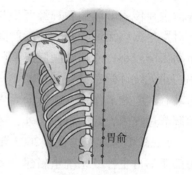

图 3-7　胃俞

1. 消化系统病症　胃脘痛，呕吐，泄泻，痢疾，完谷不化，小儿疳疾，胃酸过多，急、慢性胃炎，胃下垂，胃或十二指肠溃疡，胃癌，胰腺炎，肝炎。

2. 其他病症　腰背疼痛，咳嗽，神经衰弱，糖尿病，进行性肌营养不良，肥胖症。

【配伍】配上巨虚、三阴交治疗泄泻、痢疾；配中脘治疗胃痛、呕吐；配内关、梁丘治疗胃痉挛、胰腺炎。

【刺灸法】直刺 0.5~0.8 寸；可灸。

【古代应用】

《备急千金要方》：主腹满而鸣。

《太平圣惠方》：理烦满吐食，腹胀不能食。

《医学入门》：主胁满脊痛，腹胀，腹痛，肠鸣，呕吐不食，筋脉挛急。

《采艾编翼》：胃中寒。

《针灸逢源》：治食后头眩，黄疸，疟痢。

【临床报道】

1. 消化系统病症

（1）胃痛：《中国中西医结合脾胃杂志》2000 年第 5 期报道，针刺胃俞治疗胃脘痛 38 例。结果：临床痊愈 20 例，好转 15 例，无效 3 例，有效率 92.1%。

（2）胃痉挛：《中医杂志》1988 年第 9 期报道，针刺胃俞治疗胃痉挛 42 例，加梁丘，行捻转泻法，留针 25 分钟。显效 32 例（76.2%），好转 8 例，无效 2 例，有效率 95.2%。另以 654-2 肌内注射 31 例作对照，显效 18 例（58.1%），好转 8 例，无效 5 例，有效率 83.9%。两组的显效率和有效率差异显著。

（3）胃下垂：《中华现代中西医杂志》2003 年第 8 期报道，选取胃俞、足三里穴位注射（胎盘组织液、维生素 B_6）加中药（补中益气汤）治疗胃下垂 80 例。结果：经 1~3 个疗程治疗，痊愈 58 例，好转 18 例，无效 4 例，有效率 95%。

（4）消化性溃疡：《陕西中医》1999 年第 7 期报道，胃俞配上脘、下脘、肝俞

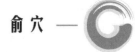

穴位埋线治疗消化性溃疡 250 例。常规消毒局部皮肤，用 0.5%~1% 普鲁卡因（先做皮试）在各穴位上做皮内局麻，按埋线操作常规将肠线植入皮下组织，用酒精棉球消毒针孔后，盖上消毒纱布，胶布固定。埋线 1 周内禁止作剧烈活动，忌食辛辣之物。结果：痊愈 218 例（87.2%），好转 20 例（8%），无效 12 例（4.8%），总有效率 95.2%。

（5）呃逆：《新中医》1997 年第 6 期报道，一患者因肝右叶巨块型肝癌作"介入"治疗，术后 1 日出现持续呃逆。取双侧胃俞穴作穴位注射治疗（2% 利多卡因 2mL 加维生素 B_6 50mg），当一侧穴位注射完毕后呃逆已停止，继续完成另一侧穴位注射，维持至出院呃逆未复发。《上海针灸杂志》2003 年第 8 期报道：一患者呃逆频作 5 日，西医治疗无效。当即取胃俞、膈俞、中脘针刺，留针 20 分钟。起针后在以上穴位敷贴中药。次日复诊，呃逆次数明显减少，3 日后复诊，诸症全消。

（6）小儿腹泻：《陕西中医》2001 年第 5 期报道，推拿胃俞、三焦俞等穴治疗小儿腹泻 100 例。痊愈 85 例，好转 11 例，无效 4 例，有效率为 96%。

2. 其他病症

（1）肥胖：《陕西中医》1995 年第 2 期报道，用循经点穴胃俞、中脘等穴治疗单纯性肥胖及体重在正常范围但要求减肥的患者 3782 例，总有效率为 96.2%，临床痊愈率为 21.3%。

（2）失眠：《临床荟萃》1990 年第 2 期报道，胃俞穴位注射治疗失眠 96 例。每晚临睡前注入异丙嗪 12.5mg。每日 1 次，12 次为 1 个疗程。结果：有效 91 例（94.7%）。《成都中医药大学学报》1998 年第 1 期报道：一患者因电击伤颅脑综合征，苏醒后 4 年昼夜不眠，头痛头晕，食少，腹胀。采用大号皮内针在胃俞、心俞、肾俞阳性反应点上埋针后每夜能睡 7 小时，能午睡 0.5~1 小时，腹胀减轻，巩固治疗 2 个月而痊愈。

【现代研究】

现代研究表明：针刺胃俞可增强胃的蠕动，促进幽门开放，使排出量增加，从而调整胃的运动功能。并有促进胃酸及胃蛋白酶分泌的作用。

《针灸学报》1989 年第 1 期报道：对 35 例慢性胃炎和胃溃疡患者治疗前后胃俞的温度、阻抗和痛阈的变化进行了观察。结果发现表现为穴位低温度，治愈以后变为穴位高温度；治疗前表现为穴位低阻抗，治愈后仍然表现为穴位低阻抗；治疗前穴位痛阈低，治愈以后痛阈明显升高，且前后有显著性差异。

《针灸学报》1992 年第 2 期报道：针刺胃俞可以使急性胃脘痛患者低下的胃电图波幅升高，而对其频率无明显影响。

《针刺研究》1993 年第 1 期报道：针刺胃俞能减轻应激性的胃肠黏膜损害，并伴随着对于抑制性胃肠电反应的明显的去抑制作用。

《中国康复医学杂志》1994 年第 2 期报道：按摩右侧胃俞对胃窦基本电节律的幅值有兴奋和抑制两种效应，即呈良性"双向性"调整作用。

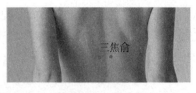

（八）三焦俞（Sanjiaoshu BL22）

【出处】《针灸甲乙经》：三焦俞，在第十三椎下两旁各一寸五分。

三焦俞

图 3-8　三焦俞

【归经】足太阳膀胱经。

【定位】第 1 腰椎棘突下，后正中线旁开1.5 寸（图 3-8）。

【释名】穴与三焦相应，为三焦的背俞穴，故名。

【类属】三焦的背俞穴。

【穴性】疏调三焦、通利水道、补益元气、壮腰健肾。

【主治】

1. 消化系统病症　黄疸，胃炎，呕吐，呃逆，腹胀，肠鸣泄泻，完谷不化。

2. 水液代谢异常病症　小便不利，遗尿，水肿，腹水。

3. 其他病症　头痛，眩晕，失眠，神经衰弱，肩背拘急，腰痛不得俯仰。

【配伍】配身柱、命门治疗腰脊强痛、脊柱炎；配石门治疗水肿、小便不利；配大肠俞、水分、气海、足三里、阴陵泉治疗急、慢性肾炎。

【刺灸法】直刺或向脊旁斜刺 1~1.5 寸；可灸。

【古代应用】

《黄帝明堂灸经》：背痛身热，腹胀肠鸣，腰脊急强。

《备急千金要方》：主头痛，食不下。

《千金翼方》：虚劳，尿血，白浊，灸脾俞百壮，又灸三焦俞百壮。

《太平圣惠方》：水谷不消，腹胀，腰痛，吐逆。

《医学入门》：主胀满，积块，疟疾。

【临床报道】

1. 腹泻　《陕西中医》2001 年第 5 期报道：一患者因伤食致腹泻 1 周余，选用三焦俞、胃俞，运用清大肠、内运八卦手法治疗，每日 2 次。治疗 2 日后腹泻停止，大便成形，每日 2 次。

2. 尿潴留　《针刺研究》2002 年第 4 期报道：电针三焦俞等穴加葱盐外敷治疗产后尿潴留 23 例。取双侧三焦俞、肾俞、阴谷，常规针刺，得气后接通电针仪，留针 30 分钟；然后将捣碎加温炒热的葱白、食盐均匀敷于下腹部，用艾条在敷物上温和灸；另设对照组 20 例，单纯使用上述电针法。均每日 1 次。结果：针药治疗组治愈率 87%，对照组治愈率 50%，两者相比，差异有显著性意义（*P*<0.05）。

3. 腰痛　《中国针灸》1997 年第 8 期报道：一患者腰部灼痛 1 个月。取三焦俞，针尖朝脊柱成 45°角刺入约 1 寸，用捻转泻法，每 5 分钟行针 1 次，留针 20 分钟。治疗 1 次，灼痛即减半，夜间痛轻，能安然入睡。继续治疗 4 次后告愈。《河南中医》1999 年第 2 期报道：一慢性腰肌劳损患者不慎扭伤腰部，腰痛复发并加剧，不能转侧。取三焦俞、气海俞、委中等穴针刺，泻法为主，结合梅花针、火罐治疗。

首次治疗后腰痛大减，而后连续治疗6次告愈，半年后随访未复发。

（九）肾俞（Shenshu BL23）

【别名】 高盖。

【出处】《灵枢·背俞》：肾俞在十四椎之旁，皆夹脊相去三寸所。

【归经】 足太阳膀胱经。

【定位】 第二腰椎棘突下（命门），后正中线旁开1.5寸。简易取穴法：命门穴前与肚脐相应，从肚脐向后划水平线，与脊柱相交的脊椎即第二脊椎（命门穴），各向两旁1.5寸是穴（图3-9）。

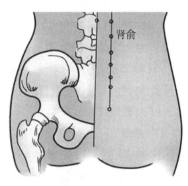

图3-9 肾俞

【释名】 穴与肾脏相应，为肾的背俞穴，故名。

【类属】 肾脏背俞穴。

【穴性】 补肾壮阳、聪耳明目、利水通淋。

【主治】

1. 肾脏病症 肾炎，肾盂肾炎，水肿，肾结石，肾下垂。

2. 泌尿系统病症 遗尿，小便不利，血尿。

3. 生殖系统病症 遗精，阳痿，月经不调，白带，不孕，性功能障碍，慢性前列腺炎。

4. 五官病症 耳鸣，耳聋，目昏，夜盲症。

5. 腰背病症 腰腿痛，腰骶痛，腰肌劳损，腰椎间盘突出症。

6. 其他病症 咳喘少气，癫疾，头痛，眩晕，中风失语，胃脘部及肚腹胀满，泄泻，黄疸，消渴，神经衰弱，小儿脑瘫。

【配伍】 配殷门、委中治疗腰膝酸痛；配京门治疗遗精、阳痿、月经不调；配听宫、翳风治疗耳鸣、耳聋；配关元、三阴交治疗肾炎、小便不利、水肿；配脾俞、关元、复溜、足三里、三阴交治疗糖尿病；配肝俞、心俞、风池、神门治疗头痛、失眠、健忘、神经衰弱。

【刺灸法】 直刺或向下、向脊旁斜刺1~2寸；可灸。

【古代应用】

《针灸甲乙经》：骨寒热，溲难，肾俞主之。肾胀者，肾俞主之，亦取太溪。

《备急千金要方》：肾俞主寒中洞泄不化；主喘咳少气百病。

《千金翼方》：丈夫梦失精，小便浊难，灸肾俞百壮。

《医宗金鉴》：主灸下元虚，令人有子效多奇，兼灸吐血聋腰痛，女疸妇带不能遗。

【临床报道】

1. 泌尿、生殖系统病症

（1）遗尿：《中医外治杂志》1996 年第 2 期报道，肾俞为主穴位注射治疗遗尿症 200 例。配三阴交，药用阿托品注射液。结果：痊愈 88 例（44%），显效 58 例（29%），好转 40 例（20%），无效 14 例（7%），总有效率为 93%。

（2）尿频：《中国针灸》1996 年第 6 期报道，灸肾俞、命门治疗老年性尿频症 70 例。肾俞、命门用悬灸法，灸 10 分钟后再针刺神门、太溪 40~60 分钟，留针期间又悬灸关元。每日或隔日 1 次。结果：临床痊愈 37 例，显效 25 例，好转 5 例，无效 3 例，有效率 95.7%。

（3）尿潴留：《针刺研究》2002 年第 4 期报道，电针肾俞等穴加葱盐外敷治疗产后尿潴留 23 例，治愈率为 87%（详见"三焦俞"）。

（4）泌尿系结石绞痛：《四川中医》1986 年第 1 期报道，治疗 1 例肾绞痛患者，经用哌替啶（度冷丁）肌内注射疼痛未能缓解。取肾俞、三阴交，常规针刺，得气后强刺激手法，动留针 30 分钟，留针中疼痛即止且无复发。《实用中医内科杂志》2001 年第 2 期报道：一患者右侧腹部绞痛（泌尿系结石放射痛）6 小时，取双侧肾俞穴，泻法。针刺 3 分钟疼痛明显减轻，5 分钟疼痛消失。

（5）血尿：《中国针灸》1996 年第 6 期报道，肾俞、足三里穴位注射治疗血尿 39 例。取穴：双侧肾俞、足三里。药物：鱼腥草注射液 6mL、板蓝根注射液 6mL，交替选用，每次注射另加磷酸川芎嗪 2mL，混合使用。每周 3 次。结果：基本痊愈 16 例，好转 16 例，无效 7 例。

（6）乳糜尿：《中国针灸》2005 年第 12 期报道，针刺肾俞、三阴交为主治疗乳糜尿 37 例。主穴：肾俞、三阴交。尿血加血海、膈俞；脾虚气陷加足三里、脾俞、百会；肾气不固加关元；肾阳虚加命门；肾阴虚加太溪。押手重按穴位，待有酸胀感后，无痛进针，得气后，行捻转结合提插、开阖补泻法，每穴大约 1 分钟，留针 30 分钟，每隔 10 分钟操作 1 次。每日 1 次，10 次为 1 个疗程。结果：痊愈 29 例（78.4%），显效 7 例（18.9%），无效 1 例（2.7%），有效率 97.3%。

（7）前列腺病：《实用医学杂志》1999 年第 2 期报道，肾俞配秩边穴位埋线治疗非细菌性前列腺炎 32 例。每周 1 次，5 次为 1 个疗程，疗程间休息 15 日。经治疗 2 个疗程，结果：治愈 18 例，好转 12 例，无效 2 例，有效率 93.75%。

（8）阳痿：《针灸临床杂志》2000 年第 10 期报道，火针命门等穴治疗阳痿 40 例。主穴命门、肾俞、关元、中极、三阴交，配穴辨证加减。穴位常规消毒，将针尖、针体烧至发白，迅速、准确地刺入穴位，即刻拔出。出针后用消毒干棉球按压针孔以减轻疼痛。4 日 1 次，8 次为 1 个疗程。结果：治愈 24 例（60%），显效 11 例（27.5%），好转 3 例（7.5%），无效 2 例（5%），愈显率 87.5%，有效率 95%。《陕西中医》2002 年第 10 期报道：一患者患阳痿 4 年，取肾俞配关元、中极等，施以针灸、按摩。治疗 7 日后出现晨勃，1 个疗程后诸症明显好转，神情舒畅，能正常性生活。

2. 腰背病症

（1）强直性脊柱炎：《四川中医》2003 年第 5 期报道，肾俞、白环俞穴位埋线治疗强直性脊柱炎 50 例。15～20 日埋线 1 次，3 次为 1 个疗程。结果：显效 26 例，好转 20 例，无效 4 例，有效率 92%。

（2）腰痛：《针灸临床杂志》1995 年第 2 期报道，腰三针为主治疗急慢性腰痛 120 例。取腰三针（肾俞、大肠俞、委中），结合辨证分型配穴及补泻手法。结果：痊愈 45 例，好转 64 例，无效 11 例，总有效率为 90.8%。《河北中医》2001 年第 11 期报道：艾灸肾俞、足三里治疗瘀血腰痛 38 例。结果：痊愈 26 例，显效 7 例，好转 4 例，无效 1 例。有效率为 97.4%。疗程最短 4 日，最长 17 日。

3. 其他病症

（1）面瘫：《甘肃中医学院学报》1995 年第 1 期报道，一患者因受惊吓而致口眼歪斜，经多方治疗，收效甚微。后采用艾条灸肾俞、涌泉，加常规面部取穴针刺治疗 2 个疗程即告痊愈。

（2）耳聋：《中国针灸》1986 年第 6 期报道，肾俞加耳周穴治疗突发性耳聋 37 例。先刺肾俞、翳风、外关，次针听会，得气后接电针治疗仪通电 20～40 分钟。痊愈率为 57.8%，有效率为 93.3%。

（3）颈椎病：《中国针灸》2000 年第 9 期报道，针刺肾俞、风池、夹脊穴等治疗椎动脉型颈椎病 70 例。痊愈和显效 61 例，愈显率为 87.2%。

（4）脑瘫：《陕西中医》2003 年第 11 期报道，以肾俞、百会、华佗夹脊穴为主穴治疗 35 例。主穴：肾俞、百会、华佗夹脊。配穴：上肢重者加合谷、曲池、肩髃；下肢重者加太冲、足三里、三阴交、环跳、风市。常规针刺，提插捻转补法，3 分钟出针；肾俞施以艾条灸 10～20 分钟。每天或隔日 1 次，4 周为 1 个疗程，疗程间休息 1 周。经治 3 个疗程，基本痊愈 3 例，显效 10 例，好转 17 例，无效 5 例，有效率 85.7%。

【现代研究】

1. 肾脏方面　《安徽中医学院学报》1993 年第 1 期报道：采用低功率毫米波照射家兔肾俞以及肾脏表面，应用氢气清除法测量照射前后的肾血流量。结果表明：毫米波照射肾俞后，正常家兔和急性肾缺血家兔的肾血流量皆较照射前明显升高，有显著性差异，与照射肾脏表面相比差异无显著性。提示毫米波照射肾俞和照射肾脏表面的效应类似，可作为一种新的无创伤性的穴位特种疗法。

《上海针灸杂志》1994 年第 4 期报道：动物实验观察到电针肾俞可使肾传入神经放电活动的频率积分值增大，且可使不论任何刺激因素激活肾内感受器的肾传入神经放电活动的频率积分值增加更为显著。提示电针可提高肾内感受器的敏感性。

2. 泌尿系统方面　《上海针灸杂志》1986 年第 3 期报道：通过实验观察针刺前后正常家兔的左侧肾俞，发现针刺后能明显增加双侧肾的尿排出量，而尿渗透压随之下降，利尿作用发生在起针 60 分钟之后，且可维持 2～6 小时。针刺时左肾神经自发性放电时间和强度较针刺前明显增加，证实针刺肾俞引起的利尿作用和肾神经有密切的关系。

《湖北中医学院学报》2000年第4期报道：实验表明针刺肾俞能影响肾的泌尿功能，电针组和手针组在针刺30分钟和起针后30分钟两个时间段，尿量急剧下降，电针组较手针组针刺影响更快、更明显。

《同济大学学报》2001年第1期报道：针刺肾俞可引起肾交感神经系统活动加强和迷走神经传入纤维放电增加，但迷走传出活动无明显变化；肾交感神经传出纤维放电增加，不但不能促进肾泌尿功能，而且对尿量和尿钠排出量的增加起抑制或推迟作用；针刺肾俞后迷走神经传入纤维放电增加可能通过血浆 AVP 浓度降低和抑制肾交感传出纤维兴奋活动导致利尿和利钠效应。

3. 生殖系统方面　《国外医学·中医中药分册》1994年第1期报道：对30例因精子异常而导致不育的患者进行10天的针刺治疗，取穴以肾俞、膀胱俞为主。结果发现：治疗期间，前向运动精子活动性明显增加（此结果可保持至治疗结束后12周）。针刺可使有缺陷的精子数明显减少，在患精子无力的患者中效果尤为明显。针刺后血浆睾酮浓度明显升高，FSH 和 LH 也有所增加。

《天津中医》1997年第1期报道：针刺肾俞、太溪、命门等治疗男性少精不育症52例。主穴取肾俞、太溪、命门，配曲骨、三阴交、足三里。隔日1次，20次为1个疗程，连续针刺3个疗程。结果：治疗后的精子密度、精子成活率均有极显著改善（$P<0.01$），精子活动度也明显改善（$P<0.05$），血清性激素睾酮（T）、雌二醇（E_2）、促性腺激素促卵泡生成素（FSH）、促黄体生成素（LH）诸项指标均见明显变化，FSH 和 LH 释放增加，血中睾酮浓度升高，雌二醇含量降低。

《陕西中医》1999年第3期报道：肾俞埋线可明显缩短老龄雌性大鼠性周期长度，增加性周期频率，减缓老龄动物生殖系统老化过程。

《中国针灸》2001年第3期报道：肾俞温针灸具有较强的调节性激素作用，可以使明显低下的雌二醇与黄体酮水平升高，从而建立起卵巢与垂体之间负反馈关系，同时使升高的 FSH 水平回复正常。

4. 脑血管方面　《中国中医药科技》2000年第2期报道：电针拟血管性痴呆小鼠肾俞、膈俞、百会可提高 SOD 活力，降低 MDA 含量，减轻自由基损伤。

《中国医药学报》2000年第5期报道：电针拟血管性痴呆小鼠肾俞、膈俞、百会能降低模型海马组织术后7日 AchE 活力的升高，使脑内 Ach 的水解速度减慢，从而改善学习记忆障碍。

5. 对免疫功能的影响　《中国针灸》1996年第7期报道：针肾俞对老年雌鼠子宫、卵巢湿重与优势卵泡数无明显作用；能显著地升高 E_2 水平，使 FSH 含量明显降低，可提高 P 水平，但对 LH 影响不大。提示温针肾俞可明显提高老年雌鼠的 E_2、P 水平，并降低 FSH，对 E_2 与 FSH 的调节作用明显强于对 P 与 LH 的作用。

《中国针灸》1998年第2期报道：针刺肾俞后 RBC-C3b 升高，说明受体兴奋、红细胞免疫黏附活力增强；RBC-IC 降低，可能与细胞加速运送和处理免疫复合物，使红细胞膜上空位 C3b 受体数目增多有关，从而增强机体潜在的代偿能力。

《山东中医杂志》2002 年第 11 期报道：温针肾俞对 IL-2 上调有显著差异，对 NO 仅有轻度上调，无显著差异。提示针灸肾俞穴对免疫功能有增强作用。

（十）大肠俞（Dachangshu BL25）

【出处】《针灸甲乙经》：大肠俞，在第十六椎下，两旁各一寸五分。

【归经】足太阳膀胱经。

【定位】第 4 腰椎棘突下，后正中线旁开 1.5 寸。简易取穴法：第四腰椎棘突平齐髋关节两侧髂棘，从左右髂棘向身后的水平连线即通过第四腰椎棘突下，再向左右旁开 1.5 寸（图 3-10）。

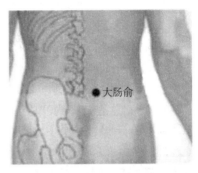

图 3-10 大肠俞

【释名】穴与大肠相应，为大肠的背俞穴，故名。

【类属】大肠背俞穴。

【穴性】调理肠道，理气化滞，强壮腰膝。

【主治】

1. 消化系统病症 腹痛，腹胀，消化不良，泄泻，便秘，痢疾，脱肛，阑尾炎，细菌性痢疾，肠出血。

2. 腰骶部、下肢部病症 脊强不得俯仰，腰部软组织损伤，骶髂关节炎，坐骨神经痛。

3. 其他病症 中风后遗症，肾炎，遗尿，痛经。

【配伍】配至阳、腰阳关治疗腰脊骶髂疼痛；配天枢治疗胃肠积滞、肠鸣腹泻；配上巨虚、承山治疗便秘；配肾俞、环跳、风市、委中治疗坐骨神经痛。

【刺灸法】直刺或向下斜刺 1~2 寸。艾炷灸 3~7 壮，艾条温灸 10~15 分钟。

【古代应用】

《备急千金要方》：大肠俞、八髎主大小便不利。

《外台秘要》：疗胀满雷鸣……灸大肠俞百壮，三报。

《医学入门》：主腰脊痛，大小便难，或泻痢。

《医宗金鉴》：大肠俞治腰脊疼，大小便难此可通，兼治泄泻痢疾病，先补后泻要分明。

《循经考穴编》：中燥治在大肠俞。

【临床报道】

1. 腰骶部及下肢病症

（1）腰肌劳损：《针灸临床杂志》1998 年第 4 期报道，针刺大肠俞、肾俞等穴治疗腰肌劳损 137 例。随症加用腰阳关、委中，留针 30 分钟，其间运针 1 次。每日 1 次，12 次为 1 个疗程，期间停止其他治疗。结果：治愈 77 例（56.2%），好转 36

例（26.3%），无效 24 例（17.5%），总有效率 82.5%。

（2）腰椎骨质增生并发坐骨神经痛：《江西中医药》1999 年第 4 期报道，穴位埋线治疗腰椎骨质增生并发坐骨神经痛 156 例（足太阳经型 24 例，足少阳经型 65 例，混合型 67 例）。取穴：沿足太阳经放射疼痛者取大肠俞、秩边、承山、次髎、环跳、飞扬；沿足少阳经放射疼痛者取腰 3~5 夹脊、风市、足三里、环跳、阳陵泉、悬钟；混合型取大肠俞、环跳、阳陵泉、承山、次髎、风市、飞扬、秩边。每次取用 3~4 穴，每隔 15~20 日埋线 1 次，4 次为 1 个疗程。结果：足太阳经型有效 22 例（91.7%），其中痊愈 8 例（33.3%）；足少阳经型有效 59 例（90.8%），其中痊愈 23 例（35.4%）；混合型有效 60 例（89.6%），其中痊愈 23 例（34.3%）；总有效率为 90.4%。《中国针灸》2002 年第 7 期报道：芒针深刺大肠俞为主治疗根性坐骨神经痛 56 例。结果：痊愈 21 例，显效 27 例，好转 6 例，无效 2 例。

（3）下肢痛：《针灸临床杂志》1997 年增刊报道，一患者双下肢间歇跛行 2 年余。行走 10 分钟即感下肢麻木胀甚，蹲下即缓解。取大肠俞深刺，配以委中、太溪（均取患侧），每日 1 次。治疗 1 次后，行走 3 公里无麻木感；续治同前，治疗 6 次后，行走 10 公里无麻木感；巩固治疗 4 次，间歇跛行告愈。

（4）下肢瘫：《针灸临床杂志》1997 年第 4 期报道，一中风患者，左侧肢体活动不利、不能站立行走 20 日。取大肠俞，用 3 寸毫针直刺，辅以委中、承山等穴。治疗 1 个月后患者能独立行走，步态基本正常。

2. 消化系统病症

（1）阑尾炎：《湖南中医药导报》1995 年第 5 期报道，针灸大肠俞、天井、长强治疗急性阑尾炎 25 例。第 1 日治疗 2 次，以后每日 1 次。治疗期间不服中西药物。疗程 1~3 日。结果：临床治愈 20 例，好转 5 例，全部有效。

（2）痔疮：《中国针灸》2002 年第 3 期报道，独取大肠俞挑刺放血治疗痔疮急性发作者 43 例。常规消毒，用 0.2% 的盐酸普鲁卡因注射液皮下麻醉，用三棱针在穴位处挑刺，以出血为度，然后拔罐，留置 5~10 分钟，以创可贴覆盖创面。结果：所有患者均 1 次见效，止痛效果 100% 优良。

（3）便秘：《新中医》2003 年第 1 期报道，一习惯性便秘患者，大便 5~7 日 1 次。在大肠俞（双）运用捻转提插补法行针，留针 20 分钟，每隔 5 分钟运针 1 次。当天下午患者即自行排便。为巩固疗效，按上述方法治疗 10 次。随访 2 年未复发。

（4）腹泻：《怀化医专学报》2003 年第 2 期报道，大肠俞、神阙治疗婴幼儿腹泻 50 例。运用脉冲电流贴片作用于大肠俞和神阙，1 次 20 分钟。每日 1 次，3~5 次为 1 个疗程。结果：显效 30 例，好转 15 例，无效 5 例，有效率 90%。

3. 其他

中风后大便失禁、尿频：《针灸临床杂志》1997 年第 4 期报道，一中风患者大便失禁、尿频，取大肠俞、次髎深刺，治疗 2 次后大便自控。

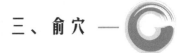

【现代研究】

1. 消化系统方面 《中国针灸》1994 年第 3 期报道：组织学与超微结构观察结果证实：隔药灸大肠俞、气海治疗实验性溃疡性结肠炎的疗效显著优于消炎药物柳氮磺吡啶的疗效（$P<0.01$）。提示隔药灸大肠俞、气海具有健脾止泻、强壮补虚、促进溃疡修复作用。

2. 内分泌系统方面 《实用中西医结合杂志》1998 年第 4 期报道：大肠俞穴位埋线减肥 663 例。该减肥方法对单纯性肥胖病例采用大肠俞和气海埋入可吸收性肠线，并对 526 例作了为期 3～6 个月的随访观察，其中 452 例获得满意效果（85.9%）。在肠线被吸收前的一段时间内对穴位构成刺激，调节胃肠消化系统，减少多余热量的摄入，增加机体脂肪的分解利用和水分的排出，从而达到减肥、减轻体重的目的。

从本组病例中体会到：①埋线减肥对单纯性肥胖效果最佳，对遗传性和病源性肥胖次之，这主要由于前者是因为机体热量摄入代谢不平衡引起，而后两者一是受遗传基因控制，二是由某些内分泌失调引起，这种情况在埋线的同时应积极治疗原发病。②埋线对敏感体质的患者反应较大，但无需特别处理。术前询问过敏史，可考虑不埋或埋入较细 1～2 号肠线。③埋线减肥基本无禁忌证，对伴高血压、糖尿病、冠心病的肥胖患者同样适用。④注意穴位埋线的准确性。在随访的 452 例中有 74 例减肥效果不明显或无效。一是与遗传因素有关，二是与穴位选择定点不准确有关。⑤埋线减肥无明显反跳复发现象，埋线效果好、本人要求再治疗者可于半年到一年后重新埋置。⑥注意无菌操作，防止针眼感染。

3. 其他方面 《云南中医药杂志》2003 年第 3 期报道：深刺大肠俞治疗根性坐骨神经痛的解剖学机理在于：大肠俞深处是 L_5 脊神经根出处，深刺大肠俞可以直接刺激 L_5 神经根后支，有效抑制周围神经的兴奋性，缓解神经根张力。

（十一）小肠俞（Xiaochangshu BL27）

【出处】《针灸甲乙经》：小肠俞，第十八椎下两旁各一寸五分。

【归经】 足太阳膀胱经。

【定位】 骶正中嵴旁 1.5 寸，平第一骶后孔（图 3-11）。

【释名】 穴与小肠相应，为小肠的背俞穴，故名。

【类属】 小肠的背俞穴。

【穴性】 调理小肠、清利湿热。

【主治】

1. 消化系统病症 急、慢性肠炎，痢疾，痔疮。

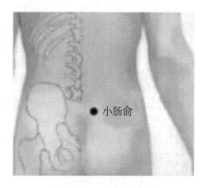

图 3-11　小肠俞

2. 泌尿、生殖系统病症　遗精，遗尿，尿血，小便赤涩，尿闭，赤白带下，盆腔炎，子宫内膜炎，淋病，小腹胀满绞痛。

3. 其他病症　腰腿痛，消渴，骶髂关节炎，痛风。

【配伍】配大横、下巨虚治疗肠炎、泄泻、痢疾；配关元治疗下元不足、遗尿、遗精；配归来、地机治疗白带；配肾俞、三阴交治疗盆腔炎。

【刺灸法】直刺0.5~1.5寸；可灸。

【古代应用】

《备急千金要方》：主大小便难，淋癃。

《千金翼方》：三焦寒热，灸小肠俞随年壮。

《类经图翼》：消渴，口干不可忍者，灸（小肠俞）百壮，横三间寸灸之。

《医学入门》：主便血下痢，小便黄赤。

《针灸逢源》：治淋沥，遗尿，五痔便血。

【临床报道】

1. 消化系统病症

（1）便秘：《四川中医》1998年第5期报道，针药结合治疗习惯性便秘60例。取双侧小肠俞、大肠俞、脾俞、胃俞、肾俞等，穴位注射维生素B$_{12}$、当归注射液、复方丹参液等药物；结合电针秩边、照海、昆仑、夹脊穴。结果：痊愈47例，好转8例，有效率91.7%。

（2）溃疡性结肠炎：《湖北中医杂志》2000年第1期报道，小肠俞、脾俞、大肠俞等穴埋线治疗溃疡性结肠炎28例。30日埋线1次，1~3次统计疗效。结果：痊愈17例，显效6例，好转3例，无效2例，有效率92.9%。

2. 前列腺病　《上海针灸杂志》2002年第3期报道：针刺小肠俞、膀胱俞等为主治疗前列腺炎70例。取小肠俞、膀胱俞、关元、中极等穴，配合微波照射。每日1次，10次为1疗程。结果：治愈32例，显效4例，好转4例，全部有效。《中国针灸》1999年第8期报道：取小肠俞、膀胱俞、脾俞等为主穴，治疗一慢性前列腺炎中医辨证属实证患者。进针得气后用泻法提插、捻转2~3分钟，使针感传至腰骶部，用G-6805电针治疗仪疏密波刺激20~30分钟。治疗3日后，胀坠感及尿道口烧灼感明显减轻，夜间排尿次数亦较就诊前减少。治疗2个疗程后，排尿通畅，尿后无淋沥、滴白现象，前列腺液检查正常。治疗期间未服任何中西药物。一年半后随访，无复发。

（十二）膀胱俞（Pangguangshu BL28）

【出处】《脉经》：膀胱俞在第十九椎。

【归经】足太阳膀胱经。

【定位】骶正中嵴旁1.5寸，平第二骶后孔（图3-12）。

【释名】穴与膀胱相应，为膀胱的背俞穴，故名。

【类属】膀胱的背俞穴。

【穴性】调膀胱、壮腰脊。

【主治】

1. 泌尿、生殖系统病症 遗尿，小便赤涩，癃闭，遗精，阴部湿痒肿痛，膀胱炎，膀胱结石，肾炎，肾绞痛，子宫内膜炎。

2. 消化系统病症 腹痛，泄泻，便秘，痢疾。

3. 其他病症 腰脊强痛，坐骨神经痛，下肢无力，糖尿病。

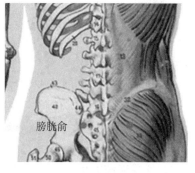

膀胱俞

图 3-12　膀胱俞

【配伍】配中极治疗水道不利、癃闭、小便赤涩；配筋缩、犊鼻治疗腰脊强痛、下肢无力；配阴廉、血海治疗阴部瘙痒、淋浊。

【刺灸法】直刺 0.8~1 寸；可灸。

【古代应用】

《备急千金要方》：主坚结积聚。

《医心方》：主脊痛强引背、少腹俯仰难，溺赤，腰以下至足清不仁。

《医学入门》：主腰脊强，便难腹痛。

《古法新解会元针灸学》：治少气，胫酸，寒冷拘急不得屈伸，腹满。

《循经考穴编》：主小便赤涩，淋遗，疝疾偏坠，木肾，风劳脊强，腰腿疼痛，男子阴茎虚肿，妇人阴内湿痒肿痛，小腹瘕聚。

【临床报道】

1. 泌尿、生殖系统病症

（1）遗尿：《中国社区医师》1999 年第 12 期报道，一小儿遗尿 9 年，睡梦中不自觉排尿，每夜数次。伴智力低下、纳食不佳、乏力。取膀胱俞封闭疗法（选用维生素 B_1、维生素 B_{12}、利多卡因）。每周 1 次。注射 1 次后遗尿次数明显减少，5 日内仅有 2~3 次遗尿；注射 2 次后在家长的训练和提醒可自行排尿；注射 3 次后不用家长的训练和提醒可自行排尿。

（2）尿潴留：《现代中西医结合杂志》1999 年第 10 期报道，膀胱俞穴位封闭治疗术后尿潴留 31 例。采用新斯的明膀胱俞封闭，0.5~1 小时观察疗效。结果：有效（1 小时内排尿）29 例，无效 2 例。《中国针灸》1998 年第 2 期报道：针刺加腹部按摩治疗重度尿潴留 9 例。先针膀胱俞，后针中极、足三里，得气后将针柄顺时针方向以频率 150~300 次/分、捻转幅度 5°~15°快速振颤，持续 5~30 分钟；再用手掌按摩腹部，直至排尿。结果：全部病例经 1 次治疗均能自行排尿，其中 3 例于出针后按摩腹部 5~8 分钟排尿 600~800mL；5 例于出针后 8~15 分钟首次排尿 500~900mL；1 例于出针按摩腹部 20 分钟排尿 500mL。

（3）前列腺炎：《上海针灸杂志》1998 年第 4 期报道，针药结合治疗慢性前列腺炎 49 例。取膀胱俞、肾俞，斜向脊柱方向刺入 1~1.5 寸，待局部酸胀后起针。配合中药内服。结果：治愈 22 例，显效 16 例，好转 8 例，无效 3 例，有效率 93.88%。

（4）肾绞痛：《针灸临床杂志》2004 年第 5 期报道，膀胱俞、肾俞等穴刺络拔罐治疗肾绞痛 30 例。结果：显效 19 例（63.3%），好转 8 例（26.7%），无效 3 例（10%），有效率 90%。

2. 梨状肌综合征 《北京中医药大学学报》2004 年第 2 期报道：一位梨状肌综合征患者右侧臀部疼痛伴右下肢疼痛，行走困难。取患侧膀胱俞、环跳、飞扬，针刺得气后接电针仪，采用疏密波刺激 30 分钟，起针后疼痛明显减轻，7 次而愈。

【现代研究】

1. 泌尿系统方面 《中国针灸》1982 年第 5 期报道：在动物实验中，针刺膀胱俞，每次捻转 360°，针刺频率为 4 次/秒，可使膀胱逼尿肌收缩，膀胱内压上升达到 60~120mmHg。若用较强的捻针结合提插方法针刺穴位，可使处于较高紧张性或出现大的节律性收缩的膀胱收缩功能产生明显的抑制效应。针刺膀胱俞的主要反应是膀胱收缩，切除下丘脑后部则针效减半，另在脑桥、延髓之间切断后，针效减半，在经延髓-脊髓之间切断后，针效完全消失。针刺膀胱俞与下丘脑后部及延髓网状结构中单位放电和膀胱收缩之间有恒定的联系。

《上海针灸杂志》1987 年第 3 期报道：对动物实验和穴位解剖特征进行比较分析，结果表明针刺对膀胱功能的影响有显著的穴位特异性，其中的膀胱俞针刺有效率最高，其次为曲骨、次髎、关元、中极等有效率均在 80% 以上。

《上海中医药杂志》2002 年第 10 期报道：以膀胱俞为主，针刺尿道综合征 18 例。毫针向下 45° 斜刺（深度为 2 寸左右），以针感传至膀胱及尿道为度，针刺后连接电针治疗仪，疏密波（疏波 4Hz，密波 80Hz），每次留针 20 分钟，隔日治疗 1 次，10 次为 1 个疗程。结果发现针刺该穴可显著降低尿道动力，尿道控制带和尿道功能长度，从而降低尿道阻力，促进排尿。该穴下神经冲动传入 S_{1-3} 节段，与盆神经进入骶髓排尿中枢的部位（S_{2-4}）最近，可能是其针刺效应最强的基础之一。

2. 生殖系统方面 《国外医学·中医中药分册》1994 年第 1 期报道：国外有人进行 10 次针刺治疗观察 30 例男性不育症患者受精紊乱的作用影响。先针刺膀胱俞、肾俞、命门，再针刺归来、足三里、三阴交、中极等穴，最后 4 个疗程加灸。结果：精子活动性在针刺治疗后第 1 周即有高度显著性改善，12 周后仍有显著性改善。针刺对男性促性腺激素浓度无明显影响，基础 LH（试纸参照值）值和刺激后的 LH 值在针刺后第 5 周有所升高，但无统计学意义。而睾酮浓度针刺后第 1 周即明显升高，精子活动性的改善与睾酮值增加之间有明显的相关性，30 例患者中已有 4 例夫妻受孕。

募 穴

募穴是脏腑经络之气聚集于胸腹部的十二个经穴，又称"腹募穴"。其位置也与相关脏腑在体内所处的部位相接近。募穴不限于在本经，12 个募穴中有 6 个集中在任脉之上，其余 6 穴散布于各经。

募穴位于胸腹部，与相应脏腑的位置接近。如果某一脏腑发生病变，常常会以多种不同形式的阳性反应从所属募穴上表现出来。例如肺结核患者可在中府有压痛，膀胱结石患者可在中极穴触及结节或条索状反应物等。

募穴的治疗特点是祛邪泻实，有通调脏腑、行气活血、化瘀止痛之功。偏于治疗相应脏腑的急性病症。如中脘通调腑气，治脘腹疼痛；期门疏肝理气，止胁肋疼痛；关元、天枢调理肠道，止腹泻、腹痛；中极清利膀胱，治癃闭、小腹胀痛。

现将六脏六腑募穴列表如下（表 4）：

表 4 六脏六腑募穴

脏腑	募穴	脏腑	募穴
肺	中府	大肠	天枢
心包	膻中	三焦	石门
心	巨阙	小肠	关元
脾	章门	胃	中脘
肝	期门	胆	日月
肾	京门	膀胱	中极

附：十二募穴歌

十二募穴六在任，肺募中府脾章门；
心包膻中心巨阙，期门属肝京门肾；
大肠天枢小关元，三焦之募定石门；
胃募中脘胆日月，膀胱募穴中极针。

（一）中府（Zhongfu LU1）

【别名】膺中府、膺俞、府中俞、肺募。

【出处】《脉经》：寸口脉细，发热，吸吐，宜服黄芩龙胆汤。吐不止，宜服橘皮桔梗汤，灸中府。

【归经】手太阴肺经。

【定位】胸壁外上方，云门下1寸，平第1肋间隙，距前正中线6寸（图4-1）。

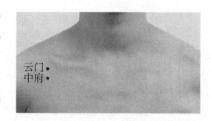

图4-1 中府

【释名】中，与外相对，内部也；府，脏腑也。意指本穴的气血物质来自脏腑。本穴为肺经首穴，气血物质来自由胸腹包膜包裹的各个脏器，故名。

【类属】

1. 肺的募穴。

2. 交会穴（手、足太阴经交会）。

【穴性】止咳平喘、宽胸理气、补益肺脾。

【主治】

1. 呼吸系统病症 咳嗽，哮喘，咳血，喉痹，肺炎，胸膈胀满，肺脓疡，肺结核，支气管扩张。

2. 其他病症 呕吐，腹胀，面肿，胁痛，寒热烦满，肩臂痛。

【配伍】配肺俞治疗外感咳嗽；配复溜治疗肺燥咳嗽；配意舍治疗胸满；配定喘、膻中、内关治疗哮喘；配下脘、气海、脾俞、足三里、阴陵泉治疗脾虚腹胀；配肺俞、合谷、偏历、三焦俞治疗阳水浮肿。

【刺灸法】向外斜刺0.5~0.8寸；可灸。

【古代应用】

《备急千金要方》：主遗尿。

《千金翼方》：主身体烦热。

《外台秘要》：主腹满短气，转鸣。

《普济方》：中府、间使、合谷主面腹肿。

《针灸逢源》：治肺急胸满，少气不得卧。

【临床报道】

1. 肺炎 《甘肃中医学院学报》1988年第2期报道：针刺中府为主治疗小儿肺炎100例。取中府、肺俞、风门、巨骨，并根据兼症不同配用其他穴，肺俞、风门针上加拔罐15~20分钟。一般病情每日针治1次，重症可针2次，并酌情给予补液和吸氧等常规辅助治疗。结果：痊愈94例，无效6例。在痊愈的病例中，体温在24~48小时内退至正常者大于80%，平均退热时间为1.9日；平均啰音消失时间为3.3日；疗程为3~7日；23例重症者愈后1~3周内随访无复发。《针灸学报》1990年第2期报道：以中府、尺泽、孔最等穴治疗小儿肺炎初起之风寒、风热证，疗效满意。

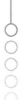

2. 其他病症

（1）肩周炎：《河南中医》2001 年第 6 期报道，循经刮痧法治疗肩周炎 80 例。重点部位在中府、天宗等穴，每次刮拭 15 分钟。第 1 次治疗后，经过 3～7 日痧点完全消失后再实施第 2 次刮拭。3 次为 1 个疗程。经治 1～3 个疗程，痊愈 45 例，显效 20 例，好转 12 例，无效 3 例，有效率 96%。

（2）外伤性胸胁痛：《江西中医药》2001 年第 S2 期报道，针刺中府为主治外伤性胸胁痛 186 例。取中府、曲池、期门等穴，单侧病变取同侧，正中或全胸疼痛取双侧。针刺得气后以紧提慢插快速捻转 5～10 次，同时嘱患者做深呼吸，留针 15～20 分钟，留针期间每隔 5 分钟重复上述手法 1 次。结果：全部治愈，平均治疗时间为 1 周左右。

【现代研究】

1. 呼吸系统方面 针刺中府对支气管哮喘有较好的治疗效应。实验观察表明：针刺中府有缓解支气管平滑肌痉挛的作用，使肺通气量得到改善，哮喘缓解。《按摩与导引》1990 年第 6 期报道：按摩中府，可以提高肺的呼吸功能，疏利气体排出的通道，使血液中的气体能较流畅地经肺部排出体外。

利用中府穴压痛诊断肺结核病确切、可靠。观察 401 例可疑肺结核患者，其中 174 例有压痛反应，经 X 线检查均为肺结核（南景祯等，《经穴临床应用》，黑龙江科学技术出版社，1999 年）。

2. 消化系统方面 据报道，有人用同位素血管内注射法，发现针刺中府可使肝血流量明显增加，可改善肝脏血液循环。

《按摩与导引》1990 年第 6 期报道：中府为治疗腹胀的要穴。按摩中府，能通过肺的呼吸功能的提高，疏利气体排出的通道，使血液中的气体能较流畅地经肺部排出体外。血液中的气体分压随之下降，低于肠道内的气体分压，于是，肠道内的气体得以较容易地经肠黏膜进入血中，腹胀因而消除。

3. 对甲状腺的影响 《日本东洋医学杂志》1985 年第 2 期报道：研究发现中府和扶突处的丘疹可能是甲状腺的反应点。《湖北中医学院学报》2002 年第 4 期报道：据病例观察，甲状腺患者在中府处出现皮疹的阳性率达 84.4%。通过家兔进行动物实验，在中府处进行局部刺激及局麻阻滞，14 日后取甲状腺组织做病理检查，结果出现明显甲状腺功能减退的形态学改变。观察 60 日后甲状腺功能减退的形态学改变无明显恢复，切断一侧颈脊神经则见该侧甲状腺明显萎缩。从而证实中府穴位刺激及神经阻滞具有抑制甲状腺功能的作用。

（二）天枢（Tianshu ST25）

【别名】 长溪、谷门、循际、大肠募。

【出处】《灵枢·骨度》：骨骺，下至于天枢，长八寸，过则胃大，不及则胃小。

【归经】 足阳明胃经。

【定位】 中腹部，肚脐正中旁开 2 寸。简易取穴法：人体前正中线（任脉）距离乳中线（锁骨中线）4寸，从肚脐中点旁开2寸处是穴（图4-2）。

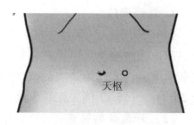
图4-2 天枢

【释名】天，天地，指人之上下半身而言；枢，枢机，枢纽。腧穴居人身上下枢要之处。

【类属】大肠的募穴。

【穴性】疏调大肠、扶土化湿、和营调经、理气消滞。

【主治】

1. 消化系统病症 胃痛，呕吐，纳呆，食不化，腹痛，臌胀，黄疸，便秘，急、慢性胃肠炎，细菌性痢疾，阑尾炎，腹膜炎，肠麻痹，小儿单纯性消化不良，肠道蛔虫症。

2. 妇科病症 月经不调，闭经，痛经，产后腹痛，产后尿潴留，癥瘕积聚，子宫内膜炎。

3. 神志病症 热甚狂躁，癫痫，失眠多梦。

4. 其他病症 荨麻疹，头痛，眩晕，泌尿系结石，肾绞痛，肥胖症，小便失禁，腰椎间盘突出症。

【配伍】配上巨虚治疗急性细菌性痢疾；配足三里治疗小儿腹泻；配上巨虚、阑尾穴治疗急性阑尾炎；配大肠俞、足三里治疗肠麻痹；配中极、三阴交、太冲治疗月经不调、痛经；配肺俞、三焦俞、偏历、阴陵泉、合谷治疗湿热阳水。

【刺灸法】直刺或斜刺0.8~1.2寸，切忌猛力快速提插，以防刺伤肠管而致肠穿孔，尤其是肠麻痹患者，因肠不能蠕动，更需谨慎。对于肠道虚寒的腹痛、腹泄，女子气血不足、宫寒导致的月经不调、痛经、闭经、不孕等，均施行灸法为宜。

【古代应用】

《针灸甲乙经》：大肠胀者，天枢主之。

《脉经》：尺脉紧，脐下痛，宜服当归汤，灸天枢，针关元补之。

《备急千金要方》：天枢主气疝呕。

《千金翼方》：胀满，肾冷，瘕聚，泻痢，灸天枢百壮。

《采艾编翼》：治一切感寒。

【临床报道】

1. 消化系统病症

（1）急腹痛：《现代中西医结合杂志》2003年第6期报道，针刺天枢、足三里为主治疗各种急腹痛100例，强刺激。结果：无论何种原因引起的腹痛均能收到立竿见影的效果，尤其是胃肠痉挛、急性肠炎、胃肠神经症等效果更佳。

（2）腹痛、腹泻：《浙江中医杂志》1994年第4期报道，一患者因饮用大量冷水后过度腹痛、腹泻，重力按压天枢约5分钟（按压过程中患者出汗），后顿感腹中舒适，继而腹痛、腹泻也除。《中医杂志》1996年第6期报道，1岁男孩，腹泻4日，每日5~6次，轻度脱水。针刺天枢、中脘，每穴捻转约半分钟，提插2~3次后

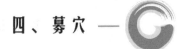

出针。结果：当天大便即恢复正常，食量增加，1次即愈。

（3）结肠炎：《中国中医药信息杂志》1995年第12期报道，天枢为主埋线治疗结肠炎308例。主穴选天枢（双）、上脘透中脘，身体虚弱及慢性消化不良配足三里、脾俞透胃俞（双），里急后重、脓血黏液便者配大肠俞（双），腹痛较重者配内关、三阴交。按埋线的操作规程将肠线埋入穴内，无菌纱布贴敷3日。2周1次，一般3~4次。结果：痊愈203例（65.9%），显效105例（34.1%），有效率100%。

（4）细菌性痢疾：《陕西中医》1996年第1期报道，采用针刺天枢、下脘、关元、足三里，艾灸神阙治疗细菌性痢疾62例，有效率95.2%。

（5）肠麻痹：《上海针灸杂志》1991年第10期报道，以天枢、足三里为主治疗术后肠麻痹46例。针后得气后接电疗仪刺激。结果：痊愈33例，好转12例，无效1例。

（6）便秘：《中国民间疗法》2003年第7期报道，持续按压天枢（双侧）治疗便秘138例。结果：有效126例。《中国针灸》2004年第3期报道：深刺天枢治疗老年性便秘26例。瘦人直刺2.5寸，胖人直刺3寸，轻微均匀前后捻转，局部酸胀痛感为度。结果：近期治愈率57.7%，全部有效。

2. 妇科病症

（1）痛经：《中医杂志》1987年第9期报道，针刺天枢、三阴交、水分以及脐周穴治疗痛经74例。平补平泻法，要求天枢针感放散至腹股沟，三阴交针感散至阴器，水分针感散至胃脘及脐下。每日或隔日1次，6次为1个疗程，共治3个疗程。结果：临床治愈19例，显效24例，好转21例，无效10例，有效率86.5%。《针灸临床杂志》2000年第9期报道：灸天枢等穴治疗痛经。取天枢、归来、气海，在月经来潮前2日开始行艾条灸，每日1次10分钟，然后用代灸膏贴穴。4次为1个疗程。灸治1个疗程后，经来疼痛已缓解；连续4个疗程而愈。

（2）闭经：1977年8月，王启才教授从医于湖北中医学院附属医院针灸科病房，接治一个因经期针刺导致闭经的胃下垂患者。当即为其针刺腹部的天枢，中强刺激，留针20分钟。当天下午，患者欣喜告知月经来潮，色暗红，夹有瘀块，量中等。3天后月经干净，诸证消失。以后继续治疗胃下垂，并嘱今后经期注意停针休息。9月份月经再潮，一切如同往常（《中医杂志》，1983年第1期；《大众医学》，1991年第5期）。

1978年，王启才教授首次将"经期禁针"的学术观念纳入国家高等中医药院校《针灸学》（4版）教材，得到老专家们的一致认可。而且一直沿用到现在的《针灸学》《刺灸学》《针灸治疗学》中。

2008年8月，南京中医药大学国际教育学院一位28岁挪威女学员，因初到中国水土不服而致闭经2个月。经刺天枢、合谷、三阴交3次，月经来潮。

2013年6月，王启才教授到澳大利亚墨尔本讲学，澳洲针灸学会秘书长诊所一位患者闭经三四个月，经脐针治疗很多次，月经未至。后经针刺天枢，一次月经来潮（以上皆为本书主编王启才教授验案）。

（3）带下：《针灸临床杂志》2000 年第 9 期报道，一带下病患者，妇科检查为宫颈糜烂Ⅲ度。取天枢、带脉、气海、三阴交等穴，均用艾灸，每次 10 分钟。结果：1 个疗程后诸症均有好转；续治 1 个疗程，带下已基本获愈。妇科复检：宫颈糜烂Ⅰ度。

3. 尿失禁 《上海针灸杂志》1998 年第 6 期报道：一患者中风后尿失禁。取天枢为主穴，配以水沟针刺。治疗 1 次后小便失禁次数减少，5 次后已能正常排尿。另一产妇分娩后出现尿潴留，肌注新斯的明及诱导排尿无效。取天枢为主穴，配以足三里针刺。治疗 1 次后，患者自感有尿意，能排出尿液少许；继针 2 次后排尿恢复正常。

4. 其他病症

（1）头痛：《中国中医药信息杂志》2004 年第 4 期报道，一前头痛患者，取双侧天枢，得气后施行泻法，间歇动留针 1 小时。经 12 次治疗而获痊愈。

（2）神经症：《陕西中医》2004 年第 3 期报道，一患者情绪不稳，烦躁易怒，失眠，针刺天枢、神庭、神门、三阴交等穴。每日 1 次，10 次为 1 个疗程。治疗 5 次后情绪平和，心烦消失；1 个疗程后寐安，睡眠时间在 7 小时左右；继针 2 个疗程，睡眠安稳，心情舒畅。

（3）单纯性肥胖症：《甘肃中医》1999 年第 2 期报道，针刺天枢等穴结合耳压治疗肥胖症 50 例。针刺取穴：天枢、气海、减肥穴（脐下 3 寸又旁开 3 寸）、太白、足三里。耳穴：脾、肾、肺、胃、外鼻、内分泌。进针前押手提起下腹部脂肪，刺手持针沿天枢方向斜刺进针 1 寸左右，得气后与太白、足三里同时使用电针仪疏密波持续刺激 30 分钟，强度以患者能耐受者为宜，起针后再适度按摩天枢、减肥穴，每日 1 次，1 个月为 1 个疗程；耳穴用药丸按压法，并于每日饭前 15~20 分钟按压所贴耳穴 3~5 分钟。1 周换 2 次，1 个月为 1 个疗程。经 1 个疗程的治疗，显效（体重减少 3kg 以上，腰围减少 5cm 以上，伴随症状好转或消失，半年未复发）28 例（56%），好转（体重减少 2kg 以上）16 例（32%），无效 6 例，有效率 88%。《陕西中医》2003 年第 1 期报道：针刺天枢、丰隆、足三里等穴治疗单纯性肥胖症 210 例。取穴天枢、丰隆、足三里、梁丘、血海、水分、三阴交，用于轻度肥胖（体重指数在 25~30）；中度肥胖（体重指数在 30~40）加滑肉门、外陵、大巨、上巨虚、曲池、合谷；重度肥胖（体重指数在 40 以上）加滑肉门、外陵、大巨、中脘、梁门、水道、公孙、太冲、上巨虚；腰围男性>90cm，女性>80cm 为腹性肥胖，加大横、中脘、气海、滑肉门、外陵、大巨；大腿肥胖加髀关、伏兔；小腿肥胖加阴陵泉、下巨虚。选用 30 号 3 寸毫针，常规针刺，平补平泻，留针 50 分钟左右。每日 1 次，30 日为 1 个疗程。结果：2 个疗程有效率为 92%。

（4）腰椎间盘突出症：《中国康复》2004 年第 1 期报道，针刺天枢、肓俞、气海治疗腰椎间盘突出症 82 例。结果：治愈 35 例，显效 40 例，好转 7 例，愈显率为 91.5%。与针刺肾俞、大肠俞及腰夹脊穴组治疗 48 例（痊愈 14 例，显效 20 例，好转 10 例，无效 4 例，愈显率 70.8%）进行对比，腹部腧穴治疗腰椎间盘突出症优于

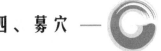

腰部取穴，结果有显著差异（*P*<0.01）。

（5）肾绞痛：《中国针灸》2004年第12期报道，电针天枢治疗肾绞痛55例。用3寸长针，针刺深度4~6.5cm，缓慢进针得气后以强刺激捻转泻法为主，捻针频率为120~150转/分，然后接电针仪（患侧接负极），采用疏波，频率15Hz，强度以患者能耐受为度，每次30分钟。结果：显效29例，好转24例，无效2例，有效率96.4%。

【现代研究】

1. 消化系统方面　《山东中医药大学学报》1998年第7期报道：针刺本穴后肠电图频率、波幅均较针刺前发生明显变化，频率和波幅分别呈减少和上升改变，特别是降结肠段的变化尤为明显，*P*值分别<0.05和<0.02，并且使多数肠电节律得以改善。而升结肠段虽也有上述改变趋势，但*P*值却分别>0.2和>0.1，这说明针刺天枢对降结肠段的治疗作用较升结肠段强，这可能也与慢性结肠炎的主要病变部位在降结肠以下有关。

《中国针灸》2001年第6期报道：以慢性胃炎患者的胃电参数作为主要检测指标，观察针刺胃经腧穴对胃功能的影响。实验按胃经循行路线分部选穴，腹部选天枢。针刺后多数腧穴胃电波均升高，胃功能改善，天枢也有非常显著的差异。针刺后各穴对胃痛的改善情况，也与胃电变化成正比，足三里的胃痛缓解率为100%，天枢为60.6%~86.7%。

《中国针灸》2004年第3期报道，针灸古籍和教科书记载天枢的针刺深度为1~1.5寸。本研究表明，治疗老年性便秘针刺1~1.5寸疗效欠佳，而深刺100%有效。说明深刺天枢是治疗老年性功能性便秘的较好方法。

《江西中医学院学报》2004年第3期报道：在实验中选取天枢施以电针或隔药灸治疗大鼠溃疡性结肠炎，组织病理学观察结果发现电针、隔药灸天枢能够有效减轻溃疡性结肠炎模型大鼠结肠组织的炎症和损伤程度，促进结肠黏膜溃疡的修复。

《长春中医学院学报》2005年第1期报道：针灸天枢后，SIgA分泌增加，避免了肠道黏膜直接与不消化食物接触，减少了不消化食物抗原对肠黏膜的不良刺激，有效地保护了小肠黏膜的完整性，增强了小肠的吸收功能。提示针灸天枢对提高肠道吸收功能与肠道局部免疫作用明显，尤其是对SIgA具有双向良性调整作用。

2. 气滞血瘀型的痛经、闭经、子宫肌瘤、子宫癌　上海仁济妇产科医院用天枢穴治疗子宫癌，分针刺和艾灸两个组观察。结果发现，针刺组80%以上的病例出现阴道流血现象，而艾灸组仅2%~3%。王启才教授每次上课讲到这个问题时就会问学生们：看到这样的结果，那治疗子宫癌选用天枢，在治疗手段上是应该选用针刺法还是艾灸法呢？学员们往往都是异口同声地回答"艾灸"。这里，显然大家把针刺天枢后导致的子宫出血看成是副作用了。须知，正是这种活血化瘀作用才产生了治疗子宫癌的效果。针刺天枢后阴道出血，表明天枢有较强的活血化瘀作用。以此治疗气滞血瘀导致的痛经、闭经，恰到好处。

3. 单纯性肥胖　根据古代针灸文献和现代针灸教材记载：天枢有两大临床适用

病：肠道病和妇科病。针对很多减肥的女性都伴有子宫肌瘤，王启才教授将天枢纳入针灸减肥的主穴和要穴。许多有子宫肌瘤的女性在针灸减肥过程中出现原有的子宫肌瘤大的变小，小的消失。

王启才教授的韩国研究生康诚俊在其毕业论文中通过筛选 200 篇针灸减肥论文，对其中有明确辨证分型的 41 篇进行统计，结果，天枢的应用率排居首位（31 篇，占 75.6%）。

4. 其他方面 《中国针灸》2004 年第 12 期报道：针刺天枢加电针治疗泌尿系结石引起的肾绞痛，具有较好的镇痛效果，止痛效果明显优于度冷丁止痛组，对重度疼痛的患者尤其如此。镇痛特点是，相当多的患者，针刺入穴内疼痛即开始减轻，往往在加电针 5 分钟内即痛止，极少数患者在电针 30 分钟内疼痛慢慢缓解。相对于药物组来说，电针天枢的镇痛起效时间较快，这一点可能跟天枢的特异性有关。在应用针刺天枢治疗肾绞痛时亦观察到，针刺止痛后，连续治疗几次，往往可自行排出结石。

（三）中脘（Zhongwan CV12）

【别名】胃脘、胃管、中管、太仓、大仓、上纪、胃募。

【出处】《素问·气穴论》：背与心相控而痛，所治天突与十椎及上纪。上纪者，胃脘也；下纪者，关元也。

【归经】任脉。

【定位】上腹部前正中线上，脐上 4 寸。简易取穴法：胸剑结合至肚脐的骨度分寸为 8 寸，中脘正好在胸剑结合与肚脐连线中点（图 4-3）。

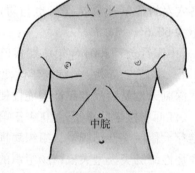

图 4-3 中脘

【释名】脘，或作"管"，指胃腑。穴近胃脘之中，故名。一名"太仓"，意指胃主受纳水谷。

【类属】

1. 胃的募穴。

2. 八会穴之一，腑会。

3. 交会穴（手太阳、少阳、足阳明、任脉之会）。

【穴性】通调腑气、和胃止痛。

【主治】

1. 消化系统病症 胃痛，反酸，呕吐，呃逆，胃出血，胃溃疡，胃下垂，腹痛，腹胀，消化不良，泄泻，痢疾，便秘，阑尾炎，肠梗阻，黄疸。

2. 神志病症 脏躁，癫狂，痫证，失眠，精神分裂症，癔症。

3. 妇科病症 月经不调，闭经，妊娠恶阻，子宫脱垂。

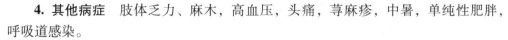

4. 其他病症 肢体乏力、麻木，高血压，头痛，荨麻疹，中暑，单纯性肥胖，呼吸道感染。

【配伍】配天枢治疗霍乱吐泻；配气海治疗便血、呕血、脘腹胀痛；配足三里治疗胃痛、泄泻、黄疸、四肢无力；配胃俞治疗胃脘胀满、食欲不振、呕吐呃逆；配丰隆、灵道、郄穴、肺俞、尺泽治疗痰火惊悸、怔忡；配丰隆、百会、印堂治疗痰浊头痛；配丰隆、厉兑、隐白治疗胃腑不和失眠；配心俞、内关、膈俞治疗脏躁症；配关元、足三里、太白、会阴治疗脾胃虚弱便血。

【刺灸法】直刺1~1.5寸，不可过深，以免损伤内脏，尤其是胃充盈时或身体瘦弱，肝脾肿大者。向上方针刺过深，可损伤肝前缘；可灸。

【古代应用】

《针灸甲乙经》：腹胀不通，寒中伤饱，食饮不化，中脘主之。

《肘后备急方》：卒得霍乱，先腹痛者，灸脐上十四壮，名太仓，在心厌下四寸，更度之。

《备急千金要方》：主鼻间焦臭。

【临床报道】

1. 消化系统病症

（1）胃炎：《湖北中医杂志》1989年第3期报道，中脘为主穴位注射治疗慢性胃炎43例。主穴中脘，酌情配内关、足三里。药物：5%当归注射液、2%普鲁卡因各2mL混合，每穴1mL。隔日1次，10次为1个疗程。结果：经4~5个疗程治疗，痊愈33例，好转8例，无效2例。《上海针灸杂志》1999年第1期报道：中脘穴针刺加拔罐为主治疗慢性胃炎94例。肝胃不和者配期门、肝俞、足三里；脾胃虚寒者配三阴交、脾俞、肝俞、胃俞；肝肾阴虚者配太冲、涌泉；气滞血瘀者配期门、肝俞、膈俞、脾俞；痰湿中阻者配天枢、丰隆、脾俞。先针中脘，得气后留针拔罐10分钟。其余穴位除气滞血瘀配期门用三棱针刺血拔罐外，均用毫针刺法，平补平泻。隔日1次，7次为1个疗程。结果：痊愈68例，显效24例，有效率为97.87%。

（2）胃下垂：《河南中医》1999年第1期报道，灸中脘、百会、气海治疗胃下垂50例。取穴中脘、百会、气海，将厚约0.2cm的生姜薄片1片放置中脘、气海、百会，上置红枣般大小艾炷点燃施灸，嘱患者静心闭目，做深吸气、慢呼气动作，每次每穴15分钟。每日1~2次，15日为1个疗程。配合医疗体操：仰卧、足底踏着床面，头、两肩、两足着床，做臀部抬起动作；臀部抬起时，缩紧肛门，并维持1分钟左右，落下；休息片刻再做，连续做3~5遍；每天早晚各1次。治疗期间，要求患者每餐吃饭时蹲下，吃完饭后暂停2~5分钟起来，并注意少食多餐。结果：全部有效。

（3）呕吐：中脘穴对呕吐有双向调节作用，既能止呕，又能催吐。据方慎安所著《金针秘传》一书记载：一区姓女，有胃病7年，平时胃脘部膨起，按之疼痛，多吃不易消化的食物反而痛减，食量虽大但却奇瘦无比，其脉大小不一，顷刻异状，舌上布满红白相间之小点。诊为"虫证"无疑。一诊试针数处，当时尚无不适；次日复诊时说："针后胃痛有加重之势，虽多食而痛不能止。"即为再针中脘穴，不到10分钟而狂呼胃中剧痛，欲自拔其针，禁之则云要吐，随之口即喷出奇臭之水，呕出一物，类似蛇形，长逾1尺，蠕蠕而动。同诊室患者见此状皆带针而逃，一时秩序大乱，而区女晕矣。顷刻即苏，胃痛豁然而愈，后未再发。7年痼疾，经此一针，病根全去。《天津中医》1999年第3期报道：一患者反复呕吐5年余，诊为"神经性呕吐"。取中脘、梁门、内关、太冲等穴，针用泻法，留针15分钟。针刺3次后患者呕吐减轻；又针刺6次吐止；共10次而愈。

（4）胆道蛔虫症：《湖南医药杂志》1978年第1期报道，中脘穴位注射治疗胆道蛔虫症50例。在中脘及上腹部压痛点分别注入维生素 K_3 1mL，注射后口服驱虫净25mg，6片（小儿递减）。结果：痊愈41例，好转5例，无效4例。

（5）腹泻：《中国针灸》1992年第5期报道，针刺中脘治疗小儿腹泻100例。中脘浅刺，得气后随即出针，不留针。结果：3次痊愈79例，好转14例，无效7例。

2. 神经系统病症

（1）头痛：《天津中医》1999年第4期报道：一患者头痛如裹，绵绵不愈，伴头昏目眩，胸闷脘痞，呕吐痰涎，大便溏泄。取中脘配公孙、丰隆，中脘用6寸芒针略向上斜刺4~5寸，平补平泻。针刺2次后疼痛减半，饮食增加；5次后头痛消失。

（2）夜寐不宁：《辽宁中医》1999年第4期报道，一患者夜寐不宁，伴胸满痞闷、纳谷不香、大便不爽。刺中脘、天枢、丰隆等穴，3次后能入寐4~5小时，脘闷已解，连针10次而愈。

（3）癫痫：《中国针灸》1998年第3期报道，一癫痫病患者病程10年，取中脘、百会穴二穴。中脘每次灸50壮，百会每次灸15壮。每日1次，共灸20日。结果：6个月内仅小发作1次，且症状比以前明显减轻。继灸20日以资巩固，随访6个月未见复发。

（4）抑郁症：《天津中医》1998年第4期报道，一患者因减肥而患抑郁证，取中脘配内关、合谷、太冲。中脘穴用4寸毫针刺入，嘱患者吸气，针尖方向略向上刺入3~4寸，施捻转泻法，使针感向两季肋放射。治疗1次后患者即感症状减轻，4次痊愈。

（5）狂笑不止：《辽宁中医杂志》1988年第3期报道，1例精神受到刺激后持续狂笑长达1天不止的患者，在针刺他穴无效的情况下，深刺中脘并久留针。1次即止，3次而愈。

3. 妇科病症

（1）子宫脱垂：《湖北中医杂志》1994年第1期报道，艾灸中脘、阳池治疗15例子宫脱垂。结果：痊愈9例，好转5例，无效1例，有效率为93.3%。治疗时间最短5次，最长12次。

（2）妊娠呕吐：《陕西中医》1994年第5期报道，中脘拔罐治疗妊娠剧吐34

例，有效率达 97.1%。

（3）不孕症：《职业与健康》2003 年第 5 期报道，以中脘为主穴，配气海、肾俞、复溜、太溪等穴治疗 1 例不孕症。中脘用烧山火法，留针 30 分钟，针后加灸 5～10 分钟，行针期间，2 次捻转 2~3 分钟。治疗 3 次后白带下注如水流出；治疗 10 次后，自觉睡眠好，全身有力，腹胀减轻；治疗 20 次后怀孕。

4. 其他病症

（1）上呼吸道感染：《新中医》1997 年第 5 期报道，以中脘、肾俞拔罐治疗反复上呼吸道感染 100 例。结果：显效 74 例，好转 20 例，无效 6 例。

（2）单纯性肥胖：《陕西中医》1997 年第 2 期报道：中脘等穴"合谷刺"治疗单纯性肥胖症 36 例。以中脘、关元、带脉为基础穴，采用"合谷刺"法，配合按摩手法。结果：有效率为 83%。

（3）周期性麻痹：《中国针灸》2004 年第 5 期报道，一患者低钾引起周期性麻痹十余年，阵发性四肢无力。独取中脘，用毫针行补法，留针 30 分钟，每隔 10 分钟行针 1 次。初次治疗后，患者自觉四肢有力，能勉强行走；2 次治疗后，症状消失，肢体活动自如，可以骑自行车，肌力恢复正常。期间未经补钾治疗，又巩固治疗 5 次而告愈，随访半年未复发。

【现代研究】

1. 消化系统方面

近代研究证明：针刺中脘，可使健康人的胃蠕动增强，表现为幽门立即开放，胃角隅（小弯）及胃下缘（大弯）均见升高，尤可使空肠黏膜皱襞增深、增密，空肠动力增强，排空加速，针后 30 分钟钡剂排空 75%，较正常情况下增加 30%。

《针刺研究》2000 年第 2 期报道：针刺中脘、足三里有促进胃病患者胃酸分泌的作用。

《中国中医药科技》2001 年第 5 期报道：针灸中脘、天枢、足三里可以增加胃底部血流量，减少渗出，并借此保持胃黏膜的完整性，抑制 H^+ 的逆向弥散，减少 Na^+ 的净流出量，从而对胃黏膜起细胞保护作用，使其不受外来物理、化学等刺激的损伤而致病。

《中国针灸》2001 年第 6 期报道：以慢性胃炎患者的胃电参数作为主要检测指标，观察针刺胃经腧穴（或与胃经相关的特定穴）对胃功能的影响。实验按胃经循行路线分部选穴，腹部选中脘、天枢，腿部选小腿部选足三里、梁丘、丰隆。针刺后多数腧穴胃电波均升高，胃功能改善，其中以胃的募穴中脘和胃的下合穴足三里针刺前后胃电波幅变化最为显著。

《针灸临床杂志》2003 年第 4 期报道：对 24 例消化性溃疡患者采用中脘、胃俞配伍针刺，捻转补法。每 5 次为 1 个疗程，连续 3 个疗程。然后，采用亚硝酸盐间接法测定治疗前后血浆一氧化氮（NO）水平。结果：治疗前血浆 NO 水平为 $4.18\pm0.15\mu mol/L$；治疗结束时血浆 NO 水平为 $6.03\pm0.26\mu mol/L$；统计比较，$P<0.05$。提示中脘、胃俞俞募配伍法针刺治疗消化性溃疡效可能与 NO 变化有关。

2. 免疫系统方面

《江苏中医》1997 年第 1 期报道：实验中用小艾炷直接灸动物中脘。结果发现艾灸能抑制动物瘤体增大，使动物免疫指标 cAMP/cGMP 值明显提高，并发现艾灸对免疫功能的调节作用可能通过中枢儿茶酚胺神经元的作用实现。

《上海针灸杂志》1997 年第 1 期报道：实验用小艾炷直接灸动物中脘，观察对下丘脑、垂体、肾上腺和血浆 β-内啡肽（β-END）含量的影响。结果显示：疗程结束后 2 日，动物垂体 β-END 含量均显著高于正常组，其余组织变化不明显。即刻灸后 2 分钟所测结果显示，艾灸后垂体 β-END 含量进一步显著下降，而血浆 β-END 浓度显著升高。提示中脘艾灸治疗可能通过促进垂体 β-END 的释放，提高血浆 β-END 浓度，以发挥免疫调节等生理效应。

对血液也有影响，可使白细胞明显上升，中性粒细胞比例也相应上升，对脾功能亢进而白细胞减少者也有同样效果。

3. 其他方面　日本泽田针灸学派以中脘配阳池治疗子宫异位，认为两穴是胃肠、子宫病要穴。中国山西省中医研究所也有类似报道。一般治疗 15 次左右即可，其他伴发症状如月经异常、便秘、腰痛等也随之改善，但对子宫附件有炎性粘连者基本无效。

（四）章门（Zhangmen LR13）

【别名】 胁髎、长平、季肋、脾募。

【出处】《脉经》：关脉缓，其人不欲食，此胃气不调、脾胃不足，宜服平胃丸、补脾汤，针章门补之。

【归经】 足厥阴肝经。

【定位】 侧腹部，第 11 肋游离端的下方。简易取穴：直立、挺胸，在身体不左右倾斜的体位下，上臂紧贴腋下胁肋部，曲肘，当肘尖紧贴胁肋的部位（4-4）。

【释名】 章，犹障，指肋骨。穴居胁肋部，分列两侧如门，故名。

【类属】

1. 脾的募穴。

2. 八会穴之一，脏会。

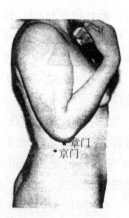

图 4-4　章门

【穴性】 疏肝利胆、健脾消滞、降逆平喘。

【主治】

1. 消化系统病症　饮食不化，呕吐，脘腹胀满，泄泻，便秘，积聚，腹肿如鼓，胸胁支满，腹膜炎，肝炎，肝脾肿大。

2. 呼吸系统病症　咳嗽，哮喘，胸膜炎。

3. 泌尿系统病症　肾炎，膀胱炎，血尿，白浊。

4. 神志病症　癫，狂，痫，惊风，心烦。

5. 其他病症 痹证，胁痛，带状疱疹。

【配伍】 配足三里、梁门治疗腹胀；配内关、阳陵泉治疗胸胁痛；配足三里、太白治疗呕吐。

【刺灸法】 向肋下端直刺 0.3~0.5 寸，不可深刺，以防刺伤肝脾，或向前下方斜刺 0.5~1.5 寸；可灸。

【古代应用】

《针灸甲乙经》：奔豚、腹胀肿，章门主之。

《备急千金要方》：曲泽、章门，主口干。

《千金翼方》：男子腰脊冷痛，溺多白浊，灸脾募百壮。

《外科大成》：治气癖。

《医学入门》：主痞块，多灸左边；肾积，灸两边。

【临床报道】

1. 消化系统病症

（1）胃痛：《中国乡村医药》1997 年第 8 期报道，针刺章门、中脘为主治疗胃痛 69 例。章门得气后先泻后补。结果：治愈 39 例，好转 22 例，无效 8 例，有效率为 88.4%。

（2）胃排空障碍：《陕西中医》2002 年第 6 期报道，章门等穴针灸配合耳压治疗残胃排空延迟症 7 例。取章门、膈俞、上脘等穴，针灸结合耳穴贴压。结果：每次针刺治疗，恶心、呕吐症状均在 5 分钟内减轻或消失。其中，显效 4 例，好转 3 例，全部有效，且均未复发。《陕西中医》2003 年第 1 期报道：一患者贲门弛缓，吞咽困难，恶心呕吐。针刺章门、内关、膻中、足三里，5 日后饮食即恢复正常。

（3）溃疡性结肠炎：《河北中医》2001 年第 11 期报道，针刺章门等穴治疗溃疡性结肠炎 40 例。取章门、中脘、脾俞、足三里等穴，针刺补法。每次留针 20 分钟，配合中西药保留灌肠。每日 1 次。结果：痊愈 26 例，显效 6 例，好转 6 例，无效 2 例，有效率 95%。

2. 其他病症 第 11 肋尖综合征：《河南中医》2002 年第 4 期报道，章门穴位注射治疗第 11 肋尖综合征（指第 11 肋尖周围组织无菌性炎症甚至粘连、卡压第 11 肋间神经血管所引起的一系列临床症候群，主要临床表现为季胁部刺痛或钝痛，或仅表现患侧下背部疼痛）50 例。将 0.75% 盐酸布比卡因针 2mL、曲安奈德注射液 40mg 混合液注入章门，每周 1 次，连续治疗 2 次。另以 50 例电针刺激章门、支沟、阳陵泉、太冲为对照组，每日 1 次，连续 2 周。结果：穴位注射组治愈 42 例，显效 5 例，好转 2 例，无效 1 例，有效率 98%；对照组治愈 22 例，显效 15 例，好转 7 例，无效 6 例，有效率 88%。两组疗效比较，差异有高度显著性（$P<0.01$）。

【现代研究】

《中国全科医学》2004 年第 16 期报道：采用阿昔洛韦联合章门针刺拔罐放血治疗带状疱疹 41 例。两组患者均口服阿昔洛韦 7~10 日，其中一组联合章门针刺拔罐放血，在治疗后第 4 日、11 日对两组的疗效以及两组服药天数进行比较。结果：治疗第 4 天两组患者疗效间差别有显著性意义（$P<0.05$）；治疗结束后两组患者不同用药时间的构成比间差别有显著性意义（$P<0.05$）；疗效差别无显著性意义（$P>0.05$）。

（五）巨阙（Juque CV14）

【别名】巨缺、心募。

【出处】《脉经》：寸口脉滑，阳实，胸中壅满，吐逆，宜服前胡汤，针太阳、巨阙泻之。

【归经】任脉。

【定位】上腹部前正中线上，脐中上 6 寸（图 4-5）。

【释名】巨，巨大；阙，宫门。穴居中线而近心脏，为神气通行之处，犹如心君居所之宫门。

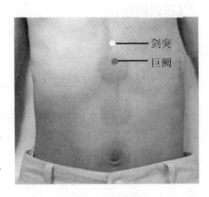

剑突
巨阙

图 4-5 巨阙

【类属】心的募穴。

【穴性】通调血脉、宁心安神、理气和胃。

【主治】

1. 心血管系统病症 心悸，胸痛，心绞痛。

2. 神志病症 健忘，癫痫，精神分裂症，心烦。

3. 消化系统病症 胃痛，呃逆，呕吐，吞酸，胃下垂，胃痉挛，急、慢性胃炎，胃溃疡，腹痛。

4. 其他病症 胸满短气，胸胁支满，咳逆上气，中风失语。

【配伍】配上脘治疗腹胀、心腹满；配灵道、曲泽、间使治疗心痛、怔忡；配心俞治疗心慌、心悸、失眠、健忘、癫狂；配膻中治疗胸痛、蓄饮、痰喘。

【刺灸法】直刺或向下斜刺 0.5~1 寸，或向肓俞方向作沿皮透刺，不可过深，以防刺入胸、腹腔，损伤肝、胃、心脏；可灸。

【古代应用】

《黄帝明堂灸经》：小儿猪痫，病如尸厥，吐沫，灸巨阙穴三壮。

《针灸甲乙经》：息贲时唾血，巨阙主之。

《千金翼方》：主心闷痛，上气引少腹冷，灸二七壮。

《经穴图考》：吐逆不得食，灸巨阙五十壮。

【临床报道】

1. 心血管系统病症

（1）心悸、心绞痛：《实用中医内科杂志》2003 年第 2 期报道，针灸巨阙等穴治疗心悸、心绞痛 256 例。取巨阙、心俞、膻中、内关、百会、神门、肾俞等穴，一般取双侧穴（以左为主），急性发作时患者取平卧位放松针刺，5 分钟行针 1 次，一般行针 2 次，留针 20~30 分钟，针后加灸。结果：大部分患者针刺后 3~5 分钟缓解，艾灸 10 分钟后患者自觉胸中有热感，20 分钟后心中豁达，疼痛减轻或消失。

（2）冠心病、心绞痛：《上海针灸杂志》1995 年第 4 期报道，巨阙、心俞等穴埋线治疗冠心病心绞痛 97 例。取巨阙、心俞、天池，按埋线常规进行操作。结果：心绞痛有效率为 54%，心电图有效率为 36%。

（3）心肌梗死：《中国针灸》1999 年第 4 期报道，电针巨阙为主治疗急性心肌梗死 34 例。取巨阙、膻中、内关、足三里、神门等穴，针刺后加电针刺激。结果：与西药镇痛组比较，镇痛有效率均为 100%，但针刺组心律失常和心衰发生率仅为 4%，远远低于西药组的 64%。

2. 消化系统病症

（1）胆道蛔虫症：《中国针灸》1981 年第 5 期报道，针刺巨阙等穴治疗胆道蛔虫症 70 例。取巨阙、不容、上脘、中脘、鸠尾等穴，垂直进针，深 20~35mm（过浅无效），以得气为度，捻转泻法，留针 10~30 分钟。结果：显效 48 例，好转 21 例，无效 1 例，有效率 98.6%。

（2）小儿腹泻：《中国社区医师》2003 年第 7 期报道，针药结合治疗小儿慢性腹泻 148 例。采用吴茱萸巨阙贴敷与 654-2 足三里穴位封闭。每日 1 次，4 次为 1 个疗程。结果：1 个疗程治愈 70 例，好转 69 例，无效 9 例，总有效率为 93.9%。

3. 神经系统病症

（1）中风失语：《中国民间疗法》1995 年第 2 期报道，巨阙为主治疗中风失语 127 例。取巨阙、内关、水沟等穴，巨阙穴在吸气时进针，呼气时出针，针尖要逆经脉循行方向向下刺入 2~2.5 寸；吸气时示指捻前并用力上提，泻法行针 1 分钟后出针；内关、水沟用提插泻法，行针 1~2 分钟。每日 1 次，6 次为 1 个疗程。结果：治愈率为 29.92%，总有效率为 92.1%。其中，以运动性失语为最高，感觉性失语次之。

（2）失眠：《安徽中医学院学报》1997 年第 4 期报道，一患者失眠，服镇静安眠药每晚仅睡 1~3 小时，伴头昏头痛，健忘。针刺巨阙、心俞、胃俞、中脘等穴，1 个疗程后症状明显改善，停服镇静安眠药；继针 2 个疗程，夜间睡眠已达 7~8 小时，余症缓解。

【现代研究】

《中国针灸》1993 年第 1 期报道：针刺主穴巨阙、心俞夹脊、心平（心经少海下 3 寸）或膻中、厥阴俞夹脊、内关，2 组交替治疗冠心病。每日 1 次。治疗前后观察甲皱微循环。结果：治疗前绝大多数患者有微循环障碍，治疗后在症状和心电图改善的同时，微循环亦明显改善，可见管袢输入支口径增大，输出支与乳头下静脉丛扩张，瘀血减轻，血流速度加快，血细胞聚集减轻，白色微小血栓和袢周渗出、出血减少或消失等。提示该法对冠心病患者血液高凝状态和微循环障碍有明显的改善作用。

针刺本穴对胃下垂有显著疗效。方法是以 7 寸长针从巨阙透左肓俞，针刺入后手提针柄与皮肤呈 45° 角，慢慢上提。第 1 次提针 10 分钟，以后每次提 3~5 分钟。隔日 1 次，10 次为 1 个疗程。

（六）关元（Guanyuan CV4）

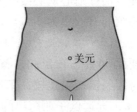

图4-6　关元

【**别名**】丹田、下纪、次门、三结交、大中极。

【**出处**】《素问·气穴论》：背与心相控而痛，所治……下纪者，关元也。

【**归经**】任脉。

【**定位**】在下腹部前正中线上，脐中下3寸（图4-6）。

【**释名**】关，关藏；元，元气。穴近男子藏精、女子蓄血之处，为人生之关要、真元之所存。为足三阴、任脉之会，故又名"三结交"。穴居石门之下，又名"次门"。

【**类属**】

1. 小肠的募穴。

2. 交会穴（任脉、足三阴之会）。

【**穴性**】调补肝肾、调经止带、调理肠道、回阳固脱、强身健体。

【**主治**】

1. 泌尿系统病症　遗尿，尿失禁，尿潴留，尿路感染，小便赤涩，急慢性膀胱炎。

2. 生殖系统病症　遗精，阳痿，性功能减退，前列腺炎，妇人带下、月经不调、胞衣不下、盆腔炎、功能性子宫出血、子宫脱垂、产后恶露不止。

3. 消化系统病症　消化不良，腹痛，泄泻，痢疾，脱肛、癥瘕，臌胀，肠道蛔虫病。

4. 其他病症　休克，眩晕，虚劳、腰痛、奔豚气，发热，脑血管意外，低血压，类风湿关节炎。

【**配伍**】配阴陵泉治疗气癃溺黄、黄带阴痒；配太溪治疗久泄不止、久痢赤白；配涌泉治疗滑精、腰痛、气淋；配中极、阴交、石门、期门治疗胸胁痞满；配子宫、三阴交、足三里、气户、肾俞治疗肾虚不孕；配然谷、阴谷、交信治疗阴虚崩漏。

【**刺灸法**】直刺或斜刺0.5~1.5寸。不可过深，以免损伤小肠，膀胱充盈时亦可被刺中，故针刺前宜先排尿；可灸；但孕妇禁刺灸。

【**古代应用**】

《针灸甲乙经》：胞转不得溺，少腹满，关元主之。

《备急千金要方》：主寒气入腹。

《外台秘要》：主……暴疝痛，少腹大热。

《针经摘英集》：治小便痛不可忍者。

《医学入门》：主诸虚肾积，老人泄泻，遗精，白浊；令人生子。

【**临床报道**】

1. 泌尿系统病症

（1）膀胱炎：《延边医学院学报》1994年第3期报道，针刺关元透中极、曲骨穴治疗急慢性膀胱炎88例。用4寸毫针，从关元透中极、曲骨，强刺激泻法，

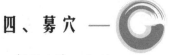

针感达到尿道为佳；同时配合针刺三阴交，得气后留针 10 分钟。每日 1 次，5~7 次为 1 个疗程。结果：治疗 1 次后显效 85 例，第 2 次治疗后显效 3 例，全部有效。

（2）遗尿：《湖北中医杂志》1983 年第 6 期报道，关元、三阴交埋针治疗遗尿 286 例。按埋针常规操作，每次留针 3 日，连埋 5 次为 1 个疗程。结果：痊愈 138 例（48.3%），显效 111 例（38.8%），无效 37 例（12.9%），有效率 87.1%。《中国针灸》1985 年第 6 期报道：针刺关元、百会治疗遗尿 500 例。取穴关元、百会，常规针刺，平补平泻，动留针 30 分钟。每日 1 次，7 次为 1 个疗程。经治 1~3 次，痊愈 453 例（90.6%），3 次以上痊愈 23 例，好转 14 例，无效 10 例，总有效率为 98%。《新中医》1989 年第 10 期报道：电针关元、三阴交治疗遗尿 102 例。在常规针刺的基础上，接电针治疗仪，疏密波刺激 15~20 分钟。每日 1 次，5 次为 1 个疗程。结果：痊愈 71 例（69.6%），好转 30 例，仅 1 例无效，有效率 99%。《河南中医》1990 年第 5 期报道：针灸关元、中极、百会治疗遗尿 306 例。先针刺关元透中极，针后加灸，百会也灸，每次 30 分钟。每日 1 次，7~10 次为 1 个疗程。结果：痊愈 226 例（73.9%），显效 56 例（18.3%），有效率 92.2%。《针灸学报》1992 年第 6 期报道：针刺关元、长强、三阴交治疗遗尿 135 例。关元、三阴交常规针刺并留针，长强针刺得气后即出针。每日或隔日 1 次，10 次为 1 个疗程。经过 4~14 次治疗，痊愈 129 例（95.6%），无效 6 例。

（3）尿闭：《陕西中医》1987 年第 12 期报道，针刺关元、阴陵泉、膀胱俞治疗产后、截瘫后和外科手术后尿闭 38 例。常规针刺，每日 1 次。结果：全部治愈。《河北中医》1995 年第 5 期报道：关元药物敷贴治疗新生儿尿闭 20 例。以葱、姜捣烂外敷于关元 1~2 次。结果：敷药 1 次治愈 12 例，显效 4 例（第 2 日再用 1 次而愈），无效 4 例。《中国针灸》2003 年第 9 期报道：针刺关元治疗尿潴留 86 例。关元用 5 寸长毫针向下斜刺进针（与皮肤体表呈 30°），大幅度提插捻转，针感最好放射至会阴部（男子到达龟头，女子到达阴蒂），再给予较强刺激提插捻转，间隙行针，3~5 分钟出针。每日 1~2 次。结果：治疗 1 次小便通畅 47 例（54.6%），2 次小便通畅 22 例（25.6%），3~5 次小便通畅 14 例（16.3%），无效 3 例，有效率为 96.5%。

（4）前列腺炎：《针灸临床杂志》1995 年增刊报道，针刺关元、秩边为主治疗前列腺炎 68 例。针尖向下斜刺关元 2~3 寸，有酸麻胀感或触电感放射至会阴部或小腹，采用震颤法行针 2 分钟，留针 40 分钟。结果：对下焦湿热型全部有效，对脾肾气虚型有效率为 90.9%，对气滞血瘀型有效率为 90%。

2. 男性病症

（1）男性功能障碍：《中国针灸》1988 年第 2 期报道，针刺关元、中极、三阴交治疗男子性功能障碍 100 例（其中，阳痿 66 例，兼早泄、不射精、无精液、精子成活率低 34 例）。取穴：关元、中极、三阴交（双）。针刺得气后行捻转泻法，留针 15 分钟，其间每隔 5 分钟行针 1 次，并用捻转补法加强行针 1 次（10 秒钟）。每日 1 次，20 次为 1 个疗程，疗程之间休息 7 日。经过 1~14 日的治疗（平均 7.1 日），痊愈 87 例，好转 13 例，全部有效；其中，应育人数 78 例，治疗后生育 48 例（61.5%）；66 例阳痿患者均获痊愈，应育的 42 例中已生育 35 例（占 83.3%）。

（2）阳痿：《湖北中医杂志》1992 年第 6 期报道，关元穴位注射治疗阳痿 380 例。主穴关元，配穴气海、三阴交、足三里。每穴注入人胎盘组织液、鹿茸精混合液 0.5~1mL。每日 1 次，10 次为 1 个疗程。结果：治愈 192 例（50.5%），显效 98 例（25.8%），好转 52 例（13.7%），无效 38 例（10%），总有效率为 90%。《中国针灸》1996 年第 3 期报道：关元穴位注射配合针刺涌泉治疗阳痿 386 例。关元注入丙酸睾酮 10mg（1mL），4 日 1 次，5 次为 1 个疗程；针刺涌泉时患者闭目，意守丹田（关元处），每日 1 次，20 次为 1 个疗程。经治 2 个疗程，痊愈 179 例（46.3%），好转 184 例（47.7%），无效 23 例（6%），总有效率为 94%。《河北中医》2000 年第 2 期报道：针刺关元为主治疗阳痿 58 例。主穴：关元。肝郁气滞加百会、间使；肾阴不足加肾俞、太溪；肝肾阴亏加太溪、三阴交。患者仰卧，先用捻转刺法针关元，使针感务必到达前阴，然后在此针上下各 1 寸处呈反八字形再斜刺 1 针，针感也同样要求抵达阴部，10 分钟运针 1 次。每日 1 次，10 日为 1 个疗程。结果：治愈 42 例（72.4%），显效 11 例（19.0%），无效 5 例（8.6%），有效率为 91.4%。《陕西中医》2002 年第 10 期报道：针灸按摩关元、中极治疗阳痿 48 例。针灸取穴：①关元、中极、三阴交，②肾俞、命门、三阴交。两组交替使用。常规针刺，关元、中极必须使针感达到会阴部，且有麻、胀、重等感觉，留针 30 分钟。每日 1 次，10 次为 1 个疗程，疗程间休息 1 周。按摩取穴：会阴、足三里、然谷，患者自行采取指压按摩，每穴按压 5~10 分钟，使之产生酸麻重胀的感觉，每日早晚各 1 次。按压结束后，再用麝艾施灸足三里、然谷，每穴 5 分钟，每日晚 1 次。结果：痊愈 24 例，显效 20 例，好转 4 例，全部有效。

3. 妇科病症

（1）痛经：《上海针灸杂志》1990 年第 2 期报道，针刺关元、三阴交治疗痛经 350 例。常规针刺，每日 1 次。结果：痊愈 342 例（97%），好转 5 例，无效 3 例，有效率 99.2%。

（2）闭经：《中医研究》1996 年第 6 期报道，一患者闭经，伴少腹冷痛、形寒肢冷。取本穴配血海、三阴交，泻法，配合艾灸。3 诊后少腹冷痛消失，连针 8 次，月经来潮。

（3）带下症：《中国针灸》1990 年第 5 期报道，针刺关元、气海、归来治疗带下病 144 例。快速进针，得气后施行补法，不留针。每日 1 次，10 次为 1 个疗程。结果：痊愈 106 例（73.6%），好转 32 例（22.2%），无效 6 例（4.2%），有效率为 95.8%。《中国针灸》1994 年增刊报道：针刺关元、中极治疗白带增多 17 例。关元稍向下斜刺 1 寸左右；中极直刺 1.2 寸，得气后留针 15~20 分钟。每日 1 次，10 次为 1 个疗程。结果：痊愈 12 例（70.6%），明显好转 4 例（23.5%），无效 1 例（5.9%），有效率为 94.1%，经随访 1 年未见复发。

（4）功能性子宫出血：《新中医》2000年第1期报道，关元日光灸治疗功能性子宫出血68例。结果：痊愈36例，好转29例，无效3例。《甘肃中医》2001年第5期报道：一功能性子宫出血患者，经血时多时少，淋沥不止，血色鲜红。曾用黄体酮及止血药治疗，效果不明显。经用隔姜灸关元治疗，2次血止而愈。

（5）习惯性流产：《辽宁中医杂志》1994年第11期报道，中药外敷关元治疗习惯性流产20例。药物组成及炮制方法：酒洗当归、炒黄芩、益母草、粉甘草各50g，生地黄24g，炙黄芪、炒白术、杭白芍、肉苁蓉各15g。将上方按比例置于1000g麻油中，7日后将药熬枯去渣，再熬沸，离火片刻，加米醋50g，用桑枝搅匀，使白烟退净，再熬到滴水成珠时，加飞黄丹400g，熬成软膏，等温热时加龙骨粉50g搅匀，用缎布剪成盏口大，收膏备用。对习惯性流产者，将此膏药贴于关元，14日换1次新膏，到临产为度。结果：19例顺利生产，1例在妊娠5个月时，不慎摔倒而流产。

4. 消化系统病症

（1）急性胃肠炎：《时珍国医国药》2001年第2期报道，关元穴位注射治疗急性胃肠炎96例。注射药物：庆大霉素4万IU，地塞米松5mg，胃复安10mg，2%普鲁卡因0.5mL混合。每日1次，必要时12～24小时重复1次。结果：1次治疗痊愈42例，显效22例；2次治疗痊愈56例，显效28例，好转9例，无效3例，有效率96.9%。

（2）呕吐：《中国针灸》1982年第4期报道，艾灸关元、三阴交治疗妊娠呕吐151例。主穴：关元、三阴交。脾虚加足三里；肝胃不和加太冲。每次每穴灸5分钟。每日1次。结果：1周后痊愈146例（96.6%），好转5例，全部有效。

（3）腹泻：《陕西中医》1994年第2期报道，温针灸关元等穴治疗老年慢性泄泻244例。取关元、足三里、天枢，行温针灸法。总有效率91%。

（4）便秘：《新疆中医药》2001年第10期报道：关元、天枢温针灸治疗习惯性便秘45例。每穴温针灸4个艾段（每段艾炷长约2.5cm），留针30分钟。每日1次，15次为1个疗程。结果：治愈33例，好转9例。

5. 其他病症

（1）虚热：《中国针灸》1998年第3期报道，一患者气虚发热，灸关元、足三里、百会等穴。每日1次，10次为1个疗程。治疗2个疗程后症状好转，后嘱其自灸1个月后痊愈。

（2）休克：《上海针灸杂志》1985年第1期报道，艾灸关元救治休克患者30例（出血性休克7例，感染性休克23例）。可使血压和体温很快并明显回升，既有升压效应，又对周围组织和毛细血管血流灌注不足有改善作用。《新中医》1990年第2期报道：艾灸治疗中度出血性休克及过敏性休克各1例，灸后即效。《中国针灸》1993年第1期报道：灸关元为主急救各种原因引起的休克（如过敏反应、外伤、急性胃肠炎失水过多、上消化道出血和难产失血过多等）均获痊愈。其中1例从高处摔下致昏迷不醒，用两根艾条齐灸关元3分钟即醒；1例药物麻醉拔牙引起过敏反应性休克，针水沟、内关、涌泉无效，改用 3 根艾条齐灸关元 10 分钟苏醒。《贵阳中医学院学报》1997 年第 4 期报道：一 62 岁女教师，平素体弱多病，头晕，纳差，神疲乏力。查：舌淡，脉沉细，血压低（98/65mmHg）。经灸关元、足三里 2 个疗程后，血压升至 135/83mmHg。

（3）奔豚气：《河南中医》2000 年第 2 期报道，针灸关元、气海为主治疗奔豚气 26 例。取穴：以关元、气海为主。肝肾气逆加期门、太冲、公孙、内关；寒水上逆加膻中、三阴交、气冲。关元隔姜灸；内关平补平泻；膻中、期门、公孙泻法；气海、气冲、太冲行艾卷雀啄法灸，以皮肤红润、症情缓解为度。结果：痊愈 20 例，好转 6 例，全部有效。

（4）减肥：《中国针灸》1985 年第 6 期报道，每日用电动按摩器坚持按摩 40 分钟，有减肥作用。观察 44 例，经 17~50 次治疗，35 例体重下降 1~5kg。

（5）鼻出血：《扁鹊心书》记载，本穴针刺 2 寸左右，施行补法，治疗鼻衄，极效。

（6）腰椎间盘突出症：《中国针灸》2003 年第 2 期报道，在常规选穴基础上加 TDP 照射关元治疗腰椎间盘突出症 142 例。结果：治愈 102 例，好转 40 例，全部有效。

（7）类风湿关节炎：《上海针灸杂志》1999 年第 6 期报道，针刺结合重灸关元治疗类风湿关节炎 30 例。以关节周围局部取穴为主，加用艾条灸关元 2 小时，每日早晚各 1 小时，5 日为 1 个疗程。另以单纯针刺组 20 例作对照，以关节周围局部取穴为主，针刺 30 分钟，每日 1 次，5 日为 1 个疗程。结果：重灸关元组显效 10 例，好转 15 例，无效 5 例，有效率 83%；单纯针刺组显效 5 例，好转 10 例，无效 5 例，有效率 75%。两组疗效比较，针灸结合组高于单纯针刺组，且有显著性差异，$\chi^2 = 5.2$，$P<0.01$。

（8）养生保健、益寿延年：健康长寿是我们人类的一个永恒的话题，随着生活水平和物质文明的不断提高，人们的健康意识和希望长寿的愿望越来越强。

爱好练习气功的朋友都知道，"丹田"是我们人体腹部肚脐以下 3 寸方圆的一个小小的区间，这里是男子藏精、女子蓄血、元气聚集的地方，也是调节、控制人体阴阳之气血运行的中心部位。元气也就是先天的肾气，一个人在胎儿时期，还在母体里的时候最先拥有的就是元气——爹妈给的。"元"是最早的意思，就像我们一年中的第一天叫作元旦一样。这个元气关系到婴幼儿的生殖、生长和发育，青年男女的第二性征（内外生殖器以及男性的喉结、胡子和女性的乳房和月经等）和成年人的性生活以及生儿育女。

丹田具有很强的养生保健、益寿延年作用。因为这个部位有一个十分重要的强身保健穴，那就是关元。"关"即关键、重要；"元"即元气、本源。是人体元阴、元阳交关之所，男子藏精、女子蓄血之处。

关元是全身养生保健要穴之一，在人体的强身保健穴位中，仅次于足三里，排行老二。经常按摩或艾灸丹田部位，能够提高我们的身体素质，强身健体，起到益寿延年的作用，有效地防治与"肾"有关的病变。当然，我们这里所说的"肾"病，并非只是西医解剖学中的肾——"腰子"的病，而是中医的肾病。西医的肾病仅仅是泌尿系统疾病，而中医的肾病包括范围很广，除了泌尿系统以外，还有生殖系统功能、内分泌系统的病变、男性病、妇科病、耳朵病、头发和骨骼方面的病、前后二阴病，等等。可以说在中医的脏腑学说中，肾的功能是最广泛、也是最复杂的。

人过中年，随着岁月的推移、年龄的增长，生活的操劳、结婚、性生活、生儿育女……从父母亲身上获取的有限的精血、肾阴、肾阳即"先天之本"都在不断地消亡。后天之本，可以通过饮食不断地得到补充，但是父母给我们的精血是有限的，逐渐亏虚，六脏六腑的功能活动日益衰退，尤其以肝、肾这两个先天之根的功能衰退为主。出现一系列老化征象，诸如头昏眼花、耳鸣耳聋、健忘多语、须发变白或脱落、牙齿松动或脱落、弯腰驼背、反应迟钝、行动迟缓、肢体震颤、甚至痴呆等等。如果人们能在步入中老年之前，就开始艾灸或按摩关元，持之以恒，就可以行之有效地预防或减慢上述衰老征象的出现，对于抗老防衰、益寿延年是大有好处的。

与关元配合应用最多、最好的搭档是位于下腹部的气海，小腿内下方的三阴交（属于脾经，善调脾、肝、肾），如果再加上腰部的肾俞和腿上的足三里，那在强身保健、益寿延年方面可就真的是如虎添翼、虎虎生威了。

窦材在《扁鹊心书》中指出："人于无病时，常灸关元、气海……虽未得长生，亦可保百余年寿矣。"说得多好啊！既科学，又现实。因为人不可能永远不老、长生不死，但是如果说你能坚持在关元、气海等穴施灸，的确可以益寿延年。窦材本人就是一直实施灸丹田部位防病保健、益寿延年。他自己在书上说，他实行灸法第一是坚持，第二是量大，用他自己的话说是"艾火遍身烧"。当然这是夸张的说法，意思是说全身施灸的穴位比较多。以至于他年过百岁还耳聪目明、牙齿完整、满面红光、行动矫健。还有唐代的药王孙思邈，也是艾灸养生的实践者：史载享年140多岁，80岁时写出第一部中医巨著《备急千金要方》，100岁时完成了第二部《千金翼方》。这都给我们后人养生保健树立了榜样。

【现代研究】

1. 泌尿系统方面　《中华外科杂志》1961 年第 7 期报道：对于支配膀胱神经完整的尿潴留患者，针刺关元等穴几乎每次捻针均可以引起逼尿肌收缩，使膀胱内压随之增高；捻针停止，逼尿肌即舒张，膀胱内压随之降低。

《上海针灸杂志》1994 年第 4 期报道：对 25 例尿道综合征患者，灸关元、气海，针刺水道、三阴交等穴，有效率达 88%。与口服氟哌酸胶囊组对比，疗效有显著性差异：尿频、尿急、排尿不畅症状明显改善，最大尿道压、排尿压相对下降，逼尿肌功能恢复。

《华西医学》1998 年第 2 期报道：实验表明，给紧张性膀胱或尿失禁患者针刺关元、中极，可使膀胱压力不同程度的下降，对松弛性膀胱或尿潴留者，则可使之升高。

2. 生殖系统方面　《成都中医药大学学报》1996 年第 2 期报道：针灸关元、三阴交为主治疗阳痿患者，可以使低下的血清睾酮（T）、黄体生成素（LH）升高，而对卵泡刺激素（FSH）含量调整不甚明显。初步说明对阳痿患者生殖激素水平有调整作用。

《针刺研究》2003 年第 2 期报道：电针关元可使血清雌二醇（E_2）含量显著提高，FSH、LH 含量显著降低，下丘脑 β-内啡肽含量显著升高。提示该法治疗围绝经期综合征通过调节生殖内分泌和调节自主神经功能紊乱发挥作用。

《甘肃科学学报》2003 年第 3 期报道：选取关元、肾俞等穴，对腺嘌呤诱发的肾阳虚睾丸功能损害家兔模型，施以针刺补法，并重灸关元，进行针灸治疗的实验观察。结果显示：动物机体功能增强，生精功能显著改善，精子数量、精液质量参数明显提高；能够修复和改善受损家兔的睾丸组织，使萎缩变性的睾丸组织恢复并接近正常；能够显著拮抗腺嘌呤对睾丸组织的损伤作用。表明针灸关元具有补肾助阳、培元生精、扶正解毒的作用。

3. 对机体免疫功能的影响及抗衰老作用　动物实验表明：针灸小白鼠的关元，其血聚睾酮含量和附性器官的重量明显增加。提示针灸本穴能促进和加强下丘脑-垂体-性腺轴的功能，在抗老防衰方面有十分重要的临床意义。

《中国医药学报》1999 年第 6 期报道：针刺关元能改变老年大鼠肝脏结构因衰老造成的变化，一定程度上延缓肝细胞、肝血窦的衰老。

《河北医学》1999 年第 12 期报道：针刺关元有明显增强红细胞免疫黏附功能的作用，其机理可能与关元具有增强骨髓造血功能、增加血液中红细胞数量的作用有关，也可能与针刺关元具有加强红细胞上红细胞膜补体受体 1（CR1）活性的表达有关。另外，针刺后脾脏重量的增加说明了 T、B 淋巴细胞的活性及其抗体分泌产生能力的增强。针刺关元对机体红细胞免疫黏附功能有增强作用，为临床使用该穴治疗某些免疫功能低下性疾病提供了又一实验依据。

《新中医》2000 年第 11 期报道：对老年人实施关元隔姜灸后，其体内血超氧化物歧化酶（SOD）含量明显升高，从而提高了机体防御自由基的能力，说明本法对清除自由基和抗衰老有着一定的积极意义；另外，关元隔姜灸后，外周穴 T 淋巴细胞亚群的百分率均有一定变化，其中 T_3、T_4/T_8 比值均有显著升高，从而说明了本法能在一定程度上改善老年人的机体免疫功能，起到保健强身的作用。

《中国针灸》2002 年第 11 期报道：针刺关元能调节脑心肝肾组织中 NO 的含量；能提高脑心肝肾组织中抗氧化能力，使 SOD 的含量增高，丙二醛（MDA）的含量降低；能提高单核巨噬系统的吞噬指数。提示针刺关元有明显的抗衰老作用。

4. 其他方面　《上海针灸杂志》1985 年第 1 期报道：艾灸关元可使休克患者的血压、体温明显回升。说明本法不仅有升压效应，而且对周围组织、毛细血管血流灌注不足有改善作用。

（七）中极（Zhongji CV3）

【别名】玉泉、气原、气鱼、膀胱募。

【出处】《针灸甲乙经》：中极，膀胱募也；一名气原，一名玉泉，在脐下四寸。

【归经】任脉。

【定位】下腹部前正中线上，脐中下 4 寸（图 4-7）。

【释名】中，正中；极，极点。穴处一身上下左右之中点，故名。穴近膀胱，内贮水液，故又称玉泉。一名气原，意指其与元气有关。

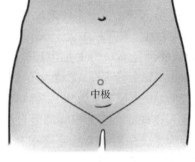

图 4-7　中极

【类属】

1. 膀胱募穴。

2. 交会穴（任脉、足三阴之会）。

【穴性】疏调膀胱、清热利湿、调经止带。

【主治】

1. 泌尿系统病症　遗尿，小便不利，尿潴留，水肿，尿路感染，肾炎。

2. 妇科病症　阴痛，阴痒，崩中带下，闭经，月经不调，痛经，白带过多，盆腔炎，子宫内膜炎，输卵管炎，经前期紧张综合征，不孕症，产后恶露不止，胞衣不下。

3. 男科病症　遗精，阳痿，早泄，前列腺炎，不射精，无精液症，不育症。

4. 其他病症　小腹痛，腹中痞块，奔豚。

【配伍】配膀胱俞治疗膀胱气化功能不足引起的小便异常；配关元、三阴交、阴陵泉、次髎治疗尿潴留、淋证；配阴交、石门治疗闭经、恶露不止；配中封、脾俞、小肠俞、章门、气海、关元治疗白带、白浊、梦遗、滑精。

【刺灸法】直刺 0.5~1.5 寸不可过深，以免损伤小肠；膀胱充盈时亦可被刺中，故针刺前宜先排尿；可灸；但孕妇禁刺灸。

【古代应用】

《针灸甲乙经》：脐痛，冲胸不得息，中极主之。丈夫失精，中极主之。

《千金翼方》：妊不成，数堕落，灸玉泉五十壮，三报之。

《外台秘要》：疗胀满结气如水肿状，小腹坚如石法，灸膀胱募百壮。

《医宗金鉴》：主治下元寒冷，虚损及妇人月事不调，赤白带下。

【临床报道】

1. 泌尿系统病症

（1）尿路感染：《陕西中医》1997 年第 4 期报道，针刺中极、膀胱俞等穴配合中药八正散加味治疗泌尿系感染 96 例。取穴：中极、膀胱俞、阴陵泉、行间、太溪。针刺平补平泻，每日 2 次。中药：金银花、连翘各 20g，车前子（包煎）、蒿蓄、滑石、蒲公英各 15g，山栀子 12g，大黄（后下）、瞿麦各 10g，黄芩 9g，木通、甘草梢各 6g。水煎分 2 次口服，每日 1 剂。结果：治愈 92 例（95.8%），好转 4 例，全部有效。

（2）遗尿：《中国针灸》1995 年第 5 期报道，针灸中极为主并穴位注射治疗遗尿 1200 例。取穴：中极、关元、肾俞、三阴交。前 3 穴温针灸法，三阴交穴位注射（用硫酸阿托品 0.5mL 加生理盐水 1mL），每穴 0.5mL。每日 1 次，6 次为 1 个疗程。经治 1~2 个疗程，痊愈 956 例（79.7%），显效 198 例（16.5%），无效 45 例（3.8%），总有效率为 96.2%。《针灸临床杂志》1996 年第 4 期报道：中极埋线治疗一成人夜尿症，当天夜间即能自醒小便。《陕西中医》2002 年第 11 期报道：中极、百会为主艾条温和灸治疗遗尿 98 例。主穴中极、百会，配穴关元、三阴交、阴陵泉。中极、百会用艾条温和灸，关元、三阴交、阴陵泉以针为主。结果：全部有效，其中痊愈 80 例（81.6%）。

（3）尿失禁：《成都中医药大学学报》1999 年第 4 期报道，中极穴位注射治疗压力性尿失禁 24 例。取中极及左右旁开 2 寸处，药物选用 2% 利多卡因 5mL、山莨菪碱 10mg。注射各点均朝向耻骨联合方向，针头与皮肤呈 30° 角斜刺，提插至酸胀感，回抽无血时推药。每周 1 次。结果：全部显效，观察半年均无复发。其中，1 次见效者 10 例，2 次见效者 8 例，3 次见效者 6 例。

（4）尿潴留：《针灸临床杂志》1996 年第 4 期报道，一产妇产后尿潴留，导尿及新斯的明穴位注射无效。取中极配气海，针后接脉冲电疗仪，3 分钟后患者即能自行排尿，1 次获愈。《中国医刊》1999 年第 9 期报道：指压中极治疗小儿尿潴留 62 例。结果：治疗 1 次即排尿 48 例，2 次排尿 8 例，3 次排尿 6 例，全部有效。

2. 男科病症

（1）前列腺炎：《针灸临床杂志》1999 年第 5 期报道，针刺中极、秩边治疗慢性前列腺炎 110 例。中极穴采用傍针刺法：先在中极直刺 1 针，再在近旁斜向中极加刺 1 针，进针 1.5~2 寸，得气后予以小幅度提插捻转，使局部酸胀感扩散至会阴部，每隔 10 分钟运针 1 次（约 1 分钟）。每日 1 次，10 日为 1 个疗程。结果：痊愈 27 例，显效 50 例，显效率 70%。

（2）男子性功能障碍：《中国针灸》1988 年第 2 期报道，针刺中极、关元、三阴交治疗男子性功能障碍 100 例（详见小肠募穴"关元"）。

（3）阳痿：《中国针灸》1996 年第 10 期报道，以中极配三阴交治疗一阳痿患者，针刺补法。经过 15 次治疗，患者阴茎开始出现晨勃现象；又进行 5 次治疗，阴茎可正常勃起并能进行性生活。

3. 妇科病症

（1）月经过多：《中国针灸》1995 年第 3 期报道，一患者月经不止 17 日，用止血药治疗无效。B 超发现左侧卵巢囊肿。经针刺中极、三阴交、隐白，平补平泻，留针 40 分钟，当晚阴道有瘀血块排出，第 2 日血止病愈。

（2）功能性子宫出血：《中国针灸》1997 年第 1 期报道，深刺中极加灸治疗功能性子宫出血 134 例。中极视患者胖瘦垂直进针 2~3.5 寸，轻轻捻转（不提插，以免刺伤小肠）至有酸胀感，留针 20 分钟，并用艾条温和灸，至局部潮红为度。配刺双侧三阴交，平补平泻。每日 1 次，10 次为 1 个疗程。结果：经治 1~6 个疗程，痊愈 104 例（77.6%），无效 30 例（22.4%）。

（3）痛经：《北京中医药大学学报》2003 年第 2 期报道，针刺中极治疗痛经 30 例。中极垂直进针 1.5 寸，得气后，用平补平泻法，使针感放射至小腹部，留针 1 小时，其间行针 3 次。每日 1 次，3 次为 1 个疗程，每个疗程从痛经发作当天开始，治疗连续 3 个月经周期。结果：治愈 16 例（53%），好转 13 例（44%），无效 1 例（3%），有效率 97%。

（4）阴痒：《中医函授通讯》2000 年第 3 期报道，一患者前阴痒痛，苦不堪言。取中极、膀胱俞、三阴交。中极斜刺，进针 3 寸余，行雀啄法，使针感到达尿道口，呈麻胀及下坠感。针治 10 次后症状基本消失。

（5）盆腔炎：《陕西中医》2003 年第 5 期报道，针灸中极等穴治疗慢性盆腔炎 55 例。取中极、归来、子宫、三阴交、筑宾等穴，针刺配合 TDP 照射。结果：治愈 40 例，显效 11 例，有效率 92.7%。

【现代研究】

1. 泌尿系统方面　《云南中医杂志》1984 年第 3 期报道，针刺中极并行捻转手法后逼尿肌收缩，膀胱内压上升，不捻针时则逼尿肌舒张，膀胱内压下降。

《上海中医药杂志》2002 年第 10 期报道：以中极为主治疗尿道综合征。毫针向上 45°斜刺，以针感局部产生或沿经脉向上传导为度，针刺后连接电针治疗仪，疏密波（疏波 4Hz，密波 80Hz），刺激 20 分钟。观察到针刺该穴能调节腹腔脏器的功能，缓解尿道压力，促进排尿。

2. 妇科方面　《上海针灸杂志》1990 年第 3 期报道，针刺中极、关元、三阴交等穴治疗 34 例排卵障碍者。结果：显效 12 例，好转 16 例，无效 6 例，有效率为 82.35%；34 例治疗前基础体温曲线不典型双相 2 例，完全单相 32 例，治疗后典型双相 7 例，不典型双相 7 例，完全单相 20 例；所有患者治疗前于月经周期中期 B 超示无卵泡发育，治疗后于同期复查 B 超 20 例，其中 15 例系有卵泡发育，15 例中 8 例示卵泡成熟及急迫排卵，另 7 例患者虽有卵泡发育，但卵泡发育较迟，较小，其余 5 例无卵泡发育；对血液内分泌指标 FSH、LH、E_2 具有双向调节作用，但对垂体催乳素（PRL）的作用似乎不明显。

《中国针灸》1997 年第 8 期报道：以中极、大赫、子宫等为主穴治疗高泌乳素血症为主的月经不调患者。观察到针灸结束后针灸治疗组与西药组治愈率、有效率无显著性差异；但治疗后 6 个月、9 个月随访西药组症状复发，泌乳素反跳明显高于针灸组。

3. 男性病方面　《针灸临床杂志》1999 年第 5 期报道认为：中极、秩边深刺法能引起局部副交感神经兴奋，血管扩张，毛细血管网络增多，从而改善了前列腺体的血液循环，促进炎症吸收。

《中国针灸》2003 年第 4 期报道：针刺中极、归来、太冲、三阴交等穴治疗前列腺病 160 例。每日 1 次，24 次为 1 个疗程。采用国际前列腺症状评分（I-PSS）和生活质量评定指数（L），在治疗前后分别记录患者的 I-PSS 和 L。结果：60 例患者治疗前 I-PSS 积分为 23.4±5.8 分，L 积分为 4.4±0.5 分，治疗后 I-PSS 积分为 10.2±5.1 分，L 积分为 1.3±1.2 分，治疗前后 I-PSS 和 L 积分的差异均有非常显著意义（P<0.01）。提示针刺治疗可缓解前列腺增生的临床症状，提高患者生活质量。

（八）京门（Jingmen GB25）

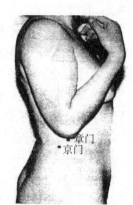

图 4-8　京门

【别名】气府、气俞、肾募。

【出处】《脉经》：肾俞在背第十四椎，募在京门。

【归经】足少阳胆经。

【定位】侧腰部，第 12 肋骨游离端的下方（图 4-8）。

【释名】京，通"原"，肾主一身之原气，此为肾脏募穴，系肾气出入之门，故名。

【类属】肾的募穴。

【穴性】利尿通淋、调理肠道、疏经活络。

【主治】

1. 泌尿系统病症　小便不利，溺黄，肾炎，泌尿系结石。

2. 消化系统病症　小腹痛，腹胀肠鸣，泻痢，疝气。

3. 其他病症　项背痛，肩胛内廉痛，胁肋痛，腰痛。

【配伍】配肾俞、委中治疗腰痛；配天枢、中脘、支沟治疗腹胀；配阴谷、肾俞、三焦俞、脾俞治疗脾肾阳虚小便不利；配中脘、天枢、足三里、肾俞治疗脾肾阳虚泄泻；配肾俞、大肠俞、脾俞、章门治疗脾肾久虚的腹胀肠鸣；配大包、行间、膈俞、三阴交治疗瘀血胁痛。

【刺灸法】斜刺 0.5~0.8 寸；可灸。

【古代应用】

《针灸甲乙经》：脊强反折，京门主之。

《脉经》：尺脉沉，腰背痛，宜服肾气丸，针京门补之。

《备急千金要方》：主溢饮，水道不通，溺黄。

《针灸逢源》：治寒热腹胀，肠鸣洞泄，水道不利，腰髀引痛。

【临床报道】

1. 泌尿系结石　《中国针灸》1987 年第 9 期报道：京门、肾俞为主治疗泌尿系结石绞痛 150 例。取京门、肾俞，配足三里、三阴交、阿是穴。京门取患侧，向肾俞透刺，中强或强刺激，得气后留针 30 分钟。结果：针刺 5~20 分钟，绞痛停止 108 例；21~30 分钟，绞痛停止 26 例；31~40 分钟，绞痛停止 16 例。当日复发 21 例，再行针刺后均停止绞痛，止痛有效率为 100%。《陕西中医》2002 年第 10 期报道：针药结合治疗泌尿系结石 56 例。取京门、肾俞、关元、阴陵泉为主，配合中药排石冲剂口服。结果：全部患者治疗后疼痛缓解，第 1 个疗程排石 19 例，第 2 个疗程排石 36 例，第 3 个疗程排石 5 例，总排石率分别为 75%。《南京中医药大学学报》2004 年第 1 期报道：一右侧输尿管结石患者，突发右侧肾绞痛，经肌注度冷丁疼痛未减。遂取京门、肾俞，进针得气后持续行针，予以强刺激。1 分钟后患者疼痛明显减轻，其后每隔 5 分钟行针 1 次，留针 40 分钟，出针后患者疼痛尽失。

2. 五更泄　《江苏中医》1998 年第 4 期报道：一五更泄患者，取京门、关元、脾俞、肾俞、太溪等穴，针补重灸，下巨虚平补平泻。20 余日后，症情改善。续治月余，大便正常。

3. 失眠　《安徽中医学院学报》1997 年第 4 期报道：针刺京门、巨阙、心俞、肾俞等穴治疗一失眠患者。常规针刺，平补平泻，留针 30 分钟。每日 1 次，10 次为 1 个疗程。并嘱其调情志，适当锻炼。经治 1 疗程后，能停服镇静安眠药入眠；继针 3 个疗程，每日睡眠已达 6~7 小时，诸症明显改善。随访 3 个月，疗效巩固。

（九）膻中（Danzhong CV17）

【别名】胸堂、上气海、元儿、元见。

【出处】《灵枢·根结》：厥阴根于大敦，结于玉英，络于膻中。

【归经】任脉。

【定位】胸部前正中线上，两乳头连线的中点，平第 4 肋间隙（图 4-9）；女性因乳房向外偏斜并有下垂现象，应根据乳房大小及下垂程度从两乳头连线中点酌情向上移动到与第 4、5 肋间隙水平的部位（图 4-10）。

【释名】膻中，心包络名。膻，同袒；中，指胸中。袒胸露乳，此处又正当其中。

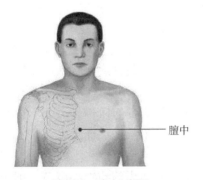

图 4-9　膻中（男）

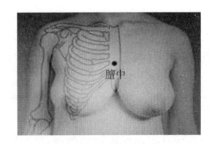

图 4-10　膻中（女）

【类属】

1. 心包募穴。

2. 八会穴之一，气会。

【穴性】宽胸理气、止咳平喘。

【主治】

1. 呼吸系统病症 胸闷，气短，咳喘，咳唾脓血，肺炎。

2. 心血管系统病症 心悸，心律不齐，心绞痛。

3. 神志病症 心烦，郁证、神经分裂症、精神错乱。

4. 其他病症 噎膈，食管狭窄，呃逆，乳少，乳腺小叶增生症，乳腺炎，肋间神经痛，腰扭伤。

【配伍】配华盖治疗短气不得息、咳喘；配厥阴俞治疗心痛、失眠、怔忡、喘息；配大陵、委中、少泽、俞府治疗乳腺炎、胸痛；配少泽治疗乳少、胸胁闷胀。

【刺灸法】向下（或向上）沿皮刺0.3~0.5寸。如治疗乳房病则向两侧乳房基底部作沿皮透刺，须注意不可过深，以免损伤内脏。可灸。

膻中的操作，指压、按摩、叩击、捶打、拔罐、皮肤针叩刺或皮肤滚针滚刺、穴位敷贴等都很常用。比如指压、按摩、叩击、捶打，就是用手指端在穴位处用力按压旋揉或用指尖对准穴位快速叩打，能直接和间接刺激胸腺。胸腺位于胸骨柄后方的前纵隔上部，接近膻中区域。它主要产生淋巴细胞，是人体最大的免疫器官和内分泌腺体。人体的胸腺在儿童12岁前达到最高峰，成年后逐渐萎缩，35岁以后下降至最低。所以，胸腺是随着年龄的增长而不断萎缩的，人体的免疫功能也随着年龄的增长而不断萎缩。

膻中是个宽胸理气的穴，所谓"宽胸理气"，就是老百姓说的"顺气"的意思。顺气，是一定要顺应胃肠道的蠕动方向从上往下推按才行，万万不可反其道而行之，从下往上推按。否则，胃肠道中的腐败之气就会顺着大肠小肠、胃、食管反流到口腔，引动膈肌或胃膈韧带、胃肝韧带，导致恶心或呕吐、嗳气或呃逆（只有治疗内脏下垂时才可以由下向上施术）；治疗乳房病变，则要顺着肋间隙、朝乳房横向按摩、擦搓。

众所周知，猩猩最喜欢捶胸了，它们所捶打的地方，其实也就是相当于膻中。猩猩为什么喜欢捶胸？动物学家告诉了我们这样几种答案：一是当猩猩玩得开心、兴奋的时候喜欢手舞足蹈地拍胸并就地转圈圈；二是猩猩在胸部不舒服或者咳嗽、喘气的时候会下意识地用手握拳捶打胸部；三是母猩猩最喜欢捶打胸部，以免罹患乳腺炎、乳腺增生、产后乳少等，影响给小猩猩哺乳；四是当它们遇到"敌人"时，就会用手捶打胸部，与此同时喉咙里还会发出巨大的怒吼声，以表示愤怒，显示自己的强大，不惧怕对方。所以，我们利用膻中防治疾病、养生保健，不妨多向猩猩"学习"捶胸。

穴位敷贴则多取用宣肺理气且对皮肤有一定刺激作用的药物如麻黄、细辛、甘遂、百部、丁香、肉桂、南星、白芥子等各5~10g，研为细末（可另加麝香、冰片少许）拌匀，再用醋或蜂蜜、生姜汁调成糊状，每取黄豆或花生米大小敷贴在膻中、大椎、身柱、肺俞等穴位，外用纱布和胶布固定8~12小时。

凡此，对新冠病咳嗽、气喘、胸闷、呼吸困难、白肺等症状或者后遗症都有一定的防治作用，用的及时、用的正确，还可以在关键时刻取代呼吸机。

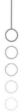

【古代应用】

《难经》：热病在内者，取其会之气穴也。

《针灸甲乙经》：咳逆上气，唾喘短气不得息，口不能言，膻中主之。

《备急千金要方》：膻中、天井，主胸心痛。

《太平圣惠方》：气噎，灸膻中。

【临床报道】

1. 呼吸系统病症

（1）支气管炎：《中国针灸》1983 年第 6 期报道，膻中穴位注射治疗慢性支气管炎 45 例。注入丙酸睾酮注射液 12.5mg。每周 1 次，10 次为 1 个疗程，冬季和夏季各注射 1 个疗程。结果：近期控制 7 例，显效 11 例，好转 16 例，无效 11 例。《中国针灸》1987 年第 2 期报道：膻中等穴位埋藏治疗支气管炎 1203 例。取膻中、天突、肺俞三穴埋兔脑垂体；定喘、丰隆二穴埋羊肠线。每月 1 次为 1 个疗程。治疗期间应禁辛辣、刺激食物，忌重体力劳动或运动。结果：治愈 475 例（39.5%），显效 522 例（43.4%），好转 206 例（17.1%），全部有效。绝大部分病例在 3 次内收效。《中西医外治杂志》1998 年第 2 期报道：针刺膻中配合拔罐治疗小儿急性支气管炎 72 例。结果：治愈 55 例，好转 11 例，有效率为 91.7%。

（2）哮喘：《中医杂志》1964 年第 1 期报道，割治膻中法治疗哮喘 50 例（病程 10~45 年不等）。穴位常规消毒，在局麻下切开穴处皮肤 1cm 左右，将皮下白色筋膜切断挑出，可不缝合或缝合 1~2 针。每周 1 次。经 1~3 次治疗，1 次痊愈 26 例（52%），2~3 次痊愈 9 例，好转 11 例，无效 4 例，有效率 92%。《黑龙江中医药》1966 年第 6 期以同法治疗支气管哮喘 35 例。结果：治愈 19 例，显效 11 例，好转 4 例，仅 1 例无效。《陕西中医》1989 年第 3 期报道：以膻中配肺俞、定喘用割治法治疗哮喘 456 例。每周 1 次。经 3 次治疗，显效 399 例（87.5%），好转 45 例，无效 12 例，总有效率 97.4%。《中国针灸》1993 年第 1 期报道：膻中、肺俞针灸加罐治疗哮喘 155 例。针刺得气后动留针 30 分钟，取针后再拔火罐 5~10 分钟，艾灸 20 分钟。每日 1 次，10 次为 1 个疗程。结果：治愈 45 例（29%），好转 74 例（47.7%），无效 36 例（23.2%），有效率为 76.8%。《湖北中医杂志》1999 年 21 期报道：膻中埋线治疗哮喘 50 例。取 0 号肠线 1 支，从密封管中取出 10cm 肠线，将其剪成 1cm 长小段，装入消毒液中浸泡备用。患者取仰卧位，常规皮肤消毒铺孔巾，2% 普鲁卡因 2mL 局麻，用手术刀切一约 1cm 的纵切口，再用直止血钳行钝性分离至穴位深部，将备好的肠线埋入，然后缝合，无菌包扎，1 周拆线。结果：痊愈 42 例（84%），好转 6 例，无效 2 例。《河南中医药学刊》1994 年第 6 期报道：一患者平素有咳喘病史，某日突发痰厥，喉中哮鸣音响如雷，口唇紫绀，周身浮肿，四肢发凉。急针刺膻中、天突、丰隆（双），强刺激，患者连续咳嗽，约 5 分钟吐出一口稀薄痰液，哮鸣音停止，呼吸困难消失，神志清醒；留针 30 分钟，患者坐起喝温开水约 100mL 未吐，以后给口服药而愈。《中国中医药信息杂志》2001 年第 3 期报道：膻中埋藏兔脑垂体治疗小儿顽固性哮喘 30 例。在常规针刺治疗的基础上加用膻中兔脑垂体埋藏疗法，膻中常规消毒局麻后，纵向切开 1cm，深达肌层，用小血管钳分离皮肤与皮下组织，取出少许脂肪组织后，用小血管钳深入切口给予中等度刺激，使之有明显酸胀或沉重感，而后置入兔脑垂体，切口缝 1 针，用消毒纱布覆盖，5 日后拆线。每月 1 次，连作 3 次。后 2 次切口在原切口旁施行。结果：显效 12 例（40%），好转 8 例（26.7%），无效 10 例（33.3%），有效率 66.7%。

（3）肺炎：《辽宁医学》1960 年第 10 期报道：膻中穴位注射治疗小儿肺炎 51 例。以 1%普鲁卡因、青霉素 20～40 万 IU 注入膻中，每日 1 次。结果：全部治愈。其中 1 次痊愈 8 例，2 次痊愈 18 例，3 次痊愈 25 例。

2. 心血管系统病症

（1）冠心病：《陕西中医》1995 年第 9 期报道，膻中、厥阴俞为主治疗冠心病 50 例。取膻中、厥阴俞为主，配合八脉交会穴及心、心包经郄穴。结果：显效改善率 72%，且对主症、心电图、血脂、心功能均有所改善。《河北中医》1999 年第 3 期报道：膻中、内关药物贴敷治疗心绞痛 130 例。用麝香通痹膏贴敷膻中、内关，每 3 日换药 1 次，5 次为 1 个疗程。结果：临床治愈 111 例（85.4%），好转 17 例（13.1%），无效 2 例（1.5%），有效率为 98.5%。

（2）心肌梗死：《山东医药》1979 年第 9 期报道，针刺膻中透鸠尾救治急性心肌梗死心绞痛 11 例。膻中沿皮深刺，得气后用胶布固定针柄，留针数小时乃至数日。结果：8 例症状完全缓解，3 例无效。《上海针灸杂志》2002 年第 6 期报道：一患者心悸、胸闷、气短，诊为心肌缺血，即在膻中实施无瘢痕灸，隔日 1 次，10 次 1 个疗程。经治 2 个疗程，临床症状消失，心电图检查恢复正常而愈。

3. 神志病症

（1）精神分裂症：《山东中医杂志》1997 年第 2 期报道，膻中刺血拔罐治疗精神分裂症 39 例。膻中常规消毒后用三棱针点刺出血少许，再用中号玻璃罐闪火拔之，留罐 10～15 分钟。每周拔 2 次，8 次为 1 个疗程。结果：痊愈 24 例（61.5%），好转 12 例（30.8%），无效 3 例（7.7%），有效率 92.3%。

（2）癔症性抽搐：《安徽中医临床杂志》1998 年第 4 期报道，一女因悲伤过度嚎哭不止 4 小时，呼吸急促，全身肌肉紧张，四肢抽搐，经多方劝解无济于事。针刺水沟、内关、太冲，提插捻转强刺激，疗效不显；再配以涌泉，手法如前留针 20 分钟，症状依旧；后独取膻中，针尖沿胸骨表面向下斜刺，针深 1 寸行捻转强刺激约 2 分钟，患者长嘘一声，嚎哭戛然而止，全身肌肉放松，四肢抽搐停止，呼吸恢复平稳而入睡。后未复发。

（3）小儿惊厥：《中国民间疗法》1998 年第 3 期报道，安神膏敷贴膻中、神阙治疗小儿夜惊 26 例。每日贴 1 次，7 日为 1 个疗程，连用 1～2 个疗程。结果：治疗痊愈 19 例，好转 5 例，无效 2 例，有效率 92.3%。

4. 乳房病症

（1）产后乳少：《针灸学报》1989 年第 3 期报道，针刺膻中、乳根治疗产后乳汁不足 39 例。二穴均向乳房基底部针刺。穴位常规消毒，膻中先向上再向左右乳房

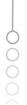

两侧横刺1~1.5寸，针感先向上后向两旁乳房扩散为好，平补平泻；乳根向乳房基底部平刺约1寸左右，手法同上，均不留针。经1~3次治疗，痊愈29例（74.36%），好转5例，无效5例。《甘肃中医学院学报》1992年第2期报道：针刺膻中等穴治疗缺乳症50例。选穴膻中、乳根、少泽、合谷、脾俞、足三里，补法加灸，留针20分钟。每日1次，7次为1个疗程。结果：显效44例（88%），好转5例（10%），无效1例（2%），有效率98%。《上海针灸杂志》1993年第3期报道：穴位注射治疗缺乳90例。实证（胸胁胀闷、乳房肿胀而痛）取穴：膻中、乳根（双）、液门（双）、肝俞（双）。注射用药：当归注射液、复方丹参注射液各4mL混合。膻中向两侧乳房横刺，乳根向上横刺，每穴各注入药液1mL；每日1次，3次为1个疗程。虚证（乳房柔软无胀感，或乳汁清稀）取穴：膻中、乳根（双）、脾俞（双）、足三里（双）。注射用药：当归注射液、人胎盘注射液各4mL混合。每日1次，5次为1个疗程。结果：痊愈71例（78.9%），好转15例（16.7%），无效4例（4.4%），有效率95.6%。有报道：针刺膻中治疗产后乳少120例，全部有效。其中，显效率占80%左右。多数患者1次即效（吕景山，《单穴治病选萃》，人民卫生出版社，1993年）。

（2）乳痛症：《黑龙江中医药》1995年第4期报道，穴位注射膻中等穴治疗乳痛症74例。取膻中、乳根、肾俞、足三里为主穴，肾阳虚加腰阳关，痰甚加丰隆、性情急躁、失眠、月经不调加三阴交，胸闷不适、胸胁胀痛加期门或太冲。每次选主穴、配穴各1~2穴，每穴注入当归注射液0.2mL，每周2次，10次为1个疗程。经过2个疗程的治疗，痊愈41例（55.4%），好转28例（37.8%），无效5例（6.8%），有效率93.2%。

（3）乳腺炎：《针灸杂志》1966年第1期报道，针灸膻中、合谷（或曲池）治疗乳腺炎50例。常规针刺，泻法，动留针（也可以接电针治疗仪）30~60分钟；留针中同时施灸30分钟左右。轻者每日1次，重者每日2次。结果：全部治愈（急性者一般1~2次，最多3次即可治愈，亚急性需要7次左右）。《中医杂志》1981年第8期报道：隔蒜灸膻中为主治疗急性乳腺炎47例。主穴膻中，配穴天宗。膻中用隔蒜灸5~7壮，以局部潮红即可；再行坐位，取患侧天宗，以左手固定肩部，右手拇指指尖作分筋样的推压拨动，手法稍重，使局部酸痛，连续左右来回拨动6~7下为1次，反复拨动3~5次。如此每天治疗2次。经2~3次治疗，痊愈43例（91.5%），显效3例，好转1例，全部有效。《湖北中医杂志》1989年第4期报道：针刺膻中治疗急性乳腺炎35例。中强度刺激，动留针30分钟。结果：痊愈30例（85.7%），显效3例，好转2例，全部有效。

（4）乳腺小叶增生症：《针灸临床杂志》1995年第9期报道，针药结合治疗乳腺小叶增生32例。主穴取膻中，配乳根、足三里、太冲等，膻中向乳房两侧横刺，使针感向乳房扩散。加服中药。结果：痊愈29例，好转3例，全部有效。《中国针灸》1999年第11期报道：用膻中割治法治疗乳癖150例。膻中常规消毒后盖洞巾，普鲁卡因皮试阴性后，用0.5%普鲁卡因2mL加0.1%肾上腺素1滴（以1mL约15

滴计），先做皮丘，再以 30°~45° 角进针局麻至皮下组织，3~5 分钟针刺皮肤无痛感时沿正中线作纵切口（长 1~12cm），深度达皮下组织，用弯形纹丝钳剥离周围皮下组织，并摘取约黄豆粒样大小脂肪两块（肥胖体质者可稍多），缝合一针后加压包扎。每日换药 1 次，1 周拆线，1 次未愈者可隔 1 月后再次割脂。结果：治愈（乳房肿块消失，乳痛消失，治疗后 3 个月不复发）128 例（85.3%），显效（乳房肿块缩小 1/2 以上，乳痛消失）18 例（12%），无效（肿块不缩小或反而增大变硬，或单纯乳痛缓解）4 例（2.7%），总有效率 97.3%。

5. 其他病症

（1）肝郁气滞：《中国针灸》1994 年增刊报道，膻中透刺鸠尾治疗肝气郁结 75 例。主穴膻中，根据患者不同症状可选配中脘、内关、神门、气海、三阴交等穴。膻中沿皮下肌层平行透入剑突下鸠尾，使局部出现酸、胀、沉闷感后，留针 30 分钟，间隔 5~6 分钟行针 1 次。每日 1 次，10 次为 1 个疗程。结果：痊愈 49 例（65.3%），显效 13 例（17.3%），好转 8 例（10.7%），无效 5 例（6.7%），有效率为 93.3%。

（2）气郁胸闷：《甘肃中医》2004 年第 8 期报道，针刺膻中治疗气滞型胸闷患者 30 例。膻中直刺或斜刺，深度可至胸骨，行提插手法，使针感传至左胸心前区或右胸，留针 30~60 分钟，以胸闷等症状缓解为度。结果：临床治愈 25 例（83.3%），好转 3 例（10%），无效 2 例（6.7%），有效率为 93.3%。

（3）呃逆：《浙江中医杂志》1987 年第 11 期报道，徒手按压膻中治疗呃逆 170 例，全部有效。其中 1 次止呃 168 例（98.8%），2 次止呃 2 例。《中西医结合杂志》1991 年第 5 期报道：膻中穴位注射治疗呃逆 50 例。在膻中注入 654-2 注射液 5mg。结果：1 次痊愈 43 例，2 次痊愈 4 例，好转 2 例，无效 1 例。一般于注射后 5 秒至 2 分钟起效。对治愈者 3 个月后进行随访，复发 1 例。《山西中医》1995 年第 5 期报道：电针膻中等穴针刺治疗呃逆 62 例。取膻中、鸠尾、双侧乳根和太渊，针刺后连接 G-6805 电针仪，以连续波刺激 30 分钟。每日 1 次，7 次为 1 个疗程。结果：临床治愈 47 例（75.8%），好转 15 例（24.2%），全部有效。《中国民间疗法》2004 年第 12 期报道：指压膻中治疗呃逆，施术者以拇指点按膻中，先轻后重，按压 2~3 分钟，呃逆即可止住。为巩固疗效，休息 15 分钟后再按压 2~3 分钟。此法简便有效，有效率可达 95% 以上。

（4）急性腰扭伤：《上海针灸杂志》1995 年第 6 期报道，一患者急性腰扭伤，即针膻中、大椎，留针 20 分钟，并嘱患者带针活动腰部，疼痛若失，次日腰部活动已恢复正常。

【现代研究】

1. 呼吸系统方面　《中国针灸》1996 年第 12 期报道：针刺膻中、肺俞、尺泽等穴治疗外源性支气管哮喘患者的血清 IG_4 和 IgE 水平影响不大，而引起白三烯 D_4（LTD_4）对白细胞黏附抑制实验（LAI）的影响显著，阳转阴率达 74%。

《针刺研究》2000 年第 4 期报道：针刺膻中、定喘、肺俞、大椎等穴治疗过敏性哮喘 25 例。治疗 1 个疗程后观察疗效及治疗前后患者外周单个核细胞（PBMC）培养上清中 IL-4 分泌活性、血清总 IgE 的变化情况。结果表明：临床疗效显著，有效率达 96%。治疗前患者 PBMC 培养上清中 IL-4 分泌活性、血清总 IgE 水平均显著地高于健康对照组（$P<0.01$）；治疗后，患者上述指标均有明显下降，与疗前比较有显著性差异（$P<0.05$）。提示针刺膻中等穴能抑制过敏性哮喘患者 PBMC 培养上清中的 IL-4 分泌活性，降低血清总 IgE 的水平，从而阻断 IgE 介导的 I 型超敏反应。

2. 心血管系统方面 针灸临床和实验证明：针刺膻中，配内关、足三里可改善冠状动脉和脑循环，改善左心室功能，有助于消除心绞痛。

《上海中医药杂志》1995 年第 6 期报道：艾炷无瘢痕灸膻中 20 分钟（每壮艾炷重 1g，灸 5 壮），施灸前后各检测心电图 1 次。结果：施灸后显效（心电图 ST 段即时上升 >0.1mV、主症缓解）11 例，好转 17 例，有效率 87.5%。施灸前、后心电图 Σ_{ST} 分别为 0.15±0.09（mV）、0.08±0.05（mV）。经统计学处理，差异有非常显著意义。

《上海针灸杂志》2004 年第 6 期报道：点按膻中治疗心血管病症，所产生的神经冲动沿肋间神经上行，通过神经元链上行至大脑，刺激脑干网状系统，影响心血管神经的调节中枢，促进全身血液的重新分配，改善冠状血流量；其次，点按膻中穴的刺激信号，可提高该区自主神经功能。

3. 其他方面 《上海针灸杂志》2004 年第 6 期报道：针刺膻中、天突、合谷等穴，可使健康人或食管癌患者的食管内腔径明显增宽，食管蠕动增强，使患者吞咽困难得以缓解。

（十）石门（Shimen CV5）

【别名】 丹田、利机、命门、精露。

【出处】《针灸甲乙经》：石门，三焦募也。

【归经】 任脉。

【定位】 下腹部，前正中线上，脐下 2 寸（图 4-11）。

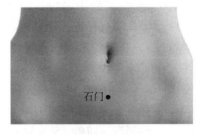

图 4-11 石门

【释名】 石，岩石，有坚实之意；门，门户。本穴能治下腹硬块之石积病，并有绝孕之说，犹如石门不开。

【类属】 三焦募穴。

【穴性】 疏调肝肾、调理肠道、清利下焦。

【主治】

1. 泌尿、生殖系统病症 小便不利，尿潴留，遗精，阳痿，闭经，带下，产后恶露不止，阴门瘙痒，功能性子宫出血，避孕（也能治疗不孕症）。

2. 消化系统病症 食谷不化，泻痢不禁，胃下垂，慢性肠炎，阑尾炎。

3. 腹部病症 腹胀，腹痛，阴缩入腹。

4. 其他病症 疝气，中风脱证，高血压。

【配伍】配三焦俞治疗腹胀、腹水、癃闭；配商丘治疗少腹坚痛、下引阴中；配气海治疗下元亏损、崩中漏下；配大肠俞治疗大便不禁、肠鸣腹痛；配归来治疗疝气、少腹胀满、月经不调。

【刺灸法】直刺 1~1.5 寸，不可过深，以免损伤小肠，膀胱充盈时也可被刺中，故针刺前宜先排尿；可灸；孕妇禁刺灸。

【古代应用】

《针灸甲乙经》：三焦胀者，石门主之。

《备急千金要方》：心腹中卒痛，石门主之。

《千金翼方》：人中满，唇肿及水肿，大水，灸脐中石门各百壮。大便闭塞，气结，心坚满，灸石门百壮。

《循经考穴编》：久闭精不孕者，灸之又能使宣通而有孕也。

【临床报道】

1. 泌尿、生殖系统病症

（1）尿路感染：《上海中医药杂志》2003 年第 1 期报道，一患者患尿路感染，尿频、尿急、尿痛 1 周。取石门，针入 1.5 寸左右，针感如触电般向前放射。治疗 1 次后，小腹坠痛、尿急、尿频减轻，24 小时小便十余次；继针 5 次后症状基本消除。

（2）尿闭：《中国针灸》1984 年第 4 期报道，针刺石门治疗尿闭 40 例。针尖朝下方斜刺进针 2 寸，泻法，嘱患者意守本穴，用力排尿，术者按压少腹，小便即排，反复多次，待尿排净后拔针。每日 2 次。结果：1 次排出 300mL 以上尿者 36 例，无效 2 例，有效率为 90%。

（3）避孕：《新中医药》1956 年第 11 期报道，针灸石门为主避孕。进针时令患者三呼三吸，针行三进三退，进针 1 寸，左右捻转，不能直下（直下针不会使子宫位置改变），当患者感到腹部胀疼时留针约 30 分钟；针后加灸 3~5 壮；最后还要在足内踝上 1 寸灸 3~5 壮。隔 3~5 日再进行第 2 次针灸，需 4~6 个疗程，即可达到避孕效果。《黑龙江中医药研究资料汇刊》1964 年第 1 期报道：对 30 名已婚、生殖能力正常并有避孕要求的女性在月经后 2~4 天进行妇科检查，排除妇科疾病后，针刺石门，强刺激，留针 15 分钟；同时用艾灸足内踝上 1 寸处。每日 1 次，连续 7 日。另对 6 名妇女单针阴交作对照（方法同上）。结果：4 年中，石门组怀孕 4 例，阴交组全部受孕。《黑龙江中医药》1964 年第 1 期报道：观察 127 名已婚并有生殖能力的妇女针刺石门的避孕效果，有效率为 79%。《中国针灸》1991 年第 1 期报道：针刺石门避孕 32 例。进针后泻法行针 30 秒，留针 30 分钟。每月针 1 次（一般以行经完毕第 1~2 日为最佳针刺时间），连续 3 个月经周期。结果：均获避孕效果。

（4）助孕：《针灸临床杂志》1995 年第 5 期报道，一患者结婚 3 年余未孕（夫妻同居，未避孕），形体稍丰，胃脘不舒，食欲不佳。取石门、中脘，采用激光综合治疗仪激光笔治疗，配合针刺足三里。1 个疗程后，小腹胀痛感大减，胃纳略好转；又经过1个多疗程后，不适感基本消除。3个月后来诊告知已怀孕。

2. 消化系统病症 婴幼儿腹泻：《中国针灸》1992年第5期报道，针刺石门治疗婴幼儿腹泻200例。先点按本穴1分钟，再行针刺（泻法）1分钟。结果：全部治愈。其中，1次痊愈132例，2次痊愈48例，3次痊愈20例。

3. 其他病症 高血压：《内蒙古中医药》2004年第1期报道，一女性患高血压病3年，血压常年在180/100mmHg左右。取石门、关元、子宫，石门用1.5寸针直刺，得气后行针30分钟，每10分钟运针1次。每日1次，10次为1个疗程。结果：血压降至150/90mmHg；巩固治疗1个疗程，痊愈。

【现代研究】

1. 泌尿、生殖系统方面 《中医药学刊》2003年第9期报道：石门是历代医家传为禁针之处，针之无子，故有刺灸本穴可"使人绝子"之说。现代针灸临床实践表明：根据穴位的双向性和良性的调整作用，石门既可用于避孕，在治疗不孕方面也有效果。

《中国针灸》2003年第5期报道：针刺石门为主穴，三阴交为配穴，观察对健康女性生殖内分泌影响的作用规律。以电针维持刺激（断续波、强度以受试者能忍受为度），留针15分钟，并行耳针30分钟。观察发现：对垂体促性腺激素的分泌无明显影响，而对卵巢性激素的分泌具有明显的抑制性效应。提示对女性生殖内分泌具有一定的调节作用。

2. 消化系统方面 《上海针灸杂志》1998年第3期报道：石门注射庆大霉素治疗急性肠炎38例。穴注组石门注射庆大霉素8万IU，每日1次。对照组32例口服苯丙醇胺（PPA），每次0.5g，每日3次。治愈标准以临床症状消失，大便镜检（-）为准。结果：1日治愈者，穴注组27例，对照组5例；2日治愈者，穴注组、对照组各9例；3日治愈者，穴注组2例，对照组11例；4日治愈者，对照组7例。两组疗效比较，穴注组明显优于对照组，且有显著性差异。

3. 其他方面 《中医杂志》1959年第9期报道：用针刺石门观察其对血压的影响。观察对象为25～40岁针灸石门避孕的妇女，针灸前先观察血压，针灸手法用强刺激手法，缓慢捻转进针，刺入后直至找到传向阴部麻木感为止，留针30分钟，针上加灸20分钟，用艾卷施行温和灸法。每日1次，连续7次为止，后再测定一次血压。经观察发现：石门有调节血压使之趋向正常化的现象，血压偏高的使之下降，血压偏低的使之上升，正常的则变化不大，即石门对血压有良性的双向调节作用。

（十一）日月（Riyue GB24）

【别名】神光、胆募。

【出处】《脉经》：胆俞在背第十椎，募在日月。

【归经】足少阳胆经。

【定位】上腹部，前正中线旁开4寸，乳头直下第7肋间隙（图4-12）。

【释名】穴位位于两胁，临近肝胆，犹如日月（日为阳，指胆；月为阴，指肝）。日月皆明，又称"神光"。

【类属】胆的募穴。

【穴性】疏肝利胆、调理肠胃。

【主治】

1. 消化系统病 急慢性肝炎、胆囊炎，胆道蛔虫，黄疸，反胃吞酸，口苦，胁痛，膈肌痉挛，胃及十二指肠溃疡。

2. 其他病症 胸闷，疝气，肋间神经痛。

【配伍】配丘墟、阳陵泉、支沟治疗胁肋疼痛；配内关、中脘治疗呕吐；配大椎、至阳、肝俞、阴陵泉治疗黄疸。

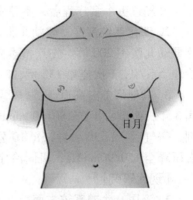

图 4-12　日月

【刺灸法】斜刺 0.5～0.8 寸，不宜直刺或斜刺过深，以防造成气胸或损伤肝、胆；可灸。

【古代应用】

《针灸甲乙经》：太息善悲，少腹有热，欲走，日月主之。

《太平圣惠方》：主善悲不乐，欲走，多唾，言语不正，四肢不收。

《千金翼方》：呕吐宿汁，吞酸，灸神光；一名胆募百壮，三报之。

《循经考穴编》：主胁肋疼痛，肾气冲心。

【临床报道】

1. 肝胆病症

（1）胆囊炎：《山东中医学院学报》1994 年第 6 期报道，日月、胆囊为主穴治疗胆囊炎 25 例。取日月、胆囊、胆囊区阿是穴（压痛点），配上脘、天枢、足三里，针刺得气后施提插、捻转手法，然后接通电针治疗仪，选用疏密波，同时在胆囊区加远红外线照射。结果：治愈 11 例，好转 13 例，无效 1 例，有效率 96%。

（2）胆石症：《中国针灸》1986 年第 9 期报道，针刺日月、胆俞为主治疗胆石症 216 例。结果：临床治愈 25 例，好转 191 例，全部有效。其中，排石 214 例（99.07%）（详见"背俞穴"胆俞）。《上海针灸杂志》2004 年第 7 期报道：针刺日月等穴治疗胆结石 268 例。取日月、中脘、梁门、期门，进针后捻转强刺激行针，得气后接电针治疗仪，留针 1 小时。每日 1 次，10 次为 1 个疗程，共治疗 2 个疗程。结果：胆囊结石 92 例中治愈 17 例，显效 48 例，无效 27 例；胆总管结石 148 例中治愈 86 例，显效 38 例，无效 24 例；肝内胆管结石 28 例中治愈 3 例，显效 10 例，无效 15 例。总有效率 97.5%。

（3）胆绞痛：20 世纪 70 年代中期，王启才教授还在湖北中医医学院工作的时候，下乡巡回医疗。一天，一位农民抱着自己刚上小学的儿子前来医疗队。孩子面色苍白、大汗淋漓、弯腰捧腹、紧捂着肚子哭喊不止，阵阵呕逆，十分痛苦。随队外科大夫彭老师接诊后一看，是前些天看过的一个孩子，当时经过问诊和体征检查，认定是胆道蛔虫引起的胆绞痛（孩子曾有驱蛔、吐蛔以及大便中夹有蛔虫史）。按西医外科常规先予以肌内注射 654-2 和度冷丁止痛针、输液退热、抗感染保守治疗。孩子父亲说这些天经过门诊治疗虽然疼痛有所减轻，但孩子在家里还是经常发作。这次彭医生看到孩子疼痛非常厉害，建议施行外科手术。由于孩子非常害怕，因此遭到孩子爸爸的反对。

医疗队长问王启才针灸疗效如何？他当时大学才毕业没几年，经验不多，也没有十足的把握，答应试试看。当即让孩子忍住疼痛如厕小便，随后取左侧卧位，按顺序针刺了胸腹部的中脘、期门、日月，腰背部的肝俞、胆俞，下肢的阳陵泉、胆囊穴和百虫窝（血海上 1 寸）、足三里，并在右侧日月、胆俞、胆囊和百虫窝接上 G-6805 电针治疗仪，连续波、强刺激，孩子竟然很快安静下来了。他爸爸问他肚子还痛不痛，他说不怎么痛了。电针连续刺激了近 1 个小时，孩子说肚子完全不痛了（如厕大便有蛔虫）。孩子回家时，王启才对家长嘱咐：如果回去后还有发作，一定要及时再到医疗队来，后来没有再来（本书主编王启才教授验案）。

2. 肋间神经痛　《上海针灸杂志》2002 年第 6 期报道：日月、期门等穴治疗肋间神经痛 40 例。电针日月、期门、阿是、肝俞等穴，每次选 2 对穴位，疏密波，强度以患者能耐受为度，每次 30 分钟，5 次为 1 个疗程；于电针治疗完毕后再用10% 葡萄糖液 10mL 加维生素 B_{12} 1mL 混合液作相应节段的夹脊穴穴位注射，将针直刺达神经根部附近，待有明显针感，回抽无血后，将针稍向上提，注入药液，每穴每次注射 1mL。结果：治愈 32 例（80%），好转 7 例（17.5%），无效 1 例，有效率 97.5%。

【现代研究】

《中国针灸》1995 年第 3 期报道：以狗的肝胆汁流量为指标，观察不同状态下针刺日月对胆汁分泌的影响。结果：麻醉较浅电针后胆汁流量增加，而麻醉较深则针刺效应不明显；进食能引起胆汁分泌增加，而电针后不能加强食物的利胆作用，相反使胆汁分泌减少，趋于正常。表明针刺日月的利胆效应与实验对象的功能状态有密切关系。

《中国中医药科技》1996 年第 3 期报道：刺激日月可使自主神经系统高度兴奋，并通过支配内脏的传出神经直接使胆囊收缩，奥狄括约肌舒张；同时迷走神经兴奋还可通过释放乙酰胆碱，作用于肝细胞而增加胆汁分泌，进而引起胆囊收缩，结石排出。

《中国激光医学杂志》1998 年第 3 期报道：以 He-Ne 激光穴位照射日月、期门和胆俞穴治疗胆石症 310 例。治愈率 35.2%，好转率 54.5%，无效率 10.3%，总有效率 89.7%，总排石率 60.0%，疗效优于电针对照组（P<0.01）。疗效分析表明，胆总管结石及直径 ≤10cm 结石的疗效较好。对 30 名健康人进行 He-Ne 激光穴位照射对胆囊、胆总管效应变化的 B 型超声观察，结果提示：激光照射日月、期门和胆俞可使胆囊收缩，胆总管扩张。

（十二）期门（Qimen LR14）

【别名】肝募。

【出处】《伤寒论》：伤寒，腹满，谵语，寸口脉浮而紧，此肝乘脾也，名曰纵，刺期门。

【归经】足厥阴肝经。

【定位】胁肋部，前正中线旁开4寸，乳头直下第6肋间隙（图4-13）。

【释名】期，指周期。十二经脉气血流注至此正值一个周期；穴又分列两厢，故称门。又汉武帝置"期门武官"，而肝为"将军之官"，故以此名其募穴。

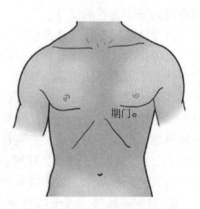

图4-13 期门

【类属】

1. 肝的募穴。

2. 交会穴（足太阴、厥阴、阴维之会）。

【穴性】疏肝理气、和胃止痛、通经活络。

【主治】

1. 消化系统病症 腹痛，腹胀，肝炎，肝大，胆囊炎，呕吐，呃逆，泄泻，下利脓血，奔豚气。

2. 妇科病症 难产，乳少，乳癖，妇人热入血室。

3. 其他病症 肋间神经痛，咳嗽，气喘，胸膜炎。

【配伍】配肝俞、膈俞治疗胸胁胀痛；配内关、足三里治疗呃逆；配阳陵泉、中封治疗黄疸；配大椎、后溪、液门、曲池治疗疟疾；配大敦治疗疝气；配肺俞、肝俞、经渠、太冲、膻中治疗肝火灼肺咳喘。

【刺灸法】沿肋间隙向外侧横刺0.5~1寸，不可直向深刺；电针时深度以皮下至肌膜间为宜；可灸。

【古代应用】

《伤寒论》：妇水沟风，发热恶寒，经水适来……当刺期门，随其实而泻之。

《针灸甲乙经》：霍乱泄注，期门主之。

《备急千金要方》：期门主目青而呕。

【临床报道】

1. 肝胆病症

（1）胆囊炎：《针灸临床杂志》1997年第8期报道，期门刺血为主治疗急、慢性胆囊炎48例。取穴期门，肝气郁结加太冲、章门；气滞血瘀加膈俞、行间；脾肾阳虚加命门、足三里；痰饮停聚加阴陵泉、中脘、丰隆；肝肾虚加涌泉、太溪。用三棱针在期门中间刺1针，上下左右四周各刺1针，刺后闪罐留罐10分钟，拔去瘀血；其余穴位毫针常规刺法，平补平泻。隔日1次，7次为1个疗程。结果：痊愈

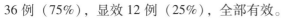

36 例（75%），显效 12 例（25%），全部有效。

（2）胆道蛔虫症：《安徽中医学院学报》1995 年第 4 期报道，针刺右侧期门治疗一胆道蛔虫症急性发作患者。期门进针得气后轻捻转约 3 分钟，腹痛顿消，留针 2 个小时，未出现腹痛。出针后 30 分钟，患者上腹又如前剧痛，即再行针刺期门，腹痛又止，继续留针 6 小时，疼痛未再发作。

（3）肝硬化腹水：《中医外治杂志》2004 年第 5 期报道，药物外敷期门等穴治疗肝硬化腹水 48 例。取穴：期门、神阙。采用自拟"逐水膏"外敷（药方组成：甘遂、大黄、槟榔、二丑、猪牙皂、水蛭各等份，研极细粉备用）。取上药粉 10g 与米醋适量，调成膏状，轮流外敷期门和神阙，胶布固定 24 小时。每日 1 次，1 个月为 1 个疗程。结果：1 个疗程腹水消失 11 例，2 个疗程腹水消失 30 例，3 个疗程腹水消失 5 例。显效 36 例（75%），好转 10 例（20.8%），无效 2 例（4.2%），有效率 95.8%。

2. 妇科病症

（1）痛经：《中国针灸》1997 年第 7 期报道，一患者痛经，战栗不已。当即针刺双侧期门，针后疼痛大减，周身寒栗即止，痛苦病容已消。

（2）乳腺增生：《中医药学刊》2004 年第 1 期报道，针刺期门、肩井、神门等穴治疗一乳腺增生患者。针用平补平泻法，针灸 3 次后症状改善；治疗 20 次后乳房结节明显缩小；巩固治疗 10 次后两侧乳房结节消失。另一脏躁患者，心烦不宁，情绪不稳，悲伤欲哭，失眠多梦。针刺期门、百会、神庭、关元、大陵等穴 1 次后心烦欲哭症状即有所改善；治疗 3 次后，睡眠及纳食转佳；针治 10 次后心烦减轻，情绪平稳；再针 10 次后症状基本控制。

3. 其他病症

（1）肋间神经痛：《现代康复》2001 年第 18 期报道，针药结合治疗肋间神经痛 30 例。针刺期门、太冲，泻法；并服加味四逆散。结果：痊愈 27 例，好转 2 例，无效 1 例，有效率 96.7%。

（2）呃逆：《针灸临床杂志》2004 年第 1 期报道，期门穴位注射治疗顽固性呃逆 61 例。取双侧期门，药物选用维生素 B_1 注射液 50mg/mL、2% 利多卡因注射液 1mL 混合。每日 1 次，3 次为 1 个疗程。结果：治愈 45 例，显效 11 例，好转 3 例，无效 2 例，有效率 96.7%。

（3）低热：《中国针灸》1997 年第 7 期报道，一患者低热 3 年余，头晕，心烦易怒。取期门配三阴交、内关，平补平泻。针 3 次后患者自觉低热减轻，余症亦好转；后隔日针 1 次，3 周后基本痊愈。

【现代研究】

《针灸学报》1989 年第 1 期报道：观察肝炎患者肝募穴期门有无异常形态变化以及肝血流图变化的情况。结果：肝炎组 30 例中有 6 例在右侧期门有按压酸胀微痛，与正常组对比差异显著。期门有压痛者同时均有肝区压痛，肝功能、肝血流图异常。说明肝募穴出现异常现象即反映了肝脏有病变存在。

《针刺研究》1996 年第 4 期报道：电针正常治疗组和模型治疗组地鼠的阳陵泉和期门透日月，10 分钟/次，每日 1 次，共 7 次。结果显示：电针能使地鼠胆石症的自然发生率从 50%降至 10%，结石数量显著减少（$P<0.05$），巨大结石数降为 0（$P<0.01$），使模型鼠的胆石症发生率及结石数、巨大结石数显著降低（$P<0.05$，$P<0.01$）。

《天津中医学院学报》1998 年第 1 期报道：针刺期门可反射性引起胆囊收缩，降低胆道平滑肌的张力，松弛奥狄括约肌，促进胆汁排泄，减轻胆囊及胆道的充血、水肿，从而达到治疗胆囊炎的目的。针刺治疗后胆结石组和胆囊炎组均使胆囊体积明显缩小，两组无明显差异。针刺后两组胆囊壁均明显变薄，但胆结石患者由于胆囊内结石的长期存在，刺激胆囊壁，加重其慢性炎性改变及纤维化，故合并胆结石患者在针刺后，胆囊壁变化小于单纯胆囊炎组，二者有明显差异。

俞穴和募穴均为脏腑经脉之气所输注、聚集的部位，俞穴位于背腰部，属阳；募穴位于胸腹部，属阴。二者都与内脏十分接近，既是脏腑气血聚结、转输的枢纽，又是病邪出入人体的门户。二者脉气相通，在生理上，经气可以由阴及阳，也可以由阳及阴，阴阳互通，维持机体的相对平衡。故《难经本义·六十七难》说："阴阳经络，气相交贯，脏腑腹背，气相通应。"

《素问·阴阳应象大论》说："善用针者，从阴引阳，从阳引阴。"从阴引阳即阳病行阴，其治在腹募穴；从阳引阴即阴病行阳，其治在背俞穴。可见，腹募穴偏治腑病、阳证、热证、实证。背俞穴偏治脏病、阴证、寒证、虚证。如《针灸资生经》中治疗咳嗽，慢性病用肺俞，急性病用膻中。现今许多针灸教材中（诸如《针灸学》《针灸治疗学》）治疗胃痛、腹痛、腹泻、遗尿、痛经、闭经、功能性子宫出血、产后乳少、耳鸣等病症，也基本上是虚证用背俞穴，实证用募穴。而在少数虚证用募穴的案例中，也多用艾灸法来温中补虚。

背俞穴偏重于治疗慢性、虚弱性病证，腹募穴偏重于治疗急性实证。这只是一般规律，因胸膈以上的背俞穴也可主治外感热证、喘急烦热、胸背引痛等阳性病证；腰脐以下的腹募穴也可主治虚劳羸瘦、遗精阳痿、崩漏、中风脱证等阴性病证。

背俞穴和腹募穴是前后呼应的，各俞、募穴的所在部位与各脏腑的"海德带"基本一致。"海德带"是 18 世纪中叶由法国生理学家海德发现的，他认为，内脏有病时在与该脏腑相应的体表部位会出现过敏或疼痛。这些相应的部位后来被医学界称为"海德带"。当时对内脏有病会出现"海德带"的过敏或疼痛的机理是这样认识的：内部神经感受器产生了神经冲动，反射到脊髓的神经中枢，再由脊髓放射到身体表层，从而形成内脏知觉神经和体表知觉神经的反射弧。巴甫洛夫学说产生之后，大家又进一步认识到，脊髓的反射作用还要通过大脑皮质来完成。但"海德带"毕竟还是一些面积较大的带，起初只用于诊断，不如俞穴、募穴具体、精确，而且，俞穴和募穴一开始既用于诊断，又用于治疗。从针灸临床疗效来看，刺灸俞穴和募穴治疗脏腑病的效果与刺灸"海德带"所起到的作用是基本相同的。

针灸临床上，同一脏腑的背俞穴和募穴常常配合使用。称"俞募配穴法"。寓

"阴病行阳，阳病行阴"之义，为前后配穴法的代表。如咳喘前取中府，后取肺俞；胃病前取中脘，后取胃俞等。

俞募配穴法，充分体现了经络的调节阴阳作用。二者一前一后，一阴一阳，相互协调，相辅相成，对治疗阴证、阳证俱见的脏腑病证疗效颇著。《素问·奇病论》载"胆虚，气上溢，而口为之苦，治之以胆募俞"，《灵枢·五邪》言"邪在肺，则病皮肤痛，寒热，上气，喘，汗出，咳动肩背。取之膺中外腧，背三节五脏之旁"（按：膺中外腧即肺募中府穴，背三节五脏之旁即肺俞穴），就是俞募配穴法的早期应用实例。

《湖南中医学院学报》1997 年第 2 期报道：俞、募穴对协助诊断脏腑疾患有较高的临床意义。据统计，在 100 例肺结核患者中，肺俞、中府压痛阳性率分别为93%和91%。

《中国针灸》2004 年第 2 期报道：观察 30 例慢性支气管炎、支气管哮喘患者，采用自身对照，分 3 次分别观察针刺肺俞、中府、肺俞配中府 3 个穴组对肺功能的影响。肺俞组与肺俞与中府配伍组对肺功能均有改善，除用力肺活量（FVC）外，各指标之间差异无显著性意义（$P>0.05$），中府组与肺俞与中府配伍组对肺功能的改善除 FVC、峰流速（PEF）外差异均有显著性意义（$P<0.05$），即肺俞与中府配伍组对肺功能的改善要优于单用肺俞和中府，肺俞组的疗效优于中府组。结果：肺俞配中府组对肺功能的改善最明显，肺俞组次之，而中府组针刺前后无显著性变化。观察结果证实：肺俞募配穴确实具有协同作用。

针灸临床还有人用俞募配穴法治疗与本脏腑相应的经脉病。日本针灸文献《针灸真髓》记载："手指、足趾疼时，针灸该处经脉所属脏腑背俞第一行。"并举例说明：一患者大拇指指掌关节肿痛，活动受限。他医单取局部穴针灸、理疗，久未见效，后来的医者考虑疼痛部位系手太阴经循行所过，故改用局部痛点加中府、肺俞治，数次即愈。

由于俞穴与原穴在主治上有相当的一致性，临床也常常将本脏腑的俞穴与原穴配合使用，以增强协同作用。对于阴证、里证、虚证、寒证较为适宜。例如肺俞配太渊治疗气虚咳喘，肾俞配太溪治疗遗精、阳痿等。

五、 郄穴

"郄有空隙义，本是气血聚，病证反应点，临床能救急。"郄穴是经脉之气深聚的部位。大多位于四肢肘、膝关节以下。十二经脉和奇经八脉中的阴维脉、阳维脉、阴跷脉、阳跷脉各有一个郄穴，共计16穴（表5）。

表5 各经脉郄穴

经脉	郄穴	经脉	郄穴
手太阴肺经	孔最	手阳明大肠经	温溜
手厥阴心包经	郄门	手少阳三焦经	会宗
手少阴心经	阴郄	手太阳小肠经	养老
足太阴脾经	地机	足阳明胃经	梁丘
足厥阴肝经	中都	足少阳胆经	外丘
足少阴肾经	水泉	足太阳膀胱经	金门
阴维脉	筑宾	阳维脉	阳交
阴跷脉	交信	阳跷脉	跗阳

郄穴在生理上为气血深聚之处，在病理上也是脏腑经脉病证的反应点。郄穴具有诊断和治疗疾病的双重作用。在诊断方面，许多急性或慢性病会在郄出现不同反应，为诊断疾病提供依据。例如心痛、胸闷患者，往往在患侧手厥阴经郄门出现压痛；月经不调、痛经患者常常在足太阴经地机有压痛。急性胃痛，会在胃经郄穴梁丘出现压痛；大肠经郄穴温溜压痛，可提示消化道穿孔；心动过速时可在心经郄穴阴郄或心包经郄穴郄门出现压痛；肺经郄穴孔最出现压痛，可见于肺结核咳血或哮喘急性发作。

有人甚至将十二经脉郄穴作为相应脏腑疾病的"定性穴"，再配合某些"定位穴"，以此来进行穴位辨病定位诊断。例如，手阳明大肠经郄穴温溜压痛诊断为消化道穿孔，配肝俞、食管下俞（第8胸椎棘突下旁开1寸）压痛诊断为食管破裂；配中脘、承满、右溃疡点（第12胸椎棘突下旁开5寸）压痛诊断胃溃疡穿孔；配中脘、梁门（右）、右溃疡点压痛诊断为十二指肠溃疡穿孔；配天枢、阑尾压痛诊断为阑尾炎穿孔；配天枢、右溃疡点压痛诊断为溃疡性结肠炎穿孔（盖国才，《中国穴位诊断学》，学苑出版社，1997：62）。

郄穴主要用于治疗本经脉、本脏腑的急性、发作性、疼痛性病症，其中阴经郄穴还可用于治疗各种出血证。例如胃经郄穴梁丘主治急性胃痛；心经郄穴阴郄、心包经郄穴郄门用于治疗心绞痛、呕血；小肠经郄穴养老治疗急性肩背疼痛、落枕；脾经郄穴地机用于治疗痛经、崩漏、便血；肺经郄穴孔最用于治疗哮喘急性发作、咯血、痔疮下血等。

日本学者本间详白著有《经络讲话》一书，记录了关于郄穴临床运用经验：孔最用于咳血、痔疮；温溜治疗感冒、痔疮；梁丘用于胃痛；地机治疗痛经、水肿、肠炎；阴郄用于心绞痛、癫痫；养老治疗耳鸣、目眩；金门用于小儿惊风、腓肠肌痉挛；水泉治疗痛经、子宫脱垂；郄门用于心脏病、肋间神经痛；会宗治疗心绞痛、阑尾炎；外丘用于癫痫、狂犬病；中都治疗疝气、子宫出血。《中国针灸》1982年第5期报道：以郄穴点刺出血治疗本经急性淋巴管炎（红丝疔）。

有人还总结了表里经郄穴互相配用治疗相应脏腑急腹症的经验。例如以足阳明胃经郄穴梁丘配足太阴脾经郄穴地机治疗胃脘痛；足少阳胆经郄穴外丘配足厥阴肝经郄穴金门治疗泌尿系结石等取得良好疗效［黄改娣，吴诗珩，刘培玲，等．郄穴治疗急腹症43例临床观察．中国针灸，1990，10（1）：27］。

由于郄穴与募穴在主治上有相当的一致性，临床也常常将二者配合使用，称"募郄配穴法"，治疗脏腑的一些急性病症。例如中脘、天枢与梁丘配伍治疗急性胃肠痉挛；中府、孔最相配治疗哮喘发作、肺结核咳血；关元、地机治疗痛经；膻中、巨阙配阴郄、郄门治疗冠心病心绞痛等。

附：十六郄穴歌

郄有孔隙义，本是气血聚；病症反应点，临床能救急；
肺郄取孔最，大肠温溜觅；胃腑寻梁丘，脾土定地机；
心经有阴郄，小肠养老及；膀胱金门穴，肾经水泉觅；
心包在郄门，三焦会宗依；胆腑走外丘，肝木中都取；
阴维求筑宾，阳维阳交系；阴跷应交信，阳跷附阳寄。

（一）孔最 （Kongzui LU6）

【出处】《针灸甲乙经》：去腕七寸。

【归经】手太阴肺经。

【定位】前臂桡侧，腕横纹上7寸，太渊与尺泽连线上（图5-1）。

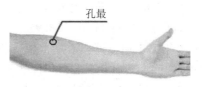

图5-1 孔最

【释名】"孔"即孔隙；"最"即甚、聚的意思。该穴为本经气血深聚之处，为手太阴之郄，为理血通窍要穴，故名。

【类属】手太阴经郄穴。

【穴性】止咳平喘、凉血止血、清利咽喉。

【主治】

1. 呼吸系统病症 咳逆，哮喘，咳嗽、咳血，支气管扩张，肺结核，肺炎，肺脓肿。

2. 头面五官病症 咽喉肿痛，失音，嘶哑。

3. 头面部病症 头痛，头晕。

4. 肢体病症 肘臂疼痛，前臂麻木不仁，手指屈伸不利。

5. 其他病症 痔疮出血，倒经，热病汗不出。

【配伍】配肺俞、风门治咳嗽、气喘；配定喘治哮喘；配合谷、曲池、大椎治热病无汗；配合谷治头痛；配少商治咽喉肿痛；配承山治痔疮出血；配郄门、肺俞治咳血。

【刺灸法】直刺 0.5~1 寸，应避免深刺，因深刺有可能伤及桡动脉，引起局部胀痛；可灸。

【古代应用】

《针灸甲乙经》：厥头痛，热病汗不出，孔最主之。

《备急千金要方》：主臂厥热痛、汗不出，皆灸刺之可令发汗。

《针灸资生经》：孔最、曲泽、肺俞疗唾血。

《太平圣惠方》：主热病汗不出，肘臂厥痛，屈伸难，手不及头。

【临床报道】

1. 呼吸系统病症

（1）胸痛：《河北中医》1991 年第 3 期报道，针刺孔最等穴治疗晚期肺癌胸痛 2 例。取穴：孔最、阿是穴（胸部压痛点）。强刺激并留针 30~60 分钟。经治疗 5 次后疼痛消失。

（2）哮喘：《中国针灸》2004 年第 6 期报道，孔最配合头穴额旁 1 线治疗哮喘急性发作 38 例。取双侧孔最，按迎随补泻法进针：若属实喘，针尖向肘横纹方向，针身与皮肤呈 75°角，针刺 1~1.5 寸，针感达到胸部时采用提插捻转泻法运针；若属虚喘，针尖稍向手掌方向，针身与皮肤呈 75°角，针刺 1 寸，局部有针感后，行温补手法，使局部有温热感。再针双侧额旁 1 线：取 1.5 寸毫针，与头皮呈 30°角快速刺入 1 寸，平补平泻，留针 30 分钟，中间行针 2 次。痰盛加天突、丰隆；热盛加鱼际、内庭；急躁易怒加太冲。每日 1 次，10 次为 1 个疗程。结果：显效 25 例（65.8%），好转 11 例（28.9%），无效 2 例（5.3%），有效率 94.7%。《四川中医》2005 年第 1 期报道：治疗 1 例支气管哮喘病史长达 32 年的患者。取穴：孔最、鱼际、内庭、天突、合谷、尺泽、头针额旁 1 线。孔最针尖向上斜 1~1.5 寸，针感到胸部时，采用提插捻转泻法运针；额旁 1 线用平补平泻手法，其余穴位均用泻法，留针 30 分钟，隔 10 分钟行针 1 次。30 分钟后，患者症状得到明显控制，呼吸平稳，双肺哮鸣音明显减少；次日来诊，哮喘未再发作，睡时可平卧；为巩固疗效，又连续针治 2 个疗程；3 个月随访未再复发。《包头医学》2006 年第 1 期报道：针刺孔最治疗哮喘急性发作 40 例。取双侧孔最，实喘针尖向肘横纹方向，得气后针感向上传至腋前及胸部，虚证得气后针感呈双向传导，向下传至拇、示指端行温补手法，留针 30 分钟，行针 2 次，每次 3 分钟左右。结果：显效 27 例（67.5%）；好转 12 例（30%）；无效 1 例（2.5%），有效率 97.5%。

（3）咯血：《实用医技杂志》1997 年第 2 期报道：孔最埋线治疗咯血 2042 例。穴位常规消毒，以普鲁卡因或利多卡因局麻，用 7 号或 9 号注射针头从穴位上垂直刺入，捻转"得气"后留针；将消毒的马尾线插入针芯孔内，一手向下插马尾，一手轻轻捻转将针套管退出，马尾即垂直埋入穴内，贴皮剪断马尾，用手指提一下穴位旁边的皮肤，马尾线头即移入皮内，针孔消毒后用敷料覆盖。待 10~15 日后可行第 2 次埋线。结果：显效 921 例（45.1%），好转 988 例（48.4%），无效 133 例（6.5%），总有效率 93.5%。《浙江中西医结合杂志》2001 年第 11 期报道：孔最药物注射治疗咯血 15 例。将鱼腥草注射液 4mL（或加入 2% 普鲁卡因注射液 2mL），常规消毒和普鲁卡因皮试阴性后，直刺 2~3cm，得气后抽无回血，注入两侧穴位。每日 1 次，3 日为 1 个疗程。结果：痊愈 10 例，显效 3 例，无效 2 例。《中国中医急症》2000 年第 2 期报道：针刺孔最治疗支气管扩张咯血 36 例。取孔最（双），针尖朝肘关节方向刺入 0.8 寸左右，以捻转泻法为主，留针 30 分钟，间歇运针 2 次。结果：1 次治愈 16 例，2 次治愈 10 例，3 次治愈 6 例，3 次以上治愈 4 例。《上海针灸杂志》2003 年第 2 期报道：穴位注射治疗顽固性支气管扩张咯血 128 例。选双侧孔最、血海及 T_7 夹脊穴，将鱼腥草注射液 4mL 缓慢注入，每穴 2mL。每日 1 次。咯血停止后，巩固治疗 3 日，之后改为隔日 1 次，每周 3 次，继续巩固治疗 4 周。结果：近期治愈 97 例（76%），好转 20 例，无效 11 例，总有效率为 91%。《新中医》2006 年第 3 期报道：孔最穴位注射治疗支气管扩张咯血 98 例。将患者随机分为鱼腥草穴注射组和止血敏穴注射组各 49 例，每穴均注药液 4mL。每日 1 次，连续 7 日。结果：鱼腥草穴注射组临床治愈 38 例，好转 8 例，无效 3 例，有效率 93.88%，临床治愈率 77.55%；止血敏穴注射组临床治愈 36 例，好转 11 例，无效 2 例，有效率 95.92%，临床治愈率 73.47%。两组有效率、临床治愈率比较，无显著差异（$P>0.05$）。结论：穴位注射孔最治疗支气管扩张咯血简便、安全、疗效确切。其治疗机理中起关键作用的是经穴，而药物则处于次要地位。《中国中西医结合杂志》1998 年第 8 期报道：孔最穴位注射治疗中、晚期肺癌咯血 53 例。将"止血敏"注射液 0.25g（不稀释）注入一侧孔最，每日 1 次（出血严重者可每日 2 次），两侧穴位交替使用。结果：显效 42 例（79.2%），其中当即止血 22 例，第 2 日止血 12 例，第 3 日止血 8 例；好转 8 例（15.1%），无效 3 例（5.7%），有效率为 94.3%。《浙江中西医结合杂志》2002 年第 8 期报道：穴位注射治疗肺癌咯血 30 例。取鱼腥草注射液 4mL，注入一侧孔最，两侧交替注射。经治疗效果满意。

2. 消化性溃疡穿孔　《上海针灸杂志》1996 年第 3 期报道：针刺孔最治疗消化性溃疡急性穿孔 30 例。用提插手法强刺激，一般留针和间断运针 4~6 小时，48 小时后可给中药大承气汤，患者肠鸣恢复，肛门排气后可进流食。结果：治愈 25 例（83%），无效 5 例（17%）。经 3 个月至 2 年随访，行胃大部切除 13 例，发生粘连性肠不全梗阻 2 例。

3. 五官科病症

（1）鼻出血：《河南中医药学刊》2002 年第 5 期报道，针刺孔最治疗鼻衄 36 例。取双侧孔最，兼咽喉肿痛、大便秘结者加合谷；鼻衄反复发作，并有高血压病史者加曲池；面色无华、头昏乏力者加足三里、血海；头晕眼花、五心烦热者加太溪。针刺得气后平补平泻，留针 20 分钟。病程短者每周治疗 1 次，病程长者每周治疗 2 次。结果：痊愈 25 例（69.4%），好转 10 例（27.8%），无效 1 例（2.8%），有效率为 97.2%。

（2）咽炎：《河北中医》2004 年第 3 期报道，针刺孔最加穴位注射治疗慢性咽炎 73 例。用板蓝根注射液穴位注射双侧孔最，每穴注射 1mL；再针刺双侧合谷、照海，进针得气后采用提插捻转平补平泻法，合谷偏泻，照海偏补，留针 30 分钟，每 10 分钟行针 1 次，同时嘱患者做吞咽动作，直至咽部有津液上承为止。每日 1 次。结果：愈显率为 63%，总有效率为 93.2%。

4. 痔疮术后疼痛　《中国农村医学》1996 年第 4 期报道：针刺孔最、合谷治疗痔疮术后疼痛 30 例。二穴均用针刺泻法，行针时令患者呼气，同时术者拇指向后行大角度用力捻转提针，继而再进针，反复 3 次，20 分钟后再行针 1 次，40 分钟后摇大针孔出针。疼痛未消失者次日再针 1 次。结果：针刺 1 次疼痛消失 20 例；针刺 2 次疼痛消失 10 例。后经随访，均无复发。《中医药研究》1997 年第 4 期报道：针刺孔最、合谷治疗痔疮术后疼痛 50 例，二穴直刺 1 寸，用泻法，留针 30 分钟，行针 3 次，出针时摇大针孔。若效果不理想，次日再针 1 次。结果：针刺 1 次疼痛消失 40 例，针刺 2 次疼痛消失 10 例。

5. 子宫出血　《中国针灸》1997 年第 8 期报道：针刺孔最治疗放置宫内节育器出血 36 例。取孔最（右侧），用 1.5 寸毫针直刺，以平补平泻法使强烈针感至指端，留针 20 分钟。隔日 1 次。结果：显效 24 例（66.6%），好转 10 例（27.8%），无效 2 例（5.6%），有效率 94.4%。

【现代研究】

《中国针灸》1996 年第 3 期报道：针刺孔最戒烟。50 名受试对象在检测中，吸武汉卷烟厂生产的红双喜香烟 1 支，要求在 10 分钟内吸完，然后针刺双侧孔最，检测对健康成人吸烟前后肺血流图的影响。以肺血流图中波幅、上升时间、下降时间、α/β 及心率作为本实验的效应指标。采用上海产 RG-2B 型电桥式血流图仪分别于平静呼吸片刻、呼气末暂停呼吸后描记吸烟前、吸烟后及针刺后 10 分钟肺血流图。经检测健康成人 HS 为 0.527±0.165，吸烟后，其波幅迅速降低至 0.301±0.168；HD 正常值为 0.365±0.139，吸烟后降低至 0.24±0.086；Ha 正常值为 0.09±0.059，吸烟后降至 0.057±0.051。经统计学处理均有显著性差异。这一结果表明：吸烟后使肺血流量明显减少，针刺孔最后其波幅均明显升高，接近正常值水平。HS 为 0.516±0.215，HD 为 0.369±0.169，Ha 为 0.081±0.05。与吸烟后相比，经统计学处理，均有显著性差异（$P<0.05$）。表明针刺孔最，能及时改善肺的血流状况，起

到良性调节性效应。

（二）温溜（Wenliu LI7）

【别名】逆注、蛇头（《针灸甲乙经》）、池头（《针灸资生经》）。

【出处】《针灸甲乙经》：在腕后，少士五寸，大士六寸。

【归经】手阳明大肠经。

【定位】前臂桡侧，阳溪与曲池连线上，腕横纹上5寸（图5-2）。

【释名】温，温热也；溜与留同（《康熙字典》），含停留之意，穴为手阳明经之郄，乃气血深居之处，阳明为多气多血之经，气温阳热，穴为阳气所注，故名温溜。

【类属】手阳明经郄穴。

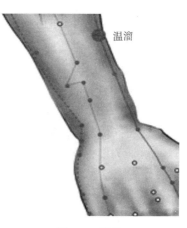

温溜

图5-2 温溜

【穴性】疏经通络、清热解毒、调理胃肠。

【主治】

1. 消化系统病症 腹痛、肠鸣、泄泻、痔疮。

2. 头面五官病症 颜面肿痛，口眼㖞斜，口疮，口腔炎，吐舌，口中热，舌体肿痛，喉痹，咽喉肿痛。

3. 肢体病症 肩臂疼痛，手臂屈伸不利，上肢瘫痪。

4. 其他病症 头痛，头晕，外感身热汗不出。

【配伍】配合谷、内庭治头痛、牙痛；配水沟、颧髎治面肿；配少商、合谷治咽喉肿痛；配通里治口疮，舌体肿痛；配足三里、天枢治肠鸣、腹痛；配臂臑、曲池、手三里、合谷治疗肩臂酸痛、上肢瘫痪。

【刺灸法】直刺0.5~1寸，避免用粗针深刺，以免伤及深部神经、血管；可灸。

【古代应用】

《针灸甲乙经》：肠鸣而痛，口齿痛，温溜主之。喉痹不能言，温溜及曲池主之。

《备急千金要方》：温溜、仆参，主癫疾、吐舌、鼓颔、狂言见鬼。

《百证赋》：审他项强伤寒，温溜期门而主之。

《针灸大成》：主肠鸣腹痛……寒热头痛，喜笑狂言见鬼，吐涎沫。

【临床报道】

1. 骨伤科病症

（1）外伤肿痛：《福建中医药》1987年第5期报道，一中年男性患者，2天前因被木刺刺伤右示指，导致手指红肿疼痛，右手示指第一节局部红肿明显，且有触痛，皮温增高，刺伤处有少许黄色脓性分泌物，舌质红、苔黄，脉数。遂针刺温溜，泻法，配商阳点刺出血，并清洗伤口，涂以碘酊。每日 1 次，连续 3 次，肿消痛止而愈。

（2）肱骨外上髁炎：《中国针灸》1996 年第 7 期报道，用龙虎交战手法治疗肱骨外上髁炎 62 例。取温溜、阿是穴（在动态情况下找准肘关节外上方的最明显压痛点），得气后施龙虎交战手法，即先拇指向前用力左转 9 次，然后拇指向后用力右转 6 次为 I 度，施术 Ⅲ～Ⅴ度，留针 30 分钟，中间小幅度提插捻转行针 2 次。每日 1 次，6 次为 1 个疗程。结果：痊愈 58 例，好转 4 例，全部有效。《辽宁中医杂志》1997 年第 4 期报道：温溜、阿是穴为主齐刺加灸治疗网球肘 56 例。主穴取患侧温溜及阿是穴（肱骨外上髁上压痛点），配患侧曲池、手三里。主穴及其穴位上下 0.5 寸处各刺 1 针，施捻转手法，使针感加强，并配合用温针灸法，以穴位周围皮肤呈红润为度；配穴常规针刺。每日 1 次，5 次为 1 个疗程。结果：痊愈 31 例，好转 23 例，无效 2 例，有效率为 96.43%。

2. 腮腺炎　《中国针灸》1990 年第 3 期报道：皮肤针叩刺治疗流行性腮腺炎 100 例。以皮肤针叩刺双侧手阳明经（从温溜至五里），以局部发红为度。每日 1 次，5 次为 1 个疗程。结果：全部患者均在 5 日内治愈。

（三）梁丘（Liangqiu ST34）

【别名】跨骨（《中华针灸学》）。

【出处】《针灸甲乙经》：在膝上二寸（两筋间）。

【归经】足阳明胃经。

【定位】髂前上棘与髌骨外侧连线上，髌骨外上缘上 2 寸。简易取法：患者可以用自己拇指的长度或示指前 2 节的长度来比划；如果施术者的手指粗细与患者差不多，可面对患者，将自己的左手掌心交叉按住患者的左膝关节髌骨，右手掌心交叉按住患者的右膝关节髌骨，大拇指尖端是穴（图 5-3）。

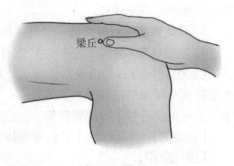

图 5-3　梁丘

【释名】该穴前骨巨如山梁，穴后肌肉隆起如丘，故名。

【类属】足阳明经郄穴。

【穴性】理气和胃、舒筋活络、消肿定痛。

【主治】

1. 消化系统病症　胃痛，胃胀，嘈杂，吞酸，呃逆，急、慢性胃及十二指肠溃疡。

2. 肢体病症　膝关节肿痛，膝关节屈伸不利，膝关节炎，下肢酸痛，下肢瘫痪，腰痛。

3. 乳房病症　乳腺炎，产后乳汁不通，产后乳少。

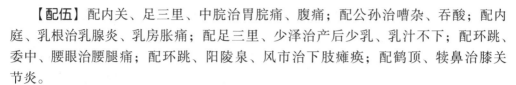
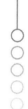

【配伍】配内关、足三里、中脘治胃脘痛、腹痛；配公孙治嘈杂、吞酸；配内庭、乳根治乳腺炎、乳房胀痛；配足三里、少泽治产后少乳、乳汁不下；配环跳、委中、腰眼治腰腿痛；配环跳、阳陵泉、风市治下肢瘫痪；配鹤顶、犊鼻治膝关节炎。

【刺灸法】直刺 1~1.5 寸，不可用粗针深刺，以免伤及股神经及旋股外侧动脉，导致腿部功能障碍；可灸。

【古代应用】

《针灸甲乙经》：大惊，乳痛，梁丘主之。

《备急千金要方》：梁丘、曲泉、阳关，主筋挛，膝不得屈伸，不可以行。

《针灸资生经》：梁丘、地五会，治乳肿。

《针灸大成》：主膝脚腰痛，冷痹不仁，跪难屈伸，足寒，大惊，乳肿痛。

《针方六集》：治鹤膝风，膝头红肿。

【临床报道】

1. 消化系统病症

（1）急性胃（肠）痉挛：《针灸临床杂志》2000 年第 4 期报道，针刺梁丘、足三里治疗胃痉挛 40 例。用 28 号 2 寸毫针，快速刺入，捻转提插，以得气为度。梁丘针感要求向上传至髋和腹部；足三里针感要求向下行至足部。待剧痛缓解，根据病情留针 15~30 分钟。结果：全部临床治愈。《中国针灸》2002 年第 1 期报道：针刺梁丘治疗胃肠痉挛 96 例。用 28 号 1.5 寸毫针，垂直刺入穴内 1 寸左右，得气后双手同时捻针，行大幅度快速提插捻转泻法，使针感尽量上行，连续行针 5 分钟，留针 30~45 分钟，每 5 分钟行针 1 次。结果：5 分钟内完全止痛 69 例（72%）；10 分钟内完全止痛 23 例（24%）；30 分钟内完全止痛 4 例（4%），全部有效。《中国针灸》2003 年第 12 期报道：穴位注射治疗胃肠痉挛 36 例。取盐酸消旋山莨菪碱注射液 10mg（1mL）行单侧梁丘穴位注射，结果：全部治愈，其中 5 分钟治愈 28 例（77.8%）；10 分钟治愈 6 例（16.7%）；30 分钟内治愈 2 例（5.5%）。

（2）急性胃炎：《上海中医药杂志》1995 年第 3 期报道，按揉梁丘治疗急性胃炎。用拇指指腹点压梁丘，力量由轻渐重施以按揉手法 10~15 分钟。一般先施于一侧，如症状缓解不明显，再用同样手法施于另一侧。最后用手掌根做逆时针摩腹以巩固疗效。

（3）呃逆：《西南国防医药》2002 年第 6 期报道，针刺治疗顽固性呃逆 48 例。选双侧的梁丘、列缺、合谷，常规针刺，得气即可，留针 10~15 分钟，间隔 3~5 分钟行针 1 次，1 次未愈者 12 小时后再行第 2 次治疗。结果：1 次痊愈 30 例，显效 12 例，好转者 6 例，全部有效。

（4）急性腹泻：《针灸临床杂志》1994 年第 3 期报道，艾灸梁丘治疗急性腹泻 455 例。用麦粒大小的艾炷直接灸左侧梁丘，每次 7~9 壮，以局部泛见红晕为度。每日 1 次。另以 52 例口服痢特灵和颠茄片作对照，每次各 2 片，每日服 3 次。结果：艾灸组均在 1 日内治愈；对照组 1 日治愈 27 例（51.92%），3 日治愈 16

（30. 77%），1 周治愈 9 例（17. 31%）。经统计学处理，两组疗效有非常显著性差异（$P<0.001$）。说明艾灸梁丘治疗急性腹泻疗效可靠，效果优于所用西药。

2. 肥胖症 《实用中医内科杂志》2003 年第 2 期报道：针刺加耳穴按压治疗单纯性肥胖 126 例。取梁丘、公孙，梁丘直刺 1~1.5 寸，公孙斜刺 3~5 分，通电 20 分钟。每日 1 次，10 次为 1 个疗程，疗程之间间歇 3 日；耳穴取脾、三焦、肺、内分泌，以王不留行籽贴压。并嘱患者于每顿饭前自行按压穴位 5 分钟，按压时以局部有痛感为佳。左右两耳 5 日交替 1 次，10 日为 1 个疗程。结果：有效率为 89.6%。

3. 膝关节痛 《中医正骨》2002 年第 11 期报道：斜刺梁丘、血海治疗膝关节疼痛 263 例。用 4 寸毫针针体与股内外侧肌长轴呈 15°~30°角斜行刺入，沿进针方向前推，直至得气。如无得气或得气不明显时，可将针退于皮下，改变针刺角度重新进针，直至出现针感为度。一般隔日 1 次，3~5 次为 1 个疗程。结果：痊愈 182 例（69.2%），显效 78 例（29.7%），无效 3 例（1.1%）。总有效率 98.9%。

【现代研究】

《国外对经络问题的研究》（人民卫生出版社，1984 年）报道：对 65 例胃炎患者针刺梁丘，针刺中要求"气至病所"。结果：32 例针感从针刺局部向上一直传至胃部，胃部症状随即改善。

《针刺研究》1994 年增刊报道：针刺梁丘穴观察对实验鼠小肠推进功能的影响。以碳素淀粉糊灌饲胃，作为小肠推进的指示剂。54 只小鼠随机分为针刺组和对照组各 27 只，每只小鼠灌饲 0.05mL 碳素淀粉糊，针刺组灌饲后立即针刺梁丘，行针 30 秒后留针 20 分钟，处死测定碳素淀粉糊被推进部位；对照组灌饲后不针刺，20 分钟后处死，测定碳素淀粉糊被推进部位。结果如下：针刺组小肠推进距离总平均值为 21.3cm，对照组小肠推进距离总平均值为 13.7cm，两组推进距离相差 7.6cm。其中，针刺组有 21 只（77.8%）小肠推进距离平均为 22.8cm，而对照组 21 只平均推进距离为 11.6cm，平均差值为 10.2cm。经统计学处理，差异显著（$P<0.01$）。由上述结果可见：针刺小鼠梁丘对其小肠推进功能有明显的促进作用。

《上海针灸杂志》1995 年第 5 期报道：针刺对大鼠实验性胃溃疡胃黏膜组织前列腺素含量的影响。针刺实验性胃溃疡大鼠梁丘、足三里，并与腹腔注射甲氰咪呱组大鼠进行对照，观察其胃黏膜组织前列腺素 2（PGE_2）、前列腺素 2α（$PGE_{2\alpha}$）的含量变化。结果表明：针刺可以提高溃疡组织局部 PGE_2、$PGE_{2\alpha}$ 的含量，与模型组比较有显著性差异，与甲氰咪呱组比较效果类似。

《湖南中医学院学报》1997 年第 1 期报道：针刺足阳明经腧穴对胃运动功能的影响。针刺足阳明经梁丘、足三里、内庭、陷谷、冲阳、解溪 6 个穴位及其左右对照点，用内镜测压术观察针刺前后幽门括约肌压力（振幅、频率）变化。结果表明：针刺经穴能增强幽门括约肌压力，而对照点（线）变化不明显，但各穴位之间效果有差异。研究发现：在针刺梁丘、足三里、内庭、解溪时，幽门括约肌收缩振幅较针前明显升高，而其余各点变化不明显，且梁丘、足三里的增高值与左右对照点比较有明显差异。说明梁丘、足三里、内庭、解溪均能增强幽门括约肌的收缩强度。而梁丘、足三里与其各自的左右对照点，部位相近，属于同一脊髓节段，但产生完全不同的生理效应，提示经穴与非经穴有着不同的功能作用。

《针刺研究》2000年第2期报道：针刺对胃分泌功能的调控作用。针刺足三里、中脘促进胃病患者胃酸分泌，针刺公孙、内关、梁丘对胃酸分泌有抑制作用。

《中国针灸》2000年第7期报道：胃下垂患者穴位伏安曲线的定性定量分析。观察组梁丘的惯性面积和伏安面积2项指标均明显大于对照组（$P<0.001$，$P<0.01$）。结果提示：梁丘对胃下垂的检测可能具有特异性。

《中国针灸》2001年第6期报道：以慢性胃炎患者的胃电参数作为主要检测指标，观察针刺胃经腧穴对胃功能的影响。实验按胃经循行路线分部选穴，大腿部选梁丘。针刺后多数腧穴胃电波均升高，胃功能改善，梁丘有非常显著的差异。针刺后各穴对胃痛的改善情况，也与胃电变化成正比，梁丘的胃痛缓解效率为$60.6\%\sim86.7\%$。

（四）地机（Diji SP8）

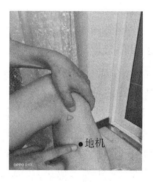

图5-4　地机

【别名】脾舍（《针灸甲乙经》）、地箕（《医学入门》）。

【出处】《针灸甲乙经》：足太阴郄，别走上一寸空，在膝下五寸。

【归经】足太阴脾经。

【定位】小腿内侧，胫骨内侧髁高点下方下3寸。简易取穴法：将一只手的四指并拢，示指放在胫骨内侧髁高点下方，四指向下，在阴陵泉与内踝高点的连线上，小指下缘是穴（图5-4）。

【释名】地，土为地之体，意指足太阴脾土。机，要也，本穴属足太阴之郄，为气血深聚之要穴，故名之。

【类属】足太阴之郄穴。

【穴性】健脾渗湿、调经止带。

【主治】

1. 消化系统病症　腹痛，腹满，泄泻，痢疾，急、慢性结肠炎，食欲不振，胃痛，胃、十二指肠溃疡。

2. 泌尿生殖系统病症　月经不调，功能性子宫出血，痛经，白带过多，遗精，小便不利，遗尿。

3. 肢体病症　腰痛不可俯仰，小腿疼痛，小腿内侧肌痉挛。

4. 其他病症　水肿。

【配伍】配天枢、中脘治腹胀腹痛；配足三里、内关治胃痛；配中极、三阴交、太冲治痛经；配命门、关元治遗精、遗尿；配血海、三阴交治月经不调；配委中、后溪治腰痛；配阴陵泉治小腿内侧肌痉挛；配阳陵泉、飞扬治小腿疼痛。

【刺灸法】直刺 1~1.5 寸，不可用粗针深刺，以免损伤胫神经和胫后动脉；可灸。

【古代应用】

《针灸甲乙经》：溏瘕，腹中痛，脏痹，地机主之。

《备急千金要方》：太阴郄主腹满积聚。

《太平圣惠方》：腰痛不可俯仰，足痹痛，屈伸难。

《百证赋》：妇人经事改常，自有地机、血海。

《针灸大成》：主腰痛不可俯仰，溏泄，腹胁胀，水肿腹坚，不嗜食，小便不利，精不足，女子癥瘕，按之如汤沃股内至膝。

《针方六集》：足大趾内侧红肿。

【临床报道】

1. 生殖系统病症

（1）月经过多、崩漏：《江苏中医杂志》1983 年第 3 期报道，地机埋针治疗血崩 30 例。常规针刺地机，针感至内踝后，留针 10 分钟，再出针至皮下蜂窝组织埋针 1 日。结果：全部获得满意疗效。

（2）痛经：《按摩与导引》1997 年第 2 期报道，按揉地机治痛经 12 例。术者双手拇指分取患者双侧地机，由轻至重逐渐加力揉按，以患者耐受为度。结果：全部在 1~2 分钟止痛。《淮海医药》1999 年增刊报道：针刺地机治疗原发性痛经 30 例。在月经来潮前 3 日，针单侧或双侧地机，得气即可，中度刺激，留针 30 分钟。每日 1 次。一般疼痛较轻者 1 次缓解，疼痛较重者，2~3 次疼痛消失。《北京中医药大学学报（中医临床版）》2003 年第 2 期报道：针刺地机治疗痛经 53 例。常规操作，每日 1 次，3 次为 1 个疗程（从痛经发作之日开始针刺），连续治疗 3 个疗程。并另以 30 例针刺中极、30 例针刺三阴交作对照（刺法、疗程均相同）。结果：地机组治愈 41 例（77%），好转 12 例（23%，全部为继发性痛经），全部有效，多数病例均在针刺后疼痛即刻消失，其中第 1 疗程痊愈 28 例，第 2 疗程痊愈 10 例，第 3 疗程痊愈 3 例；中极组治愈 16 例（53%），好转 13 例（44%），无效 1 例（3%）；三阴交组治愈 17 例（57%），好转 11 例（36%），无效 2 例（7%）。结果表明：地机组对于痛经的镇痛疗效明显优于另 2 组，经卡方检验，有显著差异（$\chi^2 = 6.68$，$P<0.01$）。《上海针灸杂志》2003 年第 10 期报道：穴位注射治疗顽固性痛经 39 例。取穴：地机、次髎、肝俞、肾俞。经前 1 周，在上穴注入 10% 当归注射液，每穴 1mL。每日 1 次，7 次为 1 个疗程。若腹痛甚者，次月重复治疗 1 个疗程。结果：治愈 24 例（61.6%），好转 13 例（33.3%），无效 2 例（5.1%），有效率为 94.9%。

（3）精少不育：《四川中医》1994 年第 4 期报道，针灸治疗男性少精不育 30 例。取地机、气海、命门、三阴交，地机、三阴交向上斜刺用捻转手法使针感向前传至阴股部，气海用提插捻转手法使针感下传至会阴，命门用提插捻转手法使针感向前转至腹部。留针 15 分钟，其间行针 1 次。每日 1 次，30 次为 1 个疗程。结果：

痊愈 5 例（16.6%），显效 11 例（36.6%），好转 12 例（40%），无效 2 例（6.8%），有效率 93.2%。

2. 其他病症

（1）胸胁痛：《针灸临床杂志》2002 年第 7 期报道，地机配阳陵泉治疗胸胁痛。1 例 42 岁男性患者，1 周前因用力而致左胸胁不适，隐隐作痛，遂在当地医院口服三七片，外用追风膏，病情非但未见好转，反而疼痛加剧，咳引胁痛，转侧活动受限。查心肺（-）、X 线片无异常。选患侧地机，进针 1.5 寸左右，押手按在进针点的下方，行捻转手法，使针感向膝关节上方传导，同时嘱患者做深吸气运动，患者疼痛逐渐缓解。再加刺阳陵泉，接通电针治疗仪，用连续波刺激 30 分钟，疼痛大减；续针 5 日而愈。

（2）术后肠麻痹：《湖北中医杂志》1996 年第 2 期报道，地机透刺足三里治疗术后肠麻痹 108 例。地机穴用 28 号 3 寸毫针向足三里方向进针，使针尖抵达足三里穴皮下，得气后，双手同时小幅度轻轻提插捻转，使针感上行，行针 2 分钟后，接 G-6805 电针仪，连续波，频率为 100Hz，电流量以患者耐受为度，留针 30 分钟。结果：针刺 30 分钟内排气 91 例（84%），出现肠鸣音 17 例（其中 15 例在 16 小时内排气，2 例在 24 小时内排气），全部有效。

（3）股内侧疼痛：《针灸临床杂志》2002 年第 7 期报道，地机配阳陵泉治疗股内侧疼痛。1 例 81 岁的女性患者，主诉左股内侧疼痛 1 个月余，呈掣痛样放射至小腿部，不能行走及上下楼梯，得热稍缓，遇寒加剧。曾在他院针灸、内服抗风湿药，疗效不彰。患者痛苦面容，屈曲体位，局部无红肿，神经系统（-）。取地机，进针 1.5 寸左右，押手按在进针点的下方，行捻转手法，使针感向膝关节上方传导，同时嘱患者作患肢屈伸动作。几分钟后，疼痛逐渐缓解，左腿亦能伸直；再加刺阴陵泉，接电针治疗仪，用连续波刺激 30 分钟。取起针后患者能下地慢慢行走；续针 5 天痊愈。

（4）阴部疼痛：《中国针灸》1999 年第 4 期报道，针灸地机为主治疗阴部疼痛 18 例。地机常规针刺，行提插捻转手法使之得气，5 分钟后取出。如阴痛时间在 2 日以上者，按上述手法得气后，再留针并行温针灸 20 分钟后取针。根据不同的病情，适当配穴，如肛周疾病加足三里、次髎；男性患者前列腺炎加中极、次髎；女性患者痛经加三阴交、阴陵泉。每日 1 次。结果：显效 13 例，好转 5 例。全部有效。

（5）膝关节痛：《按摩与导引》1996 年第 3 期报道，地机加阿是穴治疗膝关节痛 3 例。在痛肢小腿内侧足太阴脾经的地机后 0.5 寸及周围（腓肠肌中部凸处），先用小鱼际由轻至重按揉 5 分钟之后，再用拇指点按该处阿是穴 3~5 分钟，点按地机 3 分钟，最后用小鱼际由重到轻按揉 5 分钟结束。经治疗 3 例均痊愈。

（6）带状疱疹：《吉林中医药》2001 年第 4 期报道，当归注射液穴位注射治疗带状疱疹 24 例。取当归注射液 2~4mL 注入地机，每日 1~2 次，可连治 3 日。穴注后，再令患者暴露疱疹皮损部，做一大小与疱疹面积相近的极薄棉片覆盖在疱疹皮损上，点燃棉片一端灸之，每日1次，最多3次。患者局部可感轻度灼痛，无需特殊处理。结果：治愈21例，好转3例，病情重者治疗3~5次，其他治疗2~3次，平均治疗3日，随访无复发。

【现代研究】

对内分泌功能的调整作用：在家兔、大鼠的地机、肾俞用针刺诱导30分钟后，其肾上腺髓质中儿茶酚胺囊泡的内容物减少，显示释放现象；肾上腺皮质中脂质体中的内容物减少，表明皮质激素释放。

有人通过实验观察针刺对胰岛素分泌情况，结果表明：针刺地机、曲池等穴，可引起胰岛分泌功能亢进；而针刺足三里并未见胰岛功能有明显变化，说明地机等穴对胰岛β细胞的分泌功能有密切关系。

（五）阴郄（Yinxi HT6）

【别名】少阴郄（《外台秘要》）。

【出处】《针灸甲乙经》：在掌后脉中，去腕五分。

【归经】手少阴心经。

【定位】前臂内侧，尺侧腕屈肌腱桡侧缘，腕横纹上0.5寸（图5-5）。

【释名】阴，指手少阴经；郄，有孔窍、空隙的意思，是气血聚会的空隙。本穴为手少阴经之郄穴，故名。

【类属】手少阴之郄穴。

【穴性】宽胸理气、宁心镇痛、止血止汗。

【主治】

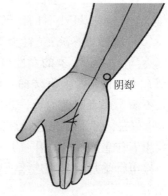
阴郄

图5-5 阴郄

1. 心血管系统病症 胸痛，胸闷，心悸，胸痹，心律失常，心绞痛。

2. 口腔咽喉病症 喉痹，咽喉肿痛，失音，失语。

3. 泌尿生殖系统病症 月经不调，经量过多，崩漏，功能性子宫出血，痛经。

4. 消化系统病症 胃脘疼痛，胃胀，呃逆，吞酸。

5. 头面五官病症 头痛目眩，鼻衄。

6. 其他病症 骨蒸盗汗，自汗，吐血。

【配伍】配心俞、膻中治心绞痛；配内关治心悸；配印堂、太冲治头痛目眩；配后溪治盗汗；配迎香治鼻衄；配大椎、曲池退虚热；配中脘治胃痛、胃胀；配三阴交、关元治月经不调；配太冲、子宫治痛经；配照海、少商治咽喉肿痛。

【刺灸法】直刺0.3~0.5寸，用粗针深刺有可能伤及深部血管神经，引起局部肿痛；可灸。

【古代应用】

《针灸甲乙经》：凄凄寒嗽、吐血、逆气、惊，心痛，手阴郄主之。

《铜人腧穴针灸图经》：治失喑不能言，洒淅振寒，厥逆心痛，霍乱胸中满，衄血，惊恐。

《百证赋》：寒栗恶寒，二间疏通阴郄暗。阴郄、后溪治盗汗之多出。

《针灸大成》：主鼻衄，吐血。

【临床报道】

1. 癫证 《上海中医药杂志》1995年第6期报道：针刺阴郄、身柱治疗癫证（抑郁型）。一16岁女青年，生性内向，平日郁郁寡欢，不爱言谈。近3个月来，心情倍加抑郁，继而出现独自面壁低语，悲喜哭笑无常，且多疑善惊，饮食不思，入夜难寐。曾经西药治疗，疗效不显，且逐渐加重。由家属陪同来院针灸治疗。症见：面白无华，表情淡漠，目呆少神，坐避众人，自言自语，语无伦次，舌质偏淡，苔白腻，脉弦细。此乃情怀不舒、肝气失畅、脾气不运，津液凝滞为痰，痰浊上扰神明所致。诊为癫证（抑郁型）。治取阴郄（双）、身柱，针刺得气后留针1小时。每日1次，12次为1个疗程。结果：经治1个疗程，诸恙若失，神态如常。追访10年，病未再发。

2. 汗证

（1）多汗：《吉林大学学报（医学版）》2003年第6期报道：针药结合治疗原发性多汗症45例。针刺取穴：阴郄、后溪、合谷；配复溜、肺俞等。虚证用补法，实证用泻法。中药：营卫不调者以桂枝汤加味（桂枝、白芍、炙甘草、大枣、生姜、桑叶），里热亢盛者常用药如大黄、芒硝、栀子，湿困三焦型以人参健脾丸加桑叶、藿香、薏苡仁、半夏、苍术等，水湿内蕴型以蠲饮六神汤加味，瘀血内阻型可用血府逐瘀汤加减。与此同时，还选35例服用中药玉屏风散作对照（黄芪180g，白术、防风各60g，研末），每次6~9g，开水送服，每日2次。均治疗10日为1个疗程，2个疗程后评定疗效。结果：针药组治愈31例（68.89%），显效9例（20%），好转4例（8.89%），无效1例（2.22%），有效率97.78%；对照组治愈16例（45.71%），显效8例（22.86%），好转6例（17.14%），无效5例（14.29），有效率85.71%。经统计学处理，针药组的治愈率明显优于对照组，而无效率却明显低于对照组（$P<0.01$）。

（2）盗汗：《中国针灸》1994年增刊报道：针刺阴郄、太溪为主治疗阴虚火旺盗汗证。一男性青年5个月来夜入睡后大汗淋漓，且伴有失眠、梦遗、口干作渴、腰膝酸软无力等证候。曾服中药10剂，疗效欠佳，要求针灸治疗。察其形体消瘦，舌红少津，切其脉细数。胸透检查：心肺正常。诊为"阴虚火旺盗汗证"。治拟滋阴降火、益气养心、安神敛汗。针刺阴郄、神门、太溪、足三里，均用补法，少府、鱼际用泻法，留针15分钟。经针刺治疗1次，症状明显减轻；针5次后盗汗止，睡眠正常，已无梦遗发生。《天津中医》1998年8月第4期报道：长时间温和灸临证举隅。汪某，男，46岁。患盗汗3月余，时轻时重，入寐后周身汗出如洗，神疲乏力，时有心悸，舌淡脉细。诊为盗汗。经安徽中医学院附属针灸医院周楣声老医生灸其双侧阴郄穴，约50分钟后，温热感可沿手少阴心经直达心区，待其灸感减弱后停灸。当夜汗减大半，隔日未灸，汗又再出。后又继续施灸，实证用泻法，盗汗控制。

3. 高血压 《中国医药学报》1996 年第 6 期报道：针刺治疗高血压 30 例。针前先测量血压，取阴郄，针刺得气后行平补平泻手法，留针 20 分钟。起针后即刻测量血压、心率；同时选 31 名患者予心痛定 20mg 含服或吞下作对照，含满 20 分钟后即测量血压及心率。结果：针刺组显效 12 例（40%），好转 13 例（43.3%），无效 5 例（16.7%），有效率 83.3%；对照组显效 10 例（32.3%），好转 15 例（48.4%），无效 6 例（19.4%），有效率 80.7%。针刺组与对照组治疗前后血压、心率比较，采用 t 检验，两组即时降压的有效率无显著差异（$P>0.05$）。

4. 咽炎 《吉林中医药》2001 年第 4 期报道：针刺治疗慢性咽炎 56 例。取阴郄、天突、廉泉，阴虚加照海，实热加合谷。平补平泻手法，留针 30 分钟。每日 1 次，10 次为 1 个疗程。结果：痊愈 41 例，显效 12 例，好转 3 例，全部有效。

【现代研究】

《陕西中医学院学报》1994 年第 1 期报道：针刺阴郄、郄门、内关对家兔实验性急性心肌缺血的疗效观察。应用静脉注射垂体后叶素造成家兔急性心肌缺血模型（亦称实验性心绞痛），然后分别针刺阴郄、郄门、内关对照观察其疗效。结果表明：3 穴对实验性急性心肌缺血即实验性心绞痛均有显著疗效，且无副作用出现。也从另一方面说明针灸传统理论认为郄穴善治相关脏腑经络的急性病证一说是符合实际的，值得进一步研究。

《中国中医急症》2001 年第 5 期报道：针刺阴郄即刻降压的临床观察。选用针刺阴郄穴（1 组）与口含开搏通（2 组）、心痛定（3 组）进行对照，观察即刻降压疗效。选择符合《1999WHO/ISH 高血压处理指南》中 2、3 级高血压诊断标准的病例共 91 例。第 1 组取双侧阴郄，针刺得气后行平补平泻手法，留针 20 分钟，起针后即刻测量其血压、心率；第 2 组给予开搏通 12.5mg，研碎后舌下含服，20 分钟后测其血压、心率；第 3 组给予心痛定 20mg，研碎后舌下含服，20 分钟后测其血压、心率。结果：3 个组均有即刻降压作用，其中第 1 组和第 3 组治疗显效率和有效率均高于 2 组（均在 80% 以上），但无显著性差异（$P>0.05$）；第 3 组在治疗后心率较治疗前增加（$P<0.05$），而第 1 组和第 2 组则无此不良反应（$P>0.05$）。表明针刺阴郄穴不仅降压效果确切，而且无不良反应，且费用低廉，不失为急诊降压的最佳选择。结果还显示：针刺阴郄对兼有标实者降压效果优于单纯虚证者，提示中医证候分类对于临床治疗方法的选择具有一定指导意义。因此，中医气血亏虚证的高血压患者急诊降压时可予心痛定或开搏通含服；其中自身心率较快者可予开搏通含服。

针刺阴郄，可使部分癫痫大发作患者的脑电图趋向规则化。

阴郄有调整膀胱张力作用，当膀胱处于紧张时，可使膀胱张力下降；膀胱松弛时，可使张力上升（杨甲三，《针灸腧穴学》，上海科学技术出版社，1989 年）。

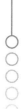

（六）养老（Yanglao SI6）

【出处】《针灸甲乙经》：在手踝骨上一空，腕后一寸陷者中。

【归经】手太阳小肠经。

【定位】腕背横纹上1寸，尺骨小头桡侧凹陷中（图5-6）。简易取穴法：一只手的掌心向下，另一只手的示指尖端紧按在掌心向下的尺骨小头上端，同时将手掌向胸部旋转，食指尖端掐按在尺骨小头桡侧凹陷中。

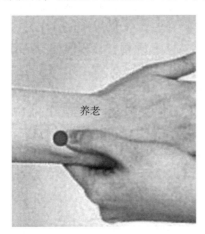

图5-6　养老

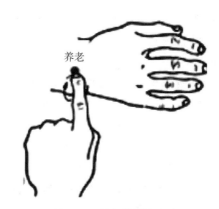

图5-7　养老简易取穴法

【释名】养，奉养；老，年老，年长也。目视不明、关节不利为老人常见之疾，因其有明目、舒筋之功，故名。

【类属】手太阳之郄穴。

【穴性】养肝明目、舒筋活络。

【主治】

1. 头面五官病症　目视不明，夜盲，视力减弱，远视，近视，视神经萎缩，白内障初期，青光眼。

2. 肢体病症　急性腰扭伤，落枕，项背强痛，手腕部疼痛，前臂麻木疼痛，手臂痹痛。

3. 其他病症　呃逆。

【配伍】配天柱、睛明治视力减弱；配外关治近视，远视；配风池、光明治早期白内障；配后溪、水沟治急性腰扭伤；配风池、肩髃治手臂痹痛；配内关、膈俞治呃逆上气。

【刺灸法】刺时掌心向胸部，直刺0.3～0.5寸，或向肘方向斜刺0.5～1寸；可灸。

【古代应用】

《针灸甲乙经》：肩痛欲折，臑如拔，手不能自上下，养老主之。

《铜人腧穴针灸图经》：目视不明。

《百证赋》：目觉䀮䀮，急取养老天柱。

《类经图翼》：张仲文传灸治仙法，疗腰重痛，不可转侧，起坐艰难，及筋挛脚痹，不可屈伸。

【临床报道】

1. 眼病

（1）复视：《上海针灸杂志》2001 年第 6 期报道，针刺治疗复视 40 例。主穴取养老、天柱，配穴取肝俞、肾俞、风池、太冲、阳白、攒竹。从养老向肘方向斜刺 1 寸，行捻转补法；天柱直刺 0.8 寸，捻转补法；肝俞、肾俞用补法；风池、太冲用泻法；余穴平补平泻。每日 1 次，10 次为 1 个疗程，疗程间休息 3 日，1~3 个疗程后统计疗效。结果：治愈 32 例（80%），好转 6 例，无效 2 例，有效率 95%。

（2）黄斑变性：《黑龙江中医药》2004 年第 4 期报道，针刺配合中药治疗老年性黄斑变性（AMD）10 例 17 只眼。取眼周穴球后、攒竹、四白、丝竹空、太阳，以捻转补法为主，远端取穴养老、太溪、光明，捻转补法为主，太冲平补平泻，留针 30 分钟。每日 1 次，连续 5 次后间隔 2 日续治，3 个月为 1 个疗程，疗程间隔 1 个月，观察 1 年。结果：好转 8 例 14 只眼（其中 5 只眼视力进步，Amsler 表检查变形基本消失，视野检查中暗点明显缩小），无效 2 例 3 只眼。

2. 运动系统病症

（1）落枕：《广西中医药》1995 年第 1 期报道，针刺养老治疗落枕 75 例。取养老，用 1 寸毫针，采用缓慢进针法，得气后持续捻针 1~3 分钟，保持较强针感，并令患者慢慢活动颈项部，留针 25 分钟。行针 3 次，一般针刺 1~3 次。痊愈 73 例；显效 2 例。

（2）肘关节伸屈不利：《陕西中医》1996 年第 11 期报道，针灸治疗外伤后肘关节僵直 50 例。取养老、合谷、曲池、手三里，常规针刺，捻转手法促使得气，留针 15 分钟左右。结果：15 日内治愈 11 例，30 日治愈 16 例，2 个月治愈 13 例，2 个月以上治愈 10 例，全部治愈。

（3）腰痛：《浙江中医杂志》1996 年第 2 期报道，针刺养老治疗腰痛 134 例。针刺斜向内关方向，进针 0.8 寸，使手掌及腕部产生酸麻感，并向肘、肩、腰部传导，留针 15~20 分钟，每隔 5 分钟捻转 1 次。每日 1 次，7 日为 1 个疗程。结果：治愈 81 例，显效 25 例，好转 11 例，无效 17 例。《针灸临床杂志》1999 年第 9 期报道：针刺养老治疗急性腰扭伤 586 例。取腰扭伤疼痛一侧的养老（若双侧腰痛取双侧）。针刺得气后快速行针 30 秒，并配合轻轻活动腰部，留针 30~40 分钟，其间行针 1 次。每日 1 次，3 次为限。结果：1 次痊愈 424 例（72.4%），2 次痊愈 102 例（17.4%），3 次痊愈 60 例（10.2%），全部有效。《现代医药卫生》2000 年第 6 期报道：针刺养老配合委中放血治疗急性腰扭伤 32 例。先取养老，常规针刺，得气后施提插捻转泻法，边行针边嘱患者活动腰部，留针 20 分钟，其间行针 2~3 次，养老留针时，再用三棱针直刺委中处血络出血，待出血自止。结果：临床治愈 20 例（62.5%），显效 8 例（25%），好转 3 例（9.38%），无效 1 例（3.12%），有效率为 96.88%。《针灸临床杂志》2003 年第 8 期报道：一女青年因提重物致腰扭伤，腰部剧烈疼痛 2 天，并向左下肢放射性疼痛，转侧、活动受限。查体：第 4、5 腰椎旁压痛明显，直腿抬高试验（+）。诊断：急性腰扭伤合并坐骨神经痛。速刺养老（双），得气后嘱其全身放松，体会针感，并活动腰部 5 分钟，之后倒步行走 10 分钟。出针后患者即觉腰痛症状明显减轻，3 次而愈。

（4）足跟痛：《中国针灸》2002 年第 6 期报道，针刺养老治疗足跟痛 50 例。取患侧养老，针尖朝肘方向斜刺 1 寸左右，行捻转泻法，要求酸胀感向肘部放散；同时令患者跺患足，每 10 分钟行针 1 次，留针 30 分钟。每日 1 次，3 次为 1 个疗程。结果：经 1~2 个疗程治疗，痊愈 40 例，好转 9 例，无效 1 例，有效率为 98%。

3. 其他病症

（1）呃逆：《针灸临床杂志》1995 年第 4 期报道，针刺养老治疗呃逆。取双侧养老向内关透刺，平补平泻手法，针后呃逆即止。留针 30 分钟，以巩固疗效。

（2）寻常疣：《河北中医》2000 年第 5 期报道，药条灸治疗寻常疣 98 例。将 136 例分为艾灸组 98 例和西药注射组 38 例，艾灸组用药艾条灸养老、外关、丘墟、外踝点、母疣，每次每穴（疣）施灸 5~10 分钟，每日 1 次，7 日为 1 个疗程，一般施灸 2~3 个疗程。西药注射组用聚肌胞注射液 2mL 肌内注射，每周 2 次；同时给左旋咪唑片口服，成人每 2 周连服 3 日，每次 0.5g，儿童剂量按 2.5mg/（kg·d）计算，每日 3 次，一般均治疗 2~3 周。结果：艾灸组痊愈 70 例（71.4%），西药组痊愈 13 例（34.2%），经 χ^2 检验有极显著差异（$\chi^2 = 17.18$，$P<0.01$）；2 组治愈时间比较，经统计学处理也有显著差异（$t=2.54$，$P<0.05$）。

【现代研究】

对于腕关节痹证的治疗，从局部选穴，如养老、外关等，可有显著疗效。而且使血流图趋向正常（杨甲三，《针灸腧穴学》，上海科学技术出版社，1989 年）。

（七）金门（Jinmen BL63）

【别名】 关梁（《针灸甲乙经》）、梁关（《针灸聚英》）。

【出处】《针灸甲乙经》：在足外踝下。

【归经】 足太阳膀胱经。

【定位】 申脉与京骨连线中点，骰骨下缘凹陷中（图 5-8）。

【释名】 郄穴，为气血积聚之要穴，如金玉之贵重，故名；一说为本穴上 1 寸是申脉，申支属金，足太阳经申时气血注入此门，故名。

【类属】 足太阳之郄穴。

【穴性】 通经活络、清脑安神。

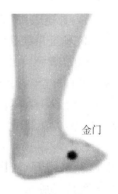

图 5-8 金门

【主治】

1. 神志系统病症 癫证，痫证，痴呆，精神失常。

2. 肢体病症 头痛，腰痛，下肢痹痛，膝胫酸软，外踝肿痛，下肢瘫痪。

3. 头面五官病症 牙齿肿痛，口疮，口腔炎。

4. 其他病症 小儿惊风，疝气痛，晕厥。

【配伍】配合谷、水沟治疗癫证、痫证；配大钟治痴呆；配申脉、昆仑治外踝疼痛；配阳陵泉、悬钟、犊鼻治膝胫酸软；配足三里、风市、环跳治下肢痹痛，下肢瘫痪；配丘墟、足三里治疝气痛、小腹痛；配肾俞、大肠俞、腰眼治腰痛；配少商、少冲治小儿惊风；配水沟、中冲治晕厥。

【刺灸法】直刺 0.3～0.5 寸，用针宜细，粗针容易伤及足底外侧神经和动脉，引起肿痛而致功能活动障碍；可灸。

【古代应用】

《针灸甲乙经》：霍乱转筋，金门、仆参、承山、承筋主之。

《肘后歌》：（疟疾）连日频频发不休，金门深刺七分是。

《外台秘要》：主尸厥暴死，霍乱转筋，癫疾不呕沫，马痫。

《百证赋》：转筋兮，金门丘墟所医。

《席弘赋》：但患伤寒两耳聋，金门听会疾如风。

【临床报道】

1. 骨伤科病症

（1）踝关节扭伤：《福建中医药》1987 年第 5 期报道，一青年男性，右踝关节扭伤 3 天，局部肿胀、疼痛，右外踝关节背伸、跖屈均受限，X 线未见骨质异常。经敷草药无效，求治于针灸。因沿足太阳经脉所过之处肿胀最为明显，故取金门、昆仑、悬钟等穴配合治疗。每日 1 次，连针 5 次而愈。

（2）跗骨窦综合征：《中国针灸》2001 年第 5 期报道，电针治疗跗骨窦综合征 43 例。取金门、解溪、昆仑、丘墟、申脉、阳陵泉，泻法，留针并接 G-6805 电针治疗仪，以患者能忍受为度，用连续波通电 15 分钟。每日 1 次，10 日为 1 个疗程。结果：经治 2 个疗程，痊愈 32 例（74.4%），好转 9 例（20.9%），无效 2 例（4.7%），有效率 95.3%。

2. 神经系统病症

（1）血管神经性头痛：《承德医学院学报》1995 年第 3 期报道，针刺金门等穴治疗血管神经性头痛 40 例。主穴金门（双侧）、百会、风池（患侧），配穴为太阳、头维、合谷、太溪。针刺泻法，留针 20 分钟。每日 1 次，7 日为 1 个疗程。结果：1 个疗程治愈 25 例，2 个疗程治愈 13 例，好转 2 例，全部有效。

（2）中风偏瘫：《中医外治杂志》1996 年第 2 期报道，盐酸川芎嗪注射液交替注射金门、申脉治疗中风偏瘫 48 例。取盐酸川芎嗪 20mg，交替注入上穴（注射后会出现局部肿胀，待 3～5 小时后可施行热敷）。每日 1 次，交替 5 次，10 日为 1 个疗程，间隔 3～5 日，再进行下 1 个疗程。结果：基本治愈 17 例（35.42%），显效

16 例（33.33%），好转 10 例（20.83%），无效 5 例（10.42%），有效率 89.58%。

3. 泌尿系统病症 膀胱痉挛：《陕西中医》2002 年第 10 期报道，针药结合治疗前列腺摘除术后膀胱痉挛 28 例。在肠功能未恢复期间，单纯针刺金门、中极，进针后快速捻转，120 次/分，持续捻转 2 分钟，使针感传至膀胱和尿道部，每日 1 次；病情严重者针刺后中极穴再加注射 654-2 注射液 5mg，每日 2~3 次，同时配合口服"行瘀泻浊汤"（川牛膝 15g，当归、红花、栀子各 12g，生甘草梢、黄柏各 10g，穿山甲片 8g）药汁 300mL，早晚 2 次分服。结果：在肠功能未恢复期间，19 例疼痛减轻，9 例减轻不明显；肠功能恢复后，加穴位注射及口服"行瘀泻浊汤"2~3 剂治愈 23 例，显效 5 例，全部有效。

（八）水泉（Shuiquan KI5）

【**别名**】水原（《外台秘要》）。

【**出处**】《针灸甲乙经》：去太溪下一寸，在足内踝下。

【**归经**】足少阴肾经。

【**定位**】太溪直下 1 寸，跟骨结节内凹陷处（图 5-9）。

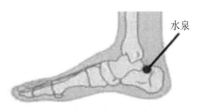

水泉

【**释名**】泉，水源也。本穴为肾之气血所聚之处，深似水泉，故名。

图 5-9 水泉

【**类属**】足少阴之郄穴。

【**穴性**】利水消肿、活血调经。

【**主治**】

1. 泌尿生殖系统病症 小便不利，小便淋沥不尽，癃闭，闭经，月经不调，痛经，子宫脱垂，子宫炎，子宫内膜病。

2. 头面五官病症 视物不清，夜盲，视力减弱，近视，远视，头昏目花，耳鸣耳聋。

3. 肢体病症 足内踝痛，下肢肌肉萎缩。

【**配伍**】配关元、三阴交、太冲治痛经，小腹痛；配中极、阴谷治小便不利；配百会治子宫脱垂；配光明治视物不清，夜盲；配听宫治耳鸣耳聋；配太溪、照海治内踝疼痛；配阴陵泉、承山、解溪治下肢肌肉萎缩。

【**刺灸法**】直刺 0.3~0.5 寸，用粗针深刺有可能伤及胫神经干和胫后动脉，引起局部肿痛；可灸。

【**古代应用**】

《针灸甲乙经》：月水不来而多闭，心下痛，目䀮䀮不可远视。

《备急千金要方》：水泉、照海，主……淋、漏，月水不来而多闷，心下痛。

《铜人腧穴针灸图经》：治月事不来，来即多，阴挺出，小便淋沥，腹中痛。

《百证赋》：月潮违限，天枢、水泉细详。

《循经考穴编》：踝骨痛，偏坠。

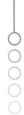

【临床报道】

1. 前列腺病 《上海针灸杂志》2003 年第 8 期报道：穴位注射治疗前列腺痛 52 例。取一侧水泉，注入维生素 B_{12} 注射液 1mL，隔日 1 次，两侧交替注射。另以 48 例口服盐酸特拉唑嗪作对照，每次 2mg，睡前口服，每日 1 次。结果：穴位注射组治愈 28 例（53.8%），显效 16 例（30.8%），好转 7 例（13.5%），无效 1 例（1.9%），有效率为 98.1%；对照组治愈 2 例（4.2%），显效 9 例（18.8%），好转 20 例（40.2%），无效 17 例（36.8%），有效率为 63.2%。治疗组疗效明显优于对照组，两组愈显率和有效率有显著差异（$X^2 = 44.89$，$P < 0.01$）。

2. 痛经 《长春中医学院学报》2002 年第 4 期报道：点按水泉、仆参治疗痛经 70 例。医者双手拇指、示指分别置于双足的水泉、仆参，由前向后旋转点、按，缓慢进行，力度由小到大，以患者能够忍受为度。一般持续 5 分钟，休息片刻，再进行点按 5 分钟。症状较轻者可两足交替进行，症状较重者双足同时操作。治疗的最佳时机：以每次月经前 1 周开始，至月经结束为止，7~10 日为 1 个疗程。结果：经点按治疗均有止痛效果，其中 2 个疗程治愈 10 例，3 个疗程治愈 5 例。

【现代研究】

《浙江中医学院报》2004 年第 6 期报道：针刺水泉观察对大鼠高血压以及血管紧张素 Ⅱ 的影响。将大鼠用乙醚轻度麻醉，针刺双侧水泉，留针 20 分钟。每日 1 次，15 日为 1 个疗程。①对血压的影响：实验所有大鼠血压均在正常值范围内，针刺组和实验对照组的血压均明显升高，与正常比有非常显著性差异，但实验组之间无显著性差异；治疗 15 日后，针刺组血压下降，与治疗前相比有非常显著性差异；实验组大鼠血压无明显变化。②对血管紧张素 Ⅱ 的影响：针刺组血管紧张素含量明显下降，与实验对照组相比，有非常显著性差异。

有实验报告：以嗜酸性粒细胞的变化为指标，针刺水泉与注射促肾上腺皮质激素（ACTH）的效应相等（杨甲三，《针灸腧穴学》，上海科学技术出版社，1989 年）。

（九）郄门（Ximen PC4）

【别名】 掌后（《备急千金要方》）。

【出处】 《针灸甲乙经》：手心主郄，去腕五寸。

【归经】 手厥阴心包经。

【定位】 前臂内侧，腕横纹上 5 寸，掌长肌腱与桡侧腕屈肌腱之间（图 5-10）。

【释名】 该穴为手厥阴之郄，当去腕五寸，两筋相夹分肉之间，如门之状，故名之。

【类属】 手厥阴之郄穴。

【穴性】 宁心安神、宽胸理气、通络止血。

【主治】

1. 心血管病症 心绞痛，心烦，胸痛，心悸，

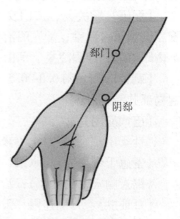

图 5-10 郄门

心律不齐，心肌炎。

2. 神志病症　善惊，癫狂，痫证，失眠，嗜睡，脏躁，忧郁症，神经衰弱。

3. 出血病症　呕血，咳血，衄血。

4. 其他病症　疔疮，咳喘。

【配伍】配神门治心悸、失眠；配内关、三阳络、曲池、膈俞治胸胁痛；配心俞、膻中治风湿性心脏病；配阴郄、太冲、内关治心痛烦闷；配曲池、三阳络治咯血；配孔最治咳血；配百会、水沟、大陵治癫痫。

【刺灸法】直刺 0.5~1 寸，用粗针深刺有可能引起正中神经及正中动脉的损伤；可灸。

【古代应用】

《针灸甲乙经》：心痛、衄哕呕血、惊恐畏人、神气不足，郄门主之。

《外台秘要》：主心痛、衄哕、呕血。

《医学入门》：主心痛，衄血，呕血，惊恐，神气不足。

【临床报道】

1. 冠心病　《江西中医药》2002 年第 1 期报道：郄门穴位注射治疗冠心病 30 例。选穴：郄门、足三里（均双），取复方丹参注射液 3mL，双郄门各注入 0.5mL，双足三里各注入 1mL。隔日 1 次，5 次为 1 个疗程。结果：30 例病水沟无 1 例发生急性心梗或再发心梗。治疗前后对比：心电图及症状明显改善 28 例，有效率为 93%。

2. 胆绞痛　《辽宁中医杂志》1980 年第 5 期报道：针刺郄门治疗胆绞痛。取双侧郄门，常规针刺，强而持久地捻转，动留针 20~30 分钟。一般情况下，针刺后疼痛即止。

3. 乳腺炎　《新中医》1994 年第 5 期报道：郄门穴位注射复方丹参液治疗乳腺炎 30 例。取患侧郄门，抽取复方丹参注射液 2~3mL 注入，针感传至上臂及乳腺部位为好。每日 1 次，3 次为 1 疗程。结果：治愈 28 例（其中 1 次治愈 8 例、2 次 15 例、3 次 5 例），好转 2 例，全部有效。

【现代研究】

1. 心血管方面　《中国针灸》1987 年第 4 期报道：以心电图、心音图、心动阻抗图、心动阻抗微分图等为指标，观察针刺郄门，针感传到肘、臂、胸等部位对冠心病心绞痛患者的心血管功能的即时疗效。结果：各项指标的改善，以感传到胸部组最佳，与静卧对照组差异显著；其他组也有变化，但与静卧对照组差异不显著。表明针刺郄门感传气至病所引起的客观效应，不是静卧所能产生的。

《南京中医学院学报》1988 年第 4 期报道：采用室颤阈（VFT）作为反映心脏电稳定性的指标，观察电针对家兔缺血性心肌电稳定性的影响实验。针刺郄门、内关能显著提高缺血心肌的 VFT，表明确有增加缺血心肌心电稳定性、降低心律失常发生率的作用。为证明郄门对心脏疾病的特异性调节作用，激光照射郄门后，对急性缺血性心肌损伤有明显的恢复作用。

《陕西中医学院学报》1990 年第 2 期报道：以郄门为主穴治疗冠心病心绞痛等心脏疾病患。观察到郄门对器质性心脏病，尤其是冠心病所引起的过早搏动有较显著的疗效。单刺郄门治疗多种病变导致的慢性冠脉供血不足，以心电图 ST 段和 T 波的变化为观察指标，证实了针刺该穴确有一定即刻效果，其中以冠心病不伴严重心律失常者效果较好。

《国外医学·中医中药分册》1996 年第 4 期报道：既往有肺脏部分切除或纵隔肿瘤摘除的 5 例患者，在某种应激作用于心身时出现心率加快、短促脉或心律不齐，对其施行针刺郄门、鸠尾取得一定疗效。先确定腘动脉的脉象，用毫针针刺双侧郄门，旋捻 3 秒钟后在鸠尾穴贴压圆皮针。结果：短缩脉及心律不齐改善，心率减少 7~12 次/分，心电图 RR 间期延长。毫针刺激郄门通过星状神经节缓解了心脏交感神经的紧张，抑制了变时性动作；圆皮针对鸠尾的持续微弱刺激增强了迷走神经的兴奋性，故引起上述结果。

《现代康复》2000 年第 8 期报道：稳定型心绞痛患者的拔罐治疗。方法：用负压抽气罐，取双侧足厥阴俞、心俞、督俞、神堂、譩譆；取双侧手郄门、至阳、灵台、神道。上述各穴留罐治疗每次 10~15 分钟，隔日 1 次，共治疗 5 次。心电图和运动负荷试验作为评定疗效的指标，治疗开始前和第 4~5 次治疗结束各做 1 次心电图，治疗有效的判定标准为 ST-T 变化改善≥0.03mV，平板运动负荷试验用修订的 Bruce 方案比较治疗前患者出现终止试验指标时所处的心功能分级情况。静息心电图有效改善者 36 例，有效率为 53.7%。心电运动试验结果显示，Bruce 分级较治疗前提高 2 级者 1 例，提高 1 级者 7 例，无变化者 19 例，分级下降 1 级者 2 例，心电运动试验有改善者占 27.6%，其中心电图和运动试验均有改善者 6 例，心电图有改善而运动试验无改善者 10 例，心电图和运动试验均无改善者 11 例。本组病例在治疗期间及每次治疗后，自诉胸闷等症状明显缓解和无心绞痛发作者 63 例，即主观指标有效率 94%。实验证明郄门等俞穴刺激可使缺血性心脏病患者的心电图明显改善，增加冠脉血流量，降低心肌耗氧，使心肌对氧的供求失衡得到调整。

2. 神经系统方面　《国外医学·中医中药分册》1999 年第 4 期报道：观察针刺后即刻脊髓运动神经功能的变化，刺激郄门和非经穴的比较。对象为 5 名健康人的两上肢共 10 肢。受试者取坐位，从拇短展肌记录正中神经 F 波。F 波刺激条件为最大刺激强度、持续时间 0.2 毫秒、频率 0.5Hz、刺激 30 次。记录每次针刺后即刻的 F 波。针刺部位为郄门和作为非经穴部的郄门与间使的中点。用 50mm、20 号不锈钢针，刺激深度 5mm。分析 F 波波形的出现频率、振幅 F/M 值、上升的潜伏时，根据其与针刺前的相对值求出针刺后即刻的变化。作为对照，连续测定 2 次不施针刺的 F 波，以相对值求之。从经穴和非经穴部针刺后即刻 F 波的变动及对照组的结果，探讨针刺对脊髓运动神经功能的影响。结果：经穴和非经穴部针刺后即刻，F 波出现的频率及上升的潜伏时无变化。郄门刺激后即刻振幅 F/M 值增加，与对照组相比，增加有显著性（$P<0.05$）。非经穴部针刺后即刻振幅 F/M 值虽与对照组相比有增加倾向，但变化不显著。总之，实验结果表明，刺激经穴后即刻脊髓运动神经

功能的兴奋性增高。这不仅仅是针刺引起的变化，经穴这一部位的特异性也有一定作用。

《中国中医药科技》1999年第4期报道：电刺激猫心下神经对心包经及肺经穴位肌电影响的比较研究。电刺激左侧心下神经（ICN）对心包经郄门、曲泽及天泉穴区肌电的影响　针灸针刺入肌肉后，稳定10分钟，记录肌电发放的脉冲数，并以此作为对照值，然后刺激ICN 10秒，再记录肌电发放的脉冲数，左心下神经刺激后，心包经上的郄门、曲泽及天泉穴区的肌电发放明显增多，与刺激前（对照值）相比，均具有显著的统计学差异，其中尤以郄门为甚，刺激后的肌电反应数约为刺激前的8倍，这提示，心下神经与心包经之间可能存在一种相关联系。

3. 其他方面　《国外医学·中医中药分册》1995年第1期报道：低频电针疗法刺激郄门对精神性出汗的影响。采用低频电针疗法对受大脑皮层和皮层下核控制的手掌及足底部精神性出汗的影响进行观察。受试者为15例健康成人，精神性出汗的测定使用检汗仪AMU-3，手掌和足底部各安装$1cm^2$的密闭容器分别测定出汗。先对双手掌及足底进行电刺激诱发精神性出汗，再用20号不锈钢针针刺单侧郄门、合谷，用MODEL-MK6000通电装置通电20分钟，频率为1小时，对通电前、留针期间的出汗情况也进行了测定。结果：留针期间与针刺前比较，双侧手掌及足底出汗稍有抑制；通电期间出汗明显抑制；通电期间和通电结束后痛阈提高。提示：应用低频电针刺激郄门、合谷可以提高痛阈，从而抑制精神性出汗。

（十）会宗 （Huizong TE7）

【出处】《针灸甲乙经》：在腕后三寸空中。

【归经】手少阳三焦经。

【定位】腕背横纹上3寸，支沟尺侧，尺骨桡侧缘（图5-11）。

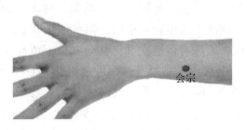

图5-11　会宗

【释名】会，聚也；宗，本也。穴当支沟、三阳络之间斜外方，三焦经脉气由支沟会聚本穴后，方能行入三阳络，故名。

【类属】手少阳之郄穴。

【穴性】清热解痉、通络聪耳。

【主治】

1. 头面五官病症　耳聋，耳鸣，耳闭。

2. 肢体病症　上肢痹痛不仁，前臂痉挛，前臂肌肤疼痛，前臂无力酸软。

3. 其他病症　胸腹痛，胁痛。

4. 呼吸系统病症　气短，喘满。

5. 神志病症　癫痫，精神失常。

【配伍】配听宫、听会、外关、翳风治耳鸣耳聋；配百会、大椎、内关治小儿癫痫、抽搐；配期门、阳交、支沟治胁痛；配气海、膻中治胸闷，气喘；配肩髃、臂臑、曲池、合谷治上肢痹痛不仁；配手三里、外关治前臂痉挛、酸软。

【刺灸法】直刺0.5~1寸，深层有骨间后神经和骨间后动脉分布，深刺有可能伤及；可灸。

【古代应用】

《外台秘要》：主皮毛中肌肉，耳聋，羊痫。

《铜人腧穴针灸图经》：治肌肤痛，耳聋风痫。

《针灸大成》：主五痫，肌肤痛，耳聋。

《类经图翼》：主治五痫。

《循经考穴编》：三焦邪热上壅，气滞喘满。

【临床报道】

1. 循经痛 《中国针灸》1996年第12期报道：针刺会宗等郄穴治疗体表痛症251例。根据疼痛部位取其循行经脉之郄穴（取穴数量根据疼痛部位通过的经脉数量而定），患侧无法活动或活动不影响针刺部位取同侧穴，其余均取对侧郄穴。常规针刺得气后留针5~40分钟，每5分钟行针1次，令患者活动患部。每日1次，10次为1个疗程。举右颈项及右臂外侧疼痛病案1例：根据痛点取左侧会宗和阴郄，针下得气疼痛即止，留针5分钟，令其活动患部。治疗2次，诸症消失。

2. 三叉神经痛 《上海针灸杂志》2004年第6期报道：针刺配合磁珠按压治疗原发性三叉神经痛58例。针刺组58例取双侧会宗、风池、外丘，第Ⅰ支痛取阳白透鱼腰、攒竹、头维、率谷、后溪、太阳；第Ⅱ支痛取四白、迎香、颧髎、上关、龈交；第Ⅲ支痛取下关、承浆、颊车、颏孔、翳风。以1寸针捻转进针，每次取患支面部1穴留针4小时，留针使用0.22mm×5mm之皮内针，出针后加用外贴磁珠刺激，磁珠可留至次日，其余穴位不留针。针刺每日1次，10次为1个疗程。对照组21例服用卡马西平，剂量最大达每日1000~1200mg，直到疼痛停止，或出现嗜睡、恶心、呕吐、头晕、共济失调、皮疹、白细胞减少等反应则不能坚持服药时停止。结果：针刺组痊愈48例，显效7例，好转2例，无效1例，有效率为98.3%；西药组痊愈6例，显效4例，好转5例，无效6例，有效率为71.4%。

（十一）外丘（Waiqiu GB36）

【出处】《针灸甲乙经》：在外踝上七寸。

【归经】足少阳胆经。

【定位】外踝尖上7寸，腓骨前缘（图5-12）。

【释名】陵起为丘，穴当小腿外侧肌肉隆起处，故名。

【类属】足少阳之郄穴。

【穴性】疏肝理气、通经活络。

【主治】

1. 神志病症 癫狂，痫病，精神失常。

2. 肢体病症 颈项强直，落枕。

3. 其他病症 腹痛，胸胁胀满，脚气。

【配伍】配风池、后溪治颈项强直；配中渚、风池、肩中俞治落枕；配肝俞、膈俞、阳陵泉、三阳络治胸胁胀满痛；配解溪、昆仑治足胫痿痹；配商丘治足关节炎；配水沟、大陵、阴郄、百会治癫狂，痫病。

【刺灸法】直刺 1~1.5 寸，深刺有可能伤及腓深神经干和胫前动、静脉干；可灸。

【古代应用】

《针灸甲乙经》：肤痛痿痹，外丘主之。

《铜人腧穴针灸图经》：肤痛痿痹，胸胁胀满，颈项痛，恶风寒，癫疾。

《百证赋》：外丘收乎大肠。

《针灸大成》：胸胀满，肤痛痿痹，颈项痛，恶风寒，猘犬伤毒不出，发寒热，速以三壮艾，可灸所啮处。

《类经图翼》：主治颈项痛，胸满，痿痹癫风，恶犬伤毒不出。

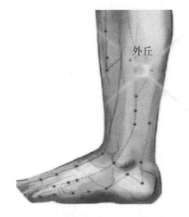

图 5-12 外丘

【临床报道】

1. 胆绞痛 《中国针灸》1994 年增刊报道：针刺外丘等穴结合耳针治疗胆石症急性绞痛 39 例。针刺取外丘、中都、胆俞、肝俞，昏倒或休克者加刺水沟、内关。外丘用 3 寸毫针透刺，留针 30 分钟，病情重者可留针 1 小时，每隔 3 分钟行手法 1 次；耳穴取肝、胆、神门、交感、三焦、皮质下、内分泌、十二指肠，药丸贴压，隔日 1 次，两耳交替，每天在饭前或饭后用手按压，每日 3~5 次，10 日为 1 个疗程。结果：止痛有效率为 92%，其中 1~5 分钟内止痛者 20 例，5~10 分钟内止痛者 11 例，10~15 分钟内止痛者 5 例，15 分钟以上无效 3 例。《江苏中医》1998 年第 4 期报道：一张姓 12 岁男童，胆道蛔虫症复发，致胆绞痛，腹痛剧烈，冷汗淋漓，满床乱爬，哭闹不休。急针外丘、胆俞二穴，泻法。随着针体的提插捻转，痛势渐缓，10 分钟后痛止。《针灸临床杂志》1998 年第 5 期报道：针刺治疗胆绞痛。一 34 岁男性患者，突发右胁下疼痛，伴恶心呕吐，西医诊为胆绞痛，用度冷丁等不解。经针刺患侧日月、胆俞、胆囊穴，用重泻手法，针后 5 分钟，痛止；但 1 小时后再度发作，痛势较前更剧，气急汗出，如前法施术无效，乃急针患侧外丘，迎而夺之，大幅度提插捻转，重泻 5 分钟，疼痛减轻；留针 15 分钟，行针 3 次，痛止而愈，开阖泻法出针，随愈。《浙江中医学院学报》2001 年第 1 期报道：一青年女性胆绞痛患者，经急刺、深刺外丘、丘墟，加手少阳三焦经会宗、阳池，足厥阴肝经原穴中都、太冲，强力捻转，每 5 分钟行针 1 次，10 分钟后，疼痛减轻；留针 30 分钟，疼痛消失。

2. 踝关节扭伤 《天津中医学院学报》1996 年第 1 期报道：一 18 岁青年女性

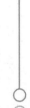

患者，右踝关节扭伤半年余，多次反复扭伤。现右踝关节痛甚，不能行走。查体：右踝关节前下向明显肿胀，呈暗红色，压痛明显。取外丘、丘墟透照海、胆囊、上巨虚，仅 1 次治疗，疼痛消失，肿胀消退，踝关节功能恢复正常。《针灸临床杂志》2000 年第 5 期报道：一 60 岁男性患者，左踝关节扭伤 2 日，局部红肿疼痛，行走不利，外踝压痛明显。交叉针右侧外丘、三阴交，得气后施以泻法，留针 30 分钟，留针期间嘱患者轻轻活动左踝并逐渐加大幅度。1 次治疗后，疼痛减轻，能下地行走；3 次治疗后肿痛消失，活动自如。

【现代研究】

《上海针灸杂志》2000 年第 1 期报道：用乳胶或墨汁灌注等方法，经巨微解剖、光镜辅以图像分析测量，又以质子激发 X 线荧光发射技术（PIXE）测下肢标本外丘穴的血管及钙分布。观测结果：骨间膜外丘穴位处血管密集，外径为 $14\sim84\mu m$，其血管密度（Aa%）值为非穴位区的 3.27 倍（31.12/9.25）；PIXE 见外丘穴位区钙含量平均为非穴位钙的 6.08 倍，穴位区钙最高点的位置，平均在 7 寸之上 4.75mm 处。结论：外丘处有特定动脉分支分布，其血管密度大，骨钙含量高。

（十二）中都（Zhongdu LR6）

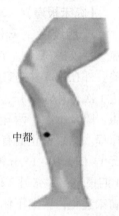

图 5-13　中都

【别名】中都（《针灸甲乙经》）、太阴（《经穴汇解》）。

【出处】《针灸甲乙经》：在内踝上七寸，胫骭中，与少阴相直。

【归经】足厥阴肝经。

【定位】小腿内侧，内踝尖上 7 寸，于胫内侧面中央取穴（图 5-13）。

【释名】因穴居胫骨之中部，故名。

【类属】足厥阴之郄穴。

【穴性】疏肝理气、调经止血。

【主治】

1. 生殖系统病症　月经不调，痛经，崩漏，恶露不绝。

2. 消化系统病症　腹痛，泄泻，痢疾，急性肝炎，黄疸。

3. 经络四肢病症　小腿痹痛，下肢痿痹，脚软弱无力。

4. 其他病症　疝气，小腹痛，胁痛。

【配伍】配太冲、关元、中极、三阴交治疝气痛，小腹痛；配归来、血海、中极、三阴交治痛经，恶露不尽；配肝俞治肝炎；配期门、支沟治胁痛；配阴陵泉、足三里、解溪治下肢痿痹；配太溪、足三里治下肢软弱无力。

【刺灸法】直刺 0.5~0.8 寸，避免深刺，以免伤及骨膜引起疼痛。

【古代应用】

《针灸甲乙经》：崩中，腹上下痛，中都主之。

《备急千金要方》：主足下热，胫寒不能久立，湿痹不能行。

《铜人腧穴针灸图经》：妇人崩中，因产恶露不绝，针入三分，可灸五壮。

《玉龙经》：中都原穴是肝阴，专治身麻痹在心，手足不仁心腹满，小肠疼痛便须针。

《针灸大成》：四肢浮肿，中都、合谷、曲池、中渚、液门。

【临床报道】

1. 胆道疾病 《中国针灸》1994 年增刊报道及《浙江中医学院学报》2001 年第 1 期报道详见足少阳胆经"郄穴"外丘。

2. 不安腿综合征 《中国针灸》1990 年第 3 期报道：针刺中都、阳陵泉、足三里等穴治疗不安腿综合征 28 例。常规针刺，提插捻转之泻法，使局部有酸、麻、胀感传至足，留针 30 分钟，间歇行针。每日 1 次。结果：显效 23 例，好转 4 例，无效 1 例。

（十三）筑宾（Zhubin KI9）

【别名】筑滨（《医学入门》）、腿肚（《中国针灸学》）。

【出处】《针灸甲乙经》：阴维之郄，在足内踝上端分中。

【归经】足少阴肾经。

【定位】太溪与阴谷连线上，太溪上 5 寸，比目鱼肌与跟腱之间（图 5-14）。

【释名】"筑"原指筑墙舂棒，形容坚实；"宾"音同"髌"。穴当腓肠肌坚实之肌腹下端，有支持膝髌部之意。

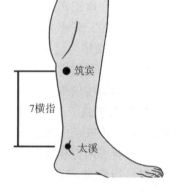

图 5-14 筑宾

【类属】阴维脉之郄穴。

【穴性】调理下焦、清神宁志、和胃化痰、降逆止呕。

【主治】

1. 泌尿生殖系统病症 肾炎，膀胱炎，睾丸炎，疝气，小儿脐疝。

2. 神志病症 癫、狂、痫，精神分裂症。

3. 消化系统病症 胃炎，呕吐涎沫，吐舌。

4. 肢体病症 小腿内侧痛，腓肠肌痉挛。

【刺灸法】直刺 1~1.5 寸，可灸。

【古代应用】

《针灸甲乙经》：大疝，绝子，筑宾主之。

《备急千金要方》：筑宾……主癫疾、呕。

《外台秘要》：狂，癫疾，呕吐。

《针灸资生经》：筑宾……治呕吐涎沫。

《针灸大成》：主颓疝，小儿胎疝，痛不得乳，癫疾狂易，妄言怒骂，吐舌呕吐涎沫，足腨痛。

【临床报道】

1. 妇科病症

（1）功能性子宫出血：《中国针灸》1998年第3期报道，针刺筑宾、三阴交治疗功能性子宫出血。一"崩漏"患者，证属肝郁化火、冲任失调。取筑宾配三阴交（均双），快速提插捻转手法，得气后留针30分钟，间歇行针2次。每日1次。3日后月经干净，继续单刺筑宾2次巩固疗效，此后月经一直正常。

（2）盆腔炎：《陕西中医》2003年第5期报道，针灸筑宾、子宫、三阴交等穴配合TDP照射治疗盆腔炎55例。1组穴取筑宾、子宫、三阴交、中极、归来、气海；2组穴取肾俞、命门、关元俞、次髎、中髎；两组穴交替使用（若伴腰骶部症状者1、2组穴位同时用）。每日1次，10次为1个疗程。结果：痊愈40例（72.72%），显效11例（20.00%），好转2例（3.64%），无效2例（3.64%），有效率96.36%。3个月后随访未复发。

2. 心绞痛 《中国针灸》1998年第3期报道：一例心绞痛患者，中医辨证为气滞血瘀型。取筑宾、内关，提插捻转泻法。针治1次后胸痛减轻；又针2次，胸、背部疼痛消失，复查心电图，ST-T改变亦有好转。嘱患者经常自压筑宾调治。

3. 五心烦热 《中国针灸》1998年第3期报道：一患者五心烦热，中医辨证属阴虚火旺。取筑宾、大陵，常规针刺，平补平泻。每日1次。针灸3次而愈。嘱患者每晚睡前按压筑宾数次以巩固疗效，此后此病一直未犯。

4. 口腔溃疡 《中国针灸》1998年第3期报道：一口腔溃疡患者，疼痛影响睡眠，心烦不安，中医辨证为阴虚火旺。取筑宾、合谷。常规针刺，筑宾用平补平泻手法，合谷用提插捻转泻法，留针30分钟。隔日1次。第1次针后溃疡疼痛即明显减轻，当晚能入睡。针3次后溃疡愈合。嘱患者以后每日在筑宾处自己按压数次。随访2年来未复发。

（十四）阳交（Yangjiao GB35）

【别名】别阳、足髎（《针灸甲乙经》）。

【出处】《针灸甲乙经》：在外踝上七寸，斜属三阳分肉间。

【归经】足少阳胆经。

【定位】外踝尖上7寸，腓骨后缘（图5-15）。

【释名】外侧为阳；交，指交会。穴在外踝上七寸，为足少阳与阳维脉之会，故名。

【类属】

1. 阳维脉之郄穴。

2. 阳维、足少阳之会。

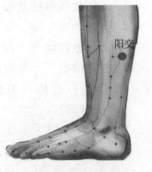

图5-15 阳交

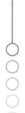

【穴性】舒筋活络、安神宁志。

【主治】

1. 心系病症 心悸，善惊易恐，癫证，狂证。

2. 头面五官病症 面目浮肿，喉痹，咽喉肿痛。

3. 肢体病症 下肢痿痹，足胫疼痛，膝肿，膝关节屈伸不利，颈项强痛，落枕，坐骨神经痛。

4. 其他病症 胸胁胀满，肋间神经痛，脚气。

【配伍】配内关、郄门治心悸、善惊；配水沟、大陵治癫证、狂证；配足临泣、太冲治胸胁胀满，肋间神经痛；配梁丘、犊鼻、阴陵泉治膝痛，膝关节炎，膝部红肿；配足三里、阳陵泉治下肢痿痹；配少商、照海治喉痹，咽喉肿痛。

【刺灸法】直刺 1~1.5 寸，用粗针深刺有可能伤及腓动脉，引起局部肿痛；可灸。

【古代应用】

《针灸甲乙经》：寒热，髀胫不收，阳交主之。寒厥癫疾，噤瘈疭，惊狂，阳交主之。

《备急千金要方》：主胸满肿。

《铜人腧穴针灸图经》：治寒热惊狂，喉痹，胸满面肿，寒痹。

《百证赋》：惊悸怔忡，取阳交、解溪勿误。

《针灸大成》：主胸满肿，膝痛足不收，寒厥惊狂，喉痹，面肿，寒痹，膝胻不收。

【临床报道】

1. 偏头痛 《安徽中医临床杂志》1999 年第 2 期报道，针刺阳交等阳维脉穴治疗偏头痛 35 例。取穴阳交、阳白、头临泣、目窗、风池，并随证加穴，透穴强刺激。每日 1 次，10 次为 1 个疗程，结果：痊愈 20 例，好转 12 例，无效 3 例，痊愈率 57.1%，有效率 91.43%。

2. 鼻炎 《新中医》2000 年第 1 期报道，蜂针治疗过敏性鼻炎 50 例。取阳交、足三里、曲池，每穴用 1 只蜜蜂针刺。间隔 3~7 日治疗 1 次，5 次为 1 个疗程。结果：痊愈 30 例，显效 12 例，好转 8 例，全部有效。

（十五）交信（Jiaoxin KI8）

【别名】内踝上（《素问·气府论》王冰注）、内筋（《循经考穴编》）。

【出处】《针灸甲乙经》：在足内踝上二寸，少阴前，太阴后，筋骨间。

【归经】足少阴肾经。

【定位】太溪直上 2 寸，复溜前 0.5 寸，胫骨内侧面后缘凹陷中（图 5-16）。

【释名】"交"，是相交的意思，肾经从此穴相交于脾经三阴交而得名。古代以仁、仪、礼、智、信"五德"配"五行"，信属脾土，而"信"字中医称之为"月信"，指的是"月经"，因月经是一个月来一次，按时而来，很守信用。所以这个穴位主要对脾、肾两虚的月经疾病效果较好。

【类属】阴跷脉之郄穴。

【穴性】益肾调经、清热利尿。

【主治】

1. 泌尿生殖系统病症 月经不调，崩漏，子宫脱垂，睾丸肿痛，疝气，前列腺炎，阴痒，淋证。

2. 消化系统病症 泄泻，大便难，赤白痢。

3. 肢体病症 膝关节肿痛，股关节屈伸不利，坐骨神经痛，腘内廉痛，腰痛，下肢痿痹。

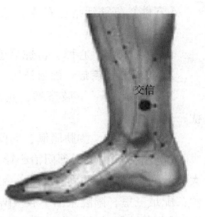

图5-16 交信

【配伍】配合肾俞、三阴交、太冲治月经不调、崩漏、痛经、闭经；配关元、子宫、三阴交治盆腔炎；配百会、关元、归来治子宫脱垂；配天枢、大横治泄泻、便秘；配中极、三阴交、阴陵泉治淋证、尿痛；配鹤顶、犊鼻治膝关节炎；配环跳、风市治股关节屈伸不利；配环跳、委中治腰痛、坐骨神经痛。

【刺灸法】直刺0.6~1.2寸，深刺有可能损伤胫神经、胫后动脉，导致局部肿痛；可灸。

【古代应用】

《针灸甲乙经》：气癃，㿉疝阴急，股枢腘内廉痛，交信主之。

《备急千金要方》：泻痢赤白漏血；主气淋。

《医心方》：主气癃，㿉疝，阴急，股框内廉痛。

《百证赋》：女子少气漏血，不无交信合阳。

《类经图翼》：女子漏血不止，阴挺，月事不调，小腹痛，盗汗。

【临床报道】

1. 失眠 《针灸临床杂志》2000年第7期报道：针刺交信、跗阳穴治疗失眠。《北京中医药大学学报》2003年第2期报道：针刺交信治目内眦跳动伴失眠案。李某，男，57岁，左目内眦跳动3日，夜间加重，影响睡眠。用1.5寸毫针刺入交信，得气后行小幅度提插手法。患者诉有针感沿小腿内侧上行，经大腿内侧、腹、胸传至目内眦，内眦跳动立即停止。留针30分钟。次日复诊时患者告之：不仅目内眦没有跳动，而且睡眠极佳。继针交信1次，巩固疗效。

2. 嗜睡症 《新疆中医药》1994年第1期报道：针刺治疗发作性睡病15例。取交信、跗阳、心俞。交信针刺泻法，跗阳针刺补法，心俞进针5~8分钟后用刮针法，使针感传导至胸前，留针15~30分钟。每日或隔日1次，6次为1个疗程。结果：治愈10例，好转3例，无效2例。《上海针灸杂志》2001年第4期报道：针灸交信等穴治愈嗜睡症。取交信、跗阳、内关、神门、百会等穴，进针得气后，提插捻转1~2分钟即出针，交信用泻法，跗阳用补法，其余穴位用平补平泻法。针治2次后，症状明显减轻；治疗10次后，精神转佳，白天已不发作，但傍晚有时发作；

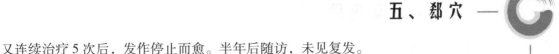

又连续治疗 5 次后，发作停止而愈。半年后随访，未见复发。

3. 遗尿 《安徽中医学院学报》2000 年第 4 期报道：针刺阴阳跷脉治疗遗尿32 例。取交信（单侧）、跗阳（单侧）、攒竹（双），用 2 寸毫针针刺，得气后泻交信、补跗阳，攒竹平补平泻，留针 30 分钟。每天下午针 1 次，7 日为 1 个疗程。结果：全部治愈。

【现代研究】

本穴对心率有一定的影响，如给狗注射毒 G、毒 K 造成房室传导阻滞和严重心律不齐，然后分别针刺交信、内关和非穴位点，发现内关可使房室传导阻滞和心律不齐完全消失，而交信效果差，非穴位点几乎无作用，说明穴位有一定特异性。单独针刺交信，对正常心律影响不大，但对针刺内关而引起的心率调节作用，可被针刺交信削弱，心率恢复正常的时间也被推迟（杨甲三，《针灸腧穴学》，上海科学技术出版社，1989 年）。

《针灸临床杂志》1993 年第 9 期报道：针刺交信可使心率减慢，房室传导阻滞加重。

（十六）跗阳（Fuyang BL59）

【别名】付阳（《备急千金要方》）、附阳（《素问·气穴论》王冰注）。

【出处】《针灸甲乙经》：在足外踝上三寸，太阳前、少阳后、筋骨间。

【归经】足太阳膀胱经。

【定位】外踝尖与跟腱连线中点的昆仑直上 3 寸处（图 5-17）。

【释名】跗指足背部；阳指跗部上方。穴在昆仑直上 3 寸处，正当跗部上方，故名之。

【类属】阳跷脉之郄穴。

【穴性】通经活络、清热散风。

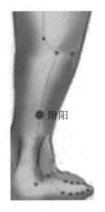

图 5-17 跗阳

【主治】

1. 头面部病症 头重，头痛，头晕目眩。

2. 神志病症 癫证，痫证。

3. 肢体病症 腰骶痛，坐骨神经痛，下肢痿痹，小腿肌痉挛，踝关节痛，外踝红肿，足内翻。

4. 其他病症 脚气。

【配伍】配太阳、印堂、外关治头痛；配百会、水沟、后溪、太冲、间使治痫证；配阳陵泉、承山、悬钟治小腿肌肉痉挛；配照海、解溪治足内翻。

【刺灸法】直刺 0.5~1 寸，用粗针深刺有可能伤及胫神经、腓动脉，导致局部肿痛；可灸。

【古代应用】

《针灸甲乙经》：痿厥风头重，颈痛，枢股腨外廉骨痛，瘈疭，痹不仁，振寒，时有热，四肢不举，跗阳主之。

《太平圣惠方》：腰痛不能久立，屈伸难，坐不能起。

《针灸聚英》：霍乱转筋。

《针灸大成》：霍乱转筋，腰痛不能久立，坐不能起，髀枢股腨痛，痿厥，风痹不仁，头重颐痛，时有寒热，四肢不举。

《循经考穴编》：瘫痪痿痹，腰尻髀枢股腨痛，外踝红肿，寒湿脚气，两足生疮。

【临床报道】

1. 骨伤科病症

（1）肩周炎：《中国针灸》1995 年增刊报道，针刺治疗肩周炎 66 例。主穴跗阳，配穴阳陵泉、悬钟、足三里。用 1.5 寸毫针，快速针刺跗阳、阳陵泉，得气后行导气法 1~2 分钟；足三里、悬钟用提插补法 1 分钟，然后接 G-6805 治疗仪刺激 30 分钟，同时艾灸跗阳 15 分钟。其他穴出针后，跗阳边行导气法，边嘱患者活动其患肢，配合按摩 2~3 分钟。每日 1 次，7 次为 1 个疗程。结果：痊愈 43 例（65.2%），显效 15 例（22.7%），好转 6 例（9.1%），无效 2 例（3%），有效率为 97%。

（2）急性腰扭伤：《浙江中医杂志》1995 年第 3 期报道，针刺跗阳疗急性腰扭伤 300 例。取跗阳，针尖向上斜刺进针 1.5~2 寸，捻转 1~2 分钟，使疼痛部位出现酸沉感，得气感向上传导，然后将针尖提至皮下，令患者活动腰部，再捻转 1~2 分钟，留针 10 分钟。结果：痊愈 262 例（87.3%），显效 34 例（11.3%），无效 4 例（1.4%），总有效率为 98.6%。一般留针 10 分钟疼痛减轻。《上海针灸杂志》1995 年第 4 期报道：针刺跗阳治疗急性腰扭伤 107 例。患者站立，双手扶住桌子，快速针刺跗阳 0.6~1.5 寸，得气后令针感上传，快速提插捻转，强刺激泻法，同时令患者活动腰部。起针时摇大针孔，并可配合拔火罐、按摩。结果：治愈 89 例（83%），好转 16 例（15%），无效 2 例（2%），总有效率为 98%。《中国中医急症》2000 年第 3 期报道：指揉跗阳治疗急性腰肌扭伤 50 例。医者以两拇指端或屈拇指的指间关节桡侧缘轻揉跗阳 3~5 分钟，逐渐加大指力，得气后嘱患者活动腰部；然后再轻揉该穴 3~5 分钟，最后配合掌揉法于腰患处 1~2 分钟结束。每日 1 次，3 次为 1 个疗程。结果：治愈 40 例，好转 10 例，全部有效。

2. 神经系统病症

（1）偏头痛：《针灸临床杂志》2000 年第 7 期报道，跗阳临床应用举要，配风池治疗偏头痛。

（2）失眠：《针灸临床杂志》2000 年第 7 期报道，跗阳的临床应用举要，配交信治疗失眠 1 例。一 45 岁女性患者，失眠 2 年，加重半年，每晚只能睡 3~4 小时，口服安定可维持 5~6 小时，体质渐衰，精力不支。经用针灸治疗，泻跗阳、补交

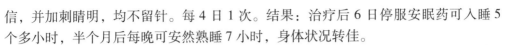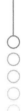

信，并加刺睛明，均不留针。每 4 日 1 次。结果：治疗后 6 日停服安眠药可入睡 5 个多小时，半个月后每晚可安然熟睡 7 小时，身体状况转佳。

（3）嗜睡症：《新疆中医药》1994 年第 1 期报道，针刺跗阳、交信治疗发作性睡病 15 例，结果：治愈 10 例，好转 3 例，无效 2 例（详见阴跷脉郄穴交信）；《上海针灸杂志》2001 年第 4 期报道：针刺跗阳、交信治疗嗜睡症（详见阴跷脉郄穴交信）。

（4）股外侧皮神经炎：《针刺研究》1998 年第 3 期报道，针刺跗阳为主治疗股外侧皮神经炎 60 例。跗阳直刺 0.5~1 寸，中等刺激，得气后留针 15 分钟。隔日 1 次，10 次为 1 个疗程。结果：痊愈 41 例（68.3%），显效 7 例（11.7%），好转 8 例（13.3%），无效 4 例（6.7%），有效率为 93.3%。

（5）中风偏瘫：《针灸临床杂志》2000 年第 7 期报道，跗阳的临床应用举要，配头针足运感区治疗中风后遗下肢瘫痪。一 62 岁男性患者，因脑出血后右侧半身偏瘫（肌力 0 级），口歪而言语謇涩，血压 145/95mmHg，脉弦。取右侧跗阳，配焦氏头针左侧运动区、足运感区，常规针刺操作。每日 1 次。治疗 4 次后，右下肢肌力恢复至Ⅲ级，右上肢肌力恢复至Ⅱ级；治疗 10 日后可扶拐杖自己行走。

3. 遗尿 《安徽中医学院学报》2000 年第 4 期报道：针刺阴阳跷脉治疗遗尿 32 例，结果：全部治愈（详见阴跷脉郄穴交信）。

六. 八会穴

八会穴首见于《难经·四十五难》："经言八会者，何也？然：腑会太仓，脏会季胁，筋会阳陵泉，髓会绝骨，血会膈俞，骨会大杼，脉会太渊，气会三焦外一筋直两乳内也。热病在内者，取其会之气穴也。"其论与《黄帝内经》之气街、四海理论颇为近似，指人体脏、腑、气、血、筋、脉、骨、髓等精气聚会的 8 个穴位。即脏会章门，腑会中脘，气会膻中，血会膈俞，筋会阳陵泉，脉会太渊，骨会大椎（大杼），髓会悬钟（绝骨）。

● 脏会章门

章门是足厥阴肝经腧穴，又是脾之募穴。脾之募穴可以调节脾的功能。章门与心脾关系甚为密切，足太阴脾经上注于心，心主血，脾为生血之源，又为后天之本，运化水谷，输布精微。脾主中州，为五脏之母，五脏以脾为中心，故五脏有疾，当先理脾。章门位于横膈之下；上临心肺，下居肝肾，故上可医心肺之痰饮，下可治脾肾之水肿。脾胃为升降之枢纽，脾气主升、肺主肃降，升降适宜，气机条达，五脏之疾可愈。诸如肝之郁结引起的胸胁胀满，脾胃虚弱所致的腹胀、泄泻、水肿，肾虚导致的腰背痛、水肿、五更泄以及心脾两虚和肺之痰饮等，均可取章门治疗。

● 腑会中脘

六腑以胃为中心，胃为太仓，主受纳水谷，是供给机体营养物质的仓库。《素问·逆调论》说："胃者，六腑之海。"如果胃的功能发生异常，那么六腑这个主受纳、消化、转输的集体组织系统都会受到不同程度的影响，故六腑有疾，宜先治胃。中脘乃胃之募穴，又恰在胃肠部位，主治六腑病，尤以胃肠病为主。六腑以通降为顺，针灸中脘可升清降浊，使六腑得以通降，保持六腑的正常功能。后世把调理脾胃作为治疗多种疾病的重要法则，体现了脏腑二会的重要性。

● 气会膻中

《类经图翼·八会穴》说："膻中，任脉穴，此三焦宗气所居，是为上气海，故曰气会。"膻中称为气会可从四个方面理解。其一，膻中属任脉，位于胸部正中，属肺之范围，肺主一身之气，故凡咳嗽喘逆、胸闷、胸痛等肺气不宣或肺气不利之证，均可取膻中治疗。其二，肺主气而朝百脉，膻中为心包之募穴，可调气以活血，益气以通脉，所以可治心痛。其三，三焦与心包相表里，三焦行一身之气化。人体一身之气，在上焦称"宗气"，在中焦称"中气"，在下焦称"元气"，可见三焦是通行三气的。故凡肺气上逆之胸膈满闷，呼吸不利，咳喘气急，肝气犯胃之嗳气、恶心、呕吐、呃逆，水气凌心之心悸、胸闷均可取膻中治疗。其四，足厥阴肝经布于胸胁，《灵枢·经脉》言："肝足厥阴之脉……其支者，复从肝别贯膈，上注肺。"故凡肝气郁结引起的胁痛、胸闷均可取膻中治疗。总之，膻中调理心肺肝胃之气，并有调气活血、益气通脉的作用。

●血会膈俞

血者心所主，脾所统，肝所藏。膈俞位于膈部，相当于膈膜的背俞穴，膈膜上有心肺，下有肝脾。心居上焦而主血，肺位胸中而朝百脉，脾胃位于中焦为后天之本，气血生化之源，脾统血，肝藏血，故从位置可知膈俞与心、肺、脾、肝关系密切。膈俞可用于血证疾病的治疗，诸如咯血、吐血、尿血、便血、崩漏、皮下出血以及瘀血痹阻经络之证。

●筋会阳陵泉

筋会阳陵，其由有三，一是因阳陵泉是胆经腧穴，又为胆腑的下合穴，主治腑病，而肝与胆相表里，肝主筋，故阳陵泉与筋有密切关系。二是阳陵泉位于膝部，是足三阳经筋和足三阴经筋结聚之处。三是阳陵泉主治筋病，诸如半身不遂、下肢痿痹、腰痛、筋脉拘紧、抽搐、腓肠肌痉挛等有着独特的疗效。

●脉会太渊

太渊为手太阴肺经的原穴，是肺经与三焦原气相关的部位，能反映肺之状态和肺的功能。同时，太渊又位于寸口动脉，乃中医临证切脉之处。《难经·一难》说："寸口者，脉之大会，手太阴之脉动也。"另外，肺朝百脉而主治节。《素问·经脉别论》说："脉气流经，经气归于肺，肺朝百脉。"肺朝百脉即百脉朝肺，脉指周身的血脉。血液的正常运行，有赖于肺气的推动，气为血帅，气行则血行。故太渊除了治疗肺系的病变外，还主治各种血脉疾患。如血脉痹阻引起的脉管炎、无脉症、脉律不齐、心绞痛以及血脉失于固摄而引起的咳血、呕血等心肺疾患。

●骨会大椎

关于骨会，古今说法不一，后世对此认识也不统一，有说大椎者，有说大杼者。如《难经本义·四十五难》中说："骨会大杼，骨者髓所养，髓自脑下，注于大杼，大杼渗于脊心，下贯尾骶，渗注骨节。故骨之气，皆会于此。"这是骨会大杼的说法。而《类经图翼·经络六（督脉经穴）》中说："大椎为骨会，骨病者可灸之。"该书九卷之"八会穴"中又说："大椎，督脉穴，肩脊之骨会于此，故曰骨会。肩能任重，以骨会大椎也。"提出骨之会穴不是大杼，而在大椎。日本针灸医家原昌光在《经穴汇解·腰背部第四》中对骨会大椎之说提出了如下理由："椎骨又名杼骨，后人遂误混称大椎为大杼。"明代王文洁《合并脉诀难经太素评林》中骨之会也指大椎。《和汉三才图会》一书中也明确指出大椎别名"大杼"。

王启才教授认为，从前面所引《难经本义》关于骨会大杼"骨为髓所养，髓自脑下，注于大杼，大杼渗于脊心，下贯尾骶，渗注骨节"的一段论述来看，能"渗于脊心、下贯尾骶"与位于脊柱之上的大椎相符，而与距脊柱 1.5 寸的大杼不合。验之于针灸临床，多种骨病如颈椎病、肥大性脊柱炎、腰椎间盘突出症以及各种关节疼痛、骨质增生等病症，往往多取大椎治疗，而少用大杼。按医理而论，会穴理应同所会组织的生理特性、病理变化存在着密切的联系。然考足太阳膀胱经之大杼的部位及主治均与骨骼无关，唯大椎部位既在脊椎第 7 颈椎之下，也能治疗多种骨关节病，而且第 7 颈椎古称"大杼骨"。故从医理、部位和针灸临床实践诸方面分析，骨会大杼实乃骨会大椎也。古代文献所记"骨会大杼"应该是大椎之误。故本书改"骨会大杼"为"骨会大椎"，方合针灸临床实际。

也许有人会问：现代的中医或针灸杂志上为什么也能看到一些用大杼穴治疗骨关节病症收到较好疗效的报道呢？其实，这大多数是人为地在错误理论指导下以误传误甚至于弄虚作假造成的。

● 髓会悬钟

悬钟又名绝骨，属足少阳胆经，《灵枢·经脉》有足少阳胆经"主骨所生病"的记载。骨与髓同源，骨为髓之外府，又赖髓之滋养。髓自脑生，悬钟在临床中确能治疗与脑、髓相关的病症，如髓海空虚而致的头晕、目眩、耳鸣、耳聋、失眠、记忆力低下、大脑发育不全以及中风偏瘫、失语、造血功能低下等等。

关于髓之会穴，后世也有分歧。如《难经本义·四十五难》中说："四明陈氏曰，髓会绝骨，髓属于肾，肾主骨，于足少阳无所关。脑为髓海，脑有枕骨穴，则当为枕骨，绝骨误也。"此说可参。

八会穴分别主治其所会脏腑组织的有关病变。人之一身，本以脏腑、气血、筋脉、骨髓 8 大组织结构而成。它们相互依赖、相互为用。其中脏与腑互为表里，一阴一阳，共同主持机体的各种活动；而气为血之帅，气行则血行，气止则血凝；筋为脉之使，筋动则脉急，筋静则脉缓；骨为髓所养，髓充则骨实，髓虚则骨软。由此可见，八会组织的生理表现和病理变化都不是单一的、孤立的，而是有着极为密切的内在联系。凡脏、腑、气、血、筋、脉、骨、髓的病变，也都可取其相聚会的腧穴进行治疗，如腑病取中脘，脏病取章门，气病取膻中、血病取膈俞等。

八会穴也可以治疗因脏腑、组织的功能失调引起的有关病变。《中国针灸》2004 年第 8 期报道：针灸八会穴治疗慢性疲劳综合征 60 例。常规针刺，得气后留

针 30 分钟，留针期间行艾条温和灸。结果：痊愈 15 例（25%），显效 26 例（43.3%），好转 14 例（23.3%），无效 5 例（8.4%），有效率 91.6%。

临床上，郄穴与八会穴也可相互配用，称"郄会配穴法"。如哮喘发作取肺经郄穴孔最配气之会穴膻中；咳血顿作取肺经郄穴孔最配血之会穴膈俞；急性胃痛取胃经郄穴梁丘配腑之会穴中脘；颈项强痛取小肠经郄穴养老配髓之会穴悬钟等。

现将八会穴列表如下（表6）：

表 6　八会穴

组织	会穴	组织	会穴
脏	章门	腑	中脘
气	膻中	血	膈俞
筋	阳陵泉	脉	太渊
骨	大椎	髓	悬钟（绝骨）

附：八会穴歌

脏会章门中脘腑，气在膻中血膈俞；
筋聚阳陵脉太渊，骨走大椎髓绝骨；
大杼应为大椎穴，部位主治才相符；
八大组织合人体，何方病变何穴助。

（一）章门（Zhangmen LR13）

见脾之募穴。

（二）中脘（Zhongwan CV12）

见胃之募穴。

（三）膻中（Danzhong CV17）

见心包募穴。

（四）膈俞（Geshu BL17）

【出处】《灵枢·背腧》：膈俞在七椎之旁。

【归经】足太阳膀胱经。

【定位】第七胸椎棘突下，后正中线旁开 1.5 寸（图 6-1）。

【释名】膈，间隔、隔离，指横膈膜；俞，指腧穴。穴在第 7 胸椎棘突下旁开，其位近膈肌，而主治膈肌之病，故名。

【类属】八会穴之一，血会。

【穴性】宽胸理气、调和肠胃、止血敛汗、活血化瘀、祛风止痒。

【主治】

1. 血液系统病症 各种慢性出血性疾病如咯血、鼻出血、尿血、便血、痔疮下血，贫血、血小板减少、白细胞减少症、原发性血小板减少性紫癜等。

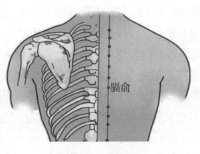

图6-1 膈俞

2. 心血管系统病症 胸痛、胸闷、心悸、冠心病、心绞痛、胸膜炎、心内膜炎、高血压、高脂血症。

3. 消化系统病症 膈肌痉挛、食管狭窄、呕吐、胃炎、胃出血、胃排空延迟症、肠炎、腹部积聚、胆绞痛。

4. 呼吸系统病症 咳嗽、哮喘、肺炎、支气管炎、咽喉炎。

5. 神经系统病症 头痛、脑血管意外及后遗症、坐骨神经痛。

6. 皮肤科病症 皮肤瘙痒、荨麻疹、痤疮、银屑病、淋巴结核、皮肤结核及骨结核。

7. 其他病症 血管性头痛、颈椎病、强直性脊柱炎、慢性腰肌纤维炎、类风湿关节炎、麻风病后遗症、失眠、更年期综合征、夜盲症、胁痛、乳汁缺乏、自汗、盗汗、消渴病。

【配伍】配中脘、内关主治胃痛、呃逆、呕吐、肠炎；配肺俞、膻中主治咳嗽、气喘、肺炎；配肝俞、脾俞主治贫血、白细胞减少及血小板减少；配曲池、三阴交主治荨麻疹等诸皮肤瘙痒。

【刺灸法】斜刺0.5~0.8寸；可灸。

【古代应用】

《针灸甲乙经》：主癫疾多言……大风汗出，膈俞主之。

《针灸大成》：主……吐食翻胃。

《类经图翼》：诸血病者，皆宜灸之。

《医宗金鉴》：治一切失血症。

【临床报道】

1. 血液系统病症

（1）贫血：《中国针灸》1998年第4期报道，膈俞、血海、三阴交为主治疗一贫血患者。取膈俞、血海、三阴交为主穴，每次分别与心俞、肝俞、脾俞、足三里相配，针用补法，每日1次。经治5次后食欲增进，20次后血红蛋白由95g/L升至105g/L。

（2）白细胞减少：《中国针灸》1990年第6期报道，隔姜灸双侧膈俞、大椎等穴治疗化疗所致白细胞减少者117例。取穴膈俞（双）、脾俞（双）、胃俞（双）、肾俞（双）、大椎，艾炷隔姜灸，每穴连灸3壮，以穴位局部皮肤红润为度。每日1

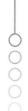

次，并设西药组做对照。结果：艾灸组显效率 76.9%，好转率 14.6%，总有效率 91.5%，明显高于药物组的总有效率 38.3%。《国医论坛》1990 年第 6 期报道：隔姜灸双侧膈俞、肾俞等穴治疗化疗所致白细胞减少者 57 例（化疗期间白细胞均少于 4000/mm³）。取大椎、膈俞、胃俞、脾俞、肾俞（均双），每穴置生姜 1 片，把艾炷点然后放在姜片上，使其自然燃烧，当患者有烧灼感时易炷再灸，每穴 3 壮。另设 34 例对照组，以常用升白细胞的西药鲨肝醇 100mg，利血生 20mg，每日 3 次口服，连续服用。结果：艾灸组有效率 89.5%，对照组有效率 38.2%。艾灸组疗效明显优于西药组，差异非常显著。《上海针灸杂志》1999 年第 5 期报道：针刺膈俞、肝俞为主加推拿治疗各种原因引起的白细胞减少症 66 例。针推组主穴取膈俞、胆俞，配以背部督脉经穴、足三里、悬钟等。先以毫针针刺膈俞、胆俞、足三里、悬钟，留针 15 分钟；同时用小鱼际擦督脉 30 遍，并捏脊 20 遍，以透热为度。每周治疗 3 次，5 次为 1 个疗程，共 3 个疗程。对照组 62 例服用鲨肝醇、利血生、维生素 B₂ 等常规药物，每日 3 次，每次 2 粒，以及黄芪注射液，每日 2 次，每次 2 支。连续服用 1 个月。两组均在治疗的后 2 个星期每星期各验血 2 次，取平均值。结果：针推组显效 34 例，有效率为 81.8%；对照组显效 28 例，有效率为 82.3%，两组疗效相当。

（3）血小板减少性紫癜：《中国针灸》1992 年第 5 期报道，针刺膈俞、足三里、三阴交治疗血小板减少性紫癜 104 例。常规操作，动留针 30 分钟。每日 1 次，10 次为 1 个疗程。经 2 个疗程的治疗，痊愈 41 例（39.4%），好转 47 例（45.2%），无效 16 例（15.4%），有效率 84.6%。

2. 心、脑血管系统病症

（1）高血压：《针灸临床杂志》1994 年第 3 期报道，一患者生气后头痛欲裂，烦躁，心慌，测血压 190/125mmHg，脉搏 110 次/分。即取双侧膈俞、太冲，捻转泻法，持续捻转 3 分钟。5 分钟后，血压为 180/120mmHg，脉搏 105 次/分；再行上述手法 2 次，患者头痛头晕明显减轻，10 分钟后复测血压为 160/100mmHg；留针 30 分钟，1 小时后测血压为 155/100mmHg，未见波动。

（2）冠心病心绞痛：《上海针灸杂志》2000 年第 4 期报道，针刺膈俞等穴治疗冠心病心绞痛 130 例。膈俞朝脊椎方向斜刺，得气后留针 30 分钟，留针期间反复捻转；针后用艾炷灸 3 壮。每日 1 次，10 次为 1 个疗程。结果：显效 104 例（80%），好转 18 例（14%），无效 8 例（6%），总有效率为 94%。

（3）中风后遗症：《上海针灸杂志》1991 年第 1 期报道，针刺膈俞等穴治疗中风后遗症 36 例。主穴膈俞，脑出血加太冲透涌泉；脑血栓、脑梗死加水沟、合谷、三阴交。结果：基本痊愈 28 例，显效 6 例，好转 1 例，无效 1 例。

3. 咳喘 《针灸临床杂志》2005 年第 4 期报道：膈俞、大椎等穴拔罐加埋针治疗一咳喘患者。先于上述穴位闪火法各拔罐 10 分钟，起罐后于膈俞、天突、中脘等穴埋针，嘱患者每隔 3 小时自行按压埋针处 1 次。针后诸症豁然而愈。守法 3 次后改膈俞穴左右交替施治 7 次以巩固疗效。7 个多月后随访未见复发。

（1）咳嗽：《陕西中医》2003 年第 10 期报道，针刺膈俞等穴加拔罐治疗顽固性咳嗽 62 例。取穴膈俞、风门、肺俞、天突、膻中，针刺后加拔火罐。结果：全部有效。

（2）支气管炎、哮喘：《针灸临床杂志》1999 年第 6 期报道，针刺加中药外敷治疗慢性支气管炎及哮喘 550 例。针刺取双侧膈俞、肺俞、心俞、肾俞及定喘等穴，于每年三伏天贴敷中药膏剂，连续贴治 3 年。结果：经 3~5 年连续治疗，显效 131 例（23.8%），好转 400 例（72.7%），无效 19 例（3.5%），总有效率达 96.5%。

（3）哮喘：《上海针灸杂志》1998 年第 5 期报道，膈俞、肺俞等穴贴敷"哮喘膏"治疗哮喘 117 例。取穴膈俞、肺俞、肾俞，于伏天贴敷自制"哮喘膏"。结果：虚寒型有效率为 96%，痰热型有效率为 84%，两组疗效差异有显著意义。

4. 消化系统病症

（1）呃逆：《中国针灸》1992 年第 1 期报道，单取膈俞治疗呃逆 30 例。快速进针，针尖向脊柱方向斜刺，以针尖抵胸椎棘突为宜，勿行提插，捻转得气后双手把持针柄贯气，使酸麻胀感向前放射为佳，留针 30 分钟。结果：29 例获愈，其中，1 次而愈 15 例；2 次而愈 8 例；3~5 次而愈 6 例；另 1 例胃癌患者术后针 7 次，呃逆次数减少，效果不明显。《河北中医药学报》1998 年第 2 期报道：膈俞埋针治疗膈肌痉挛 65 例。取双侧膈俞，用 1 寸毫针，针尖向脊柱方向快速进针，捻转数秒钟，使局部产生麻胀后，用胶布将针固定在经穴内，再敷盖消毒纱布即可。根据病情轻重埋针 1~3 日。如未愈者，间隔 2 日后再埋针，3 次为 1 个疗程。结果：痊愈 60 例（92.3%），好转 4 例（6.2%），无效 1 例（1.5%），有效率为 98.5%。《河南实用神经疾病杂志》1999 年第 5 期报道：膈俞注冬眠灵治疗颅脑疾病并发顽固性呃逆 73 例。将冬眠灵注射液 12.5mg 分别注入双侧膈俞（注射针头朝脊柱方向 45°角斜刺），有针感反应者效果更佳。结果：显效 60 例（82.2%），好转 13 例（17.8%），全部有效。《山西中医》2002 年第 5 期报道：膈俞穴埋针治疗顽固性呃逆 48 例。穴位常规消毒，将 30 号 2 寸毫针由膈俞沿皮刺入至肝俞，得气后用防过敏胶布将针柄固定，留针 48 小时。1 次未愈者，3 小时后再埋第 2 次，3 次为 1 个疗程。结果：痊愈 42 例，好转 4 例，无效 2 例，有效率为 95.8%。《针灸临床杂志》2000 年第 5 期报道：艾灸膈俞治疗手术后顽固性呃逆 1 例，效果良好。附例介绍一 39 岁男性住院患者，因肝硬化、门脉高压多次出血，住院施行门体分流术，在输血过程中因过敏而引发呃逆。患者自己用双手按压耳穴位，以往有效，这次无效，呃逆一晚未停；第 2 日病情危急，施行急症手术。术后第 3 日出现呃逆，患者痛苦万分。通过艾条直接灸膈俞 30 多分钟，呃逆逐渐停止，患者平稳入睡；时隔 4 小时呃逆又发，继续施灸膈俞呃止，以后没有再复发，患者手术恢复顺利，出院至今良好。

（2）胃排空障碍：《陕西中医》2002 年第 6 期报道，针刺膈俞、章门等穴配合耳针治疗胃排空延迟症 7 例。在禁食、持续胃肠减压、维持营养、水电解质和酸碱平衡、高渗水洗胃等基本维持方法的基础上，针刺取穴：膈俞、章门、上脘、足三里为主穴；腹胀加气海；呕吐加合谷、内关。常规针刺，手法先泻后补，留针 30 分钟，每5分钟行针1次。每日2次，10日为1个疗程。耳穴贴压：胃、贲门、食道、交感、皮质下等穴，用王不留行籽贴压，每穴按压约3分钟，并嘱患者每天自行按压4~5次。结果：每次针刺期间，恶心、呕吐症状均在5分钟内减轻或消失。其中显效4例，好转3例，全部有效。随访3例在2年内饮食均正常。

（3）胆绞痛：《河北中医药学报》1994年第4期报道，点按膈俞治疗胆绞痛。术者用拇指和示指分别按压两侧膈俞，按压时作顺时针旋转运动约150次/分。一般情况下，按摩30秒至3分钟，胆绞痛即可缓解。《山东中医杂志》1997年第12期报道：按揉膈俞治疗胆囊炎疼痛60例。用拇指指腹（或可用大小鱼际、掌根）在膈俞按揉，每次10分钟。每日2次，5次为1个疗程。有效率为90%。

5. 神经系统病症

（1）头痛：《陕西中医》1985年第7期报道，针刺膈俞治疗血管性头痛137例。取穴双侧膈俞，常规消毒，用28号1.5寸毫针呈75°角向椎体斜刺1寸左右（实际深浅据患者胖瘦而定，但不超过1.5寸），轻度提插捻转，使针感沿脊柱两侧或肋间传导，然后接电针治疗仪，以患者背部有明显的酸麻胀感为度，留针30分钟。每日1次，10次为1个疗程，疗程之间间隔1周。结果：痊愈79例（57.7%），显效35例（25.5%），好转20例（14.6%），无效3例（2.2%），有效率为97.8%。治疗次数最少3次，最多15次。《浙江中医杂志》1989年第7期报道：头痛（尤其是偏头痛）患者膈俞往往有明显压痛，甚至结节。并用刺血拔罐法治疗38例，全部获效（其中7例半年内未见复发）。《上海针灸杂志》1991年第1期以同法治疗10例（均为其他疗法医治无效而频发者）。膈俞消毒后用30号2寸毫针呈25°角向椎体斜刺，随呼气进针1寸左右，轻度提插捻转，得气为度，留针20分钟；起针后再在膈俞加拔火罐10分钟。每日1次，6次为1个疗程。结果：基本痊愈7例，显效2例，好转1例。《上海针灸杂志》1995年第5期报道：膈俞埋针治疗血管性头痛36例。取双侧膈俞，常规消毒后用0.38mm、25mm不锈钢毫针快速进针，针尖向脊柱方向平刺，捻转数秒钟，使局部产生麻胀感，用胶布将针固定在经穴内，再敷盖消毒纱布即可。埋针1~3日，间隔2日再埋第2次，5次为1个疗程，疗程间隔1个月。结果：痊愈29例（80.6%），好转6例（16.6%），无效1例（2.8%），有效率为97.2%。《针灸临床杂志》2000年第11期报道：膈俞电针加刺血治疗偏头痛40例。主穴：膈俞。配穴：风池、率谷、太阳、中渚。膈俞用活力碘消毒，用一次性采血针快速刺入穴位内约1分深，再在穴位的上下左右各点刺1针，使成梅花状；然后快速拔上大号玻璃罐，使其出血，20分钟后取罐，用消毒棉球擦干净。配穴常规针刺，得气后在风池和率谷接D-6805电针治疗仪，连续波刺激30分钟，以患者耐受为度；太阳出针不按针孔，并用手挤针眼让其出血数滴。结果：1~5次治愈者28例，5~10次治愈4例，10次以上好转者8例，全部有效。

（2）坐骨神经痛：《国医论坛》1991年第6期报道，长针透刺膈俞治疗坐骨神经痛303例。主穴膈俞（双）。全腿疼痛者加刺环跳、丘墟；疼痛以膝关节以下为主者加刺阳陵泉、承山；以髋关节以下、膝关节以上为主者加刺风市、承扶；以腰

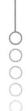

骶部为主者加刺命门、次髎；瘀血明显者加血海并三阴交透悬钟。穴位常规消毒，取 26 号 6 寸毫针，先垂直快速刺入膈俞皮下，得气后将针向下透刺肝俞、胆俞，边推进边捻转，使针感沿足太阳经向下传导至腰骶、臀部；然后再用 26 号 2~3.5 寸长毫针针刺配穴，得气后行提插手法，使产生明显酸胀麻感或沿经传导的针感，频率及强度以患者能耐受为度，留针 25 分钟；起针后再在疼痛明显处或压痛点处施以闪罐或走罐术至局部红润、温热为佳。疼痛重者每日治疗 1 次，疼痛减轻后隔日 1 次，10 次为 1 个疗程。结果：痊愈 249 例（82.2%），显效 37 例（12.2%），好转 12 例（4%），无效 5 例（1.6%），总有效率为 98.3%。病程小于 6 个月者疗效较好。

6. 骨伤科病症

（1）颈椎病：《针灸临床杂志》1997 年第 12 期报道，弹拨膈俞加针刺阳陵泉治疗颈椎病 134 例。弹拨膈俞的同时嘱患者上下左右慢慢活动颈部约 5 分钟；针刺阳陵泉用强刺激手法，使针感直达足部；然后再点、揉、压风池、百会、大椎、肩井等穴，每穴 30 秒后拔火罐 10~15 分钟。另以 62 例作对照，取风池、肩井、肩髃、臂臑、曲池、外关，常规针刺，留针 15 分钟再拔火罐。两组均每日 1 次，10 次为 1 个疗程。结果：弹拨膈俞组治愈 29 例（21.7%），显效 41 例（30.6%），好转 61 例（45.5%），无效 3 例（2.2%），总有效率为 97.8%；对照组痊愈 9 例（14.5%），显效 14 例（22.6%），好转 35 例（56.4%），无效 4 例（6.5%），有效率为 93.5%。两组疗效经统计学处理，其愈显率比较有显著性差异（$P<0.01$）。

（2）强直性脊柱炎：《中国针灸》1999 年第 3 期报道，针刺膈俞、肝俞等穴为主治疗强直性脊柱炎 15 例。主穴：膈俞、肝俞、夹脊穴、肾俞、血海、足三里。配穴：合谷、委中、阿是穴、丰隆、阳陵泉、曲池、风池、三阴交、悬钟、环跳、太冲、承山等。每次取主配穴中的 3~5 个轮流使用。夹脊穴向脊柱方向斜刺，其余穴位均直刺，根据辨证选用补泻手法；然后用 G-6805 电针治疗仪连接阿是穴、夹脊、阳陵泉、环跳、悬钟、足三里、承山等穴，连续波刺激 30 分钟；最后腰背局部穴位再行拔罐。每日 1 次，10 次为 1 个疗程，疗程之间休息 2~3 日。症状控制后应继续治疗几次巩固疗效。结果：经治疗 3~8 个疗程后，显效 5 例（33.3%），好转 9 例（60.0%），无效 1 例（6.7%），有效率为 93.3%。

（3）类风湿关节炎：《上海针灸杂志》1999 年第 6 期报道，间接灸膈俞为主治疗类风湿关节炎 63 例。取穴分 2 组：①膈俞、肝俞、脾俞、命门；②膻中、中脘、气海、神阙、足三里。艾炷用精制艾绒制成直径为 1.5cm、高为 1.2cm 圆锥体状，把艾炷置于附子饼（1cm 厚）或姜片（1.5cm 厚）上燃灸，每次灸 3~4 壮，以不灼伤皮肤为度。每日或隔日 1 次，两组穴位交替施灸，施灸 50 次为 1 个疗程。另以 25 例服用青霉胺作对照，按常规治疗剂量每日 0.375~0.75g，服用 3 个月。结果：灸疗组临床治愈 2 例，显效 25 例，好转 30 例，无效 6 例，有效率为 90.5%；药物组临床治愈 2 例，显效 25 例，好转 30 例，无效 6 例，有效率为 90.5%；药物组临床治愈 0 例，显效 8 例，好转 12 例，无效 5 例，有效率为 80%。两组疗效比较，灸疗

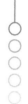

组略高于青霉胺组，但经 Ridit 检验，*P*>0.1，无显著性差异。

7. 皮肤科病症

（1）皮肤瘙痒：《中国针灸》1991 年第 6 期报道，火针疗法治疗皮肤瘙痒症 100 例。取穴膈俞、肺俞、风市，上肢加曲池，下肢加血海。常规操作，针后 3 日禁沐浴。每周 2 次，6 次为 1 个疗程。2 个疗程内痊愈 62 例，显效 25 例，好转 11 例，无效 2 例。

（2）荨麻疹：《针灸临床杂志》1995 年第 3 期报道，膈俞、肺俞点刺加拔罐治疗腹型瘾疹 56 例。取膈俞、肺俞点刺出血，而后拔罐（每罐点刺出血 2~3mL），配合针刺足三里、大都、天枢、商丘，留针 5~10 分钟。结果：全部有效。《新中医》1996 年第 6 期报道：针刺膈俞治疗慢性荨麻疹 68 例，常规操作，动留针 20 分钟。每日 1 次，10 次为 1 个疗程。结果：痊愈 47 例（69.1%），好转 15 例（22.1%），无效 6 例（8.8%），有效率 91.2%。《长春中医学院学报》2004 年第 3 期报道：三棱针点刺膈俞治疗荨麻疹。膈俞点刺后出血数滴，1 次治疗后，新疹未出，瘙痒大减；治疗 3 次而告痊愈。《针灸临床杂志》2005 年第 4 期报道：膈俞闪火法拔罐结合埋针治疗荨麻疹。在施术过程中即可见患部风团范围缩小、逐渐消失；治疗 3 次症状基本消失，未服任何中西药物；从第 4 次起隔 2 日于膈俞处埋针 1 次，又治 8 次而愈。

（3）痤疮：《长春中医学院学报》2004 年第 3 期报道，膈俞刺络拔罐治疗痤疮 1 例。按刺络拔罐常规操作，每周 2 次。经 2 次治疗症状明显减轻，部分痤疮已趋萎缩；经 2 周治疗后大部分痤疮萎缩，再无新生；经 3 周治疗后原痤疮已全部消退，面见光滑。

（4）黄褐斑：《贵阳医学院学报》2001 年第 3 期报道，膈俞为主穴位注射治疗产后黄褐斑 85 例。选用双侧膈俞，肝郁气滞加肝俞，肾虚血瘀加肾俞，均用复方丹参注射液；脾虚血虚加脾俞，药用当归加红花注射液。待患者月经干净后第 3 日开始治疗，每次每穴注入 1mL。隔日 1 次，10 次为 1 个疗程，下次月经后第 3 日进行第 2 个疗程，2~3 个疗程后观察疗效。结果：痊愈 46 例（54.1%），显效 28 例（32.9%），好转 8 例（9.4%），无效 3 例（3.6%），愈显率 87%，有效率 96.4%。

（5）银屑病：《针灸临床杂志》1998 年第 9 期报道，梅花针叩刺膈俞、肾俞、血海等穴配合药浴治疗银屑病 50 例。梅花针叩刺取穴：膈俞、肾俞、血海、足三里、曲池。先外后内螺旋式转至中心，叩刺处有出血点或微量出血即可，然后用消毒干棉球擦尽血液。隔日 1 次，双侧穴位交替叩刺，15 次为 1 个疗程。另配中药洗剂：徐长卿、地肤子、千里光各 30g，土槿皮、槐花各 15g，黄柏、蛇床子、苍耳子、狼毒、白鲜皮各 10g。水煎外洗。与梅花针叩刺同时隔日 1 次，15 次为 1 个疗程。结果：痊愈 12 例（24%），好转 32 例（64%），无效 6 例（12%），有效率为 88%。

8. 其他病症

（1）糖尿病：《针灸临床杂志》2001 年第 11 期报道，针药结合治疗消渴病 42

例。主穴取膈俞、脾俞、足三里、三阴交，上消渴而多饮者加肺俞、少商、意舍、承浆；中消消谷善饮者加胃俞、中脘、丰隆；下消小便频数者加肾俞、命门、关元、复溜、水泉。常规针刺，以得气为度，平补平泻，留针20分钟。每日1次，半个月为1个疗程。配合口服中药。结果：痊愈1例（2.4%），显效27例（64.3%），好转10例（23.8%），无效4例（9.5%），有效率为90.5%。

（2）结核病：《中国针灸》1985年第2期报道，膈俞、肝俞为主施行割治法治疗淋巴结核、皮肤结核及骨结核270例。主穴：膈俞、肝俞。配穴：肺俞、鸠尾。按操作常规施行穴位割治：皮肤常规消毒后，铺无菌孔巾，用1%普鲁卡因2mL作局部浸润麻醉，然后切开长2~3cm的刀口，切开皮肤及皮下组织，用尖手术刀或三棱针挑断肌纤维5~10条，以患者自觉酸麻胀痛为度，不需缝合，以无菌纱布包扎。一般间隔15日割治1次。结果：2次痊愈32例（11.9%），3~4次痊愈196例（72.6%），6次痊愈39例（14.4%），无效2例（1.1%），痊愈率为98.9%。最少2次，最多6次而愈，3~4次愈者占多数。

（3）更年期综合征：《上海针灸杂志》1999年第6期报道，针刺膈俞配合五脏俞治疗更年期综合征53例。主穴取五脏俞加膈俞（均双），肝阳上亢加太冲、太溪；心血亏损加内关、足三里、三阴交；脾胃虚弱加足三里、上巨虚、下巨虚；痰气郁结加内关、足三里、丰隆。五脏俞和膈俞针刺应严格掌握针刺深度及角度，中等强度刺激，平补平泻为主，以局部酸麻胀为佳，留针20分钟，其间行针1次；再根据配穴取适当体位针刺。每日1次，10次为1个疗程。结果：经治2个疗程，痊愈48例（90.6%），显效3例（5.6%），好转2例（3.8%），全部有效。

【现代研究】

近代研究证明，刺本穴能改善膈肌运动幅度，提高部分慢性气管炎的动脉血氧饱和度。

1. 血液系统方面　《中国针灸》1982年第6期报道：针灸膈俞可使血行旺盛，对感觉神经的刺激引起反射，从而作用于血管运动神经，使血管暂时收缩，继而扩张，促进机体新陈代谢的加速进行。

《上海针灸杂志》1994年第6期报道：电针膈俞及注射川芎嗪注射液均能使脑梗死患者血液流变学的各项指标明显降低，穴位注射的影响更大。

《中国针灸》1995年第1期报道：电针膈俞，膈俞分别注射川芎嗪注射液、生理盐水均能使冠心病患者增高的血液流变学指标降低，其中以川芎嗪组疗效最佳。

《中国针灸》1996年第6期报道：观察电针膈俞和穴位注射川芎嗪注射液治疗冠心病。结果：两组均能调节血浆前列腺素 $F_{1\alpha}$（6-K-P）、血栓素 B_2（TXB_2）及血浆 $6-K-P/TXB_2$ 比值。

《中医药信息》1997年第2期报道：以大黄䗪虫丸穴位贴敷膈俞、内关等穴，能显著降低冠心病患者总胆固醇、甘油三酯以及全血比黏度、血浆黏度、红细胞聚集指数、红细胞沉降率，并且能提高心搏量（SV）、射血分数（EF）以及单位时间内的血液输出量（CO）。

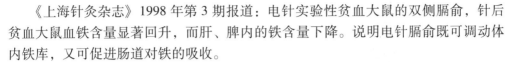

《上海针灸杂志》1998年第3期报道：电针实验性贫血大鼠的双侧膈俞，针后贫血大鼠血铁含量显著回升，而肝、脾内的铁含量下降。说明电针膈俞既可调动体内铁库，又可促进肠道对铁的吸收。

《针灸临床杂志》2000年第1期报道：以远红外线照射膈俞和大椎，对于肿瘤患者的白细胞减少症有明显而持久的升高作用，对白细胞分类和淋巴细胞转化率影响不大，对健康人的白细胞基本上无影响。《上海针灸杂志》2005年第6期报道：针刺或艾灸低白细胞模型大鼠的膈俞可显著提升白细胞、增加骨髓有核细胞计数，且艾灸组疗效优于针刺组及常规西药对照组。

《天津中医学院学报》2000年第4期报道：针刺动物膈俞可加速红细胞和血红蛋白数量的恢复。

《上海针灸杂志》2002年第6期报道：针刺膈俞具有活血化瘀作用，且针刺膈俞治疗血瘀证疗效优于口服龙血竭，并能使血瘀证患者血浆6-K-P含量和6-K-P/TXB_2值明显上升，血浆TXB_2含量有所下降。

2. 心血管系统方面　《天津中医学院学报》2000年第4期报道：针刺膈俞有降血压作用，对Ⅰ、Ⅱ期高血压有较好的疗效。

《中国针灸》2004年第5期报道：针刺膈俞、内关、心俞等穴治疗无症状心力衰竭30例。于治疗前后检测左室射血分数（LVEF）、短轴缩短率（FS），并测定血浆脑钠素（BNP）水平，并与西药治疗对照。结果针刺组疗效与西药组相当，说明针刺具有与西药同等的改善心肌收缩功能的作用。

《中国老年学杂志》2005年第7期报道：针刺膈俞、内关等穴结合口服复方丹参滴丸治疗冠心病心绞痛疗效明显，血浆ET、TXB_2水平明显降低，CGRP和6-K-PGF水平明显提高。

3. 神经系统方面　《中国中医药科技》2000年第2期报道：电针脑缺血再灌注拟血管性痴呆小鼠模型的膈俞、肾俞、百会可提高SOD活力、降低MDA含量，具有抗自由基损伤作用，且优于"喜德镇"药物组。

《中国行为医学科学》2000年第2期报道：在动物实验中采用跳台法，观察到电针脑缺血再灌注拟血管性痴呆小鼠模型的膈俞、肾俞、百会可使模型动物的反应时间缩短、潜伏期延长，学习与记忆成绩电针组于第7日、15日和30日时显著优于"喜德镇"药物组。

《中国中医基础医学杂志》2000年第6期报道：电针脑缺血再灌注拟血管性痴呆小鼠模型的膈俞、肾俞、百会可延长张口喘气时间、降低脑指数和脑含量，具有抗脑缺氧和减轻脑水肿程度的作用，且疗效优于"喜德镇"药物组。

《中国行为医学科学》2000年第6期报道：在动物实验中采用水迷宫法，观察到电针脑缺血再灌注拟血管性痴呆小鼠模型的膈俞、肾俞、百会可使模型小鼠的游全程时间缩短，错误次数减少；电针组于7日和30日时，成绩显著优于"喜德镇"药物组。

《河北中医》2001年第1期报道：电针脑缺血再灌注拟血管性痴呆小鼠模型的

膈俞、肾俞、百会可对模型动物的脾脏指数有双向调节作用，对胸腺指数未见明显影响。从而推论：电针肾俞、膈俞、百会对模型小鼠免疫功能的双向调节作用可能是针刺治疗血管性痴呆的作用机理之一。

《中医药信息》2001 年第 3 期报道：运用计算机图像分析系统对海马 CA1 区细胞数目做定量分析，观察到电针脑缺血再灌注拟血管性痴呆小鼠模型的膈俞、肾俞、百会可明显增加各参数，电针增加面密度的作用优于"喜德镇"药物组。说明电针膈俞、肾俞、百会可显著抑制海马 CA1 区细胞坏死、脱失，增加细胞数目。

（五）阳陵泉（Yanglingquan GB34）

【别名】阳之陵泉（《灵枢·本输》）、阳陵（《神应经》）。

【出处】《灵枢·九针十二原》：疾高而外者，取之阳之陵泉也。

【归经】足少阳胆经。

【定位】膝关节外侧，腓骨小头前下方凹陷处。简易取穴法：仰卧或侧卧。屈膝，腓骨小头与胫骨小头连一条线，在腓骨小头前下方成等边三角形的地方（图 6-2）。

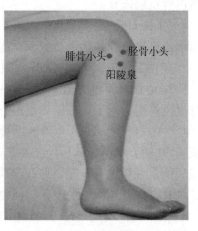

图 6-2　阳陵泉

【释名】阳，指外侧；陵，指高处；泉，指凹陷处。穴在膝关节外侧下方，当腓骨小头前下方凹陷处，故名。

【类属】

1. 八会穴之一，筋会。

2. 足少阳胆经合穴。

3. 胆经的下合穴。

【穴性】疏利肝胆、通经活络、舒筋止痛。

【主治】

1. 肝胆病症　胸胁支满，胁肋疼痛，黄疸，呕吐胆汁，肝炎，胆囊炎，胆道蛔虫症，胆结石。

2. 神经系统病症　头痛，面神经麻痹，面神经痉挛，眼睑下垂，中风，半身不遂，下肢痿痹，小儿脑瘫，神经衰弱，癫痫，肋间神经痛，坐骨神经痛，疱疹后神经痛。

3. 骨伤科病症　颞下颌关节损伤，落枕，肩周炎，胸壁挫伤，腰扭伤，腰骶部疼痛，膝关节及其周围组织疾患，踝关节扭伤。

4. 其他病症　高血压，虚劳，寒热往来，急惊风，遗尿，小便不利，术后疼痛。

【配伍】配环跳、风市、悬钟主治半身不遂，下肢痿痹；配阴陵泉、中脘主治胁肋痛；配水沟、中冲、太冲主治小儿惊风；配上脘、太冲、神门、内关主治肝气犯胃呕吐、口苦。

【刺灸法】 直刺或斜向下刺 10~1.5 寸；可灸。

【古代应用】

《灵枢·邪气脏腑病形》：胆病者，善太息，口苦，呕宿汁，心下澹澹，恐人将捕之，嗌中吩吩然，数唾，在足少阳之本末，亦视其脉之陷下者，灸之，其寒热者取阳陵泉。

《针灸甲乙经》：胆胀者，阳陵泉主之。髀痹引膝，股外廉痛，不仁，筋急，阳陵泉主之。

《备急千金要方》：主头面肿。

《铜人腧穴针灸图经》：治膝伸不得屈，冷痹脚不仁，偏风半身不遂，脚冷无血色。

《玉龙歌》：膝盖红肿鹤膝风，阳陵二穴亦堪攻。

《席弘赋》：最是阳陵泉一穴，膝间疼痛用针烧。

《杂病穴法歌》：胁痛只须阳陵泉。

《针灸大成》：治筋病。

【临床报道】

1. 骨伤科病症

（1）颞下颌关节炎：《北京中医》1994 年第 6 期报道，针刺阳陵泉治疗颞下颌关节损伤。一患者右颞下颌关节损伤，局部疼痛，张口受限。针刺下关、听宫等穴半小时后疼痛未见缓解，当即改用右侧阳陵泉，用提插捻转泻法，行针 3 分钟后患者张口受限大减；继针 5 次，即告痊愈。

（2）落枕：《贵州中医学院学报》1987 年第 2 期报道，针刺阳陵泉治疗落枕 95例。双侧阳陵泉同时针刺，强刺激泻法，同时嘱患者活动颈项，留针 20 分钟。结果：全部治愈（其中 1 次治愈 64 例）。《中医药研究》2002 年第 1 期报道：针刺阳陵泉治疗落枕 60 例。取阳陵泉（单侧发病取患侧，双侧发病取双侧），常规针刺，得气后快速提插捻转，泻法，同时配合活动颈部，留针 15 分钟。每日 1 次，3 日为1 个疗程。结果：临床治愈 56 例（93.3%），好转 4 例，全部有效。

（3）颈椎病：《针灸临床杂志》1997 年第 12 期报道，针刺阳陵泉加弹拨膈俞治疗颈椎病 134 例。结果：治愈 29 例（21.6%），显效 41 例（30.6%），好转 61 例（45.5%），无效 3 例（2.2%），总有效率为 97.8%（详见"血会"膈俞）。

（4）小儿斜颈：《中国针灸》1997 年第 4 期报道，阳陵泉透刺阴陵泉治疗急性小儿斜颈 14 例。取对侧阳陵泉，用 3 寸毫针向阴陵泉透刺，要求产生明显针感，再施捻转泻法，使局部酸胀；同时嘱患者自行活动颈部；针刺后颈肌肌紧张尚未松弛者，可辅助进行局部推拿。结果：全部治愈。

（5）上肢痹痛：《山东中医杂志》1999 年第 10 期报道，针刺阳陵泉治疗上肢痹痛。根据《素问·调经论》"病在筋，调之筋"的法则，取筋之会穴阳陵泉可疏通气血，用于治疗肌肉、肌腱、神经、关节、韧带等方面的病症，如肌纤维炎、肩周炎、肱骨外上髁炎、臂丛神经损伤等疗效满意。

（6）肩痛：《北京中医》1983 年第 1 期报道，针刺阳陵泉治疗肩周炎 36 例。动留针 20 分钟，行针中配合肩部活动。每日 1 次。经过 1~18 次的治疗，痊愈 30 例（83.3%），显效 2 例，好转 4 例。《天津中医学院学报》1984 年第 2 期报道：针刺阳陵泉治疗肩周炎 52 例，强刺激手法，动留针 10 分钟，行针中配合肩部活动。每日或隔日 1 次，10 次为 1 个疗程。结果：痊愈 28 例，显效 15 例，好转 7 例，无效 2 例。《山西中医》1997 年第 2 期报道：针刺阳陵泉治疗肩周炎 42 例。用 3 寸毫针快速刺入阳陵泉 1.5~2 寸，得气后行提插捻转泻法，患肩反复做快速有力的旋转、上举、外展、后伸动作；留针 5 分钟后，再行提插捻转泻法，患肩重复上述动作；然后行平补平泻 2 分钟，最后以开合及呼吸补法出针。3 日 1 次，5 次为 1 个疗程。结果：治愈 25 例（59.5%），显效 6 例（14.3%），好转 8 例（19%），无效 3 例（7.1%），有效率 92.9%。《成都中医药大学学报》1997 年第 3 期报道：针刺阳陵泉治疗肩周炎 35。取患侧阳陵泉，进针得气后用泻法，留针 10 分钟，同时嘱患者尽力连续旋转患肩。每日 1 次，6 次为 1 个疗程。结果：痊愈 12 例，显效 14 例，好转 8 例，无效 1 例。《中国针灸》2002 年第 7 期报道：针刺阳陵泉治疗肩痛 30 例。以快速捻转刺入阳陵泉，得气后施以泻法，每隔 5 分钟行针 1 次，留针半小时，在行针的同时嘱患者活动患肢。每日 1 次，连续治疗 3 次。结果：痊愈 23 例，好转 6 例，无效 1 例，有效率 96.7%。《山东中医杂志》2003 年第 3 期报道：独刺阳陵泉治疗肩周炎 100 例。取健侧阳陵泉（若双侧肩周炎，则取双侧阳陵泉），针尖斜向下方与下肢长轴呈 35°角，进针 4.5~5 寸，得气后紧提慢按，行透天凉手法，以出现酸、麻、胀、痛感觉向足小趾背侧放射为佳，留针 30~60 分钟，每 10 分钟行针 1 次，同时让患者运动肩部。隔日 1 次，10 次为 1 个疗程。结果：痊愈 40 例，显效 32 例，好转 10 例，无效 18 例，有效率为 82%。治疗时间最短 3 个疗程，最长 10 个疗程。

（7）胸痛：《中国中西医结合杂志》1994 年第 7 期报道，针刺阳陵泉治疗胸壁挫伤 100 例。阳陵泉穴深刺，强刺激或中强刺激，留针 15~20 分钟，每隔 5 分钟行针 1 次，行针时嘱患者做深呼吸或咳嗽动作。结果：针刺后 1 分钟内即感胸痛明显减轻、5~20 分钟后疼痛消失者 98 例；针刺 1 次胸痛明显好转、2 次痛止者 2 例。全部有效。

（8）胁痛：《新中医》1977 年第 2 期报道，针刺阳陵泉配支沟治疗胁肋疼痛 40 例。常规针刺。结果：远期止痛 30 例，近期止痛 9 例，仅 1 例无效。单用本穴治疗肋间神经痛 20 例，1 次痊愈 17 例，显效 2 例，好转 1 例（吕景山，《单穴治病选萃》，人民卫生出版社，1993 年）。

（9）急性腰扭伤：《江西中医药》2002 年第 5 期报道，针刺阳陵泉、攒竹治疗急性腰扭伤。强刺激 3~5 分钟，留针 10 分钟，嘱患者活动腰部，再在局部行理筋推拿手法治疗。经 1 次治疗明显好转，疼痛减轻；2 次腰部疼痛完全消失，活动自如。

（10）膝关节炎：《蜜蜂杂志》2002 年第 10 期报道，蜂针治疗膝关节退行性关节炎。取阳陵泉、内外膝眼、委中等穴，每次针 2~4 个穴位。隔日 1 次。经 2 次治疗后，患者感疼痛减轻；15 次治疗后患者行走自如，症状消失。

（11）踝关节扭伤：《四川中医》1985 年第 12 期报道，针刺阳陵泉治疗 1 例顽固性足踝扭伤患者，多种方法医治无效。取患侧阳陵泉，强刺激，动留针 5 分钟。取针后疼痛明显减轻，行走如常。《国医论坛》2000 年第 5 期报道：阳陵泉透刺为主治疗踝关节急性扭伤 58 例。取穴阳陵泉、阿是穴（压痛最明显处），先直刺阳陵泉，行针 2~3 分钟后扳倒针身，使针尖向下透刺 2~2.5 寸，然后行泻法（小幅度快速提插配以捻转）3~5 分钟，力求使针感向下传至患部，并嘱患者同时活动受伤关节，幅度由小到大，不留针；对于出血较多、肿胀明显者，再用三棱针点刺阿是穴放血，瘀血不易排出者，可在阿是穴处拔一小火罐帮助瘀血排出。每日 1 次，5 次为 1 个疗程。结果：经治 1 个疗程，痊愈 38 例（65.5%），显效 12 例（20.7%），好转 6 例（10.4%），无效 2 例（3.4%），有效率为 96.6%。《江西中医药》2001 年第 6 期报道：深刺阳陵泉治疗踝内翻扭伤 50 例。取患侧阳陵泉，用 3 寸毫针向阴陵泉方向缓慢透刺，使触电样针感向下传导至踝部，若没有触电样得气感，可将针退至皮下，调整角度后重新进针，直至得气为止，行针刺泻法，留针 30 分钟。每日 1 次。结果：全部治愈（其中 1 日治愈 10 例），最多治疗 5 日，平均治疗时间 2.5 日。

（12）各种软组织损伤：《贵阳中医学院学报》1979 年第 12 期报道，针刺阳陵泉治疗各类软组织损伤 40 例。常规针刺，1 次痊愈 27 例（67.5%）。

2. 消化系统病症

（1）胆囊炎：《中国针灸》1986 年第 4 期报道，针刺阳陵泉、期门治疗急性胆囊炎 150 例。常规针刺，动留针 30 分钟。每日 1 次。结果：痊愈 142 例（94.7%），无效 8 例。《中国针灸》2000 年第 9 期报道：阳陵泉埋线治疗慢性胆囊炎 65 例。按埋线常规操作，每 15 日 1 次为 1 个疗程，共治 2 个疗程。结果：1 个疗程治愈 42 例（64.6%），好转 22 例（33.9%），无效 1 例（1.5%），有效率为 98.5%。未治愈的 23 例继续第 2 个疗程，结果：治愈 18 例（78.3%），好转 4 例（17.4%），无效 1 例（4.3%），有效率为 95.7%。2 个疗程总共治愈 60 例（92.3%），好转 4 例（6.2%），无效 1 例（1.5%），总有效率为 98.5%。

（2）胆绞痛：《针灸学报》1990 年第 4 期报道，针刺阳陵泉治疗胆绞痛 11 例。深刺 2.5 寸，快速大幅度捻转，动留针 30 分钟。结果：显效（针后 10~30 分钟内疼痛明显减轻或消失）7 例，好转 4 例。《中国针灸》1990 年第 4 期报道：阳陵泉穴位注射治疗胆绞痛 157 例。每侧穴位注入维生素 K_3 注射液 4mg。结果：显效 126 例（80%），好转 31 例，全部有效。《针灸学报》1991 年第 3 期报道：针刺阳陵泉等穴结合耳压、中药治疗胆结石 79 例。针刺取穴：阳陵泉、肝俞、胆俞、胆囊，阳陵泉、胆囊直刺 2 寸，提插捻转泻法；肝俞、胆俞向棘突斜刺 2 寸，捻转泻法，使触电感传向胁部，每日 1 次；耳穴取神门、交感、内分泌、肾上腺，用药丸贴压后每日自行按压5次，每次每穴50下。3日贴1次，7日为1个疗程；同时加服药物。结果：结石全部排出者21例（26.6%），结石部分排出、病情好转者44例（55.7%），无效14例（17.7%），有效率82.3%。《针灸临床杂志》1996年第9期报道：电针阳陵泉治疗胆绞痛55例。用3寸毫针刺入双侧阳陵泉2寸，强刺激，使针感向上放散，然后接电针治疗仪刺激20分钟。每日1次，5次为1个疗程。结果：针后疼痛立即消失15例，半小时痛止者40例，镇痛有效率100%。《针刺研究》2000年第1期报道：针刺阳陵泉治疗胆绞痛79例。阳陵泉向腘窝方向刺入1.5寸，得气后行捻转泻法，留针30分钟左右，每隔3分钟行针1次。结果：显效67例（84.8%），平均显效时间为5.5分钟；有效率为93.67%，平均有效时间为7.7分钟。

（3）胆道蛔虫症：《贵阳中医学院学报》1998年第1期报道，一患者右上腹钻顶样疼痛，诊为"胆道蛔虫症"。当即取右阳陵泉配双侧合谷、足三里，泻法，使针感向上放散。5分钟后，痛即缓解，后渐入眠而愈。《针灸临床杂志》2004年第11期报道：阳陵泉穴位注射加静脉注射治疗胆道蛔虫症13例。阳陵泉穴位注射654-2，外加静脉推注维生素C。结果：治愈11例（84.6%），无效2例。

（4）呃逆：《包头医学院学报》1999年第1期报道，阳陵泉、内关穴位注射治疗顽固性呃逆17例。取同侧阳陵泉、内关，将维生素 B_1 100mg、维生素 B_{12} 0.5mg 混合后分两穴注射，注射后在穴处按摩3分钟。每日1次。结果：注射1次呃逆消失10例，2次消失4例，3次消失3例，全部有效。

3. 神经系统病症

（1）头痛：《山东中医杂志》1996年第3期报道，针刺阳陵泉、率谷治疗一血管性头痛患者，用泻法激发感传，使针感从下肢传至头部，头痛顿止，且有清凉感。共治疗6次而愈。

（2）面神经麻痹：《针灸临床杂志》2000年第10期报道，针刺阳陵泉、太冲为主治疗周围性面瘫106例。主穴取健侧阳陵泉、太冲；急性期加患侧下关、翳风；恢复期加患侧瞳子髎、地仓、下关、翳风。常规消毒后，用1.5~2.5寸毫针针刺阳陵泉、太冲，得气后行泻法，留针30分钟，每5分钟行针1次；急性期留针期间，用温和灸施灸患侧翳风、下关，每穴10分钟左右，至面部皮肤稍呈红晕为度；恢复期加针瞳子髎、地仓、下关、翳风、地仓浅刺，平补平泻；下关、翳风温针灸，留针30分钟。每日1次，10次为1个疗程。经1~3个疗程治疗，结果：治愈97例（91.5%），显效7例（6.6%），好转2例（1.9%），全部有效。

（3）痿症：针刺阳陵泉为主治疗各种痿证40例。每日1次，10次为1个疗程。结果：1疗程治愈15例，2疗程治愈10例，好转12例，无效3例（吕景山，《单穴治病选萃》，人民卫生出版社，1993年）。

（4）中风偏瘫：《针灸临床杂志》1999年第3期报道，针刺阳陵泉为主治疗急性期中风中经络患者145例。结果：全部有效，其中基本治愈76例（52.4%）。《上海针灸杂志》2001年第1期报道：针刺阳陵泉等穴治疗中风偏瘫足内翻102例。直刺患侧阳陵泉、丰隆，得气后接电针仪刺激 30 分钟。每日 1 次，25 次为 1 个疗程。经 1 个疗程治疗，结果：痊愈 44 例（43.1%），好转 46 例（45.1%），无效 12 例（11.8%），总有效率 88.2%。

（5）下肢痉挛性瘫痪：《中国医刊》1999 年第 3 期报道，针刺阳陵泉为主治疗痉挛性瘫痪 30 例。主穴阳陵泉，阴虚阳亢加风池、肝俞、肾俞、太溪、太冲、三阴交；风痰阻络加风池、脾俞、丰隆、行间、公孙、阴陵泉；气血亏虚加气海、脾俞、血海、三阴交；气虚血瘀加气海、百会、脾俞、血海、三阴交；气滞血瘀加膈俞、合谷、血海、太冲。主穴用 30 号 10cm 毫针快速进针，深刺 6cm，快速小幅度捻转 1 分钟，留针 30 分钟，出针前重复操作 1 次，上、下午各针 1 次。1 个月为 1 个疗程。结果：痊愈 7 例（23.3%），显效 17 例（56.7%），好转 5 例（16.7%），无效 1 例（3.3%），有效率为 96.7%。

（6）小儿脑瘫：《上海针灸杂志》2005 年第 10 期报道，针刺阳陵泉为主治疗小儿脑瘫下肢运动功能障碍 35 例。主穴取阳陵泉，配穴取昆仑、解溪、太冲、承山、太溪、三阴交、丘墟、血海。主穴针刺得气后施以烧山火补法（重插轻提、拇指向前顺时针单向捻转约为 120°，每分钟 60~80 次），反复施术 2~3 次后留针 30 分钟；余穴均常规操作，根据全身证候虚实施以补泻手法。结果：治愈 15 例（42.9%），好转 20 例（57.1%），全部有效。

（7）坐骨神经痛：《哈尔滨中医》1960 年第 3 期报道，针刺阳陵泉、环跳治疗坐骨神经痛 284 例。常规针刺，强刺激手法，动留针 20 分钟。每日或隔日 1 次，15 次为 1 个疗程。结果：痊愈 52 例（18.3%），显效 89 例（31.3%），好转 140 例（49.3%），无效 3 例（1.1%），有效率 98.9%。《中国针灸》2000 年第 2 期报道：针刺阳陵泉等穴治疗坐骨神经痛 87 例。主穴为阳陵泉，配穴取大肠俞、关元俞、环跳、委中、承山、昆仑（均患侧）。阳陵泉按龙虎交战手法施术，将针刺入穴位得气后，将针退至 0.5 寸处，以左转为主，即大拇指向前用力捻转 9 次；再以右转为主，即大拇指向后用力捻转 6 次；然后刺入 1 寸处、1.5 寸处重复上述手法各 1 次。针刺强度以患者能耐受为度，针感向风市或昆仑传导为最佳，留针 30 分钟；大肠俞、关元俞、环跳、委中、承山、昆仑施以平补平泻手法，均留针 30 分钟。每日 1 次，每周 5 次，10 次为 1 个疗程。另设 50 例对照组，取穴及疗程均同龙虎交战组，但只用平补平泻手法行针。结果：经治疗 2 个疗程，龙虎交战组痊愈 47 例（54%），显效 30 例（35.6%），好转 7 例（6.9%），无效 3 例（3.5%），有效率 96.5%；对照组痊愈 16 例（32%），显效 15 例（30%），好转 10 例（20%），无效 9 例（18%），有效率 82%。两组治疗结果比较经统计学处理，其治愈率和总有效率有显著差异（$P<0.005$）。

（8）带状疱疹后神经痛：《杭州医学高等专科学校学报》2001 年第 4 期报道，针刺阳陵泉配大椎点刺出血加拔罐治疗带状疱疹后遗神经痛 38 例。穴位常规消毒，阳陵泉常规针刺，大椎用三棱针点刺出血，加拔火罐 5~10 分钟，使出血 1~5mL；另设 24 例对照组，在疱疹四周行常规围刺法，并配合循经取穴加取太冲、曲池，每隔 10 分钟行捻转手法 1 次，留针 40 分钟。两组均每日 1 次，5 次为 1 个疗程，疗程间隔 2 日。经治 4 个疗程，结果：刺血拔罐组显效 22 例（57.8%），好转 11 例（29.0%），无效 5 例（13.2%），有效率为 86.8%；围刺组显效 9 例（37.5%），好转 5 例（20.8%），无效 10 例（41.7%），有效率为 58.3%。两组比较，疗效有显著差异（P<0.05）。

4. 其他病症

（1）上睑下垂：《河北中医》2001 年第 11 期报道，针刺阳陵泉为主治疗后天肌源性上睑下垂 34 例。主穴：阳陵泉、合谷、足三里（均双）。局部配穴：阳白透鱼腰、攒竹透丝竹空（均患侧）。主穴直刺 1~2 寸，押手按压进针点下方，使经气向上传导；局部穴常规针刺，留针 40~50 分钟。每日 1 次，10 次为 1 个疗程。结果：痊愈 32 例（94.1%），好转 2 例，全部有效。治疗时间最短 15 日，最长 35 日。

（2）肌内注射后局部肿痛：《四川中医》1989 年第 12 期报道，针刺或点压阳陵泉治疗臀部肌内注射后局部肿痛，大多能在 3~5 秒钟缓解疼痛，1~2 分钟疼痛完全消失。对于有肿块（未化脓）或肿痛在数天以上者留针半小时左右也有良效。

（3）睾丸活检术后剧痛：《针灸临床杂志》1995 年第 7 期报道，针刺阳陵泉治疗睾丸活检术后剧痛 20 例。取与病变部位相应一侧的阳陵泉，针刺得气后，行提插捻转泻法，3 分钟行针 1 次。结果：1~5 分钟完全止痛 13 例，10~20 分钟完全止痛为 7 例，全部有效。观察 24 小时均无反复。

5. 副反应方面　《上海中医药》1958 年第 9 期报道：一妇女经期针刺阳陵泉，导致当日阴道大出血现象。

【现代研究】

1. 消化系统方面　针刺阳陵泉能增强胆囊运动和排空能力，促使和加强胆囊收缩、胆总管的规律性收缩、排出胆道造影剂，而进入十二指肠，而且还有促进胆汁分泌、对奥狄括约肌有明显的解痉作用和良好的镇痛作用。此种作用在出现针感后即开始，在起针后 10 分钟更为明显。因而，对胆囊炎、结石症有较好的治疗作用。

《山东中医学院学报》1995 年第 3 期报道：观察 32 只家兔电针阳陵泉对下丘脑室旁核微量注射缩胆囊素八肽（CCK-8）引起胆囊压力变化的影响。结果：下丘脑室旁核（PVN）内注入 CCK-8 明显降低胆囊压力；电针阳陵泉能显著减弱 PVN 内注入 CCK-8 降低胆囊压力的效应；电针对照区则不影响 PVN 内注入 CCK-8 引起的胆囊降压效应。提示电针阳陵泉穴对胆囊运动功能有一定的调整作用。

《浙江中医学院学报》2002 年第 3 期报道：为探讨针刺阳陵泉后对健康人胆囊收缩功能的影响，选健康男性学员 30 例，年龄 20~22 岁，应用美国 Acuson Sequoia 512 型超声诊断仪，探头频率 410MHz，分别于针刺前及针刺后，测试胆囊的大小及胆总管内径变化。结果：针刺阳陵泉后胆囊大小及胆总管内径虽有不同程度的改变，但无统计学意义（P>0.05）。结论：针刺阳陵泉、胆俞对急性胆囊炎患者，可使胆囊收缩功能明显增强，有利于胆囊炎的恢复；针刺阳陵泉对健康人胆囊收缩功能及胆总管内径则无明显影响。

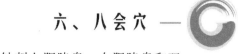

《中国针灸》2003年第1期报道：在 B 超下观察针刺左阳陵泉、右阳陵泉和双侧阳陵泉对胆囊收缩和胆总管扩张的影响。观察结果：3组均有明显作用，但组间无显著性差异。表明左阳陵泉与右阳陵泉对胆道系统有同样的效应，故临床不宜只取右穴，而忽略左穴，也不必左右双穴同时取。

《云南中医学院学报》2004年第3期报道：针刺阳陵泉对胆囊容积和胆总管内径的影响。应用美国 Acuson Sequoia 512 型超声诊断仪，探头频率40MHz，分别于针刺阳陵泉前后，测试胆囊容积及胆总管内径的变化。观察结果：针刺健康人阳陵泉后，胆囊容积及胆总管内径虽有不同程度的改变，但无统计学意义。说明针刺阳陵泉对生理状态下的胆囊收缩功能无明显影响。

《中国临床康复》2004年第12期报道：电针实验动物阳陵泉能使胃窦、奥狄括约肌组织及血浆中胃动素、缩胆囊素的含量明显升高。

2. 神经系统方面　针刺阳陵泉对脑血流量有一定影响。有人对急性缺血性中风患者通过针刺治疗取得良好疗效，通过实验研究，针刺右侧阳陵泉和曲池，可影响到脑的血流动力学，使脑血流量增加，脑血管阻力降低；起针后，脑血管阻力降低却不显著。而对正常猫的脑血流动力学影响基本不大；电针阳陵泉、足三里，可以抑制在下丘脑乳头上区、乳头及乳头前区，对电刺激臀神经，及自然痛刺激所呈现放电增加的兴奋反应（杨甲三，《针灸腧穴学》，上海科学技术出版社，1989年）。

《辽宁中医杂志》1997年第10期报道：对实验性脾虚大鼠分别针刺其阳陵泉、脾俞穴，有使终板电位（EPP）、小终板电位（MEPP）及乙酰胆碱电位（AchP）振幅增高的趋势，但无显著性差异。而二穴同时针刺时，EPP、MEPP、AchP 振幅升高明显，与分别单刺组有非常显著的差异。针刺阳陵泉、脾俞对 EPP、MEPP 频率及 AchP 的时程没有明显影响。表明：针刺阳陵泉、脾俞可提高脾虚时神经－肌肉接头的传递。《上海针灸杂志》1998年第2期报道：单灸阳陵泉或脾俞能使重症肌无力（MG）模型大鼠膈神经－膈肌标本的 MEPP 振幅升高，但对 AchP 及血清 Ach-RAb 滴度、MEPP 频率等均没有明显影响；而同时灸两穴位则使 MEPP、AchP 振幅升高，血清 AchRAb 滴度下降，灸足三里则没有这种效应。表明：同时灸阳陵泉、脾俞有促进重症肌无力患者神经肌肉接头传递的作用。

《中国针灸》1998年第9期报道：针刺阳陵泉对脊髓损伤后痉挛状态的临床疗效及对脑脊液中 γ-氨基丁酸（GABA）的影响。以针刺阳陵泉为主作观察组，足三里为主作对照组，结果：针刺阳陵泉对临床抽搐控制率优于足三里，但总有效率无差异；对脑脊液中 GABA 的影响，阳陵泉组治疗前后有显著差异，治疗后较治疗前升高；而足三里组治疗前后无显著差异。提示针刺阳陵泉能较好地缓解痉挛状态，同时能提高脑脊液中 GABA 的浓度。

（六）太渊（Taiyuan LU11）

见手太阴肺经原穴。

（七）大椎（Dazhui GV14）

【别名】百劳（《针灸大全》）、上杼（《循经考穴编》）、大杼（《和汉三才图会》）。

【出处】《素问·气府论》。

【归经】督脉。

【定位】在后正中线上，第7颈椎棘突下凹陷中。简易取穴法：①两肩峰端水平连线中点高骨下凹陷中；②患者尽量低头，在后项背部正中最高起颈椎下方就是第7颈椎，高骨下方凹陷处是穴；③如果低头后高骨还是不明显或者有2个高骨显现，可以将患者或医者的示指和中指分别按在两个骨头顶端，再让患者慢慢地向左右摇动头项部，指下细心体会，那个能够感觉到活动的颈椎就是第7颈椎（图6-3）。

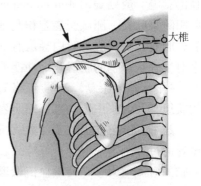

图6-3　大椎

【释名】穴在第1胸椎上凹陷处，因其椎骨最大，故名。

【类属】

1. 八会穴之一，骨会（古代针灸文献以及今之针灸教材均误为"大杼"，今改之）。

2. 手足三阳、督脉"诸阳"之会，人体阳气最旺的穴位。经常艾灸此穴，可以振奋阳气，抵御病邪，起到《黄帝内经》所说的"正气存内，邪不可干"的作用。反之，如果人体被病邪所侵扰，那就是"邪之所凑，其气必虚"，说明阳气不足了，就要多灸、重灸补阳补气了！

【穴性】清热解毒、解表通阳、提升阳气、镇静安神。

【主治】

1. 骨伤科病症　落枕，颈椎病，肩背腰脊强痛。

2. 热性病症　感冒，热病，恶寒发热，疟疾，骨蒸劳热，中暑等。

3. 呼吸系统病症　咳嗽，喘逆，咽喉肿痛。

4. 神经系统病症　小儿惊风，角弓反张，癫、狂、痫、癔症。

5. 五官病症　急、慢性结膜炎，结膜下出血，麦粒肿，细菌性或病毒性角膜炎，青光眼，电光性眼炎。

6. 其他病症　五劳虚损，七伤乏力，自汗，盗汗，荨麻疹，疔疮，高血压。

【配伍】配合谷、中冲治伤寒发热、头晕；配长强治背脊强痛；配后溪、间使治疗疟疾；配风池、列缺治风寒感冒；配太阳、风池、合谷、鱼际治风热感冒。

【刺灸法】直刺0.5~0.8寸；可灸。

【古代应用】

《素问·骨空论》：灸寒热之法，先灸项大椎，以年为壮数，次灸橛骨，以年为壮数。

《伤寒论》：太阳与少阳并病，颈项强痛，或眩冒，时如结胸，心下痞硬者，当刺大椎第一间，肺俞，肝俞。

《肘后歌》：疟疾寒热真可畏，须知虚实可用意，间使宜透支沟中，大椎七壮如圣治。

《玉龙歌》：满身发热为虚，盗汗淋淋渐损躯，须得百劳椎骨穴，金针一刺疾俱除。

《类经图翼·经络六（督脉经穴）》：大椎为骨会，骨病者可灸之。

《医宗金鉴》：满身发热，虚汗盗汗，津液不止。

【临床报道】

1. 热性病症 《中医杂志》1960 年第 2 期报道：针刺大椎、足三里治疗流行性感冒高热 188 例。常规针刺和手法。针后 1 小时开始退热，平均 15 小时内体温降至正常范围，疗效超过西药复方阿司匹林。《浙江中医杂志》1964 年第 3 期报道：针刺大椎治疗十几种急性热病（流行性感冒、肺炎、腮腺炎、肠炎、细菌性痢疾、阑尾炎、流行性脑膜炎等）共 274 例。常规针刺，提插捻转泻法。结果：针后 1 小时退热 188 例，58 例白细胞计数升高者 27 例下降。《中医杂志》1980 年第 12 期报道：一 2 岁男童发热 20 余日，日轻夜重，时热时止，高时体温达 40℃ 以上。诊为"无名高热"，西药医治无效。经针刺大椎（行透天凉手法），1 次而愈。《宁夏医学杂志》1991 年第 1 期报道：大椎点刺出血加拔火罐治疗感冒 150 例。按刺血拔罐操作常规施术，每日 1～2 次。结果：痊愈 100 例（66.7%），显效 30 例（20%），好转 20 例（13.3%），全部有效，而且大部分是 1 次见效。

2. 呼吸系统病症

（1）感冒：《中国针灸》1996 年 10 期报道，独取大椎治疗感冒 80 例。大椎用梅花针中强刺激，待出血后然后用闪火法拔罐约 5 分钟，使出血 1～2mL 即可取罐。结果：全部治愈。《中国中医药信息杂志》1997 年第 12 期报道：大椎刺络拔罐治疗感冒 96 例。大椎常规消毒后，用三棱针在穴点中心上及其周围散在地点刺 3～5 针，然后加拔火罐，留罐 10～15 分钟，使出血 1～2mL，起罐，消毒干棉球擦去血迹。结果：全部治愈。《针灸临床杂志》1998 年第 8 期报道：大椎拔罐治疗外感表证 158 例。在大椎拔罐，留罐 20～30 分钟；发热明显者，大椎先点刺出血 2～3 滴后再行拔罐；体虚者加刺足三里（补）、合谷（泻）。结果：痊愈 62 例（39.2%），好转 86 例（54.5%），无效 10 例（6.3%），有效率 93.7%。

（2）上呼吸道感染：《中国针灸》1990 年第 2 期报道，大椎配合谷、曲池穴位注射治疗急性上呼吸道感染 592 例。大椎、曲池注入注射用水 1～2mL，合谷注入 0.5～1mL，急性咽喉炎、扁桃体炎咽部红肿较重者加扁桃穴（颈部舌骨两侧末端稍外处），针刺 0.5～0.8 寸，注入药液 0.3～0.5mL。每日 1～2 次。结果：痊愈 508 例（85.8%），好转 57 例（9.6%），无效 27 例（4.6%），有效率 95.4%。

（3）支气管炎：《浙江中医杂志》1965 年第 11 期报道，大椎刺血拔罐治疗小儿慢性支气管炎 31 例。按刺血拔罐常规操作，每次 20~30 分钟。每日 1 次。经治 3~6 次，痊愈 28 例，好转 3 例。

（4）扁桃体炎：《中国针灸》1993 年第 4 期报道，大椎点刺出血加拔火罐治疗扁桃体炎 120 例。按刺血拔罐操作常规施术，每日 1 次。经过 3 次治疗，痊愈 87 例（72.5%），显效 25 例（20.8%），好转 8 例（6.7%），全部有效。

（5）哮喘：《中医杂志》1980 年第 10 期报道，大椎穴位贴敷治疗哮喘 100 例。大椎常规消毒后贴上药饼［生毛茛叶、天文草花蕊（或叶）各 3~5 片，共同捣烂成泥，加少量姜汁混合调匀，做成直径约 2.5cm，如五分硬币大药饼，置于不透水的敷料上，即可］，周围围上消毒棉球以防药液外流，造成穴位周围皮肤起疱，再盖上消毒纱布，胶布固定。多数患者于贴药后 2~3 小时便有灼热感或微痛感，此时可将药物除去，若贴药局部出现红晕或水疱为正常现象，水疱过大时可用消毒的针刺破，涂上龙胆紫或消炎膏。每次贴药间隔时间为 10 日，连续贴药 3 次为 1 个疗程，一般每年只贴 1 个疗程。因患者多属虚寒型，为巩固疗效，均辅以中药真武汤加细辛、五味子、远志、紫菀等中药煎服。结果：98 例效果良好。其中，症状和体征消失、半年内未复发者 22 例；哮喘发作次数减少一半以上、发作持续时间明显缩短者 41 例；症状及体征有改善，但发作次数不减少者 35 例；无效 2 例；有效率 98%。《上海针灸杂志》1989 年第 1 期报道：大椎、肺俞施行艾炷瘢痕灸法治疗哮喘 487 例。每次每穴灸 7~9 壮，隔日 1 次，3 次为 1 个疗程，每年夏季灸 1 个疗程。结果：显效 147 例（30.2%），好转 215 例（44.1%），无效 125 例（25.7%），有效率 74.3%。《中国针灸》1993 年第 4 期报道：针灸大椎、肺俞等穴治疗小儿哮喘 386 例。主穴：大椎、肺俞。痰热加丰隆；肾虚加肾俞。主穴隔盐灸，每穴 4~5 壮，至皮肤潮红。丰隆常规针刺；肾俞艾条灸。隔日 1 次，10 次为 1 个疗程。结果：痊愈 152 例（39.4%），好转 197 例（51%），无效 37 例（9.6%），有效率 90.4%。

（6）肺心病：《中国针灸》1990 年第 5 期报道，大椎等穴刺血拔罐治疗肺心病急性发作期 30 例。取穴大椎、肺俞、孔最、丰隆，刺血拔罐。起初每日 1 次，6 日后改为隔日 1 次，2 周为 1 个疗程。经治 2 个疗程，显效 18 例，好转 11 例，无效 1 例，有效率 96.7%；另设 30 例药物静脉滴注治疗作对照，结果：显效 9 例，好转 11 例，无效 8 例，死亡 2 例，有效率 66.7%。针刺组的疗效明显优于对照组（$P <$ 0.01）。

3. 骨伤科病症

（1）落枕：《河北中医》1991 年第 3 期报道，针刺大椎治疗落枕 101 例。进针 1 寸，平补平泻法，同时嘱患者活动颈部。每日 1 次。结果：经 1~3 次治疗，均获痊愈。《北京中医》1996 年第 3 期报道：针刺大椎治疗落枕 62 例。常规针刺，配合颈部活动。结果：痊愈 52 例（83.9%），显效 6 例，好转 4 例，全部有效。

（2）颈椎病：《浙江中医杂志》1986 年第 7 期报道，大椎穴位注射治疗颈椎病 60 例。取穴：大椎、相应颈夹脊穴。药物：10% 葡萄糖溶液、丹参注射液 10~15mL。隔日注射 1 次。经 10 次左右治疗，全部获效。其中，痊愈 24 例，显效 23

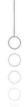

例，好转 13 例。《四川中医》1987 年第 9 期报道，治疗颈椎病引起的椎基底动脉供血不足 11 例。用皮肤针叩刺，每次约 2 分钟，以皮肤潮红或出血为度。有高血压病史者配合关元灸 15 分钟，精神萎靡、嗜睡多眠者配合百会叩刺至微出血。2 日 1 次，7 次为 1 个疗程。经 2~4 个疗程治疗，全部有效，自觉症状均消失，脑血流图波幅偏高，主峰角缩小。其中，供血不足得以改善者 8 例（72.7%）。《针灸临床杂志》1995 年第 1 期报道：大椎刺血拔罐治疗颈椎病 196 例。按刺血拔罐常规操作，隔日 1 次，10 次为 1 个疗程。结果：痊愈 83 例（42.3%），好转 104 例（53.1%），无效 9 例（4.6%），有效率 95.4%。《上海针灸杂志》2003 年第 8 期报道：大椎刺络拔罐为主治疗颈椎病 93 例。取大椎、颈 3~6 夹脊穴，常规针刺，得气后，行针半分钟，平补平泻手法，留针 20 分钟。起针后大椎再用皮肤针重度叩刺 15~20 下，待出血后拔罐 8~10 分钟。每周 2 次，5 周为 1 个疗程。结果：治愈 36 例（38.7%），好转 50 例（53.8%），无效 7 例（7.5%），有效率 92.5%。

（3）肩背痛：《中医杂志》1980 年第 12 期报道：某女，36 岁，因产后气血未复，过早从事体力劳动，感受风寒，导致肩背冷痛（发凉、冒冷气），冬季虽加棉衣、围巾也无济于事，舌淡、苔薄，脉细弱无力。经大椎温针灸数次，症情即大为好转，坚持治疗月余而获痊愈，后未再发。另一老妇平时喜坐卧湿地，致肩臂疼痛十余年，伴周身倦怠，纳差，晨起头昏、恶心，苔薄白，脉缓无力。曾针刺肩髃、肩井、曲池、合谷等穴，收效甚微，后因患疟疾而针刺大椎（用烧山火法），有热感自肩直达患侧手指。数次后疟疾和肩臂疼痛均获痊愈。

（4）急性腰扭伤：《陕西中医》1985 年第 8 期报道，针刺大椎治疗急性腰扭伤 108 例。常规针刺，行针时配合腰部运动。经治 3~5 次后，痊愈 91 例（84.3%），好转 15 例，无效 2 例，有效率 98.2%。《上海针灸杂志》1995 年第 6 期报道：一患者急性腰扭伤，即针大椎、膻中，留针 20 分钟，并嘱患者带针活动腰部，疼痛若失，次日腰部活动已恢复正常。《实用医技杂志》2000 年第 1 期报道：针刺大椎、手三里治疗急性腰扭伤 60 例。常规针刺，行针得气，留针 30 分钟，每 10 分钟捻转 1 次，每次行针 1~2 分钟，同时嘱患者活动腰部。结果：治愈 40 例（66.7%），显效 10 例（16.7%），好转 5 例（8.3%），无效 5 例（8.3%），有效率为 91.7%。

4. 皮肤科病症

（1）痤疮：《中医杂志》1984 年第 4 期报道，大椎刺血拔罐治疗痤疮 50 例。按刺血常规操作，每 3~5 日 1 次，10 次为 1 个疗程。结果：痊愈 27 例，好转 21 例，无效 2 例。《中国针灸》1994 年第 5 期报道：刺血拔罐治疗痤疮 102 例。以三棱针快速点刺大椎，深浅适度，待出血后再加拔火罐，令其出血 1~4mL。每日 1 次，10 次为 1 个疗程。结果：治愈 53 例（52%），好转 49 例（48%），全部有效。

（2）毛囊炎：《中医杂志》1964 年第 6 期报道，以大椎刺血治疗毛囊炎，5~7 次可愈。

（3）发际疮：《中国针灸》2004 年第 1 期报道，点刺大椎出血治疗后发际疮 20 例。用三棱针快速点刺大椎 3~5 下，点刺深度中等，并拔一火罐放血，放血量视出血颜色的改变而定。每 3 日 1 次。结果：经 1~5 次治疗，均获痊愈。

（4）荨麻疹：《陕西中医》1985 年第 11 期报道，以本穴刺血拔罐治疗 1 例持续一年不愈的顽固性荨麻疹患者，1 周 1 次，2 次而愈。

（5）带状疱疹后遗痛：《杭州医学高等专科学校学报》2001 年第 4 期报道，大椎刺血拔罐为主治疗带状疱疹后遗神经痛 38 例，有效率为 87%（详见"筋会"阳陵泉）。

5. 头面五官病症

（1）各种眼病：《上海针灸杂志》1991 年第 4 期报道，大椎刺血治疗睑腺炎（麦粒肿）30 例。在大椎周围查找红色丘疹，捏起皮肤，用三棱针刺破出血。若无红色小点者，可直接刺大椎使之出血，再在周围散刺 4~6 处。隔日 1 次。结果：均获痊愈（一般 3 次即可）。《针灸临床杂志》1997 年第 12 期报道：大椎针刺加拔罐法治疗眼科病症。先针刺大椎，泻法，不留针；出针后再用梅花针叩刺，然后拔一火罐，留罐 5~15 分钟。适应证：急、慢性结膜炎，结膜下出血，麦粒肿，细菌性或病毒性角膜炎，青光眼，电光性眼炎等实热证。治疗期间忌食辛辣燥热之品。

（2）咽喉病：《上海针灸杂志》2001 年第 12 期报道，大椎刺络拔罐为主治疗慢喉痹 20 例，取大椎、天容（双），用三棱针呈梅花状点刺大椎及其四周 5~7 个点，立即拔罐，留罐 10 分钟，令其出血 3~5mL。然后针刺天容穴 0.5~1 寸，得气后留针 20~30 分钟。隔日 1 次，3 次为 1 个疗程。结果：治愈 17 例，好转 3 例，全部有效。

6. 血液系统病症

（1）白细胞减少：上海第一医学院附属肿瘤医院对肿瘤患者放疗后导致白细胞减少症以大椎配脾俞、足三里，补法，白细胞升高率近 100%，使放疗能持续进行。《中华理疗杂志》1988 年第 1 期报道：以激光照射本穴治疗白细胞减少症 70 例，每穴每次照射 6 分钟，每日 1 次，12 次为 1 个疗程。结果：显效 46 例，好转 3 例，无效 21 例，有效率 70%。在有效病例中，治疗后白细胞总数平均由治疗前的（3.07±0.59）×10^9/L 上升到（4.41±1.33）×10^9/L（$P<0.01$）。《中国针灸》1990 年第 6 期报道：隔姜灸大椎、双侧膈俞等穴治疗肿瘤患者化疗所致白细胞减少者 117 例。取穴：大椎、膈俞（双）、脾俞（双）、胃俞（双）、肾俞（双），艾炷隔姜灸，每穴连灸 3 壮，以穴位局部皮肤红润为度，每日 1 次；另设西药对照组 34 例，口服鲨肝醇 100mg，利血生 20mg，每日 3 次。结果：治疗 3~6 日后显效 90 例（76.9%），治疗 9 日后好转 17 例，无效 10 例，总有效率 91.5%。明显高于药物组 38.3% 的有效率，其差异非常显著（$P<0.001$）。《国医论坛》1990 年第 6 期报道：隔姜灸大椎、膈俞等穴治疗化疗所致白细胞减少，并设对照组连续口服常用刺激白细胞增生的西药鲨肝醇、利血生。结果：艾灸组有效率 89.5%，对照组有效率仅 38.2%。艾灸组疗效明显优于西药组，差异非常显著（详见血会膈俞）。《针灸临床杂志》2003 年第 9 期报道：针灸大椎、脾俞、足三里等穴治疗放化疗后白细胞降低 81 例。结果：2 日内白细胞计数恢复正常者 19 例（23%），4 日内白细胞计数恢复正常者 41

例（51%），6 日内恢复正常者 11 例（14%），6 日以上白细胞有所上升但未恢复正常者 4 例（5%）。愈显率 93%（详见"背俞穴"脾俞）。

（2）血沉升高：《中国针灸》1994 年第 3 期报道，艾灸大椎、阳陵泉速降血沉。取大椎、阳陵泉，以穴位为中心，在 2cm 为直径所圈定的范围内用点燃的艾条施以回旋灸，每穴 5~10 分钟（大椎不得少于 10 分钟），灸至局部有明显热感、皮肤呈现红晕为度。每日 1~2 次，5 次为 1 个疗程。共观察 211 例，近期治愈 63 例（29.9%），显效 78 例（37%），好转 52 例（24.6%），无效 18 例（8.5%），有效率为 91.5%。

7. 其他病症

（1）各种痛症：《针刺研究》1989 年第 1、2 期报道，大椎及其夹脊穴刺血拔罐治疗各种疼痛 540 例（其中，头痛 206 例，牙痛 204 例，咽喉痛 87 例，目赤肿痛 43 例）。按刺血拔罐操作常规施术，每日 1 次，3 次为 1 个疗程。结果：痊愈 498 例（92.9%，其中 1 次痊愈 398 例，占 80%），好转 29 例，无效 13 例，总有效率 97.6%。

（2）高血压：沈阳部队医院以大椎行刺血拔罐法治疗高血压，每周 1 次，有效率为 79%。《吉林医学》1984 年第 5 期以同法治疗高血压 17 例。每日 1 次，10 次为 1 个疗程。结果：痊愈 8 例，显效 5 例，无效 4 例。

（3）精神分裂症：湖南医学院以本穴为主配陶道、身柱等穴治疗精神分裂症。深刺 2.5 寸，要求有较强的触电感。有效率达 89%。

（4）癫痫：《中国针灸》1982 年第 2 期报道，针刺大椎治疗原发性癫痫（单纯服药无效者）95 例。常规针刺 1.5 寸，隔日 1 次，10 次为 1 个疗程。针刺前期配合药物治疗，后期可停止服药。经治 3~4 个疗程治疗，显效 24 例（25.3%），好转 45 例（47.4%），无效 26 例（27.4%），有效率 72.6%。

（5）梅尼埃病：《厂矿医药卫生》1999 年第 1 期报道，针刺大椎治疗梅尼埃病 34 例。主穴大椎，肝阳上亢加足临泣，气血不足加三阴交，痰浊中阻加内关，气滞血瘀加后溪，眩晕甚者加风池、臂臑，呕恶甚者加合谷。针刺大椎用补法，其他穴平补平泻，得气后留针 30 分钟。每日 1 次。结果：显效 19 例（55.9%），好转 15 例（44.1%），全部有效。

（6）疟疾：《广东医学》1965 年第 6 期报道，治疗疟疾 75 例（间日疟 51 例、恶性疟 24 例），于发作前 3~4 小时针刺（此时疟原虫在红细胞内发育成熟，即将"破门而出"，把握时机针刺能够充分发挥网状内皮系统对疟原虫的吞噬作用，"迎头痛击"之）。结果：痊愈 41 例，显效 23 例，无效 11 例，有效率 85.3%。上海中医学院 1974 年第 1 版《针灸学》提出：倘若在发作时针刺，寒战时用补的手法，发热时用泻的手法。《中医杂志》1980 年第 12 期报道：于疟疾发作前 1~2 小时针刺大椎，最好出血 1 滴，在穴上撒胡椒粉少许，然后用纱布覆盖。共治疗 250 例，经治 1~3 次，痊愈 204 例（81.6%），好转 39 例，无效 7 例。

（7）黎明多梦：《中国针灸》1994 年第 1 期报道，大椎、命门拔罐治疗黎明多梦 23 例。取大椎、命门二穴，每次拔罐 15 分钟。隔日 1 次。结果：均获痊愈。

（8）输液反应：《中医杂志》1980年第12期报道，灸大椎救治输液反应，散寒救逆、回阳固脱效果良好。一7岁男童因吐泻过度而输液，未及一半，突然出现全身寒战、鼓颌、口唇发紫、四肢厥冷，虽盖上厚被也不足以御寒。急灸大椎10分钟，寒战停止，又灸10分钟后四肢复温，口唇转红。

【现代研究】

《福建中医药》1988年第3期报道：艾灸大椎对肿瘤的抑制作用。用麦粒灸小鼠大椎，发现对小鼠实体瘤和腹水癌具有明显的治疗作用，能使肿瘤细胞的增殖受到抑制，延长该小鼠的存活时间，整体防卫免疫功能均有不同程度的提高。

《中国针灸》1990年第4期报道：对73例不明原因，且发病后4日内药物治疗无效的高热患者随机分为大椎深刺组（刺达棘间韧带深处、近黄韧带后）36例和浅刺组（刺及深筋膜）37例。行针得气后均不留针，分别观察针刺前和针刺后15分钟、3小时的体温及甲皱微循环的变化。结果：降温时间、降温幅度、作用持续时间和甲皱微循环的指标变化等深刺组均明显优于浅刺组，且有显著差异。提示在扩张皮肤血管、加快血液循环、改善微循环灌流作用方面，深刺组效果更好。深刺可能是影响到体温调节中枢，而浅刺仅仅兴奋了交感神经。

《新中医》1997年第7期报道：大椎针刺和埋线法对动物癫痫模型脑电图的影响。针刺和穴位埋线法均能改善动物脑电图的振幅和频率，但穴位埋线法效果优于针刺法，埋线4周效果优于埋线2周。

《针刺研究》2004年第1期报道：建立拟血管性痴呆（VD）的动物模型，探讨针刺VD大鼠的大椎、百会对脑内谷胱甘肽过氧化物酶（GSH-PX）的影响，并观察海马区内细胞凋亡情况。结果：经统计学处理数据表明，针刺可明显减少VD大鼠在穿梭箱实验中的电击次数和电击时间，增强脑内GSH-PX的活力，明显减轻VD大鼠海马区内神经元的损伤。结论：针刺大椎、百会能提高VD大鼠的学习记忆能力，改善自由基代谢，促进受损神经元的恢复。

《中国行为医学科学》2002年第5期报道：艾灸大椎抗应激作用的实验研究，观察艾灸对慢性应激状态下大鼠下丘脑-垂体-肾上腺轴功能的保护作用。结果：慢性应激可使大鼠体重增加克数、蔗糖偏嗜度、旷场试验中活动次数较正常组显著；海马神经元形态明显受损，形态以空泡为主；艾灸对以上症状和指标有明显改善作用。结论：慢性应激导致大鼠HPA轴功能明显亢进，艾灸大椎穴对其有拮抗作用。

《河南中医》2005年第11期报道：采用D-半乳糖造成衰老小鼠模型，观察艾灸大椎、命门等督脉强壮穴对衰老小鼠免疫功能的影响。结果：大椎能有效地提高衰老小鼠的胸腺和脾脏指数，降低SIL-2R的含量作用显著。其疗效与关元、足三里等强壮穴相比，无显著差异。结论：艾灸大椎、命门等督脉要穴可明显改善衰老小鼠的免疫功能。

另有实验证明：人为地造成动物外伤，在炎症尚未形成之前针刺大椎，可预防炎症的发生；在炎症形成之中针刺，可减轻炎症的症状；在炎症形成之后针刺，可加速炎症的消退，使伤口提前修复。

附：大杼（Dazhu BL11）

【别名】本神（《西方子明堂灸经》）、百劳（《秘传常山杨敬斋针灸全书》）。

【出处】《灵枢·刺节真邪》。

【归经】足太阳膀胱经。

【定位】在背部，当第1胸椎棘突下，后正中线旁开1.5寸（图6-4）。

【释名】"杼"指轴，杼骨即第1椎骨，即大椎骨。穴居杼骨之旁，椎骨最大，故名。

【类属】古今文献一直将大杼误为八会穴之"骨会"，建议予以纠正，本书仅作参考。

【穴性】清热散风、强健筋骨。

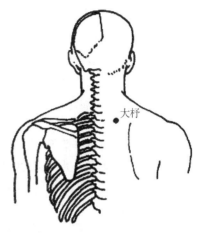

图6-4 大杼

【主治】

1. 呼吸系统病症 感冒，咳嗽，鼻塞，咽喉炎，胸胁支满，支气管哮喘，肺炎。

2. 骨伤科病症 落枕，颈椎病，腰背强痛，腰肌劳损，骨结核，破伤风，软骨病，骨折。

3. 其他病症 头痛，眩晕，慢性疲劳综合征，中风，痿证，癫痫。

【配伍】配列缺、尺泽主治咳嗽、气喘；配夹脊、悬钟主治颈椎病；配少商、尺泽、合谷、曲池主治风热咽喉肿痛。

【刺灸法】斜刺0.5~0.8寸；可灸。

【古代应用】

《素问·水热穴论》：大杼、膺俞、缺盆、背俞，此八者，以泄胸中之热也。

《肘后歌》：风痹痿厥如何治？大杼、曲泉真是妙。

《采艾编翼》：治伤寒汗不出、疟。

《针灸大成》：主……筋挛癫疾。

【临床报道】

1. 骨伤科病症

（1）颈椎病：《中国针灸》1989年第4期报道，针刺大杼等穴治疗颈椎病144例。主穴大杼，配穴天柱、风池、后溪、肩外俞、颈夹脊。常规针刺，得气后施捻转泻法，另配合颈部牵引。每日或隔日1次，10次为1个疗程。结果：临床治愈61例（42.3%），显效50例（34.7%），好转24例（16.7%），无效9例（6.3%），有效率93.7%。《陕西中医》1994年第2期报道：针刺大杼并加刺络拔罐治疗神经根型颈椎病146例。取双侧大杼，在其区域压痛最明显处用三棱针快速刺入约0.5cm，并立即在点刺部位加拔火罐，以溢血为度，留罐10~15分钟起罐，针刺点用消毒棉球封护。隔日 1 次，10 次为 1 个疗程，疗程间隔 1 周。结果：临床治愈 23 例（15.8%），显效 98 例（67.1%），好转 23 例（15.8%），无效 2 例（1.3%），总有效率 98.7%。对临床治愈和显效的病例，经 1~6 年的随访，复发 10 例（18%），复发症状均较治疗前为轻，且复治有效。《浙江中医杂志》2000 年第 7 期报道：大杼温针灸治疗颈性眩晕 120 例。穴位常规消毒，用三进三退、先泻后补进针法，进针深度根据患者体态胖瘦针刺 0.5~1 寸不等，使针感向头顶传导或向肩臂放散为佳；再取艾炷 1 寸长点燃，插于针尾，离皮肤 0.8~1 寸，连灸 2 壮，约 30 分钟，以皮肤潮红为度。每日 1 次，5 次为 1 个疗程，疗程之间间隔 2 日。并与单纯针刺治疗 100 例作对照。结果：温针灸组临床治愈 66 例（55%），好转 50 例（41.7%），无效 4 例（3.3%），总有效率为 96.7%；单纯针刺组临床治愈 40 例，好转 41 例，无效 19 例，总有效率为 81%。温针灸组疗效明显优于单纯针灸组，两组的治愈率和无效率有显著差异。《吉林中医药》2001 年第 1 期报道：运用场效应治疗仪配合穴位注射治疗颈椎退变性眩晕 98 例。选用 YC-EO（Ⅱ）型场效应治疗仪治疗 30 分钟，每日 1 次，8 次为 1 个疗程。穴位注射用当归针剂 2mL、胎盘针剂 2mL、维生素 B_{12} 500mg，混合后注入双侧大杼，每日 1 次，8 次为 1 个疗程。结果：经治 1 个疗程，痊愈 27 例（27.6%），2 个疗程痊愈 48 例（48.9%），3 个疗程痊愈 11 例（11.2%）、好转 8 例（8.2%），无效 4 例（4.1%），治愈率为 87.7%，有效率为 95.9%。

（2）强直性脊柱炎：《新中医》2001 年第 10 期报道，大杼为主刮痧拔罐治疗强直性脊柱炎 27 例。取大杼、肝俞、脾俞、肾俞、小肠俞等穴进行刮痧、拔罐。刮痧从大杼开始，依次经过肝俞、脾俞、肾俞、小肠俞进行刮拭，腰痛重者加刮双侧委中、阳陵泉、承山。5 日 1 次，10 次为 1 个疗程。刮痧完成后，在刮拭过的背部两侧行拔罐术 10 分钟。结果：显效 3 例，好转 19 例，无效 5 例，有效率 81.5%。

（3）膝关节炎：《中国针灸》1998 年第 3 期报道，独取大杼治疗风湿性膝关节炎 32 例。单膝有病取患侧，双膝有病取双侧，直刺 5~8 分钟，行捻转手法，中强刺激 2~3 分钟，嘱患者站立，膝关节多向活动，再作下蹲、起立等动作，由慢至快活动 3~5 分钟，休息 3~5 分钟，复如前法行针，活动 3~5 遍。每日 1 次，10 次为 1 个疗程。结果：痊愈 21 例（65.6%），显效 6 例（18.8%），好转 4 例（12.5%），无效 1 例（3.1%），有效率为 96.9%。《中国针灸》2003 年第 1 期报道：大杼刺络拔罐治疗膝关节痛 48 例。先取大杼用三棱针点刺出血，继而加拔火罐 10 分钟，出血量 10~15mL。隔日 1 次，7 次为 1 个疗程，重症可持续 2 个疗程。结果：痊愈 17 例（35.4%），好转 30 例（62.5%），无效 1 例（2.1%），有效率 97.9%。

（4）骨折：《中国针灸》1997 年第 11 期报道，大杼、膈俞针灸并用治疗骨折 25 例。常规针刺，中等强度刺激，留针 30 分钟，取针后艾灸诸穴各 3 壮。每日 1 次，10 次为 1 个疗程。经治 3 个疗程，治愈 22 例，显效 3 例，全部有效。

2. 其他病症

（1）慢性支气管炎：《广西中医药》1988 年第 2 期报道，大杼埋针治疗慢性支气管炎 48 例，可与风门、肺俞交替选用。埋针后留针 2~3 日，每日揉针 2 次，每次 30 秒。7 次为 1 个疗程。结果：临床治愈 12 例，显效 10 例，好转 22 例，无效 4 例。

（2）麦粒肿：《北京中医》1988 年第 3 期报道，针刺大杼并点刺出血治疗麦粒肿 98 例（其中反复发病者 68 例），不留针。每日 1 次。结果全部治愈，其中 1 次治愈 48 例，2 次治愈 40 例，3 次以上 10 例。

（3）牙痛：《针灸临床杂志》1993 年第 4 期报道，针刺大杼治疗牙痛 50 例。1 次止痛 35 例，2~3 次止痛 13 例，无效 2 例。《中医外治杂志》1995 年第 2 期报道：针刺大杼治疗牙痛 100 例。取患侧或同时取双侧大杼，常规针刺，得气后用泻法，每隔 3~5 分钟行针 1 次，留针 20 分钟或者到牙痛消失为止。结果：治愈 78 例，显效 12 例，好转 8 例，无效 2 例。

（4）痿证：《现代中医药》2002 年第 6 期报道，针灸大杼、曲池、合谷等穴治疗痿证 73 例，有效率为 93%。《吉林中医药》2003 年第 7 期报道：一脑出血患者，右侧半身不遂，口角向左歪斜，语言謇涩，血压 188/113mmHg。取大杼、悬钟、阳陵泉为主穴，配以后溪、申脉、风池、曲池，常规针刺，得气后均行轻插重提泻法，留针 30 分钟。每日 1 次，6 日为 1 个疗程。经治 1 个疗程，症状明显好转；续治 4 个疗程，血压降至 150/90mmHg，生活能自理；再巩固治疗 2 个疗程，右半身活动自如，口角端正，语言清楚，基本恢复正常。

【现代研究】

《现代中医药》2002 年第 6 期报道：在进行针刺大杼前后对动物血钙浓度的变化观察时发现，在电针刺激动物大杼 15 分钟后，其血钙浓度明显高于对照组。

《四川中医》2005 年第 11 期报道：对骨折患者先按照治疗骨折的基本原则进行整复、固定或牵引后，分别观察了配合针灸大杼、膈俞、肾俞及断端局部穴位治疗和配合接骨七厘片药物治疗后骨折部位肿胀消退情况、X 片、生化检查复查情况，探讨针灸促进骨折愈合疗效的关系。结果发现：针灸组在肿胀消退方面疗效明显优于药物组；总有效率针灸组明显优于药物组；基本愈合率针灸组明显优于药物组；两组治疗后血清钙离子均增加明显，可能与促进钙盐沉积加快愈合有关，其余无明显差异。

（八）悬钟（Xuanzhong GB39）

【别名】绝骨。

【出处】《针灸甲乙经》：悬钟，在足外踝上三寸动者脉中，足三阳络，按之阳明脉绝乃取之。

【归经】足少阳胆经。

【定位】小腿外侧，当外踝尖上 3 寸，腓骨前缘。简易取穴法：仰卧或侧卧，将自己的一只手四指并拢，小指下缘放在足外踝最高点，向上四横指宽的示指上缘

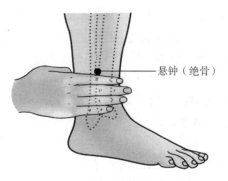

图 6-5　悬钟

（图 6-5）。

【释名】悬，有悬挂之义；钟，一说指古代的一种乐器，一说为古代的一种响铃。此穴在小腿外侧，外踝高点上 3 寸，腓骨前缘。其下外踝形如钟，此处如悬钟之象，故名。

【类属】八会穴之一，髓会。

【穴性】益髓生血、舒筋活络。

【主治】

1. 骨伤科病症　颈项强痛、落枕、颈椎病、腰扭伤、四肢关节酸痛、筋骨挛痛、跟骨骨刺、附骨疽、坐骨神经痛、踝关节及其周围软组织疾患、足内翻、足外翻、软骨病。

2. 疼痛性病症　偏头痛、枕大神经痛、胁痛、下肢痛、痛经。

3. 其他病症　高脂血症、中风后遗症、雷诺病、高血压、头晕、失眠、耳鸣耳聋、记忆减退、鼻炎、鼻出血、脚癣。

【配伍】配风池、后溪主治颈项强痛；配肾俞、膝关、阳陵泉主治腰腿痛；配环跳、风市、阳陵泉主治坐骨神经痛；配足三里、三阴交、八风主治脚气。

【刺灸法】直刺 0.5~0.8 寸；可灸。

【古代应用】

《针灸甲乙经》：腹满、胃中有热、不嗜食，悬钟主之。

《千金翼方》：治风、身重、心烦、足胫疼，灸绝骨百壮。

《类经图翼》：颈项痛、手足不收、腰膝痛、脚气筋骨挛。

《外科大成》：附骨疽。

【临床报道】

1. 骨伤科病症

（1）落枕：针刺悬钟并配合动刺法治 53 例（《福建中医药》1963 年第 2 期 10 例、《新医药学杂志》1975 年第 6 期 35 例、《湖南医药》1984 年第 4 期 8 例），均 1 次而愈。《针刺研究》1998 年第 3 期报道：指压悬钟治疗落枕 80 例。用拇指指腹按于患侧悬钟上，向腓骨方向点按 1~30 分钟，以局部有酸胀感为度，同时嘱患者向前后左右各个方向最大限度地活动颈部。1 次治疗未愈者，可在 6~8 小时后再施行第 2 次治疗。结果：80 例患者均获痊愈。其中 1 次治愈 70 例（其中 1~5 分钟痛止者 22 例，6~10 分钟痛止者 14 例，11~15 分钟痛止者 14 例，16~20 分钟痛止者 6 例，21~30 分钟痛止者 14 例），2 次治愈者 10 例。《针灸临床杂志》1999 年第 7 期报道：针刺双侧悬钟治疗落枕 32 例。采取强刺激泻法，行针和留针期间嘱患者左右转动头项部。结果 1 次治愈 24 例，2 次治愈 6 例，3 次治愈 2 例，全部有效。

（2）肩周炎：《现代中西医结合杂志》1999 年第 12 期报道，悬钟透刺法治疗肩周炎 60 例。取患侧悬钟，以 5 寸针直刺至三阴交以不透出皮外为度，强刺激提插捻转，同时嘱患者做肩部活动，得气后留针 30 分钟，其间行针 2 次。每日 1 次，3 次为 1 个疗程。结果：痊愈 48 例（80%），显效 7 例（11.7%），好转 4 例（6.6%），无效 1 例（1.7%），有效率 98.3%。

（3）急性腰扭伤：《四川中医》2001 年第 4 期报道，针刺悬钟、三阴交治疗急性腰扭伤 30 例。患者坐位，两脚与肩同宽支撑地面，取患侧悬钟、三阴交，常规针刺并留针，然后扶患者慢慢站立，活动腰部 2~5 分钟。每日 1 次。结果：痊愈 28 例（93.3%），好转 2 例（6.7%）。《针灸临床杂志》2003 年第 3 期报道：独取悬钟治疗急性腰扭伤 50 例。快速进针，缓慢捻转，得气后行凤凰展翅之法。结果：治愈 49 例，好转 1 例。其中 1 次痊愈 31 例（62%），2 次痊愈 16 例（32%），5 次痊愈 2 例（4%）。

（4）跟骨骨刺：《江西中医药》2004 年第 11 期报道，针刺悬钟加用川芎醋浸液热敷治疗跟骨骨刺症 50 例。结果：痊愈 39 例，显效 7 例，好转 4 例，全部有效。治疗次数最多者 15 次，最少者 3 次。部分患者复查 X 线片，发现变尖的骨刺缩小。

2. 疼痛性病症

（1）头痛：《针灸临床杂志》1995 年第 9 期报道，针刺悬钟及阿是穴治疗枕大神经痛 33 例。取患侧悬钟，进针后针尖朝向头部，针身与皮肤约成 45° 夹角；另在患侧头部寻找最明显压痛点，进针后针身与头部经络走向呈垂直交叉，且与皮肤成 15° 夹角，刺在帽状腱膜下。就诊时症状呈持续性伴阵发性加剧者，针刺得气后用提插捻转重手法，间隔 5~10 分钟行针 1 次，保持针感 30~60 分钟；症状呈间歇缓解状态时，用平补平泻法，留针 30~60 分钟。每日 1 次，3 次为 1 个疗程。结果：痊愈 11 例（33.3%），显效 12 例（36.4%），好转 8 例（24.2%），无效 2 例（6.1%），有效率为 93.9%。《中医药研究》1997 年第 2 期报道：针刺悬钟治疗偏头痛 40 例。用押手拇指按压悬钟下方，刺手进针，用提插手法，若针感差者，可在局部取阿是穴 1~2 个，留针 30 分钟，每 10 分钟行针 1 次。每日 1 次。结果：痊愈 34 例，好转 6 例，全部有效。《中国针灸》2001 年第 6 期报道：针刺悬钟为主治疗偏头痛 120 例。取患侧悬钟，配头部阿是穴，常规针刺，提插泻法，使针感向头颞痛处放散，循经感传越强越好。针感强者只取主穴，不取配穴；针感弱者，可在患侧头部针刺 1~2 个阿是穴，捻转泻法，留针 30 分钟，每 10 分钟行针 1 次。每日 1 次，10 次为 1 个疗程。结果：临床痊愈 102 例（85%），好转 18 例（15%），全部有效。

（2）胁痛：《针灸临床杂志》2003 年第 6 期报道，取悬钟（重者取双侧，一般取单侧）治疗胁痛 32 例。刺入后行捻转提插手法，实证用泻法，虚证用补法，留针半小时，15 分钟行针 1 次。结果：显效 24 例，缓解 5 例，无效 3 例，有效率 90.6%。

（3）胆绞痛：《甘肃中医》2003 年第 5 期报道，取双侧悬钟配侠溪治疗 1 例胆绞痛患者，强刺激泻法，不断交替捻针。3 分钟后，疼痛减轻，恶心呕吐消失；至第 3 天复诊时，未再绞痛；予上法巩固治疗，疼痛消失，活动如常。

（4）截肢残端痛：《湖北中医杂志》1992 年第 2 期报道，巨刺悬钟治疗下肢截肢残端痛 16 例。取健侧悬钟，进针得气后快速捻转 12 分钟，每 10~15 分钟运针 1 次，留针 45 分钟，留针期间嘱患者在针感强时做膝关节的屈伸运动。隔日 1 次。结果：显效 1 例，好转 15 例。

3. 其他病症

（1）鼻出血：《中国临床医生》2003 年第 6 期报道，悬钟透三阴交治疗鼻出血 1 例。针后 15 分钟后出血减少，留针 2 小时后血止；次日再针 1 次，再未复发。

（2）脊髓炎：《黑龙江中医药》1988 年第 4 期报道，取悬钟配阳陵泉透阴陵泉、关元、中极治疗 1 例脊髓炎患者。常规针刺，捻转补法。每日 1 次。20 日痊愈。

（3）雷诺病：《河南中医》1997 年第 3 期报道，取双侧悬钟、曲池、外关、阳陵泉，采用"烧山火"手法治疗雷诺病 15 例。结果：首次针刺温热感产生 10 例，第 2 次针刺后均有温热感产生，所有患者均在 3 次治疗后症状明显好转，5~13 日均获痊愈，平均治疗 8 日。

（4）中风后遗症：《湖北中医杂志》2002 年第 8 期报道，悬钟透刺三阴交治疗中风后遗症的痉挛性偏瘫和足无力，在针刺的基础上接脉冲电，连续波，有较好的疗效。

（5）痿证、更年期综合征：《中国临床医生》2005 年第 6 期报道，针刺悬钟、三阴交，配合辨证选穴针灸或电针治疗小脑共济失调导致的痿证和更年期综合征，均取得较好疗效。

（6）脚癣：《中国临床医生》2003 年第 6 期报道，取悬钟等穴治疗脚癣 1 例。患脚癣 2 年，冬季缓解，夏季复发加重，用达克宁霜涂擦只能稍见缓解，不能根除。现足趾及趾蹼间红肿痒痛 1 个月余，舌红、苔黄腻，脉滑数。先针悬钟、三阴交（或用透刺法），然后再针刺足三里，针感向足部传导为佳。留针 30 分钟，间隔 10 分钟行针 1 次，每日 1 次。10 次为 1 个疗程。结果：治疗 2 个疗程，痒痛消失，临床痊愈，随访 3 个月无复发。

【现代研究】

《针刺研究》1994 年第 1 期报道：电针大鼠悬钟、阳陵泉，可引起大鼠缩腿痛阈升高，但不引起甩尾痛阈升高。

《新中医》2002 年第 9 期报道：灸悬钟和足三里治疗高脂血症 48 例。结果：临床控制 12 例，显效 19 例，好转 16 例，无效 1 例，有效率为 97.9%。治疗后血清总胆固醇（TC）、甘油三酯（TG）、低密度脂蛋白（LDL）较治疗前明显改善，但高密度脂蛋白（HDL）变化不明显。

《中医药学刊》2003 年第 3 期报道：取悬钟、足三里，运用化脓灸法，观察到该法对异常性质血液流变学具有良性调节作用。

七、 下 合 穴

　　下合穴是六腑之气在下肢足三阳经上的六个相应腧穴，其论出自《灵枢·邪气脏腑病形》。其中，胃、胆、膀胱的下合穴足三里、阳陵泉、委中本来就是本经五输穴中的合穴；大肠、小肠的下合穴上巨虚、下巨虚在足阳明胃经（《灵枢·本输》"大肠、小肠皆属于胃"）；三焦的下合穴委阳在足太阳膀胱经（《灵枢·本输》"三焦者，中渎之腑也，水道出焉，属膀胱"）。所以，严格地说，真正的下合穴只有上巨虚、下巨虚和委阳3个。

　　《灵枢·邪气脏腑病形》说："合治内腑。"《素问·咳论》也说："治腑者，治其合。"指出下合穴主要用来治疗六腑病变。

　　六腑病多实证，治疗则应以通为用，以降为顺。下合穴是手足六阳经之经气内通六腑之所，故临证用下合穴治疗急腹症，以通降腑气，多获良效。如足三里治疗胃绞痛，上巨虚治疗痢疾、阑尾炎，下巨虚治疗小腹痛、腹泻，阳陵泉治疗黄疸、胆绞痛，委中、委阳治疗膀胱和三焦气化失常引起的尿频、癃闭等。例如，《中国针灸》2003年第1期报道：针刺下合穴为主治疗肠梗阻46例。取足三里、上巨虚、下巨虚，呕吐加内关，常规消毒后，取0.25mm×40mm的毫针进针，得气后加G-6805电针治疗仪，用连续波刺激30分钟。每日1次，连续1~3次。结果：痊愈31例（67.4%），好转11例（23.9%），无效4例（8.7%，其中2例为癌症转移患者），有效率91.3%。

　　《河南中医》2005年第5期报道：针刺下合穴治疗慢性细菌性痢疾87例。取下合穴足三里、上巨虚、下巨虚（均双），刺入1.5寸左右，用提插手法，得气后加用G-6805电针治疗仪，频率90次/分左右，强度以患者耐受为度，持续刺激60分钟。每日1次，10次为1个疗程。经治疗3个疗程，临床治愈80例（92.0%），好转7例（8.0%），全部有效。

　　临床上可以结合脘腹疼痛的不同区域来分别选用下合穴。胃区（以中脘为中心，上至巨阙，下至下脘，两旁至足阳明经线）取足三里；大肠区（以天枢为中心，上至滑肉门，下至水道，距任脉2寸左右）取上巨虚；小肠区（以肚脐为中心，上至水分，下至关元，距任脉1寸左右）取下巨虚；胆区（以胁肋下部为中心，内至足阳明经的不容、太乙，外至季肋，下至带脉穴）取阳陵泉；膀胱区（以中极为中心，上至关元，下至曲骨，距任脉1寸左右）取委中（若疼痛非因膀胱引起者，另当别论）；三焦区（疼痛走窜无定处）取委阳。

下合穴可以分别与原穴、募穴相互配用。与原穴的配用治疗例如脾胃失和引起的恶心、呕吐、腹胀、泄泻，以足三里配足太阴脾经原穴太白健脾和胃、升清降浊；肝胆火旺所致的头晕目眩、口苦咽干、胁肋疼痛，以阳陵泉配足厥阴肝经原穴太冲清利肝胆、平肝降火；胃肠病更可用足三里配手阳明大肠经原穴合谷调理胃肠、消积化滞；肝气犯胃之胃痛，也可以用足三里配足厥阴肝经原穴太冲疏肝理气、和胃止痛。

由于下合穴与募穴在主治上也有相当的一致性，临床也常常将下合穴与募穴配合使用（称之为"募合配穴法"），治疗六腑病证或增强治疗效果。下合穴与募穴配用是基于二者对六腑阳证、实证、热证的主治共性，均偏于泻六腑之实。例如足三里、下巨虚配中脘、关元治疗胃肠道病症；上巨虚配大肠募天枢治疗痢疾、阑尾炎；阳陵泉配胆募日月治疗各种胆道疾患，等等，疗效均十分显著。关元、中极配委中、委阳治疗泌尿系统病症等。例如，《实用中医杂志》2001 年第 6 期报道：针灸治疗慢性溃疡性结肠炎 35 例。取中脘（胃募）、足三里（胃下合穴）、天枢（大肠募）、上巨虚（大肠下合穴）、气海、合谷，肝郁脾虚加肝俞、脾俞；脾胃虚弱加胃俞、公孙；脓血加隐白。针刺后再用隔姜灸法，脾胃虚弱者主配穴各灸 2~3 壮；肝郁脾虚者灸 4~6 壮；脓血者灸 4~8 壮。每日 1 次，2 周为 1 个疗程，疗程间休息 3 天。另设对照组口服复方黄连素，每次 3 片，每日 3 次；氟哌酸每次 2 片，每日 3 次；庆大霉素 8 万 IU，每次 1 支口服，每日 2 次。2 个月后统计疗效。经 Ridit 分析，两组有效率有非常显著性差异（$P<0.01$），针灸组疗效明显优于药物对照组。

附：下合穴歌

> 胃腑下合三里乡，上下巨虚大小肠；
> 膀胱当合委中穴，三焦之合是委阳；
> 胆经合于阳陵泉，合治内腑效必彰。

（一）足三里（Zusanli ST36）

【别名】下陵（《灵枢·本输》）、下陵三里（《灵枢·九针十二原》）、三里（《灵枢·五邪》）、中俞髎（《素问·骨空论》）、鬼邪（《备急千金要方》）、下三里（《针灸集成》）。

【出处】《灵枢·本输》。

【归经】足阳明胃经。

【定位】屈膝，犊鼻（外膝眼）直下 3 寸，距胫骨前缘外侧一横指。足三里有四种精准取穴方法：

（1）分寸法：坐位或卧位，屈膝，外膝眼距足背横纹 16 寸，足三里在外膝眼直下 3 寸，胫骨前嵴外缘 1 指（中指）宽处。我们可以用折量法定位取穴，我们把松紧带测穴尺找到16个格子的这个地方，上端放在外膝眼正中间，下端就放到足背横纹中点这个地方，足三里在外膝眼正中下3寸、胫骨前嵴外缘1指宽的地方（图7-1）。

（2）四指横量法（"一夫法"）：坐位或卧位，屈膝，将一手拇指以外的四指并拢，示指第2指节置于外膝眼正中，四指向下横量，小指下缘距胫骨前嵴外缘1横指（中指）处是穴（图7-2）。

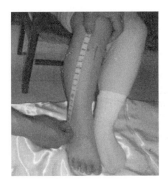

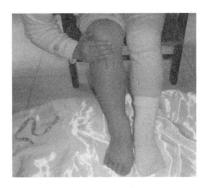

图7-1　分寸法　　　　　　　　　图7-2　一夫法

（3）中指直量法：坐位或卧位，屈膝，将一手掌心盖在膝关节髌骨上，四指向下伸直（示指紧靠在小腿胫骨前嵴外缘），中指尖所抵达处即是（图7-3）。

（4）骨标志法（手推胫骨法）：坐位或卧位，屈膝，以一手的大拇指顺着小腿胫骨前嵴由下往上或由上往下推至胫骨粗隆下方，再向外侧旁开1横指处即是（图7-4）。

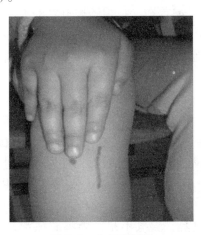

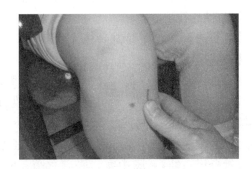

图7-3　中指直量法　　　　　　　图7-4　手推胫骨法

【释名】里，居也。穴为足阳明脉气汇合之处，位在膝下3寸骬骨外侧而居，故名足三里。

【类属】

1. 足阳明胃经合穴。

2. 足阳明胃经下合穴。

【穴性】足三里是人体第一大穴，其功能作用也十分广泛。调理心肺、健脾和胃、补益气血、调理肠道、疏肝调肾、扶正祛邪、通经活络、强身健体、提高免疫、益寿延年。

【主治】

1. **肢体病症** 下肢不遂，痿痹不仁，足膝肿痛，坐骨神经痛，膝关节及周围软组织疾患。

2. **消化系统病症** 胃痛，腹胀，呕吐，噎膈，肠鸣，泄泻，痢疾，食不下，疳积，便秘。

3. **呼吸系统病症** 感冒，咳嗽，肺炎，哮喘。

4. **心血管系统病症** 心悸，高血压病，低血压。

5. **血液系统病症** 贫血，白细胞减少症。

6. **泌尿系统病症** 遗尿，尿失禁，小便不利。

7. **生殖系统病症** 男子遗精，阳痿，早泄，不育；女士月经不调，痛经，闭经，不孕。

8. **其它病症** 体弱多病、虚痨羸瘦、疲劳综合征、手术后体虚、抵抗力低下、水土不服等。

【配伍】配中脘、阳陵泉治胃痛；配中脘、内关治反胃呕吐；配天枢治泄泻，若慢性泄泻再加气海；配阳陵泉、行间，治急性中毒性肝炎；配风池、人迎、太冲治头昏、高血压病；配百会、归来治子宫脱垂；配百会、长强治脱肛；配大椎、气海、肝俞、膈俞治贫血虚弱；配环跳、风市治下肢麻木；配梁丘、肩井、太冲、合谷、膻中，治乳腺炎；配下巨虚、阳陵泉治胰腺炎；配合谷、中脘、天枢、大肠俞、次髎治急性肠梗阻。

【刺灸法】屈膝，直刺 1~1.5 寸；可灸。

【古代应用】

《灵枢·四时气》：善呕，呕有苦，长太息，心中憺憺，恐人将捕之，邪在胆，逆在胃，胆液泄则口苦，胃气逆则呕苦，故曰呕胆，取三里以下胃气逆，则刺少阳血络，以闭胆逆，却调其虚实，以去其邪……小腹痛肿，不得小便，邪在三焦约，取之太阳大络，视其络脉与厥阴小络结而血者，肿上及胃脘，取三里。

《针灸甲乙经》：肠中寒，胀满善噫，闻食臭，胃气不足，肠鸣腹痛泄，食不化，心下胀，三里主之。

《针灸大成》：主胃中寒，心腹胀满，肠鸣，脏气虚惫，真气不足，腹痛食不下，大便不通，心闷不已，卒心痛，腹有逆气上攻，腰痛不得俯仰，小肠气，水气蛊毒，鬼击，疝癖，四肢满，膝胻酸痛，目不明，产妇血晕。

《四总穴歌》：肚腹三里留。

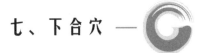

《通玄指要赋》：三里却五劳之羸瘦……冷痹肾败，取足阳明之土。

【临床报道】

1. 消化系统病症

（1）胃炎：《四川中医》1991 年第 2 期报道，治疗慢性胃炎 68 例。每天早晨 7~9 点针刺双侧足三里，采用先泻后补，留针 30~60 分钟。每日 1 次，15 次为 1 个疗程。结果：痊愈 28 例，显效 20 例，好转 16 例，无效 4 例。

王启才教授在江苏卫视《万家灯火》电视讲座的观众王女士来电反映：她有多年的胃病，在 2010 年之前几乎天天反酸，感觉很不舒服。医院诊断为"反流性胃炎"，药物治疗效果很差。自从学会了足三里穴位保健之后，她每天用大拇指指关节突起处捶打足三里 2~3 次，几个月后反酸现象竟奇迹般地消失了，至今胃中反酸现象再也没有发生过了。

（2）胃肠痉挛：《临沂医学专科学校学报》1994 年第 2 期报道，推拿治疗儿童胃肠痉挛性腹痛。76 例（包括脐周围扪及条索状物者 21 例）经过腹部穴位推拿治疗后，仍感腹部隐痛，遂按压双侧足三里、梁丘。腹部扪及条索状物者在按压梁丘同时加压血海（两穴对拿）。经 1~2 分钟，腹痛完全消失。《中国针灸》1995 年第 4 期报道：治疗胃肠痉挛 100 例。用 1.5 寸毫针，垂直刺入双足三里 1 寸左右，得气后行大幅度快速提插捻转泻法，留针 30 分钟，每隔 5 分钟行针 1 次。结果：痊愈 98 例，显效 2 例，全部有效。《针灸临床杂志》2000 年第 4 期报道：针刺足三里、梁丘治疗胃痉挛 40 例。快速针刺，提插捻转，以得气为度，足三里针感要求向下行至足部，梁丘针感要求向上传至髋和腹部。待剧痛缓解，根据病情留针 15~30 分钟。结果：均获临床治愈。

（3）小儿厌食：《山东中医杂志》2004 年第 5 期，艾灸足三里治疗小儿厌食 35 例。点燃艾条，对准足三里，可缓慢在足三里上、下移动，距离以患儿感到温热、舒适且不灼伤皮肤为准，灸至皮肤稍见红晕（15~20 分钟）。每日 1 次，连续 1 周，以后每周 2~3 次，直至恢复正常食欲。结果：1 周后均有明显效果，坚持 2~3 个月后，患儿食欲全部恢复正常。

（4）呃逆：《针灸临床杂志》2001 年第 11 期报道，治疗顽固性呃逆 17 例。用注射器抽取 654-2 或胃复安 2mL，注入双侧足三里，隔日 1 次，3 次为 1 个疗程。结果：痊愈 13 例，好转 4 例，全部有效。《中国民间疗法》2006 年第 4 期：足三里位注射山莨菪碱治疗顽固性呃逆 70 例。抽有药物的注射器刺入足三里 2~3cm，稍提插，得气后回抽无血，推注山莨菪碱 10mg，而后退针。若无效者，2 小时后重复用药，连续用药 2 次无效者改用其他方法治疗。结果：治愈 38 例（54.3%）；好转 28 例（40.0%）；无效 4 例（5.7%），有效率 94.3%。

（5）呕吐：《临沂医学专科学校学报》2003 年第 1 期报道，以维生素 B_6 足三里穴位注射治疗妊娠剧吐 30 例。用小号注射器抽取维生素 B_6 1mL（2.5mg），垂直刺入一侧足三里 0.5~1.5cm，回抽无血后，将药液缓缓注入。次日在另一侧足三里注射，2 日为 1 个疗程，共治疗 3 个疗程。另设 30 例对照组口服氯丙嗪 25mg、胃复安

10mg、维生素 B₆ 20mg，3 次/日，连用 6 日。结果：穴位注射组痊愈 26 例，好转 3 例，无效 1 例，有效率 96.6%；药物对照组痊愈 10 例，好转 12 例，无效 8 例，有效率 73.3%。穴位注射组的疗效明显优于药物对照组，且具有显著性差异。《吉林中医药》2003 年第 11 期：足三里穴位注射治疗慢性肾衰呕吐 29 例。取一侧足三里，注射胃复安注射液 10mg；另以 29 例在臀部肌内注射胃复安注射液 10mg 作对照。结果：穴位注射组显效 21 例，好转 5 例，无效 3 例，有效率 89.65%；肌内注射组显效 16 例，好转 7 例，无效 6 例，有效率 79.31%。穴位注射组的疗效明显优于肌内注射组。《中国针灸》2004 年第 2 期报道：穴位注射足三里治疗呕吐 35 例。取胃复安注射液 5mg，分别注入双侧足三里，每次每穴 2.5mg。每日 1 次。结果：痊愈 32 例，好转 3 例，全部有效。

（6）肠易激综合征：《上海针灸杂志》1996 年第 6 期报道，针刺治疗肠道易激综合征 30 例。每天在固定时间内针刺足三里 1 次，平补平泻法，捻转 100 次/分，运针 5 分钟，休息 10 分钟，再运针 5 分钟后留针 30 分钟。每日 1 次，20 日为 1 个疗程。结果：达到 90% 的有效率。

（7）腹痛：《医学文选》2006 年第 2 期报道，足三里穴位注射 654-2 治疗功能性复发性腹痛 36 例。在足三里穴位双侧注射 654-2 注射液每次 0.1mg/kg，2 次/周，连续用药 1 个月。结果：痊愈 14 例（38.9%），显效 20 例（55.5%），无效 2 例（5.6%），有效率为 94.4%。追踪观察 3 个月，所有患者均未见出现抗胆碱药副作用。

（8）胆绞痛：《贵阳医学院学报》2004 年第 1 期报道，足三里注射维生素 K₃ 治疗胆绞痛 56 例。在使用抗菌药物、静脉注射阿托品 0.5~1.0mg、胆道蛔虫症者加用驱虫药物常规治疗的基础上，穴位注射组 56 例在双侧足三里注射维生素 K₃ 8mg，未缓解者 4 小时后再重复注射 1 次；对照组 50 例只采用常规治疗，可根据患者疼痛程度 2~4 小时后酌情加用阿托品 0.5~1.0mg（每天总量不超过 3mg）。两组均连用 3 天，无效者改用度冷丁合阿托品肌内注射。结果：穴位注射组显效 40 例，好转 12 例，无效 4 例，有效率 92.9%；对照组显效 26 例，好转 12 例，无效 12 例，有效率 76%。两组有效率比较有统计学差异（$P<0.01$）。

（9）肝炎：《现代护理》2005 年第 8 期报道，足三里注射茵栀黄注射液治疗慢性肝炎 55 例。在保肝、降酶治疗的同时，穴位注射组予以茵栀黄注射液 1mL 注入足三里，每日 1 次；对照组静脉点滴茵栀黄注射液 30mL，每日 1 次。两组均治疗 2 周后复查肝功能。结果：穴位注射组降酶显效者 45 例（81.8%），对照组为 35 例（63.6%），有显著性差异（$P<0.05$）；穴位注射组退黄显效者 32 例（58.2%），对照组 14 例（25.5%），也有显著性差异（$P<0.01$）。

（10）肠麻痹：《青海医药杂志》2004 年第 9 期报道，新斯的明穴位注射足三里治疗肠麻痹 84 例。分穴位注射组 84 例和肌内注射组 81 例对照观察，两组病例均用新斯的明 1mg，穴注组取足三里直刺进针 1~2 寸后，进行穴位注射；肌注组选 7 号针头取臀大肌部位注射法。结果：穴注组有效 77 例（91.67%），肌注组有效 55 例

（67.90%）。两组疗效比较，穴注组明显优于肌注组，差别有显著性（*P*<0.01）。

（11）腹部手术后反应：《江西中医药》2004年第12期报道，腹部手术后的患者，尤其是术后24小时内，肠麻痹、刀口痛、尿潴留基本上都是并存的，对足三里进行按揉、针灸或穴位注射，能起到"一箭三雕"的作用，可作为腹部手术患者的常规术后防护措施。《中国民间疗法》2002年第1期报道：足三里穴位注射治疗阑尾术后粘连68例。用大号注射器吸取0.9%氯化钠注射液20mL，垂直刺入足三里1寸，提插捻转得气后回抽无血，再将药液缓慢注入穴位。每穴注入10mL。每日1次，10次为1个疗程。结果：痊愈54例，显效12例，好转2例，全部有效。《中国民间疗法》2004年第12期报道：艾灸足三里治疗术后腹胀42例。将艾条一端点燃，对准足三里行温和灸5~10分钟。结果：显效27例，好转15例，全部有效。《浙江中医杂志》2006年第3期：按揉足三里预防泌尿外科术后肠胀气60例。在术后6小时取双侧足三里，术者用拇指端按揉之，用力由轻而重，做向下按揉，不可移动，每次每穴按揉5~10分钟，每分钟按压15~20次，使足三里下有针刺样的酸胀以及发热感觉。每日2次。穴位按压后在他人协助下作床上适当活动，24小时后给予半卧位，在协助下做床上翻身活动等。另设对照组只于术后6小时和24小时在协助下做活动。结果：治疗组肠蠕动恢复时间及第1次肛门排气时间与对照组比较，明显早于对照组，且均有显著意义。

2. 呼吸系统病症

（1）感冒：《河北中医》1992年第3期报道，针刺足三里治疗感冒35例。取足三里（双），用提插捻转手法，使针感向上向下传导，得气后留针15分钟，每日1次。结果：经3~5日的治疗均获痊愈。《海军医学杂志》2002年第3期报道：足三里穴位注射治疗外感风寒型感冒288例。抽取安痛定注射液0.5mL，垂直刺入足三里，当针头刺入2/3，得气后行小幅度提插针头3~4次，大幅度捻针3~4次，留针15分钟，之后注射药物。结果：均获痊愈。其中，当即症状减轻或消失244例（84.9%），第2日自觉症状消失29例（10.1%），第3日自觉症状消失15例（5%）。

（2）哮喘：《中医药信息》1990年第6期报道，针刺足三里治疗脾虚型支气管哮喘30例。足三里直刺进针1~2寸，留针20分钟左右，其间行针2~4次，施以提插捻转平补平泻手法。结果：显效9例，好转18例，无效3例。《中医药学刊》2005年第3期报道：足三里穴位注射治疗儿童哮喘30例。所有患儿在按常规治疗的同时，穴位注射组取维丁胶性钙0.5~1mL、维生素 B_{12} 0.25mL，注入足三里，隔5~7日注1次，3个月为1个疗程；对照组只作常规治疗。结果：穴位注射组痊愈12例（40%），显效8例（26.7%），好转7例（23.3%），无效3例（10%），有效率90%；对照组痊愈5例（17.9%），显效7例（25%），好转9例（32.1%），无效7例（25%），有效率75%。两组疗效比较，穴注组明显优于肌注组，差别有显著性（*P*<0.01）。

3. 心、脑血管系统病症

（1）高血压：《山西中医》1994 年第 6 期报道，足三里温针灸治疗高血压病 100 例。采用温针灸足三里，每次 3～5 壮，每日 1 次。结果：均获得满意疗效。

（2）高脂血症：《北京中医药大学学报》1994 年第 6 期报道：针刺足三里治疗高脂血症 30 例。取双侧足三里，针刺得气后，用捻转补法，留针 30 分钟，行针 2 次，每次捻针 1～2 分钟。结果：显效 25 例，好转 4 例，无效 1 例，有效率 96.7%。

（3）脑梗死：《陕西中医》2002 年第 8 期报道，足三里穴位注射纳洛酮治疗脑梗死 72 例。抽取纳洛酮 0.8mg，生理盐水 4mL 混合，分别注射于患侧足三里、手三里，每穴 2.5mL；另设 50 例对照组，给予维脑路通 0.4g、5% 葡萄糖液 250mL 静滴。两组均每日 1 次，2 周为 1 个疗程。结果：穴位注射组基本痊愈 22 例（30.5%），显效 27 例（37.5%），好转 20 例（27.8%），无效 3 例（4.2%），有效率 95.8%；对照组基本痊愈 10 例，显效 18 例，好转 17 例，无效 5 例，有效率 90%。穴位注射组优于对照组。

（4）预防脑血管病并发消化道出血：《天津中医药》2005 年第 4 期报道，针刺足三里预防脑血管病并发消化道出血 48 例。在常规给予降颅压、稳定血压、补充水电平衡、脑细胞保护、抗感染及对症处理的基础上，针刺组针刺足三里（双），刺入 2～4cm，平补平泻，行针 1 分钟，留针 15 分钟，每日 1 次，治疗 1 周；对照组 48 例只做基础治疗，不行针刺。结果：针刺组消化道出血 4 例（8.3%），对照组消化道出血 10 例（20.8%）。针刺组预防脑血管病并发消化道出血的效果，明显优于对照组。

4. 白细胞减少症 《中国针灸》1990 年第 6 期报道：温针灸治疗化疗后白细胞减少症 121 例。取足三里、三阴交等穴，每次温针灸 30 分钟；另设西药对照组 34 例，口服鲨肝醇 100mg，利血生 20mg，每日 3 次。结果：治疗 3～6 日后显效 89 例，治疗 9 日后好转 18 例，无效 14 例，总有效率为 88.4%；明显高于对照组 38.2% 的有效率，其差异非常显著（$P<0.001$）。《中国自然医学杂志》2004 年第 3 期报道：足三里穴位封闭治疗化疗后白细胞减少 32 例。抽取地塞米松注射液 5mg，肌苷注射液 0.1g，注入双侧足三里。每日 1 次，5 次为 1 个疗程。结果：显效 21 例，好转 8 例，无效 3 例，有效率为 90.6%。

5. 泌尿系统病症

（1）遗尿：《上海针灸杂志》1999 年第 4 期报道，足三里穴位注射治疗遗尿 78 例。以苯丙酸诺龙（用量按每次 0.5mg/kg 计算）注入，最初 3 日每日 1 次，此后以同样剂量和方法隔 2 日使用 1 次，再连续用 3 次，每个疗程总共 6 次。结果：痊愈 70 例（89.7%），好转 4 例（5.1%），无效 4 例（5.1%），有效率为 94.9%。

（2）尿潴留：《中医杂志》1996 年第 10 期报道，足三里穴位注射治疗产后尿潴留 380 例。在双侧足三里各注入 654-2 注射液 1mL，30～60 分钟重复 1 次。结果：全部治愈。

（3）泌尿系结石绞痛：《光明中医》2001 年第 6 期报道，针刺足三里、内关、

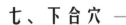

三阴交穴治疗泌尿系结石疼痛 15 例。显效 13 例，2 例配合局部热敷也取得满意疗效（详见手厥阴心包经"络穴"内关）。

6. 骨伤科病症

（1）落枕：《陕西中医学院学报》1991 年第 1 期报道，针刺足三里治疗落枕 80 例。施用常规针刺和手法，经 1~2 次治疗均获痊愈。

（2）颞下颌关节功能紊乱：《内蒙古中医药》1997 年第 2 期报道：足三里位注射治疗颞下颌关节功能紊乱综合征 46 例。在患侧足三里注入复方丹参注射液 2mL，隔日 1 次。结果：痊愈 33 例，显效 5 例，好转 5 例，无效 3 例，有效率为 93.5%。

（3）肩周炎：《山东中医杂志》2004 年第 10 期报道，针刺足三里治疗肩关节周围炎 80 例。取患肩对侧足三里，先用拇指按揉约半分钟；而后用 2~5 寸毫针直刺，并行大幅度提插捻转手法，以产生向上或向下触电样快速传导的针感为度；同时，嘱患者活动患肢；留针 20 分钟左右；体壮者每日 1 次，年老体弱者隔日 1 次，7 日为 1 个疗程。另设按摩组 50 例，采用传统推拿按摩方法治疗，每日 1 次。结果：两组早期患者临床疗效比较，针刺组 24 例痊愈 20 例，显效 2 例，好转 2 例，全部有效；按摩组 15 例痊愈 2 例，显效 3 例，好转 7 例，无效 3 例，有效率 80%，针刺组优于推拿组。两组中、后期患者临床疗效比较，针刺组 66 例痊愈 8 例，显效 21 例，好转 28 例，无效 9 例，有效率 86%；按摩组 35 例痊愈 8 例，显效 20 例，好转 5 例，无效 2 例，有效率 94%，推拿组优于针刺组。《中国针灸》2005 年第 5 期报道：针刺痛点配合艾灸足三里治疗肩周炎 30 例。痛点用毫针刺，虚证用捻转补法，实证用捻转泻法，留针 15 分钟，中间行针 2 次；足三里用艾条温和灸，每穴 20~30 分钟。每天 1 次，7 日为 1 个疗程。结果：治愈 14 例，显效 11 例，好转 4 例，无效 1 例，有效率为 96.7%。

（4）踝关节扭伤：《贵阳中医学院学报》1995 年第 1 期报道，针刺足三里为主治疗踝关节扭伤 46 例。取患侧足三里、阳陵泉上方，针尖朝下刺，用强刺激泻法，使针感传至外踝关节部，留针 20 分钟，每隔 5 分钟捻针 1 次，以加强刺激，出针时摇大针孔，边摇边出，不按其孔。每日 1 次。结果：均获痊愈。《中国针灸》2004 年第 8 期报道：足三里气针治疗急性踝关节扭伤 36 例。穴位常规消毒，抽吸 5mL 空气，垂直进针 25mm 左右，得气后，抽无回血，即可将气体缓慢注入。结果：1 次治愈 32 例（88.9%），2 次治愈 3 例，无效 1 例。

7. 其他病症

（1）各科杂症：《中医外治杂志》2002 年第 3 期报道，足三里被历代医家广泛运用于治疗各科急慢性疾病，临床上灵活配伍运用，每能收到良效。①配脾俞、天枢治泄泻；②配中脘、公孙治胃脘痛；③配心俞、神门治心悸失眠；④配肝俞、太冲治眩晕；⑤配阳陵泉、风市治足痿；⑥配期门、太冲、少泽治乳腺炎；⑦配大椎、关元、三阴交、肾俞、脾俞治虚劳羸瘦。《中医药研究》2002 年第 6 期报道：足三里具有健脾和胃、扶正培元、理气降逆、通经活络等功能，常用于治疗胃肠道、心血管、神经系统疾病、膝胫疼痛等诸多病症。近年来也广泛应用于癌症的综合治疗，

特定穴临床应用

如：①治疗癌肿疼痛；②治疗顽固性呃逆；③防治化疗恶心呕吐；④治疗白细胞减少；⑤调节免疫功能。

（2）重证眩晕：《山东中医杂志》2006年第4期报道，足三里穴位注射治疗重证眩晕35例。抽取柴胡注射液4mL，注入双侧足三里，每穴2mL。注射后嘱患者安静卧床休息或睡觉，30～40分钟后局部可有酸胀不适感，无需处理，能自行缓解。治疗后3小时和12小时各观察1次疗效。结果：显效14例，好转18例，无效3例，有效率91.4%。

（3）面神经麻痹：《四川中医》2003年第2期报道，针刺足三里、申脉为主治疗口僻68例。主穴：足三里、申脉。可根据局部最主要症状而选加患侧3～4穴：发热加风池；不能抬眉加攒竹；鼻唇沟平坦加迎香；人中沟歪斜加水沟；颏唇沟歪斜加承浆、夹承浆；口角歪斜加地仓；有食物残留颊间者加颊车；乳突疼痛加翳风；年高肾气亏虚加太溪、三阴交；肝阳上亢加太冲、太溪；牙龈肿痛、舌苔黄腻等胃火上炎症状加合谷、内庭。常规针刺，以提插补泻或捻转补泻或开阖补泻等手法的1种或2种联合运用，初期一般用泻法，发病10日以后可用补法。结果：治愈48例（70.6%），好转16例（23.5%）；无效4例（5.9%），有效率为94.1%。治疗时间最短的4日，最长达1个多月。随访1年无复发。

（4）痛经：《中国乡村医药》2005年第11期报道，足三里穴位注射治疗痛经156例。抽取2%普鲁卡因2mL（如过敏可改用2%利多卡因2mL）、654-2注射液5～10mL（根据年龄及体重增减）、麝香注射液2mL备用，注入双侧足三里。原发性痛经者不用任何药物，继发性者酌情给予相关处理。结果：即时缓解130例（83%）；好转26例（17%）。

（5）痤疮：《中国社区医师（综合版）》2005年第4期报道，足三里自血注射治疗痤疮45例。将备用的2mL血缓慢注入足三里，适当刺激该穴位3～5分钟，出针。每周1～2次，10次为1个疗程。结果：治愈36例，好转7例，无效2例，有效率95%。

8. 克服水土不服，消除旅途疲劳 唐代医书《备急千金要方》中所记："凡人吴蜀地游官，体上常须三两处灸之，勿令疮暂瘥，则瘴疠温疟毒气不能著人。"说的是唐朝盛世，一些达官贵人喜欢到江浙一带和天府之国四川旅游，注重养生者身上总是要带上一些艾，休息的时候就在足三里等穴上施灸，则瘴疠温疟毒气就不能伤人。现在我们国家也是国富民强了，旅游事业日益兴盛，但是不少人在旅游过程中由于水土不服、旅途劳累，很容易感冒或者闹肚子，影响游玩。如果在旅途中能每天灸灸足三里，就能提高免疫力和对外在环境的适应性，调节胃肠，从而适应旅游中的气候、饮食等，防止各种疾病的发生，保障旅游的顺利和愉快。

由于刺灸足三里既能强身防病，又能消除疲劳，所以，在日本也有"不灸足三里，勿为旅行人""旅行灸三里，健步快如飞"等说法。在旅游事业如此发展的今天，这些史料所记，不能不对热衷于旅游的人们有一定的启示！

9. 强身健体、提高免疫、预防疾病、益寿延年 人体具有强壮保健、益寿延年

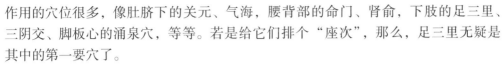

作用的穴位很多，像肚脐下的关元、气海，腰背部的命门、肾俞，下肢的足三里、三阴交、脚板心的涌泉穴，等等。若是给它们排个"座次"，那么，足三里无疑是其中的第一要穴了。

（1）预防中风：早在宋代王执中所著《针灸资生经》一书中就记载了前人灸足三里等穴预防中风的经验："但未中风时，二月前或三、四月前，不时胫上发酸、麻、重，良久方解，此将中风之候也。宜急灸足三里、绝骨四穴。"说的是素有头晕目眩（相当于高血压）的患者，在还没有中风的前2~4个月，如果一侧上下肢不时发酸、发麻、发软，手持物容易掉，下肢沉重、容易摔倒，这是将要发生中风之先兆。应该急灸双侧足三里、悬钟（足外踝高点直上3寸）。因为灸足三里可以预防中风，使人推迟衰老、延年益寿，故被后人誉为"长生灸""长寿灸"。这对于研究老年医学是极有价值的。

（2）预防脑血管病并发消化道出血：《天津中医药》2005年第4期报道，针刺足三里预防脑血管病并发消化道出血48例。在常规给予降颅压、稳定血压、补充水电平衡、脑细胞保护、抗感染及对症处理的基础上，针刺组针刺足三里（双），刺入2~4cm，平补平泻，行针1分钟，留针15分钟，每日1次，治疗1周；对照组48例只作基础治疗，不行针刺。结果：针刺组消化道出血4例（8.3%），对照组消化道出血10例（20.8%）。针刺组预防脑血管病并发消化道出血的效果，明显优于对照组。解放战争时期，陕甘宁边区的解放军医务人员在环境艰苦、药品缺乏的情况下，根据毛泽东主席的指示，在延安和平医院开设了针灸门诊，选穴以足三里为主，防治感冒、咳嗽、哮喘、疟疾、肠炎等疾病，为保障广大军民的身体健康、支援解放战争作出了巨大贡献。

（3）据报道，新中国成立初期，全国各地也都开展过以刺灸足三里为主预防流行性感冒、麻疹、肠炎、细菌性痢疾的工作。例如，陕西省原延安县医院曾在感冒流行区域为818名未病者针刺足三里1次（用补法），2个月内，被针刺者无一人发病；对已病者刺灸足三里、大椎等穴，其治疗效果也超过口服APC（复方阿司匹林）。1959年5月，哈尔滨市流行小儿痢疾，死亡率很高。医务人员在一家幼儿园为144名幼儿针刺足三里，该人群发病率仅为0.7%，而未针刺的幼儿发病率却高达8%。

（4）强身健体、益寿延年：以足三里强身健体、益寿延年的历史可以追溯到近两千年前的东汉末年，华佗就以本穴疗"五劳羸瘦、七伤虚乏"（即身体虚弱和各种慢性虚弱病症）。到了唐宋时代，由于艾灸疗法的盛行，用艾灸足三里防病保健就更为广泛了。

宋代医书《医说》中有"若要安，三里常不干"，意思是说一个人想要平安无恙，就必须长年不断灸足三里。因所灸处经常会灸出水疱，故以"常不干"言之。还有人戏言说针灸1次足三里，就等于喝一碗老母鸡汤呢！

日本有一个名叫原志免太郎的人，在小学期间，因体弱多病，不得不休学半年。在家经过灸足三里等穴，身体变得壮实起来。后来，不但顺利完成了学业，而且还致力于灸法的研究，写出了《灸法医学研究》一书。书中转录了日本《帝国文库·名家漫笔》中所载的一个长寿之家的故事：日本天保十五年（相当于 1845 年前后）9 月 11 日，东京都旁边的永代桥换架竣工，要举行一个剪彩仪式，这种剪彩仪式很特别，按照当地的习惯，要找一位当地年龄最大的老寿星先过这座桥，然后其他的人、其他的车才可以过这座桥。经过户籍警的调查了解，一位叫满平的老汉获得此殊荣。当时满平已经是 242 岁的高龄，他提出来希望自己能和全家人一起过这个桥，组织者同意了。仪式开始的那一天，只见 242 岁的满平带头，221 岁的妻子紧跟其后，后面就是 196 岁的儿子和 193 岁的儿媳妇，再后面就是 151 岁的孙子和 138 岁的孙媳妇……在这个长寿之家，100 岁以上的人竟然有十几人之多，令世人惊叹不已。有人就想，难道这老爷子一家有什么法术不成？怎么这么多人长寿，而且个个都体魄非常健壮呢？有人就问满平：老爷子，请问你们家长寿的秘诀是什么？老爷子捋捋胡须笑了笑说，我们家族有个习惯，祖传每个月初一到初八，全家男女老幼都灸足三里，世世代代一直坚持，始终不渝，仅此而已。

由于年代久远，日本的这个长寿之家无从考证，但是从古至今，足三里的养生保健作用是经得起实践检验的。所以，原志兔太郎在书中奉劝军队当局和大工厂厂主们，废除对士兵和工人的鞭挞之惩罚，以施灸（瘢痕灸）代替之，则惩罚与保健并顾；并希望上自大臣，下至国民，皆体验三里之灸，以建设世界第一健康之国士。1937 年元旦，日本政府卫生省（即卫生部）向全国发出通令，号召掀起一个"人民三里灸健康运动"。足三里强身壮体、防病保健的威力由此可见一斑！

足三里的强身健体功效已被古今大量的临床实践所证明，疗效确切。例如，1952 年第 1 期的《针灸医学杂志》刊登了一篇"足三里的保健作用与灸法的改进"的文章，介绍这样一个真实的病例：患者汪某，有胃溃疡病史多年，曾先后 5 次发生胃出血和大便下血，致使面黄肌瘦，贫血严重，身体极端虚弱。后经灸足三里 1 个月，病情显著好转。灸 3 个月后，饮食增加，面色红润，身体日渐强壮起来，再未发生过出血。可见，前人所云，并非戏言。

在王启才教授 40 年的行医生涯中，用足三里防治疾病取得良好效果的病例很多。他湖北老家有一个老同学因患癌症，先是放疗、化疗，导致白细胞减少、头发掉得很多，后来做了手术又不能进食，身体瘦弱，体重下降近 10kg。王启才教授让他每天用艾条灸足三里 1~2 次。灸 1 个月后，饮食、睡眠、精神就开始好转；4 个月下来，白细胞计数恢复正常，面色红润，人也长胖了，体重增加了 8kg。

【现代研究】

1. 消化系统方面 《中国针灸》1993 年第 2 期报道：针灸足三里可以促进 HbsAg 转阴率的提高，对免疫球蛋白 IgG、IgA 有一定影响，但对 IgM 无影响。针刺足三里可明显提高补体 C3、PHA 值。

《上海针灸杂志》1996 年第 3 期报道：采用电针足三里为主治疗化疗药物引起的胃肠反应 114 例，有效率达 96%。通过对实验性大鼠的研究发现电针大鼠足三里可有效地减轻环磷酰胺的毒性作用，保护胃肠组织。

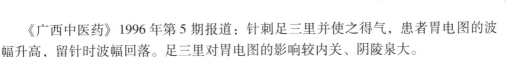

《广西中医药》1996 年第 5 期报道：针刺足三里并使之得气，患者胃电图的波幅升高，留针时波幅回落。足三里对胃电图的影响较内关、阴陵泉大。

《上海针灸杂志》1997 年第 3 期报道：治疗各种原因的上腹疼痛，针刺双侧足三里的总有效率与吗啡类药物联合阿托品或莨菪碱肌注相当。对胃痉挛、胆痉挛致剧痛的缓解近 100%，对晚期癌症患者效果较差。

《针刺研究》2000 年第 2 期报道：针刺足三里、中脘有促进胃病患者胃酸分泌的作用。《针刺研究》2001 年第 4 期报道：电针足三里、三阴交调节大鼠胃酸分泌的作用比较，观察电针足三里、三阴交对胃酸分泌的影响及血浆、胃液 GAS、EGF 的变化，比较阴阳经穴对脏腑功能影响的差异关系，探讨电针调节胃酸分泌的机制。结论：针刺足三里、三阴交均能抑制胃液分泌，前者同时抑制胃酸分泌，二穴联合应用具有协同抑酸作用。电针足三里抑制 GAS 释放，促进胃液 EGF 分泌增加，电针足三里、三阴交调控脏腑功能变化，与胃肠激素及代谢途径有关。

《中国针灸》2001 年第 6 期报道：以慢性胃炎患者的胃电参数作为主要检测指标，观察针刺胃经腧穴对胃功能的影响。实验按胃经循行路线分部选穴，下肢选足三里、丰隆。针刺后多数腧穴胃电波均升高，胃功能改善，其中以足三里针刺前后胃电波幅变化最为显著。针刺后各穴对胃痛的改善情况，也与胃电变化成正比，足三里的胃痛缓解效率为 100%，丰隆为 60.6% ~ 86.7%。

《中医药临床杂志》2004 年第 5 期报道：针刺足三里、内关防治化疗胃肠道反应 56 例（均系恶性肿瘤化疗患者）。随机分为 2 组，试验组在常规治疗基础上，于化疗前 3 日针刺双足三里、内关，每日 2 次，每次 30 分钟，直至化疗结束后 3 日。对照组采取常规治疗，于化疗前 30 分钟，给予地塞米松 10mg 口服，胃复安 50mg 静脉滴注，苯海拉明 40mg 和地西泮 10mg 肌内注射。结果：试验组胃肠道症状发生率低于对照组，且纳差、腹泻发生率 2 组间有显著性差异（P<0.05）。结论：针刺双足三里、内关辅助化疗，可减轻化疗所致胃肠道反应，提高患者生活质量。

《实用中医药杂志》2006 年第 5 期报道：按摩足三里促进术后肠蠕动功能恢复观察。70 例术后 4 天取双侧足三里交替按摩，每次 10 ~ 15 分钟，每日 3 次；非按摩组 70 例术后不作处理。结果：按摩组肛门排气时间明显早于非按摩组（P<0.05）。结论：按摩足三里能促进腹部术后肠蠕动功能恢复。

2. 心血管方面 《中医药信息》1988 年第 1 期报道：针刺足三里，可使麻醉的大鼠心率减慢，左室内压、左室舒张期终末压下降，心肌耗氧指数降低，促进心肌肌层的血液供应和心脏的血液灌注。

3. 血液系统方面 《上海针灸杂志》1996 年第 6 期报道：观察 48 例白细胞减少症患者，经针刺双侧足三里后，能有效地提高外周血白细胞总数，表明针刺足三里能增强机体的非特异性免疫功能。

4. 内分泌系统方面 《四川中医》1995 年第 2 期报道：有人发现针刺家兔足三里穴可降低家兔的血糖。但其降糖作用不如胃脘下俞组及足三里加胃脘下俞组明显。在这三组中其降糖效果依次为：足三里加胃脘下俞组>胃脘下俞组>足三里组。

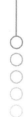

5. 针刺麻醉方面　《山东中医杂志》1994 年第 4 期报道：针麻和利多卡因宫颈阻滞麻醉对人工流产镇痛作用的对照观察。针刺双足三里和三阴交对 64 例早孕妇女行人工流产术，针刺得气后接 G-6805 电麻仪，正极联三阴交，负极联足三里，诱导 5 分钟后开始手术。设利多卡因宫颈旁 V 阻滞麻醉组和空白对照组各 64 例对照观察。结果表明：①针刺组的镇痛效果优于其他两组，有非常显著差异（$P<0.01$）。②针刺组和利多卡因组的扩宫效果无显著差异（$P>0.05$），但均优于对照组。③针刺组和对照组在宫缩方面无显著差异（$P>0.05$）。《中华麻醉学杂志》2005 年第 9 期报道：电针刺足三里对内脏牵拉痛大鼠的镇痛作用结论：电针刺 TP（内脏牵拉痛）V 大鼠双侧足三里可产生镇痛作用，通过激活肌间神经丛内含 ENK（脑啡肽）神经元，释放 ENK，从而抑制 Ach 和 SP 的释放。

6. 消除疲劳方面　《中国临床康复》2005 年第 40 期报道：经皮穴位电刺激足三里对抗大鼠运动性疲劳，结论：①经皮穴位电刺激足三里具有延长大鼠力竭游泳的耐力时间，延缓过度疲劳的发生，在运动性疲劳方面能够起到一定程度的预防和治疗作用。②经皮穴位电刺激可能通过改善运动性疲劳大鼠整体健康状况，提高能量代谢效率，纠正自由基代谢失衡，减少代谢产物的堆积，从而起到改善运动性疲劳的作用。③经皮穴位电刺激治疗具有明显的即时效应，以及累加效应，可作为对抗运动性疲劳的一种新方法。

7. 抗衰防老方面　《针灸临床杂志》1996 年第 2 期报道：以小白鼠脑、肝过氧化脂质含量及 SOD 活性为指标，观察到针刺足三里可通过提高机体对自由基的防御和清除系统的功能，来延缓衰老的进程。同时又可通过自由基对脑、肝等组织的损伤，预防一些老年疾病的发生。

足三里为什么具有如此显著的强壮保健作用呢？原来，足三里是胃经的穴位，脾胃乃后天之本，气血生化之源。刺灸足三里，可以旺盛后天之本，调节和振奋脏腑功能，使气血生化有源，增强卫外功能，从而提高机体的免疫防卫能力。现代研究证明，刺灸足三里对消化系统、呼吸系统、运动系统、神经系统、泌尿系统、生殖系统、内分泌系统、循环系统、血液成分、体温调节、防卫免疫反应等方面都有一定的影响。其中在对消化系统的影响方面，能提高多种消化酶的活力，增进食欲，帮助消化；在对神经系统的影响方面，可以促进脑细胞功能的恢复，提高大脑皮层细胞的工作能力；在对循环系统、血液成分的影响方面，可以改善心功能，调节心律，增加红细胞、白细胞、血红蛋白数量；此外，还能调节内分泌的平衡、提高机体免疫防卫和应激能力等。凡此种种，对增进机体防卫功能和抗御病邪的能力具有重要意义，从而达到强身壮体、防病保健、推迟衰老、益寿延年的目的。

（二）上巨虚（Shangjuxu ST37）

【别名】巨虚上廉、上廉（《灵枢·本输》《针灸甲乙经》）、上巨虚（《备急千金要方》）、巨虚（《黄帝明堂灸经》）、足上廉（《太平圣惠方》）。

【出处】《灵枢·本输》：复下三里三寸为巨虚上廉。

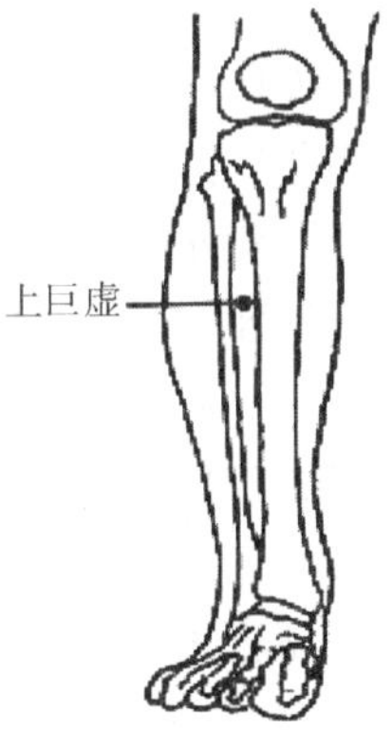

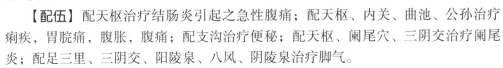

【归经】足阳明胃经穴。

【定位】在小腿前外侧，当犊鼻下6寸，距胫骨前缘一横指（中指）（图7-5）。

【释名】巨虚，巨大空虚之意。穴在下巨虚上方，胫、腓骨之间大的空隙处，故名上巨虚。

上巨虚

【类属】大肠下合穴。

【穴性】健脾和胃、通腑化滞、疏经调气。

【主治】

1. 消化系统病症 腹胀、腹痛，肠鸣，痢疾，泄泻，便秘，阑尾炎。

2. 肢体病症 半身不遂，下肢麻痹或痉挛，膝关节炎，脚气等。

图7-5 上巨虚

【配伍】配天枢治疗结肠炎引起之急性腹痛；配天枢、内关、曲池、公孙治疗痢疾，胃脘痛，腹胀，腹痛；配支沟治疗便秘；配天枢、阑尾穴、三阴交治疗阑尾炎；配足三里、三阴交、阳陵泉、八风、阴陵泉治疗脚气。

【刺灸法】直刺0.5~1.5寸；可灸。

【古代应用】

《灵枢·邪气脏腑病形》：大肠病者，肠中切痛，而鸣濯濯，冬日重感于寒即泻，当脐而痛，不能久立，与胃同候，取巨虚上廉。

《针灸甲乙经》：膝肿，巨虚上廉主之。胸胁支满，恶闻人声与木音，巨虚上廉主之。

《备急千金要方》：骨髓冷疼，灸上廉七十壮。

《针灸大成》：东垣曰，脾胃虚弱，湿痿，汗泄，妨食，三里、气街出血，不愈，于上廉出血。

【临床报道】

1. 腹泻 针刺上巨虚治疗腹泻90例（实热性59例、虚寒性31例）。常规针刺。结果：痊愈81例（90%），好转7例，无效2例（吕景山，《单穴治病选萃》，人民卫生出版社，1993年）。

2. 过敏性结肠炎 《内蒙古中医药》1989年第4期报道：上巨虚穴位注射治疗慢性结肠过敏症。将654-2注射液2mL分别注入双侧上巨虚，隔日1次，5次为1个疗程。一般2次见效，2疗程治愈。

3. 痢疾 以经络电冲击疗法刺激上巨虚治疗细菌性痢疾19例。每次以疏密波中强刺激20分钟。每日1次，10次为1个疗程。结果：痊愈15例，好转3例，无效1例（同上）。

4. 便秘 治疗便秘148例（热秘65例、气秘37例、虚秘46例）。常规针刺。结果：治愈136例（91.9%），好转8例，无效4例（同上）。

5. 肠梗阻 《陕西中医函授》1988年第5期报道：针刺上巨虚治疗1例蛔虫性

肠梗阻的小儿，已 3 日未大便，腹痛，呕吐。拟手术治疗，请针灸治疗暂缓疼痛。经针刺上巨虚，强刺激，动留针 2 小时，起针后患者出现便意，随即大便排出蛔虫 20 余条，诸症缓解，免于手术。

6. 阑尾炎 本穴治疗急性阑尾炎有独特疗效，如本穴出现压痛点则疗效尤佳，针 1 次即有显著效果，1 周内可获痊愈。《单穴治病选萃》转载：针上巨虚治疗急性阑尾炎，多可 1 次显效，1 周内可获痊愈。

7. 腹部术后胃肠功能紊乱 《中国中医药杂志》2005 年第 5 期报道：电针上巨虚、足三里促进腹部术后胃肠功能紊乱恢复 40 例，效果比较显著。

【现代研究】

针刺上巨虚，可使胃肠蠕动增强；而对大肠蠕动比较亢进或紧张度较高者，针刺反而使之减弱。

《广西中医药》1996 年第 1 期报道：对家兔实验性急性腹泻结肠电的影响：正常家兔发生急性实验性腹泻后，结肠电频率和振幅均可明显升高（$P<0.01$），电针刺激上巨虚后，其结肠电参数明显下降，且波型趋向正常。

《天津中医药》2004 年第 6 期报道：针刺上巨虚、足三里对胃经其他腧穴处 Ca^{2+} 浓度影响的试验观察。以 Ca^{2+} 选择性塑料针型电极，刺入解溪、阴市及其旁开点，测试 Ca^{2+} 浓度；然后再将针刺入上巨虚、足三里，动态观察测试点 Ca^{2+} 浓度。结果：针刺上巨虚、足三里，可提高胃经其他腧穴处 Ca^{2+} 浓度。结论：针刺调气与调节经脉线上的 Ca^{2+} 浓度可能存在相关性。

（三）下巨虚（Xiajuxu ST39）

【别名】巨虚下廉、下廉（《灵枢·本输》）。

【出处】《灵枢·本输》：复下上廉三寸为巨虚下廉。

【归经】足阳明胃经。

【定位】在小腿前外侧，当犊鼻下 9 寸，距胫骨前缘 1 横指（图 7-6）。

【释名】巨虚，巨大空虚之意。下与上相对而言。穴在上巨虚下方，胫、腓骨之间大空隙处，故名。

【类属】小肠下合穴。

【穴性】调理肠胃、通经活络、宁神镇惊。

【主治】

1. 肢体病症 偏风，下肢痿痹，足不履地，下肢浮肿。

2. 消化系统病症 小腹痛，泄泻，痢疾，大便脓血，胃中热，胃脘痛。

3. 其他病症 腰脊痛引睾丸，乳痛。

【配伍】配内关、阳陵泉治胰腺炎；配阳陵泉、悬钟、委中、承山、昆仑治下肢痿软无力或麻木；配天枢治泄泻；配幽门、太白治泻痢脓血；配足三里，梁丘、

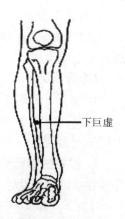

图 7-6 下巨虚

侠溪、肩井，治乳痛。

【刺灸法】　直刺 1~1.5 寸，局部胀麻感向下放散；可灸。

【古代应用】

《灵枢·邪气脏腑病形》：小肠病者，小腹痛，腰脊控睾而痛，时窘之后，当耳前热，若寒甚，若独肩上热甚，及手小指次指之间热，若脉陷者，此其候也。手太阳病也，取之巨虚下廉。

《针灸甲乙经》：乳痈，惊瘈，胫重，足跗不收，跟痛，巨虚下廉主之。

《备急千金要方》：脚气初得，脚弱；腰脚不遂，不能跪起；小便难、黄。

《针灸资生经》：下廉，悬钟，治胃热不嗜食。

《循经考穴编》：惊痫，癫狂。

【临床报道】

1. 下肢无力　《河北中医》1994 年第 2 期报道：以下巨虚透刺足三里治疗下肢肌力减弱，得气后拇指向前连续捻转 3 次以加大针感，使针下沉紧（针感放射至膝上部为佳），然后拇指向后连续捻转 3 次加大感应后使针下沉紧（针感放射至足趾部为佳）。治疗 12 例，总有效率为 100%。

2. 落枕　《上海针灸杂志》1995 年第 6 期报道：针刺下巨虚治疗落枕 941 例。取患侧下巨虚，针尖向上快速进针 1~1.5 寸，在患者吸气时大幅度提插捻转，得气后令患者做深呼吸并活动颈部，使针感向上传导，留针 10 分钟，每隔 5 分钟施行手法 1 次，呼吸时慢出针。每日 1 次，5 次为 1 个疗程。经 1~5 次治疗，结果：痊愈 721 例（76.6%），显效 178 例（18.9%），进步 42 例（4.5%），全部有效。

3. 肩关节疼痛　《中国针灸》1986 年第 4 期报道：针刺下巨虚治疗肩关节疼痛 92 例。取双侧穴，针刺得气后留针 10~15 分钟，并嘱患者活动肩部。每日或隔日 1 次，5 次为 1 个疗程。结果：痊愈 73 例（79.3%），好转 16 例，无效 3 例，有效率 96.7%。《江西中医药》1995 年增刊报道：下巨虚穴位注射治疗肩周炎 72 例。单侧为病取健侧下巨虚，双肩痛则取双侧穴位。抽取当归注射液 2mL、地塞米松 5mg/mL，常规消毒，以 5 号针头直刺，得气后，抽动针栓无回血时再缓慢注入所配药液 1mL~1.5mL，同时嘱患者肩关节向各个方向活动。起初每日 1 次，3 次后改隔日 1 次，7 次为 1 个疗程。另设对照组 50 例，取患侧肩髃、肩贞、肩内陵、手三里，常规针刺，平补平泻，每日针 1 次，7 次为 1 个疗程。结果：穴位注射组痊愈 38 例（52.8%），显效 26 例（36.1%），好转 7 例（9.7%），无效 1 例（1.4%），有效率 98.6%；对照组痊愈 14 例（28%），显效 21 例（42%），好转 9 例（18%），无效 6 例（12%），有效率 88%。经统计学处理，穴位注射组疗效明显优于常规针刺组。

4. 疝气　20 世纪 70 年代中期，王启才教授在吉林医科大学第四临床学院（现长春中医药大学）进修期间，曾经跟带教老师刘冠军教授看到这样一个病例：长春地质大学有一位男性学生，酷爱声乐，每天清早都会跑到学校教学大楼顶层练声。有一天清晨又跑到老地方去练声，练着练着，在放声高歌一首美声曲目时，突然感到小肚子一阵紧痛并朝向腹股沟放射，随即一侧阴囊鼓起来了，引起一阵阵强烈的牵掣痛。他停止练声以后疼痛也没有减轻，就急速忍痛勉强回到宿舍，并在同学的搀扶之下赶往医务室等待医生上班处理。

接诊的是一位西医外科医生，一看情况说是练声时用力不当，肚子里的小肠通过腹股沟管掉进了阴囊里面形成了"疝气"，需要手术复位。这位学生一听要做手术，吓得半死，不愿意接受。恳求医生问有没有不做手术的方法？外科医生只好建议他再看看中医。于是这个患者就被转到刘冠军医生手上，刘老师检查之后说，疝气没有出现嵌顿现象，如果不做手术那就试试针灸吧！刘老师当时是长春中医学院副院长，是东三省著名的针灸老专家。他本着针灸学里说的歌诀"肚腹三里留"给患者针刺了双下肢的足三里和三阴交，患者的腹痛有所减轻，但阴囊还是鼓着一个大包，胀得难受。

面对这种情况，老师想：疝气，中医学称之为"小肠气"，言下之意就是小肠没有呆在它自己应该呆的地方，而是从小腹部掉进了阴囊里去了。怎么把它弄回去呢？突然，他想到了2个穴位：一个是百会，一个是下巨虚。百会是督脉穴，位于头顶正中央，连续施灸有提升阳气的作用；而下巨虚属于胃经，《黄帝内经》中说："大小肠皆属于胃。"在胃的经脉上有2个管理大小肠的特定穴，一个是上巨虚，一个是下巨虚，上巨虚管大肠，下巨虚管小肠。现在小肠"不听话"了，那就找它的"家长"吧！于是就给患者上灸百会，下针下巨虚，强刺激捻转，每隔几分钟就捻几下针。在第二次强刺激捻针的时候，只听到这位学生"啊"的一声，再一摸，（小肠）上来了！阴囊鼓的包没有了、不胀了，腹部和腹股沟的疼痛也消失了。当时笔者心里暗暗佩服老师：冠军就是"冠军"！看到这里，我们不得不为冠军老师的灵机一动而拍手叫绝！（王启才，钱娟.《指尖备急方》，上海科学技术出版社，2022年9月第1版）

【现代研究】

针刺胃炎、溃疡病、胃癌患者的下巨虚，可见胃电波幅增加，亦使胃癌不规则的波形变得规则。在X线下观察，针刺下巨虚，可使胃的蠕动增强。采用双侧下巨虚穴位注射维生素 K_3 液1mL，观察肝癌患者的肝血流图的变化情况，穴位注射前肝血流图波幅明显降低，波形呈分化差的锯齿状波，当穴位注射后波形有了明显的改善，波形明显增高，由不规则的异常波形，重新转变为类似正常的三峰波形，但整个波幅与无肝病史的对照组仍然低（杨甲三，《针灸腧穴学》，上海科学技术出版社，1989年）。

《中医药学刊》2005年第5期报道：通过观察切断筋膜组织前后电针家兔下巨虚对小肠蠕动功能的影响，探讨经穴脏腑效应与经脉相关物质的关系。分别记录针刺前后及切断筋膜组织后，小肠蠕动幅度，并分析经脉所附着的组织。结果：电针后与针刺前相比小肠蠕动幅度明显增加（$P<0.01$）；而切断筋膜组织后小肠蠕动幅度与针刺前相比无明显差异（$P>0.05$）。结论：电针下巨虚可以引起脏腑效应，切断筋膜组织后，下巨虚的脏腑效应减弱。

（四）委中（Weizhong BL40）

【别名】腘中（《灵枢·经脉》）、郄中（《素问·刺腰痛》王冰注）、血郄（《针灸资生经》）、腿凹（《医宗金鉴》）。

【出处】《灵枢·本输》。

【归经】足太阳膀胱经。

【定位】在腘窝横纹中点，当股二头肌腱与半腱肌肌腱的中间（图7-7）。

【释名】委，指"屈"；中，指正中。穴在腘窝横纹中央，当足膝委折之中曲而取之，故名。

【类属】

1. 膀胱经下合穴。

2. 足太阳膀胱经合穴。

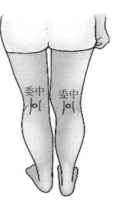

图7-7　委中

【穴性】理血泄热、舒筋活络、缓急止痛。

【主治】

1. 肢体病症　腰背膝痛，腘筋拘急，风湿痿痹，下肢不遂。

2. 消化系统病症　腹痛，吐泻，霍乱，肠炎。

3. 神志病症　中风昏迷，癫疾，瘛疭，风痫转筋。

4. 外科病症　丹毒，疔疮，疖肿，肌衄，皮肤瘙痒，荨麻疹，湿疹，痔疮。

5. 其他疾病　热病汗不出，暑病，疟疾，衄血不止。

【配伍】配关元、神门治遗尿；配飞扬、承山治痔疮痛；配承浆治衄血；配委阳治筋急身热；配水沟治急性腰扭伤；配曲池、风市治湿疹，痔疮；配曲池、解溪、风门、阿是穴治血热丹毒。

【刺灸法】直刺1～1.5寸，或用三棱针点刺腘静脉出血；可灸。

【古代应用】

《灵枢·邪气脏腑病形》：膀胱病者，小腹偏肿而痛，以手按之，即欲小便而不得，肩上热若脉陷，及足小指外廉及胫踝后皆热，若脉陷，取委中。

《针灸甲乙经》：热病夹脊痛，委中主之。疟，头重，寒背起，先寒后热，渴不止，汗乃出，委中主之。

《席弘赋》：委中专治腰间痛……委中腰痛脚挛急。

《玉龙歌》：更有委中之一穴，腰间诸疾任君攻。

《四总穴歌》：腰背委中求。

【临床报道】

1. 运动系统病症

（1）膝关节痛：《天津中医学院学报》2001年第3期报道，委中刺络拔罐治疗膝关节疼痛70例。主穴委中，配穴内外膝眼、血海、阳陵泉等。穴位常规消毒后，委中以三棱针点刺 10~20 次，使之出血，并加拔火罐 10 分钟；余穴常规针刺。结果：痊愈 15 例（21.4%），显效 35 例（50%），好转 18 例（25.7%），无效 2 例（2.9%），有效率 95.6%。《中国针灸》2003 年 6 期报道：委中刺络拔罐治疗老年性膝关节痛：取委中，予 TDP 照射 20~40 分钟，以有热感为度，待皮肤潮红充血后消毒委中及周围皮肤，以委中为中心，快速、重力用梅花针重叩 10~15 次，然后迅速拔罐 3~5 分钟，使出瘀血，同时仍予 TDP 照射保暖，取罐后清除局部污血，再行拔罐 1 次。每周 2 次，共治疗 8~10 次。结果：66 只患病膝关节痊愈 13 只（19.7%），显效 39 只（59.1%），好转 11 只（16.7%），无效 3 只（4.5%），有效率 95.5%，愈显率 78.8%。

（2）腰扭伤：《针灸学报》1991 年第 1 期报道，委中刺血治疗急性腰扭伤 58 例。取委中处瘀血明显的络脉，用三棱针迅速刺入 0.1~0.2 寸，出血 1~3mL，当出血由紫黑色转为鲜红色时，用干棉球压迫止血。结果：1 次痊愈 32 例，显效 18 例，好转 8 例，全部有效。《中医函授通讯》1995 年第 2 期报道：委中刺血治疗急性腰扭伤。患者双手扶桌站立，下肢伸直，腘窝绷紧使其血络暴露，以委中为中心，用三棱针缓慢刺入络脉中，深浅适宜。施术后让患者缓慢活动腰部。若扭伤 6~12 小时内接受刺血治疗，一般 1 次即可缓解疼痛。《福建中医药》1995 年第 9 期报道：重按委中治疗急性腰扭伤 89 例。患者坐位，膝关节屈曲 100°左右，医者用示指或中指点按于委中处，边揉边按，力量逐渐由轻到重，以患者能耐受为度。此时患者会感到腘窝部酸胀感，或向腰部、足踝部放射，在按压过程中，令患者活动腰部。《中国民间疗法》2004 年第 5 期报道：点刺委中治疗急性腰扭伤 53 例。取患侧委中，先用点穴棒点穴，要求速度快、力量大，以患者能忍受为度，点 3 次后用酒精消毒，在委中处用三棱针刺血。每日 1 次。结果：经治疗 1~5 次，治愈 39 例，好转 14 例，全部有效。

（3）慢性腰痛：《江西中医药》2004 年第 10 期报道，委中刺络放血治疗慢性腰痛 27 例。双侧委中常规消毒后，用三棱针对准委中部青紫脉络处，斜刺入脉，迅速退针，使瘀血流出。待出血自行停止后，再用消毒棉球按压针孔，最后以创可贴保护针孔，以防感染。每周 1 次，4 次为 1 个疗程。结果：痊愈 8 例，显效 11 例，好转 6 例，无效 2 例，有效率 92.6%。

（4）坐骨神经痛：《河北中医》2002 年第 1 期报道，针刺委中、环跳等穴为主治疗坐骨神经痛 168 例。主穴委中、环跳，其他随症加减。委中、环跳常规针刺，行提插泻法，以麻电感传至足趾部 3 次为度；随症加减穴平补平泻法。每日 1 次，10 次为 1 个疗程。结果：治愈 106 例（63.1%），显效 27 例（16.1%），好转 24 例（14.3%），无效 11 例（6.5%），总有效率 93.5%。

2. 肾绞痛 《中国针灸》2004 年第 8 期报道：针刺委中治疗肾绞痛 34 例。委中常规消毒后，快速直刺 25~40mm，得气后行中强刺激捻转泻法，捻转频率为 180转/分，患者同时按摩腹部，以利气血运行，留针 15 分钟。严重者可用三棱针点刺腘静脉出血。每日 1 次，7 次为 1 个疗程。结果：全部治愈，其中有 29 例排出结石。

3. 其他病症

（1）头痛：《新中医》2003 年第 8 期报道，委中、阳陵泉穴位注射治疗偏头痛 100 例。取穴委中、阳陵泉（均双），每穴注入香丹注射液 1mL，揉按穴位 1 分钟，2 日 1 次，10 日为 1 个疗程；另设对照组 100 例，取百会，患侧风池、外关，健侧合谷、列缺，毫针常规针刺，得气后，风池、外关、合谷、列缺各为 1 组接电针治疗机，用连续波刺激分钟，强度以患者能耐受为度。每日 1 次，1 周为 1 个疗程。结果：穴位注射组痊愈 62 例，显效 19 例，好转 13 例，无效 6 例，有效率为 94%；对照组痊愈 51 例，显效 10 例，有效 21 例，无效 18 例，有效率为 82%。两组疗效差异显著。《中国针灸》2004 年第 5 期报道：委中刺血治疗外伤头痛 1 例。根据"菀陈则除之"的原则，用三棱针点刺委中处静脉，出血 7 滴左右。当即疼痛减轻；3 次疼痛完全消失。

（2）鼻出血：《甘肃中医》1994 年第 2 期报道，针刺委中等穴治疗鼻衄 50 例。先于委中、少商刺血，再针上星、合谷，行泻法，留针 20 分钟。每日 1 次，7 次为 1 个疗程。急则可先用棉签塞入鼻孔压迫止血，再行针刺。结果：治愈 25 例，显效 10 例，好转 12 例，无效 3 例，有效率 94%。

（3）各科杂病：《四川中医》1995 年第 1 期报道，委中放血治疗腰扭伤、坐骨神经痛、鼻衄、荨麻疹、中暑等。术者手指蘸生理盐水轻轻拍击委中数次，让其脉络充分暴露，再严格消毒，押手拇指端固定穴位处，刺拇、示指捏紧三棱针对准穴位，在 0.3～0.4cm 直径范围快速点刺，出血量以脓紫色转红为度。《针灸临床杂志》1995 年第 1 期报道：以委中为主，选配其他穴位治疗急性腰肌扭伤、膝关节炎、急性胃肠炎的肠肌痉挛（霍乱转筋）、中暑等疗效满意。《中国民间疗法》1996 年第 2 期报道：点刺委中治疗热病汗不出、痧毒血证、丹毒，患者用力伸直膝关节，使瘀血静脉显露，绷紧皮肤，用三棱针迅速刺入 1～2 分，立即退出，使出血 3～5 滴，压迫止血。《浙江中医杂志》1996 年第 7 期报道：依据《黄帝内经》"血实宜决之""菀陈则除之"的治则，取委中放血为主，结合其他部位针刺，治疗痛经、带状疱疹、急性扁桃体炎等取得较好疗效。《吉林中医药》2000 年第 5 期报道：以委中为主穴，结合辨证选穴，治疗腰痛、荨麻疹、鼻衄、中暑等，每收良效。

【现代研究】

委中对体温有一定调节作用，如人工造成家兔细菌性腹膜炎，使白细胞计数上升，针刺委中可使白细胞向相反方向变动，以致白细胞总数逐渐恢复正常。给家兔腹腔注射金黄色葡萄球菌后，当动物体温下降时，电针坐骨神经或针刺委中，可使体温升高或加速恢复正常（杨甲三，《针灸腧穴学》，上海科学技术出版社，1989 年）。

《天津中医》1994 年第 5 期报道：针刺委中对 30 例偏瘫下肢肌力恢复的疗效观察。患者仰卧，嘱家属将患肢上抬 45°，毫针直刺委中致下肢抽动 3 次。每日 1 次，10 次为 1 个疗程。经强刺激 1～2 次，即能使下肢肌力提高 1～2 级。

针刺委中，对膀胱压力有一定调整作用，一般可使膀胱内压力有不同程度下降，对松弛性膀胱或尿潴留者，可使之升高。

（五）委阳（Weiyang BL39）

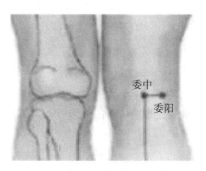

图 7-8　委阳

【出处】《灵枢·本输》。

【归经】足太阳膀胱经。

【定位】在腘横纹外侧端，当股二头肌腱的内侧（图 7-8）。

【释名】委，指"屈"，又指委中；外侧为"阳"。该穴位于委中外侧，故名。

【类属】三焦下合穴。

【穴性】通利水湿、调理气机、通经活络。

【主治】

1. 肢体病症　腰脊强痛，腿足拘挛疼痛，痿痹不仁。

2. 泌尿系统病症　小便不利，癃闭，遗尿，小便淋沥，小腹胀痛。

3. 其他病症　腋下肿，胸腹胀，发热。

【配伍】配委中、肾俞、环跳，治腰背疼痛，下肢痿厥麻木不仁；配志室、次髎，治小便淋沥；配阴交、石门，治小腹坚痛引阴中，不得小便；配地五会、阳辅、申脉、天池、临泣，治腋下肿；配次髎、中极，治遗尿；配殷门，治腰痛；配三阴交、昆仑，主治肾炎，小便不利。

【刺灸法】直刺 0.8~1.2 寸；可灸。

【古代应用】

《灵枢·邪气脏腑病形》：三焦病者，腹气满，小腹尤坚，不得小便，窘急，溢则为水，留则为胀，候在足太阳之外大络，大络在太阳、少阳之间，亦见于脉，取委阳。

《针灸甲乙经》：胸满膨膨然，实则癃闭，腋下肿，虚则遗溺，脚急兢兢然，筋急痛，不得大小便，腰痛引腹，不得俯仰，委阳主之。

《备急千金要方》：委阳、殷门、太白、阴陵泉、行间主腰痛不可仰俯。

《针灸资生经》：阴交、石门、委阳，主小腹坚痛引阴中，不得小便。

《针灸大成》：腋下肿痛，胸满膨膨，筋急身热……痿厥不仁，小便淋沥。

【临床报道】

1. 腰肌劳损　《中国针灸》1997 年第 11 期报道："腘三针"治疗腰肌劳损 126 例。取患侧委阳、委中、阴谷，常规消毒，委阳直刺 1.2 寸，提插泻法；委中直刺 1.5 寸，提插泻法；阴谷直刺 1.2 寸，捻转补法；留针 30 分钟。每日 1 次，10 次为 1 个疗程。结果：痊愈 78 例（61.9%），显效 25 例（19.8%），好转 20 例（15.9%），无效 3 例（2.4%），总有效率 97.6%。

2. 腰椎间盘突出症　《上海针灸杂志》1998 年第 6 期报道：针灸委阳结合手法治疗腰椎间盘突出症 36 例。委阳常规针刺，提插捻转，由轻至重，以局部酸胀麻木为度，留针 30 分钟；取针后对腰部作斜扳法整骨复位。每日 1 次，10 次为 1 个疗程。对照组 40 例，取腰部气海俞、大肠俞、关元俞、腰阳关、十七椎及下肢环跳、委中、承山等穴，针刺得气，留针 30 分钟后，亦对腰部作斜扳法整骨复位。结果：委阳组治愈 2 例，好转 30 例，无效 4 例，有效率 89%；对照组治愈 5 例，好转 32 例，无效 3 例，有效率 93%。经统计学处理，两组有效率差别无显著意义（$P>0.05$）。

3. 湿疹　《中国针灸》1997 年第 5 期报道：委阳、肺俞刺络拔罐治疗手部顽固性湿疹 38 例。用三棱针快速点刺双侧委阳、肺俞出血，然后加拔火罐 10~15 分钟，排除瘀血。隔日 1 次，3 次为 1 个疗程。结果：痊愈 26 例（68.4%），好转 10 例（26.3%），无效 2 例（5.3%），有效率 94.7%。

（六）阳陵泉（Yanglingquan GB34）

见八会穴之筋会。

八 脉 交 会 穴

　　八脉交会穴是十二经脉之气与奇经八脉互通交会的八个腧穴，分布在四肢腕、踝关节附近。它们是列缺、后溪、公孙、足临泣、内关、外关、照海、申脉。八脉交会穴是人体"本"部的要穴，临床应用十分广泛。故《医学入门·针灸子午八法》有"八法者，奇经八穴为要，乃十二经之大会……周身三百六十穴，统于手足六十六穴，六十六穴又统于八穴"之说。

　　八穴的主治范围比较广泛，不仅主治本经脉循行所过的四肢躯干（包括内脏）、头面五官病变，也主治奇经八脉的有关病变，包括与奇经八脉相应的奇恒之腑病症和奇经八脉所通达的头面、躯干病症。如后溪主治脊柱强痛、角弓反张的督脉病症；公孙主治胸腹气逆而拘急、气上冲心的冲脉病症。

　　八脉交会穴既可以单独使用，也可以配伍应用。为增强疗效，针灸临床常将八穴分为四组，配成四对简易处方。组合的方法是内关配公孙、列缺配照海、后溪配申脉、外关配足临泣。一个上肢穴配一个下肢穴，为上下配穴法的典型代表。阴经两对按五行相生关系配伍，偏治五脏在里之疾；阳经两对按同名经同气相应关系配伍，偏治头面肢体在表之病。

　　1. 内关配公孙　内关为手厥阴心包经之络穴，联络心包、三焦二经，调理三焦，宣上导下。穴通阴维脉，阴维脉从足至腹，行于胁肋、胸膈和咽喉，既主一身之里，又是手足三阴经之纲维。公孙为足太阴脾经之络穴，联络脾、胃二经，调理脾胃，疏通肠道。穴通冲脉，冲脉亦行于腹、胸、咽喉部位，发病时，气从少腹上冲，状如奔豚，胸腹胀满，胃脘而痛。二穴合于心胸胃，并主治相应病变，如胃痛、恶心、呕吐、嗳气、反酸、呃逆、腹胀、腹痛、气上冲心等。《重庆中医药》1989年第2期报道：内关配公孙治疗急腹症59例。用常规针刺和手法。结果：1次止痛51例（86.4%），显效7例（11.9%），无效仅1例（1.7%），有效率98.3%。

　　2. 列缺配照海　列缺为手太阴肺经之络穴，属肺络大肠，系于咽喉。穴与任脉相通，任脉循于胸腹正中，上达咽喉。照海属足少阴肾经，通于阴跷，肾经和阴跷脉均与胸膈、肺系和咽喉相通。二穴合于胸膈、肺系、咽喉，并主治相应病症，如胸中满闷，咳嗽气喘，咽喉疼痛，声音嘶哑或失音、梅核气等。《中国针灸》1984年第3期报道：列缺配照海治疗声音嘶哑23例。常规针刺，得气后动留针30分钟。每日1次。经治3~4次，结果：痊愈20例，无效3例（均伴发声带息肉、结节、麻痹）。《中国针灸》1998年第10期报道：针刺列缺、照海为主治疗舌咽神经痛26例。主穴：列缺、照海。配穴：患侧人迎、扶突、天容、翳风。常规消毒后，用1~1.5寸毫针刺入，在得气的基础上，根据患者的耐受程度均匀提插捻转30次左右，留针30~40分钟，其间行针1~2次。每日1次，10次为1个疗程。结果：痊愈25例，好转1例。

3. 后溪配申脉 后溪属手太阳小肠经，与督脉相通。申脉属足太阳膀胱经，通于阳跷，二穴在体表均与眼、耳、头项、肩胛、腰背等相联系，故共同主治耳、目内眦、头项、肩胛及腰背的病症。由于二穴所在的经脉均与督脉相连，通达于脑，故也可主治心、脑、肝、肾的病症，如头晕，头痛，失眠，癫狂，癔症，神昏，抽搐，面瘫，面肌痉挛，等等。

《四川中医》1990年第8期报道：后溪配申脉治疗眶上神经痛51例（病程2个月至12年不等）。常规针刺，强刺激，动留针15分钟。每日或隔日1次，4~6次为1个疗程。结果：痊愈41例（80.4%），好转8例，无效2例。

4. 外关配足临泣 外关为手少阳三焦经之络穴，与阳维脉相通，阳维脉主一身之表。足临泣属足少阳胆经，通于带脉。两穴之经脉均联系于耳、偏头、胸胁，故共同主治耳、目外眦、偏头、胸胁的病症以及外感风邪引起的疾患。《中医杂志》1983年第6期报道：外关配足临泣治疗偏头痛。仅取患侧，得气后捻转数次，一般疼痛即可减轻或消失。《中医杂志》1984年第10期报道：泻照海补申脉治疗发作性睡病2例。先针申脉，小幅度捻转，至局部有热胀感后加百会以加强其补，两穴交替捻针，使其针感相应，5分钟1次，留针30分钟；再针照海，强刺激泻法，使针感至三阴交处时，快速行针使之深入1.5寸，并大幅度提插3~5次，得气后出针。每日1次。结果：均获痊愈。《成都中医学院学报》1991年第2期报道：针刺申脉、照海为主治疗失眠52例。通过调理阴阳二跷脉，助眠有效率达96%。《山东中医杂志》1992年第3期报道：针刺申脉、照海矫正中风病患者的足内翻、外翻40例。毫针直刺申脉0.3寸，照海1寸，行提插捻转补泻法：足内翻者泻照海、补申脉；足外翻者补照海、泻申脉；留针40分钟。每日1次，10次为1个疗程，疗程间隔5日。获满意疗效。《中国针灸》1994年增刊报道：外关、足临泣对穴的临床应用。①头痛：取外关、足临泣用泻法，动留针30分钟，商阳用三棱针点刺放血，仅1次头痛消失。②头晕：取外关、足临泣、丰隆，针刺泻法；配前顶，补法。③失眠：取外关、足临泣、后顶，外关、足临泣用泻法，后顶用补法。《河北中医学院学报》1994年第4期报道：外关配足临泣治疗头痛。取外关、足临泣为主，配太阳、神门、太冲、太溪等穴。发作时在病痛局部用皮肤针叩打微出血，其他诸穴常规针刺，得气后留针20~30分钟，其间主穴运针1~2次。每日1次，5~7日为1个疗程。《针灸临床杂志》1998年第2期报道：外关配足临泣治行痹。取穴：外关、足临泣、风池。常规针刺，外关用补法，风池、足临泣用泻法。

当然，在常规4组配穴的基础上，也有其他配伍方法。其中应用最多的当属申脉配照海。二穴分属足太阳、足少阴，内外阴阳表里相对，因腧穴位置的解剖学关系，应用时对刺。《针灸临床杂志》2001年第3期报道：申脉配照海治疗头面部疾病，如面神经麻痹、面肌痉挛、枕神经痛、三叉神经痛等取得明显疗效。《中国临床医生》2005年第7期报道：治疗翼状胬肉、高血压眼球胀痛、腰腿痛、眼球运动神经麻痹、偏瘫（左顶叶脑膜瘤手术后遗症），效果满意。

《吉林中医药》2001年第4期报道：针刺照海、申脉治疗眼肌痉挛21例。主穴双侧照海、申脉，配穴后溪、悬钟、风池、四关（合谷、太冲），其他辨证加减穴。主穴常规直刺0.5~0.8寸，双侧申脉同时捻转，泻法；双侧照海也同时行针，补法；运针1分钟，留针30分钟，每10分钟运针1次；风池直刺1~1.5寸，提插捻转，使针感往眼区传导；其他穴常规针刺，平补平泻。隔日1次，10次为1个疗程。结果：痊愈10例，好转9例，无效2例，有效率90.5%。《河南中医》2003年第3期报道：申脉、照海治疗中风病后遗症期的足内翻、足下垂取得了良好的效果。以28号0.5~2寸毫针刺入照海0.5寸，行提插泻法，令足抽动并有放散针感；申脉刺入0.3寸，捻转补法；留针20分钟。每日1次，10次为1个疗程。《江苏中医药》2004年第12期报道：运用照海与申脉相配治疗心、目病症，取得了较为理想的疗效。如1例失眠8年的患者，取申脉、照海为主穴，配以神门、安眠、足三里、三阴交，针刺以补法为主。每日1次，10次为1个疗程。治疗3个疗程而愈。又如治疗1例麦粒肿患者，取申脉、照海为主穴，配太阳、合谷，针用泻法。每日1次，7日为1个疗程。2个疗程而愈。《中国针灸》2005年第11期报道：针刺照海、申脉为主结合随证配穴治疗不寐40例。穴位常规消毒，照海用呼吸补泻法之补法进针1.5cm，申脉用泻法进针1.5cm，留针30~40分钟，其间行针2次。每日1次，10次为1个疗程。另设对照组38例，单纯按辨证分型取穴治疗。结果：照海、申脉组治愈25例（62.5%），好转14例（35%），无效1例（2.5%），有效率97.5%；对照组治愈率为31.6%，有效率为68.4%。两组疗效比较，无论是治愈率还是有效率，都具有非常显著性意义（$P<0.01$）。

现将八脉交会穴的配伍及主治病症列表如下（表7）：

表7 八脉交会穴配伍主治

所属经脉	穴 名	所通经脉	主治范围
手太阴肺经	列缺	任脉	肺系、咽喉、胸膈病症
足少阴肾经	照海	阴跷脉	
手太阳小肠经	后溪	督脉	耳、目内眦、头项、肩胛、腰背病症
足太阳膀胱经	申脉	阳跷脉	
足太阴脾经	公孙	冲脉	心、胸、胃病症
手厥阴心包经	内关	阴维脉	
足少阳胆经	足临泣	带脉	耳、目外眦、侧头、颈肩、胸胁病症
手少阳三焦经	外关	阳维脉	

附：八脉交会穴主治歌（1）

列缺属肺任脉通，照海阴跷膈喉咙；
后溪督脉肩颈项，申脉阳跷耳目聪；
公孙冲脉心胸胃，内关阴维胃心胸；
临泣带脉肩颈颊，外关阳维偏头风。

八脉交会穴主治歌（2）

内关、公孙心胸胃，列缺、照海咽喉肺；
外关、临泣耳胁肋，后溪、申脉枕腰背。

（一）内关（Neiguan PC6）

见手厥阴心包经络穴。

（二）公孙（Gongsun SP4）

见足太阴脾经络穴。

（三）列缺（Lieque LU7）

见手太阴肺经络穴。

（四）照海（Zhaohai KI6）

【别名】阴跷（《素问·气穴论》）、漏阴（《备急千金要方》）。

【出处】《针灸甲乙经》：在足内踝下1寸。

【归经】足少阴肾经。

【定位】正坐平放足底，足内踝尖下1寸，内踝下缘边际凹陷处。简易取穴法：两足底相对，两侧足内踝下有小凹陷处（图8-1）。

【释名】"照"，是光及之象；"海"为水归聚处。穴在内踝之下，为阴跷脉所生，足少阴脉气归聚处。因穴处脉气明显，阔大如海，故名。

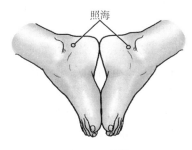

图8-1 照海

【类属】八脉交会穴，通阴跷脉。

【穴性】调阴宁神、通调二阴。

【主治】

1. 泌尿系统疾病 小便频数，癃闭。

2. 呼吸系统疾病 咳嗽，气喘，咯血。

3. 妇科疾病 月经不调，赤白带下，子宫脱垂，阴痒，难产，产后恶露不下，产后腹痛。

4. 头面五官病症 头目昏沉，目赤肿痛，面黑，咽喉干痛，暴喑。

5. 神志病症 痫证夜发，惊恐不宁，不寐，精神忧郁，善悲不乐。

6. 其他病症 便秘，疝气，足痿。

【配伍】 配合谷、列缺治咽喉肿痛；配中极、三阴交，主治月经不调，痛经，带下；配足三里治脚气；配内关、后溪，主治呃逆；配昆仑、太溪、申脉治足下垂；配三阴交、神门治失眠；配关元、归来、百会治子宫脱垂。

【刺灸法】 直刺 0.5~0.8 寸；可灸。

【古代应用】

《针灸甲乙经》：目痛引眦，少腹偏痛，背伛瘛疭，视昏嗜卧，照海主之。女子不下月水，照海主之。

《备急千金要方》：女子漏下赤白，四肢酸削，灸漏阴三十壮，治月经不断方，灸内踝下白肉际青脉上，随年壮。

《标幽赋》：取照海治喉中之闭塞。

《针灸资生经》：照海、水泉、曲骨治妇人阴挺出。

《玉龙歌》：大便闭结不能通，照海分明在足中。

【临床报道】

1. 泌尿系统病症

（1）尿道炎：《中国针灸》1991 年第 5 期报道，针刺照海为主治疗非淋菌性尿道炎 405 例。主穴照海，配中极、太冲、三阴交。常规针刺，照海、太冲用泻法，中极、三阴交用补法，动留针 30 分钟，中极并加灸 3~5 壮。每日 1 次，10 次为 1 个疗程。结果：多数患者在 1 个疗程内治愈，重者 3 个疗程可愈。

（2）尿闭：《河南中医》1983 年第 5 期报道，照海配曲骨治疗癃闭 18 例。先快速针刺照海，直刺 1 寸；后缓慢针刺曲骨 1.5~2 寸，以患者有尿意为佳，持续捻转 30 秒至 1 分钟；虚寒证可加刺肾俞、膀胱俞，得气后留针 20~30 分钟，间隔 10 分钟行针 1 次。起针后令患者排尿。结果：均获佳效。《河南中医》2002 年第 3 期报道：照海穴位注射治疗手术后尿潴留 50 例。将生理盐水 2mL 分别注入两侧照海，30 分钟左右，协助患者排尿。结果：即时排尿 40 例，显效 8 例，无效 2 例。《上海针灸杂志》2002 年第 4 期报道：深刺照海治疗手术后尿潴留 34 例。照海直刺 0.5~1 寸，留针 30~40 分钟，每隔 10 分钟行针 1 次，或加电针（断续波或疏密波），中等强刺激。每日治疗 1~2 次。结果：痊愈 30 例，好转 3 例，无效 1 例，有效率 97.1%。《江西中医药》2004 年第 2 期报道：针刺照海穴治疗尿潴留 40 例。照海直刺 15mm 左右，得气后行强刺激手法，留针 10 分钟左右，运针 1~2 次。结果：针后即能自主排尿者35例，需再次针刺并进行强刺激后排尿者5例，全部见效。

（3）肾绞痛：《广西中医药》1996年第3期报道，针刺照海、行间、太溪治疗肾绞痛32例。取穴：照海、行间、太溪。照海进针0.5寸，行间、太溪进针0.8~1寸。结果：26例疼痛消失，6例疼痛减轻可以忍受。

2. 不孕症　《中国针灸》2001年第6期报道：针刺照海等穴治疗子宫位置异状的不孕症12例。主穴照海，肝郁气滞加太冲，月经有血块、色黑者加三阴交。照海针刺0.5寸，留针30分钟。每日1次，7次为1个疗程。经治疗3个疗程，结果：受孕5例；6个疗程后受孕4例；9个疗程后受孕1例；无效2例。

3. 咽喉病

（1）咽喉肿痛：《陕西中医》1988年第3期报道，针刺照海为主治疗各种病因引起的咽喉肿痛220例。主穴照海，风热犯肺加大椎，胃火亢盛加内庭，肝火上炎加间使，肺阴不足加鱼际，肾阴不足加太溪，气虚发热加足三里。常规针刺，虚补实泻，动留针30~40分钟。每日1次。结果：治愈195例（88.6%），显效3例（1.4%），无效22例（10%），有效率90%。

（2）急性咽炎：《山东中医杂志》1999年第11期报道，针刺照海治疗急性咽炎45例。取双侧照海，常规消毒，用1寸毫针迅速刺入穴内，得气后强刺激泻法，以能够出现得气感循经向上者效果最好，留针10分钟，每隔2分钟行针1次，起针时摇大针孔，不按压。结果：1次治愈28例，2次治愈9例，3次治愈8例，全部有效。

（3）慢性咽炎：《陕西中医》2005年第1期报道，针刺结合中药治疗慢性咽炎102例。取双侧照海，常规针刺及捻针手法；15次为1个疗程，疗程之间休息3日，共治2个疗程。中药自拟清咽滋阴汤，用开水浸泡后含服。方药组成：金银花、菊花、麦冬、生地、胖大海、枸杞子各15g。滤泡增生金银花加倍，咳嗽明显胖大海加倍，咽干口燥麦冬加倍，咽干腰痛生地加倍。每日1剂，随时含服。结果：显效40例（39.2%），好转34例（33.3%），无效28例（27.5%），总有效率为72.5%。

（4）慢性扁桃体炎：《中国针灸》2001年第6期报道，针灸照海、涌泉治疗慢性扁桃体炎30例。先针刺双侧照海0.5寸，平补平泻法；再用艾条温和灸涌泉。每日1次。结果：治愈12例，显效15例，好转3例。

（5）声音嘶哑：《针灸临床杂志》2001年第4期报道，针刺照海治疗声音嘶哑92例。先在照海用1寸毫针直刺，得气后留针30分钟，并配合在本穴按压或揿针嵌入法。每日1次。结果：治愈65例（70.7%），好转21例（22.8%），无效6例（6.5%），有效率93.5%。

（6）梅核气：《针灸临床杂志》1995年第2期报道，针刺照海治疗梅核气（咽神经症）65例。照海直刺进针，当穴下有沉胀感时，医者拇指向后、示指向前捻转，同时将针缓慢上提，使针感传导过膝，极少数患者可传至咽喉部。结果：治愈54例（83.1%），显效5例（7.7%），好转4例（6.1%），无效2例（3.1%），有效率为96.9%。

4. 其他病症

（1）头痛、头晕：《新医学》1976年第3期报道，针刺照海治疗感冒引起的头痛、头昏13例。1次治疗后8例症状消失，2例减轻。

（2）失眠：《时珍国医国药》2003年第12期报道，艾灸照海治疗不寐124例。点燃艾条对准双侧照海各施灸15~20分钟。每日下午治疗1次，10次为1个疗程。经治2个疗程，结果：治愈50例（40.3%），好转60例（48.3%），无效14例（11.2%），有效率为88.8%。

（3）梅尼埃病：《甘肃中医》1995年第4期报道，针刺照海治疗梅尼埃病230例。主穴照海，可酌情配用内关、太冲。常规针刺，留针30分钟。结果：近期治愈207例（90%），好转19例（8.3%），无效4例（1.7%），总有效率98.3%。

（4）肋间神经痛：《云南中医杂志》1982年第6期报道，针刺照海治疗肋间神经痛50例。深刺1~1.5寸，泻法。结果：治愈29例，显效11例，好转6例，无效4例。

【现代研究】

大连医学院的动物实验表明：针刺本穴可使肾的泌尿功能增强，尿蛋白减少，以空腹饮水后3小时平均排尿量为标准，比正常增加19%。

《湛江师范学院学报》2004年第6期报道：点压照海、肾俞对抗运动性疲劳的实验研究。观察点压照海、肾俞对网球队员定量负荷后血乳酸（La）含量、血清乳酸脱氢酶（LDH）活性和反应时、闪光融合频率、握力的影响。对11名男子网球运动员，随机分为对照组和点穴组。所有队员每日进行1次训练，点穴组在训练结束后1小时内进行双侧照海、肾俞点压，每穴2分钟，共4周。实验前后均采用功率自行车，于20分钟内完成定量负荷运动；取静脉血测定血La含量、血清LDH活性；同时测定反应时、闪光融合频率、握力。实验前两组各观察值差异无统计学意义（$P>0.05$）；点穴4周后血La含量、血清LDH活性点穴组显著低于对照组（$P<0.05$、$P<0.01$），同时对照组血La、血清LDH活性显著高于实验前（$P<0.05$、$P<0.01$）；反应时点穴组低于对照组（$P<0.05$）；闪光融合频率、握力较对照组增加（$P<0.05$），亦高于实验前。提示：点压照海、肾俞可以提高机体对运动的适应能力，减轻运动性疲劳。

《中国运动医学杂志》2005年第1期报道：点压照海、肾俞对网球运动员定量负荷运动后红细胞免疫与抗氧化功能的影响。方法：11名男子网球运动员，随机分为对照组和点穴组。所有队员每日进行1次训练，点穴组在训练结束后1小时内点压双侧照海、肾俞，每穴2分钟，共4周。实验前后均采用功率自行车，于20分钟内完成定量负荷运动，取静脉血测定红细胞免疫及红细胞抗氧化功能指标。结果：实验4周后，点穴组RBC-C3bR花环率明显高于对照组（$P<0.01$），而RBC-IB花环率明显低于对照组（$P<0.01$）；RBC-SOD活性和RBC-MDA含量显著低于对照组（$P<0.05$，$P<0.01$）。结果表明点压照海、肾俞可提高机体红细胞免疫功能，减轻自由基介导的脂质过氧化反应。

（五）后溪（Houxi SI3）

【出处】《灵枢·本输》。

【归经】手太阳小肠经。

【定位】在手掌小指侧，当小指本节（第5指掌关节）后的尺侧掌横纹之赤白肉际处。简易取穴法：微握拳，第5指掌关节前后会形成2个明显的横纹头，前一个稍微小一点的纹头是前谷穴，后一个较大的突出的纹头就是后溪。（图8-2）。

【释名】后，与前相对；溪，含沟、陷之意。本穴属于手太阳小肠经输穴，穴处第5掌指关节后方，当尺侧横纹头赤白肉际，其形如沟溪，故名。

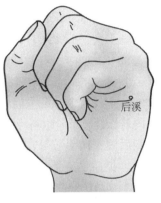

图8-2　后溪

【类属】

1. 八脉交会穴，通督脉。

2. 手太阳小肠经输穴。

【穴性】清头醒神、舒筋活络、退热截疟。

【主治】

1. 肢体病症　头项颈肩强痛，肩肘臂痛，小指挛急，急性腰痛。

2. 头面五官病症　头痛，耳聋，目赤，目翳。

3. 泌尿系统病症　小便赤涩。

4. 神志病症　癫、狂、痫证，失眠，癔症。

5. 其他病症　盗汗，热病，疟疾。

【配伍】配环跳、阳陵泉治腿痛；配天柱、大杼治颈项强痛；配翳风、听宫主治耳鸣耳聋；配阴郄治疗盗汗；配大椎、间使治疗疟疾；配腰奇、大椎治腰脊强痛；配神门、鸠尾、腰奇治癫痫。

【刺灸法】直刺0.5~0.8寸；可灸。

【古代应用】

《针灸甲乙经》：振寒寒热，肩臑肘臂痛，头不可顾，烦满身热，恶寒，目赤痛眦烂，生翳膜，暴痛，衄衄，发聋，臂重痛，肘挛痂疥，胸中引膈，泣出而惊，颈项强，身寒，头不可以顾，后溪主之。

《肘后歌》：胁肋腿痛后溪妙。

《针灸大全》：头项如有病，后溪并列缺。

《百证赋》：后溪、环跳、腿痛刺而即轻。

《针灸大成》：主疟寒热，目赤生翳，鼻衄耳聋，胸满，颈项强不得回顾，癫疾，臂肘挛急，痂疥。

《拦江赋》：后溪专治督脉病，癫狂此穴治还轻。

【临床报道】

1. 头面、五官病症

（1）偏头痛：《人民军医》2001 年第 8 期报道，针刺后溪治疗偏头痛 42 例。取同侧后溪，用 3 寸毫针进针 2 寸左右刺向合谷，得气后留针 30 分钟，其间运针 3~4 次。每日 1 次，5 次为 1 个疗程。结果：痊愈 19 例（45.2%），好转 21 例（50%），无效 2 例（4.8%），有效率 95.2%。

（2）面肌痉挛：《中医杂志》1981 年第 6 期报道，针刺后溪透刺劳宫治疗面痉挛 6 例。主穴后溪，配穴合谷。后溪向劳宫透刺，强刺激，出针后再埋针。结果：3 次以内均获痊愈。《针刺研究》1999 年第 2 期报道：针刺后溪治疗面肌抽搐 175 例。取患侧后溪，向手心劳宫直刺 1 寸，施提插捻转手法，得气后再用大幅度来回捻转 2~3 次，提插手法 4~6 次，使有强烈的针感，且每隔 4~6 分钟重复手法 1 次，留针 30 分钟。如 10 分钟后症状无改善者，可再取对侧后溪。每日 1 次，7 次为 1 个疗程。结果：治愈 112 例（64.0%），显效 38 例（21.7%），好转 23 例（13.1%），无效 2 例（1.2%），总有效率 98.8%。

（3）眼闭合不全：《上海针灸杂志》1993 年第 3 期报道，后溪刺血治疗眼闭合不全 42 例。用三棱针迅速点刺后溪，使之出血 8~10 滴。隔日 1 次，5 次为 1 个疗程。结果：痊愈 30 例，好转 11 例，无效 1 例。

（4）眼睑炎：《江西中医药》1997 年第 3 期报道，后溪刺血治疗眼睑炎。取上侧后溪，用 5mm 短针强刺 5~6 次，挤出 1 滴血。作者通过 20 多年的临床实践认为，针刺后溪不但具有镇痛、镇惊、息风、醒脑、宁神、治疟疾等作用，而且具有清热、消肿的作用。治疗眼睑炎，效果甚佳。

（5）麦粒肿：《广西赤脚医生》1978 年第 1 期报道，艾炷灸后溪治疗麦粒肿 60 余例。左右交叉取穴，每次灸 2 壮即可。每日 1~2 次，一般灸 2~4 日即可痊愈。

2. 骨伤科病症　手太阳小肠经与足太阳膀胱经首尾相连，上下交接。小肠经在从手走头面的过程中经过头项部，又通过大椎穴与督脉贯通，所以，作为小肠经第一要穴的后溪，其主治的头痛当以后枕部疼痛（即"太阳头痛"）为主。从古今针灸临床应用的实际疗效看，后溪在头项病症中的使用频率远远多于肺经的列缺，且疗效更好。故王启才教授在新编"四总穴歌"中将原歌赋中的"头项寻列缺"改为"头项寻后溪"。

（1）落枕：《中国针灸》1984 年第 5 期报道，电针后溪加动刺治疗落枕 215 例。常规进针，强刺激，动留针 15~20 分钟。结果：全部治愈。其中，治疗 1~2 次痊愈 201 例（93.5%），3 次治愈 14 例（6.5%）。《贵阳中医学院学报》1993 年第 3 期报道：针刺后溪治疗落枕 125 例。中强刺激，行针中嘱患者活动颈部。结果：全部 1 次而愈。《实用中医药杂志》2004 年第 6 期报道：针刺后溪治疗落枕 100 例。取健侧后溪，常规针刺，留针 15~20 分钟（年老体弱及高血压患者不留针），行针 2~3 分钟，同时嘱患者活动颈部。每日 1 次。结果：痊愈 98 例，2 例无效。

（2）冈上肌腱钙化症：《中国针灸》2002 年第 1 期报道，针刺后溪治疗冈上肌腱钙化症 52 例。常规针刺，行针中同时嘱患者活动肩部。隔日 1 次。结果：有效率 82.7%。

（3）胸胁痛：《中医外治杂志》2000 年第 5 期报道，针刺后溪治疗外伤后胸胁痛 35 例。取双侧后溪，进针 0.5~0.8 寸，得气后强刺激捻转，同时配合自主缓慢深呼吸 5~10 分钟。每日 2 次。结果：3 日以内治愈 8 例，1 周以内治愈 9 例，2 周以上无效 2 例，有效率 91.4%。

（4）胸椎关节紊乱：《中国民间疗法》1994 年第 1 期报道，针刺后溪透劳宫治疗 1 例胸椎关节紊乱，常规透刺，捻转得气后留针 20 分钟，每 5 分钟行针 1 次。结果：15 分钟后抽痛停止。出针后又针刺胸椎第 10~12 夹脊穴及 TDP 照射 30 分钟，出针后局部拔罐至皮肤泛红。共治疗 10 次而愈。

（5）急性腰扭伤：《中国针灸》1987 年第 2 期报道，针刺后溪治疗急性腰扭伤 1000 例。用 3 寸毫针刺后溪透合谷，施以捻转手法，得气后令患者活动腰部。结果：治愈 631 例，好转 286 例，无效 83 例。在有效病例中，90% 以上是一针见效的。《中国针灸》1990 年第 5 期以同法治疗急性腰扭伤 500 例。常规针刺、行针，并配合腰部活动。结果：痊愈 480 例（96%），好转 15 例，无效 5 例，其中针 1 次即愈者 432 例（86.4%）。《陕西中医》1997 年第 1 期报道：针刺后溪透中渚治疗急性腰扭伤 120 例。取单侧后溪，捻转进针，向掌心方向直刺 1~1.5 寸透过中渚，得气后行强刺激泻法，同时嘱患者活动腰部，留针 30 分钟，每隔 5~10 分钟行针 1 次。每日 1 次，5 日为 1 个疗程。结果：痊愈 118 例（98.3%），好转 2 例，全部有效。《广西中医药》1999 年第 2 期报道：针刺后溪透中渚治疗急性腰扭伤 52 例。用 50mm 毫针快速刺入后溪，针尖向中渚方向透刺，得气后再予以强刺激提插捻转泻法，同时让患者活动腰部，留针 30~45 分钟，间歇行针 5~6 次。每日 1 次。结果：痊愈 43 例，好转 7 例，无效 2 例，有效率 96.2%。《实用中医药杂志》2004 年第 6 期报道：针刺后溪治疗急性腰扭伤 100 例。单侧扭伤取患侧穴，腰脊中间及双侧扭伤取双侧，后溪透合谷，得气后留针 25~30 分钟，间隔捻针 2~3 次，并嘱患者活动腰部。每日 1 次。结果：痊愈 98 例，2 例无效。

（6）腰椎小关节紊乱综合征：《中国针灸》1996 年第 8 期报道，针刺后溪治疗急性腰椎小关节紊乱综合征 54 例。取双侧后溪，进针 1.5~2 寸透合谷，得气后行捻转泻法，强刺激至手掌胀麻难忍时配合腰部活动，留针 30 分钟，每 10 分钟行针 1 次。结果：1 次治愈 38 例（70.4%）。

（7）腰椎间盘突出症：《辽宁中医学院学报》2004 年第 4 期报道，后溪透合谷为主治疗腰椎间盘突出症 37 例。取主穴后溪，并配腰部局部穴，针刺后溪穴并向合谷透刺，提插捻转得气后，继续行针使针感向肩背部放散。每日 1 次，10 次为 1 个疗程，共治 2 个疗程。结果：痊愈 22 例，好转 11 例，有效率为 89%。《陕西中医》2005 年第 12 期报道：针刺后溪、肾俞配合中药内服治疗腰椎间盘突出症 290 例。针刺取穴：后溪、肾俞、华佗夹脊（均双侧），患侧秩边、环跳、委中、阳陵泉。常规针刺，实证用捻转泻法，虚证平补平泻。2 日 1 次，2 周为 1 个疗程，疗程间休息 5 日。中药处方：生地、熟地、狗脊、牛膝、伸筋草等。经治 2 个疗程，结果：椎间盘突出<5mm 者 203 例，痊愈 168 例（82.8%），好转 29 例，无效 6 例，总有效率 97.1%；椎间盘突出在 5~9mm 者 87 例，痊愈 29 例（33.3%），好转 34 例，无效 24 例，有效率 72.4%。

（8）足跟痛：《中国针灸》2002 年第 6 期报道，针刺后溪治疗足跟痛 108 例（其中骨质增生 58 例）。交叉取健侧后溪，用 2 寸毫针，快速进针，用强刺激泻法（以患者能耐受为度），留针 30 分钟，每 10 分钟行强刺激泻法 1 次，并嘱患者竭尽所能地不停地狠跺足跟疼处。隔日 1 次，3 次为 1 个疗程。结果：治愈 101 例（93.5%），好转 7 例（6.5%），全部有效。治疗时间最短 1 次，最长 5 次。治愈病例中，随访 1 年均无复发。

3. 荨麻疹 《中国针灸》1984 年第 2 期报道：后溪点刺出血治疗荨麻疹 20 例。主穴：后溪，配曲池、足三里。快速进针，强刺激，不留针。隔日 1 次，15 次为 1 个疗程。结果：痊愈 18 例，显效 2 例。《上海针灸杂志》1997 年第 6 期报道：针刺治疗急性荨麻疹。取双侧后溪，常规针刺，泻法，留针 20 分钟，5 分钟行针 1 次，针后出血 2~3 滴，可立即使疹消痒止。《中国误诊学杂志》2003 年第 5 期报道：后溪针刺出血治疗急性荨麻疹 152 例。取后溪直刺 1.6~3.3cm，取双侧，采取平补平泻，留针 20 分钟行针 1 次，取针后每穴点刺放血 3~5 滴。结果：痊愈 138 例（90.8%），好转 12 例（7.9%），无效 2 例（1.3%），有效率达 98.7%。《中国针灸》2004 年第 9 期报道：针刺后溪治疗急性荨麻疹 56 例。取双侧后溪，直刺 13~20mm，得气后行捻转泻法，留针 30 分钟，每隔 5 分钟行针 1 次。每日 1 次，3 次为 1 个疗程。经 3 次治疗，结果：痊愈 47 例，好转 6 例，无效 3 例，有效率 94.6%。

4. 其他病症

（1）手麻木：《针灸临床杂志》1994 年第 3 期报道，温针灸后溪治疗手麻木症 35 例。取患侧后溪，患者轻微握拳，用 2.5 寸毫针迅速刺入穴内，轻轻捻转进针，得气后以 1 寸长艾段插于针尾上，从艾段下端点燃施灸，每穴连灸 3 壮。每日 1 次，7 次为 1 个疗程。结果：治愈 25 例，显效 5 例，好转 5 例，全部有效。

（2）盗汗：《中国针灸》1994 年增刊报道，针刺后溪治疗盗汗 80 例。后溪针刺得气后留针 15 分钟。每日 1 次，7 次为 1 个疗程。结果：痊愈 65 例（81.2%），好转 12 例（15%），无效 3 例（3.8%），有效率为 96.2%。

（3）泌尿系结石：《中国针灸》1998 年第 2 期报道，针刺后溪等治疗泌尿系结石 40 例。取穴：后溪、肾俞、三阴交。后溪持续强刺激 5 分钟以上，以后每 3 分钟行针 1 次，待疼痛缓解后再针肾俞、三阴交，得气后接电针仪，连续波、快频率刺激 20 分钟。每日 1 次，5 次为 1 个疗程。经 2~15 次治疗，结果：有效率 92.5%。

【现代研究】

《中国中西医结合杂志》1995 年第 9 期报道：针刺后溪、神门对脑外伤恢复期痴呆患者的影响。将符合标准的 62 例患者随机分为针刺组 32 例，对照组 30 例。观察治疗前后痴呆微型精神状态检查分值（MMSE）、听觉诱发电位 P_{300} 波的变化。针刺组取一侧后溪、神门（双侧交替使用），针刺得气后留针 30 分钟，每隔 5 分钟施行平补平泻手法 1 次，每日 1 次，20 次为 1 个疗程；对照组采用记忆诱导、计数训练和超声头部 3 种物理疗法进行治疗，每项物理疗法 10 分钟，每日 1 次，20 次为 1 个疗程。结果：针刺组 6 例基本恢复，9 例显效，11 例好转，6 例无效，有效率 81.3%，各项指标也有明显变化；对照组 1 例基本恢复，2 例显效，6 例好转，21 例无效，有效率 30%。两组疗效有显著差异（P<0.01），说明针刺后溪、神门治疗脑外伤性痴呆具有较高的有效率，对提患者的认知功能具有显著的作用。

《上海针灸杂志》2000 年第 2 期报道：后溪和落枕穴治疗落枕的疗效比较。后溪穴组 75 例：毫针从后溪向合谷透刺，大幅度捻针，辅以提插手法，同时令患者活动颈部，留针 15 分钟，行针 2 次，起针后再嘱患者活动颈部 5 分钟；落枕穴组 75 例：毫针从落枕穴向掌心方向斜刺，使针感传至腕部和手指，行针同时令患者活动颈部，直到症状改善出针。每日 1 次。结果：后溪组痊愈 25 例（33.3%），显效 30 例（40%），好转 15 例（20%），无效 5 例（6.7%），有效率 93.3%；落枕穴组痊愈 18 例（24%）显效 25 例（33.3%）好转 17 例（22.7%），无效 15 例（20%），有效率 80%。两组统计学差异有显著意义（P<0.01）。

《上海针灸杂志》2005 年第 12 期报道：电针后溪与腰痛点治疗急性腰扭伤的比较。将 320 例急性腰扭伤患者随机分为电针后溪组和电针腰痛点组。结果：近期疗效比较，后溪有效率 89.38%，腰痛点有效率 82.5%，二者有显著差异（P<0.05）；远期疗效比较，后溪有效率 95.59%，腰痛点有效率 93.50%，二者无明显差异（P>0.05）。

（六）申脉（Shenmai BL62）

【别名】阳跷（《素问·气穴论》王冰注）、鬼路（《备急千金要方》）。

【出处】《素问·缪刺论》："邪客于足阳跷之脉，令人目痛，刺外踝之下半寸，左刺右，右刺左。"

【归经】足太阳膀胱经。

【定位】在足外侧部，外踝正下方凹陷中（图 8-3）。

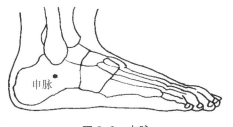

图 8-3　申脉

【释名】申，同伸，含屈伸跷捷之意，也指十二时之申时；脉，指阳跷脉。因穴通阳跷脉，针此处能使血脉畅通，筋脉得伸。又因其为膀胱经腧穴，申脉气血注入膀胱，故名。

【类属】

1. 八脉交会穴，通于阳跷。

2. 足太阳膀胱经五输穴之经穴。

【穴性】镇静安神、舒筋通络、清头明目。

【主治】

1. 肢体病症 腰髋冷痛，腰腿痛，足胫痛，外踝红肿，下肢不遂。

2. 头面五官病症 头痛，目眩，目赤痛，鼻衄，口眼㖞斜。

3. 神志病症 失眠，癫狂，日发痫证，角弓反张。

【配伍】配京骨治鼻衄；配丘墟治腋下肿、寒热、头肿；配风池、大椎治癫痫；配阳陵泉、足三里治下肢痿痹；配后溪治头肩疼痛。

【刺灸法】直刺 0.3~0.5 寸；可灸。

【古代应用】

《针灸甲乙经》：腰痛不能举足，少坐，若下车踬地，胫中熇熇然，申脉主之。寒热，颈腋下肿，申脉主之。

《针灸资生经》：申脉、后溪、前谷，治癫疾。

《玉龙歌》：肿红腿足草鞋风，须把昆仑二穴攻，申脉太溪如再刺，神医绝妙起疲癃。

《标幽赋》：头风头痛，刺申脉与金门。

《针灸大成》：主风眩，腰脚痛，胻酸不能久立，如在舟中，劳极，冷气逆气，腰髋冷痹，脚膝屈伸难，妇人血气痛。洁古曰：痫病昼发灸阳跷。

【临床报道】

1. 头面五官病症

（1）面神经麻痹：《四川中医》2003 年第 2 期报道，针刺申脉、足三里为主治疗面瘫 68 例。主穴：患侧申脉、足三里。配穴：发热加风池；不能抬眉加攒竹；鼻唇沟平坦加迎香；人中沟歪斜加水沟；颏唇沟歪斜加承浆、夹承浆；口角㖞斜加地仓；有食物残留颊间加颊车；乳突压痛加翳风；年高肾气亏虚加太溪、三阴交；肝阳上亢加太冲、太溪；牙龈肿痛、舌苔黄腻等胃火上炎症状加内庭、合谷。根据症状选加患侧 3~4 穴，以提插捻转补泻或开阖补泻等手法的一种或两种联合运用。初期一般用泻法，发病 10 日以后可用补法。结果：治愈 48 例（70.6%），好转 16 例（23.5%），无效 4 例（5.9%），有效率 94.2%。对有效病例随访 1 年无复发。

（2）眼肌痉挛：《陕西中医》1984 年第 12 期报道，一患者眼睑跳动 1 年多，经中、西医治疗不愈，求治于针灸。先针眼周穴加三阴交、阳陵泉未效，后改用申脉配鱼腰，1 次而愈。《中国针灸》2003 年第 12 期报道：针刺申脉治疗胞轮振跳 24 例。申脉快速直刺 0.3~0.5 寸，得气后行中强刺激捻转泻法，同时令患者按摩眼部，以利气血运行，留针 15 分钟。每日 1 次，7 次为 1 个疗程。结果：全部治愈。

2. 骨伤科病症

（1）落枕：《内蒙古中医药》1987 年第 1 期报道，针刺申脉配合局部推拿、按摩治疗落枕 125 例。申脉穴常规针刺，动留针 15~20 分钟；留针过程中推拿、按摩局部 10~15 分钟。结果：1 次治愈 68 例，2 次治愈 31 例，3 次显效 26 例，全部有效。

（2）急性腰扭伤：《四川中医》2004 年第 11 期报道，按揉申脉、仆参治疗急性

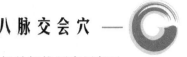

腰肌扭伤 200 例。先用拇指按揉申脉、仆参 10~20 分钟，再按揉并轻推腰痛局部及周围组织 10~20 分钟。每日 1 次，3 日为 1 个疗程。另设 100 例对照组，口服腰痛片，每次 6 片，1 日 3 次，3 日为 1 个疗程。结果：穴位组治愈 160 例（80%），好转 36 例（18%），无效 4 例（2%），总有效率为 98%；对照组治愈 48 例，好转 36 例，无效 16 例，有效率 84%。两组疗效经 x^2 检验，差异有显著性（$P<0.05$）。

3. 神经系统病症

（1）枕神经痛：《河北中医》2002 年第 8 期报道，针刺申脉治疗枕神经痛 86 例。取双侧申脉，常规消毒，进针得气后行平补平泻手法，每 5 分钟行针 1 次，留针 30 分钟。每日 1 次，5 日为 1 个疗程。结果：治愈 74 例（86.1%），好转 10 例（11.6%），无效 2 例（2.3%），有效率 97.7%。

（2）面神经麻痹：《四川中医》2003 年第 2 期报道，针刺申脉、足三里为主治疗口僻 68 例，有效率为 94.1%（详见"下合穴"足三里）。

（3）失眠：《浙江中医杂志》1990 年第 4 期报道，针刺申脉为主治疗失眠 200 例。主穴申脉，另根据病情的证型配用有关腧穴。针刺得气后，留针 15~30 分钟。每日或隔日 1 次，7 次为 1 个疗程。经治 1~4 个疗程，全部有效。《中国民间疗法》2000 年第 2 期报道：针刺申脉为主治疗更年期不寐 60 例。主穴：双侧申脉。配穴：心脾两虚加心俞、脾俞；阴虚火旺加大陵、太溪；肝火上扰加行间、足窍阴；肾虚加肾俞、关元；头晕加印堂；健忘加志室；心中懊侬加内关。均常规针刺，得气后留针 15~30 分钟。每日 1 次，7 日为 1 个疗程。结果：治愈 52 例，好转 8 例，全部有效。

4. 腹泻　《四川中医》1989 年第 3 期报道：艾灸申脉治疗急性泄泻 32 例。取双侧申脉穴，艾条点燃施雀啄灸 10 分钟，使局部有温热感而无灼痛为宜。每日 1 次。结果：全部治愈。《四川中医》1989 年第 3 期报道：灸申脉治疗急性腹泻 32 例。每次灸 10 分钟，每日灸 1~2 次。结果：所有病例均治 1~3 次而愈。《中国针灸》2002 年第 3 期报道：针刺申脉治疗腹泻 79 例。常规消毒，用 1.5~2.0 寸毫针刺入，得气后轻提插捻转，留针 10~20 分钟。每日 1 次。结果：全部有效。《江苏中医药》2004 年第 1 期报道："特效止泻三联穴"为主穴位注射治疗急性肠炎 25 例、慢性肠炎 18 例。主穴位组合：昆仑、申脉、仆参。配穴：中脘、关元、命门、腰阳关等。主穴每穴注入维生素 B_1 0.5~1mL；配穴常规针刺，强刺激，加灸 15 分钟。急性肠炎每日可 1~2 次，慢性肠炎每日 1 次，5 次为 1 个疗程。结果：急性肠炎治愈 24 例，好转 1 例；慢性肠炎治愈 16 例，好转 2 例。

【现代研究】

《针刺研究》2005 年第 1 期报道：针刺申脉的 fMRI（脑功能成像）研究。方法：利用血氧依赖性磁共振成像技术，获得健康志愿者的申脉在行针及留针不同针刺状态下的脑功能变化图像，利用 SPM 信号处理系统，对比分析不同针刺状态下脑功能变化的规律。结果：针刺申脉主要激活边缘系统（丘脑、扣带回、海马旁回）和额叶、颞叶等脑区；在行针和留针过程中，激活的脑区存在较为明显的规律性变化；在行针过程中首先激活对侧脑区，留针后逐渐由对侧延伸到双侧。结论：针刺申脉激活的脑区可能对失眠等心境障碍性疾病起一定治疗作用。

（七）外关（Waiguan TE5）

见手少阳三焦经络穴。

（八）足临泣（Zulinqi GB41）

【出处】《灵枢·本输》。
【归经】足少阳胆经。
【定位】在足背，当足4趾本节（第4跖趾关节）的后方，第5趾长伸肌腱外侧凹陷处（图8-4）。
【释名】临，含上对下之意；泣，指泪水。本穴为足少阳之输穴，属木应肝，肝开窍于目，其液为泪，故其气上通于目，主治目疾，同时穴临于足，与头临泣相对应，故名。

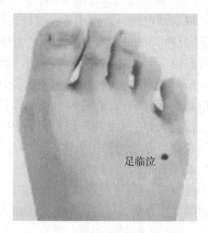

足临泣

图8-4 足临泣

【类属】
1. 八脉交会穴，通带脉。
2. 五输穴之一，足少阳胆经输穴。
【穴性】平肝息风、清头明目、化痰消肿、理气散结。
【主治】
1. 神经系统 中风偏瘫。
2. 头面五官病症 偏头痛，目外眦痛，目眩，目干涩。
3. 肢体病症 足跗肿，足趾挛痛，胁肋满痛，落枕，骨折。
4. 其他病症 遗溺，月经不调，乳痛，胆囊炎。
【配伍】配肝俞、期门、外关、支沟、阳陵泉治胁肋疼痛；配风池、中渚、太阳、外关治偏头痛；配乳根、肩井治乳腺炎；配太冲、合谷、睛明治目赤肿痛；配中极、三阴交治月经不调。
【刺灸法】直刺0.3~0.5寸；可灸。
【古代应用】
《针灸甲乙经》：厥，四逆，喘，气满，风，身汗出而清，髀髀中痛，不可得行，足外皮痛，临泣主之。疟，日两发，临泣主之。
《玉龙歌》：两足有水临泣泻，无水方能病不侵。
《类经图翼》：主治胸满气喘，目眩心痛，缺盆中及腋下马刀疡，痹痛无常。
《医宗金鉴》：中风手足举动难，麻痛发热筋拘挛，头风肿痛连颞项，眼赤耳痛合头眩，齿痛耳聋咽肿证，游风瘙痒筋牵缠，腿痛胁胀肋支痛，针入临泣病可愈。

【临床报道】

1. 胆囊炎 《按摩与导引》1998 年第 4 期报道：针刺足临泣为主治疗胆囊炎 42 例。取左侧足临泣为主，可酌情配用支沟、太冲、阳陵泉等穴。足临泣直刺 0.3~0.5 寸，得气后退针至皮下，向上斜刺 0.3 寸，泻法，留针 20 分钟，每隔 5 分钟运针 1 次。慢性胆囊炎或大便秘结、舌苔黄腻者可适当配用柴胡、升麻、黄芩、郁金、制大黄、瓜蒌仁、芒硝等中药煎服。结果：临床治愈 35 例，显效 5 例，无效 2 例。

2. 头面五官病症

（1）头痛：《上海针灸杂志》1994 年第 3 期报道，针刺足临泣治疗少阳头痛 1 例。左侧偏头痛病史 10 年余，此次发作持续 2 日。取病患侧足临泣，配太阳、风池、中渚，常规针刺，泻法，留针半小时。结果：6 次而愈。《中国针灸》1995 年增刊报道：针刺足临泣为主治疗偏头痛 112 例。先针健侧足临泣，后针患侧后太阳（丝竹空平向后移至发际），从鬓发际向率谷方向浅针透刺，根据患者体质及耐受程度施以提插捻转泻法。结果：针治 1~2 次疼痛全部消除，临床治愈率 100%。《针灸临床杂志》1998 年第 2 期报道：针刺足临泣治疗偏头痛 1 例。足临泣、风池、攒竹均行针刺泻法。结果：10 次而愈。《中医外治杂志》2001 年第 1 期报道：针刺足临泣为主治疗血管性偏头痛 30 例。取足临泣、风池、合谷、列缺，足临泣针 0.5~1 寸，得气后快速捻转 1~2 分钟，使针感向足背部放散；其他穴位常规操作，留针 30 分钟。每日 1 次，10 次为 1 个疗程。结果：痊愈 18 例，好转 9 例，无效 3 例。

（2）暴聋：《河北中医学院学报》1994 年第 4 期报道，针刺足临泣治疗暴聋 1 例。取足临泣、耳门、风池，常规针刺，留针 20 分钟，其间足临泣运针 1 次。起针后患者自觉耳鸣减轻，听力也稍有提高；又针 4 次好转。

3. 骨伤科病症

（1）落枕：《中国针灸》2000 年第 6 期报道，按揉足临泣治疗落枕 28 例。在足临泣处寻找敏感点和阳性反应物，边揉边令患者活动颈部，至颈部活动自如为止。结果：1 次治愈 20 例，2 次后治愈 6 例，3 次后痊愈 2 例。

（2）胁痛：《上海针灸杂志》1994 年第 3 期报道，针刺足临泣治疗闪挫胁痛 1 例。取患侧足临泣，配同侧支沟，针刺泻法，行针时嘱患者转侧身躯。结果：1 次即愈。

（3）腰痛：《针灸临床杂志》1998 年第 2 期报道，针刺足临泣治疗腰痛 1 例。主穴取足临泣，针刺泻法，配带脉穴。连针 4 次，腰痛痊愈，活动自如。

（4）指跖挫伤：《上海针灸杂志》1994 年第 3 期报道，针刺足临泣治疗无名指挫伤 1 例。采用手足同名经交叉穴，取健侧足临泣，针刺泻法，3~5 分钟行针 1 次，行针时嘱患者活动患处，留针 1 小时。取针后当即手指疼痛大减，活动自如。又治第 5 跖骨基底部骨折 1 例，局部固定后选患侧足临泣，配患侧的阳陵泉、三阴交透悬钟，提插捻转泻法，留针 30 分钟。每日 1 次。2 次后肿痛大减，10 次后加针足三里，又连针 1 个月而愈。

4. 妇科疾病方面

（1）胎位不正：《针灸学报》1990 年第 3 期报道，艾灸足临泣转胎 27 例（均系手法和胸膝卧位纠正失败者）。每日 1 次，每次 30 分钟，连灸 7 日。结果：成功率为 51.9%。而另设灸至阴 27 例、灸非穴位点（腓骨小头直下 3 寸）20 例作对照（也均系西医胸膝卧位纠正失败者），每日 1 次，每次 30 分钟，连灸 7 日。结果：至阴穴纠正 6 例（22.2%）、非穴位点纠正 3 例（15%），差异显著。

（2）乳房胀痛：《中医杂志》1959 年第 9 期报道，陕西省延安医院一产妇婴儿出生即死，乳房胀痛，经针本穴 1 次即消。另一名助产士哺乳期患目赤肿痛，医者为其针刺本穴加光明，并行泻法。眼病治愈后出现乳汁不足。后经针灸合谷、曲池而纠正。《中国针灸》1985 年第 4 期报道：针刺本穴配光明回乳 13 例。常规针刺，泻法，针后加灸。结果：1 次退乳 2 例，3 次退乳 8 例，4 次退乳 3 例。《针灸临床杂志》1996 年第 5、6 期报道：取患乳同侧之足临泣、光明，针刺得气后留针 25 分钟，每隔 5 分钟捻转 1 次。每日 1 次。一般在针刺 1~2 次即见乳分泌减少，3~5 次即可达回乳之目的。

5. 其他病症

（1）瘰疬：《河北中医学院学报》1994 年第 4 期报道，针刺足临泣治疗瘰疬 1 例。主穴：足临泣。配穴：太冲、阳陵泉、阿是穴（病变局部），足临泣等穴常规针刺，病变局部用皮肤针叩刺。每日 1 次。结果：治疗 5 次后肿核即见消退，且变小无痛。

（2）带状疱疹：《上海针灸杂志》1994 年第 3 期报道，针刺足临泣配局部围刺治疗带状疱疹 1 例。取同侧足临泣，配疱疹局部围针透刺，泻法。每日 1 次。治疗 1 次后痛即减轻；二诊后局部疼痛大减，红疹转暗结痂；四诊后红疹已退；共诊 1 周而愈。

【现代研究】

《吉林医学》2002 年第 6 期报道：研究挤压足临泣能否成为新的巴宾斯基等位征，选择了中枢神经系统损害病例作为观察组，选正常人群为对照组。结果：表明挤压足临泣与巴宾斯基、查多克、奥本海姆征三项传统病理反射比较，其差异无显著意义，与对照组比较具有非常显著意义（$P<0.01$）。结论：挤压足临泣可以作为新的巴宾斯基等位征，可应用于临床，作为诊断、病情观察依据，其阳性率较高，且简单、易操作。

九、交 会 穴

交会穴指两条或两条以上经脉相交会合之处的腧穴。人体全身的交会穴有100个左右，大多分布在头面、躯干部。其中，有的是在体表交会，有的则在体内贯通。其交会形式，一般都是阴经与阴经交会，阳经与阳经交会。主要用于治疗交会经脉所属脏腑、组织的病变。例如大椎为诸阳经之交会穴，能通一身之阳；头维是足阳明、足少阳两经的交会穴，可同时治疗阳明、少阳两型头痛（即偏正头痛）；三阴交为足三阴经交会穴，调理脾、肝、肾有独到之处；关元、中极为任脉与足三阴经交会穴，故能广泛用于治疗属于任脉、足三阴经的脾胃肝肾病变。

现将十四经交会穴列表如下（表8）：

表8　　　　　　　交会穴（○为经脉归属，√为交会经脉）

经名　穴名交会	任脉	督脉	手太阴经	手阳明经	足阳明经	足太阴经	手少阴经	手太阳经	足太阳经	足少阴经	手厥阴经	手少阳经	足少阳经	足厥阴经	冲脉	带脉	阴维脉	阳维脉	阴跷脉	阳跷脉	出处及说明
会阴	○	√													√						《针灸甲乙经》
曲骨	○													√							同上
中极	○					√				√				√							同上
关元	○					√				√				√							同上
阴交	○									√					√						《外台秘要》
下脘	○					√															《针灸甲乙经》
中脘	○				√			√				√									《针灸聚英》
上脘	○				√			√													《针灸甲乙经》
膻中	○					√		√		√		√									《针灸大成》。还应与手三阴经交会
天突	○																√				《针灸甲乙经》
廉泉	○																√				同上
承浆	○	√		√	√																《针灸聚英》。还应与足厥阴经交会
长强		○								√											《针灸甲乙经》
陶道		○							√												同上

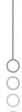

（续表）

穴名＼经名交会	任脉	督脉	手太阴经	手阳明经	足阳明经	足太阴经	足少阴经	手太阳经	足太阳经	手少阴经	手厥阴经	手少阳经	足少阳经	足厥阴经	冲脉	带脉	阴维脉	阳维脉	阴跷脉	阳跷脉	出处及说明
大椎		○		√	√			√	√			√	√								同上
哑门		○																√			同上，还应与足太阳经交会
风府		○							√									√			《针灸聚英》
脑户		○							√												《针灸甲乙经》
百会		○										√	√								《类经图翼》。还应与阳维脉、阳跷脉交会
神庭		○			√				√												《针灸甲乙经》
水沟		○		√	√																同上
龈交	√	○		√	√																《针灸聚英》。还应与足厥阴经交会
中府			○			√															王冰注《素问》
肩髃				○								√								√	《奇经八脉考》
巨骨				○																√	《针灸甲乙经》
迎香				○	√																同上
承泣	√				○															√	《针灸甲乙经》。还应与手少阴经、足厥阴经交会
巨髎				√	○															√	《针灸大成》
地仓	√			√	○															√	《针灸聚英》
下关					○								√								《针灸甲乙经》
头维					○								√					√			同上
气冲					○										√						《难经》
三阴交						○	√							√							《针灸甲乙经》
冲门						○								√							同上
府舍						○								√			√				《针灸甲乙经》
大横						○											√				同上
腹哀						○											√				同上
臑俞								○										√		√	同上
秉风				√				○				√	√								同上
颧髎								○				√									同上
听宫								○				√	√								同上
睛明					√			√	○										√	√	王冰注《素问》
大杼								√	○				√								《奇经八脉考》
风门		√							○												《针灸甲乙经》
附分								√	○												《外台秘要》
跗阳									○											√	《针灸甲乙经》

（续表）

穴名＼经名交会	任脉	督脉	手太阴经	手阳明经	足阳明经	足太阴经	手少阴经	手太阳经	足太阳经	足少阴经	手厥阴经	手少阳经	足少阳经	足厥阴经	冲脉	带脉	阴维脉	阳维脉	阴跷脉	阳跷脉	出处及说明
申脉									○											√	同上
仆参									○											√	同上
金门									○									√			同上
照海										○									√		同上
交信										○									√		同上
筑宾										○							√				同上
横骨										○					√						同上
大赫										○					√						同上
气穴										○					√						同上
四满										○					√						同上
中注										○					√						同上
肓俞										○					√						同上
商曲										○					√						同上
石关										○					√						同上
阴都										○					√						同上
通谷										○					√						同上
幽门										○					√						同上
天池											○	√	√								《针灸聚英》
天髎												○						√			王冰注《素问》
翳风												○	√								《针灸甲乙经》
角孙												○	√								《铜人腧穴针灸图经》
和髎												○	√								《外台秘要》
瞳子髎												√	○								《针灸甲乙经》
上关					√							√	○								同上
颔厌					√							√	○								同上
悬厘					√							√	○								同上
曲鬓									√				○								同上
天冲									√				○								王冰注《素问》
率谷									√				○								《针灸甲乙经》
浮白									√				○								同上
头窍阴									√				○								同上
完骨									√				○								同上
本神													○					√			同上
阳白	√											√	○					√			《针灸聚英》
头临泣									√				○					√			《针灸甲乙经》
目窗													○					√			同上
正营													○					√			同上
承灵													○					√			同上

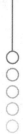

（续表）

穴名 ＼ 经名（交会）	任脉	督脉	手太阴经	手阳明经	足阳明经	足太阴经	手少阴经	手太阳经	足太阳经	足少阴经	手厥阴经	手少阳经	足少阳经	足厥阴经	冲脉	带脉	阴维脉	阳维脉	阴跷脉	阳跷脉	出处及说明
脑空													○					√			同上
风池												√	○					√			《针灸聚英》。还应与足太阳经交会
肩井					√							√	○					√			《针灸聚英》
日月						√							○								《铜人腧穴针灸图经》。还应与足厥阴经交会
带脉													○			√					王冰注《素问》
五枢													○			√					同上
维道													○			√					《针灸甲乙经》
居髎													○							√	同上
环跳									√				○								王冰注《素问》
阳交													○					√			《针灸甲乙经》
章门													√	○							同上
期门						√								○			√				同上

注：根据经络在人体的分布与联系，交会穴还应有足阳明经"缺盆"（手、足三阳经交会）、足太阳经"至阴"（与足少阴经交会）、足少阳经"京门"（与足厥阴经交会）。

（一）会阴（Huiyin CV1）

【别名】屏翳（《针灸甲乙经》）、金门（《备急千金要方》）、神田（《圣济总录》）、海底（《针方六集》），下极、平翳（《医宗金鉴》）。

【出处】《针灸甲乙经》：在大便前、小便后，两阴之间。

【归经】任脉。

【定位】在会阴部正中，男性当阴囊根部与肛门连线的中点（图9-1），女性当大阴唇后联合与肛门连线的中点（图9-2）。

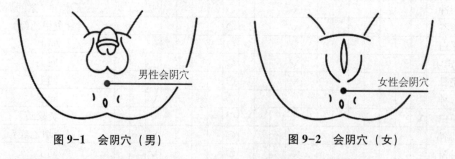

男性会阴穴　　　女性会阴穴

图9-1　会阴穴（男）　　　图9-2　会阴穴（女）

【释名】穴居两阴间，又为任、督、冲三脉之聚结处，故名。

【类属】

1. 任脉、督脉、冲脉之会。

2. 任脉之别络。

【穴性】 醒神开窍、清利湿热、通调二便。

【主治】

1. 泌尿生殖系统病症 小便难，阴痛，阴痒，阴部潮湿，闭经，遗精，阳痿。

2. 神志病症 昏迷，癫狂，惊痫。

3. 其他病症 溺水窒息，新生儿窒息，疝气，便秘，痔疾。

【配伍】 配蠡沟治阴痒；配中极、三阴交治阴门红肿疼痛；配水沟、阴陵泉治溺水窒息；灸会阴配三阴交治暴卒。

【刺灸法】 直刺 0.5~1 寸，孕妇慎用；可灸。

【古代应用】

《针灸甲乙经》：小便难，窍中热，实则腹皮痛，虚则痒瘙，会阴主之。

《针灸资生经》：产后暴卒，灸会阴、三阴交。

《针灸聚英》：卒死者，针一寸，补之。溺死者，令人倒驮出水，针补，尿屎出则活，余不可针。

《普济方》：女子经不通，男子阴端寒冲心。

【临床报道】

1. 泌尿、生殖系统病症 《中国针灸》2000 年第 11 期报道：针刺会阴治疗前后二阴病症，收效较好，尤其以前列腺炎病、尿潴留、直肠脱垂、便秘、子宫脱垂效果最好，也可用于卒然昏厥的促苏醒急救。针前局部皮肤必须严格消毒，针刺深度可达 3 寸，因刺入方向不同而得气传感也有改变，捻转提插幅度不宜过大。

(1) 遗尿：《四川中医》1988 年第 5 期报道，以会阴针灸并用治疗顽固性遗尿38 例（病程 3 月至 12 年不等）。穴位常规消毒，先直刺 1~1.5 寸，并艾灸 5 分钟，使患者有热流上贯头面之感；再将针退至皮下，以 15°角向上斜刺 1~1.5 寸，艾灸 5 分钟，使少腹部有热流窜动感；再以 15°角向内下斜刺 1~1.5 寸，艾灸 5 分钟，使腰背及下肢有温热感。每日 1 次，3 日为 1 个疗程。结果：经 2 个疗程的治疗全部治愈。

(2) 多尿症：1992 年 5 月，王启才教授在南京曾用针灸治疗一位严重泌尿系感染且久治不愈的女患者，51 岁，退休工人。患尿频、尿急、尿痛十余年，轻则昼夜小便 30 余次，重则每隔 3~5 分钟 1 次，昼夜小便难计其数。白天随时随地都可能会要上卫生间，所以，十年前就不能工作了，也不能上街了。万一有急事上街或去单位办事，就得让老公事先"侦查"好一路上的厕所，用自行车带着她按有厕所的路线走。夜晚说要上厕所就要上得急，也不能脱衣服睡觉，只能穿着衣服靠在床上打盹。生病十余年来感到非常痛苦。每次尿量 20~50mL 不等，色黄、混浊不清，排尿不畅，有时点滴而下，淋漓难尽，伴小腹胀痛，排尿时尿道灼热、刺痛。曾在多家医院诊治，作尿培养、妇科检查均属正常，小便化验偶有白色黏膜脱落，脓球

（+），诊为慢性膀胱炎、间质性膀胱炎、尿道综合征。西医以磺胺、呋喃坦啶等抗生素治疗无效，1%克罗宁尿道灌注，效果也不明显。中医以清利膀胱湿热的八正散、知柏地黄汤治疗，收效甚微；而以补肾、收敛之剂，或投以中成药金樱子膏、缩泉丸、金匮肾气丸等反使症情加重。

王启才教授看患者精神尚可，面部色泽佳，舌苔薄白，质淡红，脉弦细。辨证属本虚标实、下焦湿热为主。就决意以会阴为主，配曲骨、三阴交、太溪、太冲、阴陵泉透阳陵泉，泻法，并于会阴、曲骨、阴陵泉处接 G-6805 输出电源，选择疏密波或断续波，每日 1 次，每次留针时间以患者出现尿意为止。

首次治疗，留针 20 分钟，患者即急呼取针，去小便。当日小便情况变化不大。第 2 次治疗，留针延长至 30 分钟，取针后白天小便次数减少，约 30 分钟 1 次，夜晚小便次数明显减少，近 1 小时 1 次。第 3~4 次治疗后，留针时间可达 40 分钟以上，昼夜排尿次数进一步减少，排尿开始已无尿道灼热刺疼之感，仅排尿结束时尚有轻微不适。前后针刺治疗共 9 次，尿频、尿急、尿痛完全消失，白天小便可控制在 1 小时左右 1 次，夜晚可达 2 小时 1 次，患者能放心入眠安睡（王启才，钱娟．《指尖备急方》，上海科学技术出版社，2022 年 9 月第 1 版）。

（3）前列腺病：《中华理疗杂志》1988 年第 4 期报道：会阴激光照射治疗慢性前列腺炎 50 例。每次光照 20 分钟，每日 1 次，10 次为 1 个疗程。经治 1~3 个疗程，痊愈 8 例，显效 15 例，好转 20 例，无效 7 例，有效率 96%。《中国针灸》1991 年第 6 期报道：会阴、肾俞激光照射结合针刺治疗前列腺肥大 90 例。采用白求恩医科大学物理教研室研制的 JGZ-1 型刺入式氦氖激光针仪，会阴直刺约 5cm（前列腺被膜附近），肾俞直刺约 4cm，得气为度；电脉冲电流电压 6V，输出电压 0~35V，脉冲宽度 0.05ms，连续波频率 2~4Hz，每对穴埋针后停留 20 分钟。每日 1 次，6 次为 1 个疗程，疗程之间休息 3 日。经治 1~3 个疗程，基本治愈 75 例（83.3%），好转 15 例，全部有效。《中国针灸》1997 年第 7 期报道：会阴"合谷刺"治疗慢性前列腺炎 84 例。毫针针尖先向前上方正中刺入 6~7cm，然后将毫针由深出浅。在上述平面内分别以 15°左右的夹角向两侧斜刺同样深度，使患者会阴部有酸胀重等感觉，并向小腹、腰部放散，当针尖刺入约 6cm 时可有脱空感，此时应继续深入 0.5~1cm，以直达病所。不提插、不捻转、不留针。每日 1 次，6 次为 1 个疗程。结果：痊愈 50 例（59.5%），显效 16 例（19%），好转 6 例（7.1%），无效 12 例（14.3%），有效率为 85.7%。《陕西中医》2005 年第 10 期报道：会阴穴位注射治疗慢性前列腺炎 70 例。主穴会阴，配穴曲骨、中极、长强等，注入维脑路通、维生素 B_1、维生素 B_{12}、2%利多卡因等混合液；然后用 TDP 照射。隔日 1 次，或每周治疗 2 次，10 次为 1 个疗程。结果：治愈 56 例，好转 11 例，无效 3 例，有效率 95%。

（4）遗精：《江苏中医》1986 年第 11 期报道，针刺会阴为主治疗顽固性遗精 12 例。主穴会阴，精关不固加肾俞、太溪，心肾不交加内关、神门、心俞。常规针刺。结果：痊愈 11 例，好转 1 例。《四川中医》1995 年第 2 期报道：针刺会阴治疗顽固性遗精 23 例。强刺激单向捻转，留针 30 分钟。每日 1 次。结果：全部治愈。

《中国针灸》1997 年第 11 期报道：针刺会阴治疗遗精 42 例。会阴严格消毒，直刺 1~1.5寸，轻捻转，不提插，使局部有较强的酸胀感，并伴有轻微的疼痛，留针 20 分钟。每日 1 次，5 次为 1 个疗程。结果：痊愈 31 例，好转 8 例，无效 3 例。

（5）阳痿：《针灸学报》1991 年第 1 期报道，针刺会阴为主治疗阳痿 48 例。主穴：会阴。配穴：气海、关元、肾俞、次髎。会阴用皮肤针轻叩（不出血）；肾俞、次髎常规针刺，提插补法，留针 20 分钟；气海、关元各温灸 5 分钟。隔日 1 次，10 次为 1 个疗程，疗程之间休息 3~5 日。在第 1 疗程中，即使阴茎勃起坚硬也要禁忌房事。结果：痊愈 27 例，好转 19 例，无效 2 例。见效最快 5 日，最慢 3 个疗程。

《中国针灸》2004 年第 11 期报道：针灸会阴、阳痿穴治疗性功能障碍 64 例。主穴：会阴、阳痿（腰俞与长强之间的凹陷中）。配穴：①关元、三阴交、命门，②中极、太溪、次髎，两组交替使用。会阴直刺 25mm 左右，针感在会阴部或前阴、盆腔内放散；阳痿针刺时针尖向下刺入 25mm 左右，针感向下至前阴部或会阴部放射疗效最佳，个别患者针感在局部；两穴留针时在针柄上加灸；针刺小腹部穴位时，先将膀胱尿排空，关元、中极针刺 40mm，针尖略向下，针感向下放射，最好到达阴茎部，可加灸；三阴交直刺 40mm 左右；太溪直刺 20mm 左右；两穴针感向小腿及大腿内侧放射最佳；次髎直刺 50~75mm，针感向小腹部或阴茎部放射；命门直刺50~60mm，针感向下传至尾椎骨，有时向上放射，可加灸；每次治疗 30~40 分钟。前 10 日每日 1 次，以后隔日 1 次，10 次为 1 个疗程。结果：痊愈 53 例（82.8%），显效 7 例（10.9%），无效 4 例（6.3%），有效率 93.7%。

（6）外阴白斑：《中国针灸》1988 年第 3 期报道，电热针会阴、曲骨治疗女阴白斑 100 例。主穴会阴、曲骨，并根据斑块的大小在病变部位选择 1~2 对阿是穴。进针得气后接通电流强度为 50~90mA 的电热针治疗仪，留针 30~40 分钟。每日或隔日 1 次，经期停止针刺，30 次为 1 个疗程。结果：临床治愈 88 例，显效 8 例，好转 2 例，无效 2 例。

（7）外阴瘙痒：《中西医结合杂志》1989 年第 9 期报道，会阴穴位注射治疗外阴瘙痒症 35 例。将苯海拉明 10mg、地塞米松 2mg 加两倍的生理盐水稀释的混合液注入会阴及两侧大阴唇。每日 1 次。结果：痊愈 28 例，好转 7 例，全部有效。

（8）外阴硬化萎缩性苔藓：《陕西中医》2004 年第 7 期报道：会阴穴位注射治疗外阴硬化萎缩性苔藓 15 例。取穴会阴、长强、中极，严格消毒，将得宝松注射液 4mL（不得超过 5mL）、2%利多卡因按 1∶2 混合液，注入穴内，每穴 1mL，2 周 1 次，待瘙痒消失或减轻后，改为每月 1 次。同时用皮肤康洗剂外洗患处，并应用自配皮质类固醇激素和雌二醇软膏与 0.025%维甲酸软膏交替外涂。经 4 个月治疗，结果：临床治愈 6 例，显效 7 例，有效率 86.7%。

2. 其他

（1）《中国针灸》2000 年第 11 期报道：针刺会阴，除了治疗前后二阴的泌尿、生殖系统病症收效较好以外，对便秘、脱肛、子宫脱垂也有较好的效果。

（2）昏迷：可以急救、促苏醒。针前局部皮肤必须严格消毒，针刺深度可达 3

寸，因刺入方向不同而得气传感也有改变，捻转提插幅度不宜过大。

【现代研究】

针刺会阴，引起呼吸变化的有效率为45%。而针刺耻骨联合上部以及痛觉敏感的角膜、睾丸等处，绝大多数例次对呼吸毫无影响。说明会阴对呼吸变化有一定特异性（杨甲三，《针灸腧穴学》，上海科学技术出版社，1989年）。

（二）中极（Zhongji CV3）

见膀胱募穴。

（三）关元（Guanyuan CV4）

见小肠募穴。

（四）中脘（Zhongwan CV12）

见胃之募穴。

（五）膻中（Danzhong CV17）

见心包募穴。

（六）天突（Tiantu CV22）

【别名】玉户（《针灸甲乙经》）、天瞿（《备急千金要方》）、身道（《医心方》）。

【出处】《灵枢·本输》。

【归经】任脉。

【定位】在颈部，当前正中线上，胸骨上窝中央（图9-3）。

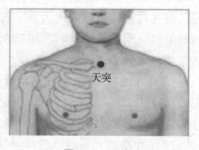

图9-3 天突

【释名】突，指突出。穴在胸骨上窝正中，颈结喉下2寸处，内当肺系，因肺气通于穴，结喉高而突出，故名天突。

【类属】阴维脉、任脉之会。

【穴性】清肺利咽、降逆化痰、理气散结。

【主治】

1. 呼吸系统病症　咳嗽，气喘，咯唾脓血，肺痈，咽喉肿痛，暴喑。

2. 消化系统病症　呃逆，噎膈。

3. 其他病症　梅核气，瘿瘤。

【配伍】配定喘、膻中、丰隆治哮喘；配中脘、内关治呃逆；配廉泉、太冲治梅核气；配气舍治瘿瘤；配通里治暴喑；配少商治咽肿痛。

【刺灸法】微仰头，先直刺 0.2 寸，然后沿胸骨柄后缘，气管前缘缓慢将针向下刺入 0.5~1 寸。不可直刺、深刺，也不宜向两侧斜刺，以免伤及气管、肺尖和颈及甲状腺动脉；可灸。

【古代应用】

《针灸甲乙经》：喉痛喑不能言，天突主之。

《备急千金要方》：瘿，灸天瞿三百壮。

《太平圣惠方》：小儿急喉痹，灸天突穴一壮。

《扁鹊心书》：人患喉痹，痰气上攻，咽喉闭塞，灸天突穴五十壮，即可进粥，服姜附汤一剂而愈。

《类经图翼》：治一切瘿瘤初起者，灸之妙。

【临床报道】

1. 呼吸系统病症 针刺本穴对支气管平滑肌有调整作用，能解除细小支气管的痉挛状态，故对气管炎、支气管哮喘有较好的治疗效应。

（1）上呼吸道感染：《四川中医》1985 年第 1 期报道，天突穴位注射治疗上呼吸道感染 70 例。在天突注入鱼腥草注射液 2mL。每日 1 次，7 次为 1 个疗程。结果：痊愈 56 例（80%），好转 5 例，无效 9 例，有效率 87.1%。同法治疗上呼吸道感染 649 例，1 次而愈 488 例（75.2%），2 次治愈 86 例，3~7 次痊愈 41 例，无效 34 例，有效率 94.8%（吕景山，《单穴治病选萃》人民卫生出版社，1993 年）。

（2）气管炎：《中国针灸》1986 年第 6 期报道，天突穴位注射治疗气管炎 800 例。将 0.5% 奴夫卡因注射液 3~5mL 注入天突。每日或隔日 1 次，3~6 次为 1 个疗程。结果：6 次以内痊愈 320 例（40%），好转 400 例（50%），无效 80 例（10%），总有效率为 90%。《中国病理生理杂志》1990 年第 4 期报道：天突为主穴位敷贴治疗支气管炎 300 例。将庆大霉素 4 万 IU、山莨菪碱注射液 10mg 混合调匀成糊状，涂于医用胶布上，贴于天突、膻中、肺俞处。每日 1 换，3 日为 1 个疗程。经治 1~2 个疗程，有效率为 77%。《中国针灸》2000 年第 1 期报道，天突穴位注射治疗慢性支气管炎 84 例。穴位常规消毒，注射器先快速直刺 0.2~0.3 寸，然后沿胸骨柄后缘、气管前缘缓慢向下刺入 0.5~1.2 寸，回抽无血后将核酪注射液 2mL 缓慢推入。隔日 1 次，5 次为 1 个疗程。结果：治愈 30 例（35.7%），显效 46 例（54.8%），好转 8 例（9.5%），全部有效。

（3）百日咳：《安徽中医学院学报》1988 年第 4 期报道，天突穴位注射治疗百日咳 112 例。于天突内注入注射用水 1.5mL，隔日 1 次。结果：显效 102 例（91%），好转 9 例，无效 1 例，有效率 99.1%。见效次数最少 2 次，最多 8 次。《山东中医杂志》1991 年第 6 期报道：天突封闭治疗百日咳及百日咳样咳嗽综合征 995 例。将 2% 普鲁卡因 2mL 注入天突（进针深度依年龄及体质胖瘦而定）。每日 1 次，6 次为 1 个疗程。结果：痊愈 439 例（44.1%），好转 395 例（36.7%），无效 161 例（16.2%），有效率为 83.8%。

2. 咽喉病症

（1）急性咽炎：《中国针灸》2000年第10期报道，中药敷贴天突治疗急性咽炎100例。取天突，将外用药物桔梗、甘草、麦冬、薄荷、黄芩、板蓝根等按比例配制，碾成粉备用。成人每次取药粉6g，做成直径约2cm、高约1cm大小的圆柱形药饼（儿童酌减至3g/次），用6cm×6cm大小的胶布固定，贴24小时后取下。每日1次，3次为1个疗程。结果：痊愈88例，好转7例，无效5例，有效率95%。

（2）慢性咽炎：《浙江中医杂志》1985年第1期报道。伤湿膏贴天突治疗慢性咽喉炎81例。将伤湿止痛膏贴于天突，2日1次，连贴3次。结果：55例局部充血明显减轻，症状消失（67.9%），10例好转（12.3%），无效16例（19.8%），有效率80.3%。《河北中医》1994年第1期报道：用咽炎膏贴敷天突治疗慢性咽炎1000例。取咽炎膏药粉（射干12g，麻黄、川乌、草乌各9g，蝉蜕、桔梗各6g，冰片3g）加入适量凡士林搅拌成糊状15g，置于6cm×4cm胶布上，贴敷于天突。每日更换1次，5次为1个疗程。结果：慢性单纯性咽炎治愈143例，好转388例，无效17例，有效率为96.9%；慢性肥厚增生性咽炎治愈100例，好转259例，无效93例，有效率为79.6%；平均总有效率88.9%。《中国针灸》2001年第8期报道：天突穴位注射治疗慢性咽炎46例。取天突，常规消毒，将鱼腥草注射液2mL缓慢注入天突，针感向咽喉部放射为佳。隔日1次，14次为1个疗程。结果：显效43例（93.5%），好转3例（6.5%），全部有效。

（3）失语：《河北中医》1985年第3期报道，针刺天突等穴治疗功能性失语20例。取穴天突、内关，天突进针0.2寸后，针尖向下沿胸骨后直刺2寸；内关进针1寸，均用泻法，不留针。结果：1次、2次而愈各9例，3次痊愈2例。

（4）吞咽困难：《河北中医》1996年第1期报道，针刺天突治疗脑出血后吞咽困难62例。常规针刺，每日1次。结果：全部有效。

（5）咽神经症：《中国针灸》1988年第1期报道，针刺天突治疗咽神经症23例（病程1~9年）。常规针刺，动留针20分钟。结果：均1次而愈。同刊1988年第6期以同法治疗咽神经症272例（病程1个月~20年）。结果：1次治愈264例（97%），2次治愈6例，无效2例，有效率为99.3%。

3. 消化系统病症

（1）食管癌吞咽困难：《浙江中医杂志》1996年第12期报道，针刺天突治疗晚期食管癌吞咽困难110例。天突常规消毒，用8寸毫针，先直刺1~2分，然后将针尖转向下方，使针身呈45°角，沿胸骨后方缓缓刺入，逐次于1寸、2寸、3寸、5寸、7寸深时，捻转针柄，抵7寸深时再往外抽针身，用同样方法再刺2遍，即可捻转出针。每日1次，7日为1个疗程。结果：除13例因治疗中断、癌肿转移、并发症等原因死亡之外，97例病情都有不同程度的减轻，由不能进食到可以吃流质饮食、半流质饮食、软食和普通饮食，而且食量日渐增多，体重逐渐增加，精神不断好转，体力逐渐恢复，直接延长了患者的生命，为进一步治疗癌肿打下了良好基础。

（2）呃逆：《中国针灸》1987年第4期报道，指压天突治疗呃逆239例。按压时令患者屏气、吞气。结果：1 次止呃 221 例（92%），2 次止呃 11 例，仅 7 例无效，有效率为 97%。《四川中医》1995 年第 3 期报道：针刺天突治疗顽固性呃逆 23 例。天突直刺 0.2 寸，然后将针尖转向下方，紧靠胸骨的后缘，于气管的前方缓慢刺入 1 寸左右，得气后行捻转补泻手法，使针感向下传导，一般呃逆即会停止。若呃逆未平，天突可留针 30 分钟，并加刺内关、足三里，补法。结果：经 1~3 次治疗，均获痊愈。《广西中医药》1996 年第 3 期报道：针刺天突为主治疗呃逆 93 例。主穴天突，饮食不节加中脘、足三里（双），正气亏虚加足三里（双），兼虚寒者加灸中脘，情志不和加内关（双）。天突先直刺 0.2 寸，然后将针尖转向下方，紧靠胸骨后方直刺 1~1.5 寸，得气后虚补实泻，或用平补平泻法；灸中脘用温和灸，每次 10~20 分钟。结果：治愈 60 例（64.5%），好转 31 例（33.3%），无效 2 例（2.2%），有效率为 97.8%。

【现代研究】

电针天突对呼吸衰竭有一定疗效，特别是对外周性呼吸衰竭有明显疗效。

在 X 线下观察针刺天突，可使食管蠕动增强，内径扩大，也可使食管癌瘤部的上、下段食管蠕动呈同样改变。

以本穴配廉泉、合谷对甲状腺功能亢进患者有较好的治疗效果，可使甲状腺缩小、症状消失、基础代谢明显降低。对地方性甲状腺肿的治疗，有效率可达 86.9%，血浆中含碘量增高，尿中排碘量明显降低，甲状腺对碘的吸收和利用能力提高。有人实验正常人服碘 $[^{131}I]$ 化钠 2 微居里，20 分钟后用重手法刺双合谷、扶突、天突，行针 3 次后的 2、4、6、24、48 小时测定，发现甲状腺对碘 $[^{131}I]$ 的摄取量大多提高（13/15），而针通里、天髎等穴则无影响。对支气管平滑肌也有调整作用，对支气管哮喘患者有治疗效应。在 X 线下观察针刺天突、膻中，可使健康人食管蠕动增加、内径增宽，也可使食管癌瘤部的上、下段食管蠕动呈相同改变。针刺天突也可使血中嗜酸性粒细胞增加。对免疫细胞功能也有调整作用，针刺家兔"天突""内关"，可看到淋巴母细胞转化率明显提高，但是有些淋巴母细胞转化率针前较高的针麻患者，针后反见下降（杨甲三，《针灸腧穴学》，上海科学技术出版社，1989 年）。

（七）承浆（Chengjiang CV24）

【别名】下唇（《素问·气府论》王冰注）、天池（《针灸甲乙经》）、鬼市（《备急千金要方》）、悬浆（《铜人腧穴针灸图经》）、垂浆（《圣济总录》）。

【出处】《针灸甲乙经》：在颐前唇之下，足阳明、任脉之会。开口取之。

【归经】任脉。

【定位】仰靠坐位。在面部，当下嘴唇颏唇沟的正中凹陷处（图 9-4）。

【释名】承，指承接；浆，指口中浆液、涎液。穴居颐前唇之下凹陷处，因喻口中涎液在穴处正相承接，故而得名。

【类属】足阳明、任脉之会。

【穴性】生津敛液、舒筋活络、消肿定痛。

【主治】

1. 头面五官病症 口眼㖞斜，面肿，龈肿，齿痛，齿衄，流涎，口舌生疮，小儿溢乳。

2. 神志病症 癫痫，小儿抽搐，中风半身不遂。

3. 其他病症 消渴多饮。

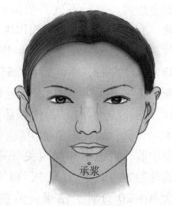

图 9-4 承浆

【配伍】配劳宫治口舌生疮，口臭，口干；配颊车、地仓、合谷治口眼㖞斜；配风府，治感冒，头项强痛，牙痛；配廉泉治流涎；配委中治衄血不止，齿龈出血；配水沟、太冲、中冲治癫痫。

【刺灸法】斜刺 0.3~0.5 寸；可灸。

【古代应用】

《针灸甲乙经》：衄血不止，承浆及委中主之。

《玉龙歌》：头颈强痛难回顾，牙疼并作一般看，先向承浆明补泻，后针风府即时安。

《针灸聚英》：主偏风，半身不遂。

《百证赋》：承浆泻牙疼而即移。

【临床报道】

1. 口腔炎 承浆点刺出血治疗口腔炎 50 例。每次出血 2~4mL（小儿酌减），经 1~4 次治疗，痊愈 43 例（86%），显效 7 例，全部有效（吕景山，《单穴治病选萃》，人民卫生出版社，1993 年）。

2. 落枕 《针灸临床杂志》1995 年第 10 期报道：针刺承浆治疗落枕 35 例。承浆直刺，行提插或捻转泻法 1~2 分钟，再令患者活动颈项 2~3 分钟，留针 15 分钟；畏寒明显者配合项部拔火罐。结果：治愈 33 例（94.3%），好转 2 例，全部有效。《针灸临床杂志》2003 年第 12 期报道：针刺配合消炎止痛机治疗落枕 58 例。主穴：承浆。配穴：双侧风池、阿是穴。穴位常规消毒，先刺承浆，下唇部得气后施泻法 1 分钟，留针 20 分钟，每 5 分钟行针 1 次，行针和留针中嘱患者不停活动颈部；再加刺双侧风池，得气后施泻法，每 5 分钟行针 1 次；同时寻找项部 2 个压痛点为阿是穴，用消炎止痛机治疗 20 分钟。每日 1 次，3 次为 1 个疗程。结果：痊愈 53 例（91.4%），好转 5 例（8.6%），全部有效。

3. 痛经 《中医杂志》1988 年第 8 期报道：针刺承浆治疗痛经 61 例。取穴承浆、大椎，承浆向下斜刺 0.5 寸，有针感后快速提插捻转 30 秒，留针 30 分钟，每隔 10 分钟行针 1 次；再针大椎，使针感向背部方向传导；寒凝血瘀或虚证型用温针灸法。月经来潮前 3 日开始治疗，每日 1 次，至月经干净停止，为 1 个疗程。结果：痊愈 55 例（90.2%），显效 4 例（6.5%），好转 2 例（3.3%），全部有效。

4. 小儿厌食 《中国针灸》1991 年第 3 期报道：针刺承浆治疗小儿厌食症 50 例。用 1 寸毫针点刺承浆 3~5mm，不留针。每日 1 次。结果：大多在 1~5 次获效。

《中医药学报》2000 年第 3 期报道：针刺承浆治疗小儿厌食症 32 例。承浆向下斜刺 0.3~0.5 寸，捻转至得气后即可出针。每日 1 次，3~5 次为 1 个疗程。结果：治愈 16 例（50%），好转 13 例（40.6%），无效 3 例（9.4%），有效率 90.6%。

5. 其他　《浙江中医杂志》1980 年第 11 期报道：一女子患癫痫病，断断续续针刺水沟 1 年之久，使月经逐渐稀少，并伴有痛经，最终导致闭经不孕。后改用承浆治之，2 个月后月经恢复正常，继而怀孕。

【现代研究】

承浆穴有良好镇痛作用，可提高痛阈。如有实验报告：电针大白鼠承浆、水沟穴 30 分钟以后，20 对实验动物中有 17 对针刺后痛阈提高，经统计学处理，有非常显著性差异（$P<0.001$）；并测定不同脑区乙酰胆碱含量，观察到针后大脑皮质乙酰含量均有升高（$P<0.05$）；而脑干的乙酰胆碱含量无统计学意义（$P>0.05$）。有报道：电针承浆、水沟镇痛时，中缝背核 5-羟色胺能神经元系统可能起着积极作用，有人在麻醉或麻痹的大鼠上，记录了中缝背核单位的自发放电，观察了电针承浆、水沟的影响。其中 65% 的单位观察到放电频率加快。还观察了电针承浆、水沟对伤害性反应的影响，其中 73% 的单位观察到伤害性反应持续时间明显缩短。也有报道：针刺承浆、水沟镇痛过程中，顶叶皮质磷酸=脂酶（PGE）含量和环腺苷酸（cAMP）含量明显升高，认为电针过程中 PGE 和 cAMP 含量的升高，很可能与脑内神经递质（特别是 5-羟色胺）的释放和转换增加有关。还有报告表明，刺承浆、水沟在大白鼠三叉神经脊束核尾侧亚核背外侧部的 P 物质反应有明显增强（$P<0.01$），提示针刺可能通过一定的神经机制抑制了一级传入末梢内 P 物质释放，三叉神经脊束核侧亚核在针刺镇痛中起着一定作用（杨甲三，《针灸腧穴学》，上海科学技术出版社，1989 年）。

（八）命门（Mingmen GV4）

【别名】属累（《针灸甲乙经》）、精宫（《循经考穴编》）、竹仗（《寿世保元》）。

【出处】《针灸甲乙经》：在十四椎节下间，督脉气所发，伏而取之。

【归经】督脉。

【定位】在腰部，当后正中线上，第 2 腰椎棘突下凹陷中，前与肚脐相平（图 9-5）。

【释名】穴当两肾之中间，是人生命重要门户，故名命门。

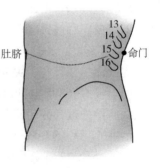

图 9-5　命门

【类属】当十四椎，出属带脉。

【穴性】培元补肾、固精壮阳、强健腰脊。

【主治】

1. 泌尿系统病症　遗尿，尿频，水肿。

2. 生殖系统病症 遗精，阳痿，早泄，不孕，赤白带下，痛经，胎屡坠。

3. 消化系统病症 泄泻，便血，脱肛，痔疮。

4. 神志病症 癫痫，小儿惊厥，惊恐。

5. 虚弱症 失眠，头晕，耳鸣，五劳七伤，虚损腰痛，手足逆冷，恶寒。

6. 其他病症 脊强，身热汗不出，身热如火，疟疾。

【配伍】灸百会、关元、气海治遗尿；配肾俞、关元、太溪治疗肾阳虚所致消化、泌尿、生殖系统病症；配膈俞、足三里治血虚；配肾俞、环跳、委中治腰腿疼痛；配关元、上髎、次髎治阳痿、遗精。

【刺灸法】针尖略向上直刺 0.8~1.2 寸；可灸。

【古代应用】

《针灸甲乙经》：头痛如破，身热如火，汗不出，瘛疭，寒热汗不出，恶寒里急，腰腹相引痛，命门主之。

《玉龙赋》：老者便多，命门、肾俞须着艾。

《类经图翼》：肾虚腰痛，赤白带下，男子精泄，耳鸣，手足冷痹挛疝，惊恐头眩，头痛如破，身热如火，骨蒸汗不出，疟疾瘛疭，里急腹痛。

《古今医统大全》：命门一穴灸七壮，治五种痔病。

【临床报道】

1. 泌尿、生殖系统病症

（1）尿失禁：《中国针灸》1993 年第 5 期报道，艾条温和灸命门、肾俞治疗老年性尿失禁 57 例。每穴灸 15~20 分钟，每日 1 次。结果：痊愈 28 例（49.1%），好转 25 例（43.9%），无效 4 例（7%），有效率 93%。

（2）阳痿：《针灸临床杂志》2000 年第 10 期报道，火针命门等穴治疗阳痿 40 例。主穴命门、肾俞、关元、中极、三阴交，配穴辨证加减。穴位常规消毒，将针尖、针体烧至发白，迅速、准确地刺入穴位，即刻拔出。出针后用消毒干棉球按压针孔以减轻疼痛。4 日 1 次，8 次为 1 个疗程。结果：治愈 24 例（60%），显效 11 例（27.5%），好转 3 例（7.5%），无效 2 例（5%），愈显率 87.5%，有效率 95%。《湖南中医杂志》2003 年第 4 期报道：命门等穴电针、拔罐加穴位贴敷治疗阳痿 69 例。主穴命门、肾俞、关元、三阴交等，配穴随证加减。常规针刺，得气后补法行针；而后接 G-6805 电针治疗仪，用连续波刺激 30 分钟；取针后再拔罐；最后采用温阳敷脐散外敷，并用艾条于脐上灸至温暖而止。隔日 1 次，10 次为 1 个疗程。结果：治愈 67 例（97.1%），好转 2 例，全部有效。

（3）痛经：《针灸临床杂志》1996 年第 7、8 期报道，命门针灸、拔罐治疗痛经 128 例。命门针刺 0.5 寸左右，得气后行提插捻转泻法；然后在针柄上加艾段施温针灸法；最后加拔火罐 15~20 分钟。每日 1 次，5 次为 1 个疗程。结果：痊愈 108 例（84.3%），好转 18 例（14.1%），无效 2 例（1.6%），有效率为 98.4%。

2. 其他病症

（1）小儿疾：日本泽田针灸学派认为，本穴是小儿要穴，主张"小儿疾病，腰以上灸身柱，腰以下灸命门"。

（2）多梦：《中国针灸》1994年第1期报道，命门、大椎拔罐治愈黎明多梦23例。命门、大椎用大号玻璃罐闪火法拔之，留罐15分钟。隔日1次。结果：均经1~3次治愈。

（3）足跟痛：《中国针灸》2003年第10期报道，针刺命门、肾俞透夹脊治疗足跟痛45例。取2寸毫针，从命门进针，针尖与皮肤呈60°角刺向夹脊穴；再从肾俞穴进针，向夹脊穴由浅入深透刺，至夹脊穴深度为1.5寸左右，单侧足跟痛只透刺患侧，双侧足跟痛透刺双侧，平补平泻法，留针30分钟，其间行针1次。每日1次，10次为1个疗程，疗程间休息2日。结果：治愈28例（62.2%），显效9例（20%），好转7例（15.6%），无效1例（2.2%），有效率为97.8%。

（4）输液反应：《国医论坛》1989年第2期报道，灸命门救治输液反应32例。在常规针刺疗法无效的情况下，改灸命门，全部治愈。《中国针灸》1992年第5期报道：艾灸命门治疗输液发热反应54例。用艾条在命门周围5cm范围内旋转灸2~3分钟，最多不超过10分钟，以有灼热感而不烫伤皮肤为度。结果：显效45例，好转6例，无效3例，有效率94.4%。

【现代研究】

《成都中医学院学报》1978年第1期报道：对于胎位不正的孕妇，灸至阴后再灸命门3壮，能够巩固治疗效果。

《中国医药学报》1990年第4期报道：采用艾条灸家兔命门能显著提高正常家兔红细胞C3b受体酵母菌花环率和红细胞免疫复合物花环率。艾灸组灸前与灸后比较，灸后与对照组（不灸）比较均有显著性差异（$P<0.05$）。表明艾灸命门确有增强红细胞免疫功能的作用。

《针刺研究》1999年第4期报道：命门区与卵巢、肾上腺的传入神经节段性分布的关系——HRP法研究。将HRP分别注射于大鼠命门区与相关内脏卵巢及肾上腺实质内，观察三者的传入神经节段性分布的关系。结果显示，三者的传入神经在脊神经节T_{13}~L_2节段互相重叠。该结果为针刺和艾灸命门提高血清雌激素水平的作用提供了形态学依据。

《河南中医》2005年第11期报道：采用D-半乳糖造成衰老小鼠模型，观察艾灸命门、大椎等督脉强壮穴对衰老小鼠免疫功能的影响。结果：命门能提高衰老小鼠的红细胞C3b受体活性的作用较好，其疗效与关元、足三里等强壮要穴相比，无显著差异。结论：艾灸命门等督脉要穴可明显改善衰老小鼠的免疫功能。

《中国临床康复》2005年第25期报道：督脉电针治疗脊髓损伤后不同神经营养因子表达的时间窗特征，观察脊髓损伤后督脉电针治疗对内源性神经营养因子家族中神经生长因子、脑源性神经营养因子和成纤维细胞生长因子-2表达的影响。采用Allen法制备脊髓打击损伤模型。损伤后即刻开始电针治疗，取督脉大椎和命门，用0.5寸毫针，深达硬膜外。然后用多功能治疗仪治疗，强度以大鼠后肢微微颤动为度。每日1次，每次30分钟。结论：督脉电针治疗能促进损伤脊髓内源性神经营养因子的表达，不同的因子变化时间窗不同。

《针刺研究》2006年第1期报道：电针大椎、命门对佐剂性关节炎大鼠应激相关因子影响的实验研究，通过观察电针大椎、命门后下丘脑促肾上腺激素释放激素（CRH）、血浆ACTH、血清皮质醇（Cort）、肿瘤坏死因子-α（TNF-α）含量的关系，结果：大椎组、命门组经治疗右后足足爪肿胀率与模型对照组比较明显降低（$P<0.01$），大椎组下丘脑CRH含量、血清Cort、TNF-α含量，命门组血清Cort含量与模型对照组比较明显降低（$P<0.05$）。结论：电针具有一定的抗炎作用，并且这种作用可能是通过对CRH、Cort等应激相关因子的调节，减轻疾病应激程度而实现的。

《陕西中医》2006年第2期报道：对脑梗死恢复期细胞因子的影响方法。将脑梗死恢复期60例患者随机分为益肾调督取穴组和普通取穴组各30例，益肾调督取穴组30例中，观察针刺前后血清白介素-6（IL-6）、肿瘤坏死因子、白介素-8（IL-8）的水平，并进行比较。结果：两组疗效差别有显著性，益肾调督取穴组优于普通取穴组。两组均能降低患者血清肿瘤坏死因子、白介素-6、白介素-8的含量，以前者尤为明显。提示：治疗前后血清三者水平均下降，表明益肾调督针法可改善病灶缺血、水肿、炎症反应，修复损伤的脑组织，因而三者水平显著降低。观察组与对照组比较，治疗前后血清三者水平有显著性差异（$P<0.01$）。

（九）大椎（Dazhui GV14）

见八会穴之骨会。

（十）哑门（Yamen GV15）

【别名】瘖门（《素问·气穴论》）、舌厌、舌横（《针灸甲乙经》）、横舌（《外台秘要》）、舌肿（《医宗金鉴》）。

【出处】《素问·气府论》。

【归经】督脉。

【定位】正坐位。在项部，当后发际正中直上0.5寸（图9-6）。

【释名】哑，音哑；门，门户。本穴可致哑，亦可治哑，比之为音哑的门户，故名。

【类属】督脉、阳维之会。

【穴性】镇静息风、清脑醒神、开喑通窍。

【主治】

1. 头面五官病症 后头痛，头重，项强，聋哑，舌强不语，音重。

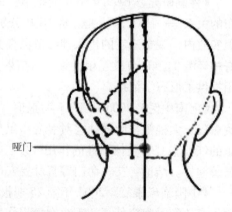

图9-6 哑门

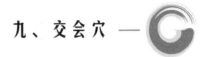

2. 神志病症　中风，尸厥，癫狂痫，癔症，瘛疭。

【配伍】配廉泉、耳门、翳风、合谷治聋哑；配涌泉治中风，失音不语；配水沟、足三里、大钟治痴呆；配水沟、腰奇，治癫痫。

【刺灸法】伏案正坐位，使头微前倾，项肌放松，向下颌方向缓慢刺入 0.5~1寸；针治聋哑患者，针朝下颏部（口腔）方向缓缓刺入 1~2 寸。注意：本穴深部为脊髓，行针时不宜大幅度提插、捻转，以免刺伤脊髓，引起不良后果；穴位内上方为枕骨大孔，若向上斜刺过深会刺入枕骨大孔伤及延脑。延脑为人的生命中枢所在，应特别注意针刺的方向、角度和深度。皮肤至小脑、延脑的深度，成人为 4~6cm（2~3 寸），小儿为 3~4cm（1~2 寸）。若有损伤，轻则导致瘫痪，重则危及患者生命。不宜施灸（《铜人针灸腧穴图经》言"禁不可灸，灸之令人哑"——双向作用）。

【古代应用】

《针灸甲乙经》：舌缓，喑不能言，刺哑门。

《太平圣惠方》：头风脑痛，舌急，针入八分，不宜灸。

《玉龙歌》：偶尔失音言语难，哑门一穴两筋间，若知浅针莫深刺，言语音和照旧安。

《医宗金鉴》：哑门、风府二穴主治中风舌缓，暴喑不语，伤风伤寒，头痛项急，不得回顾及抽搐等。

【临床报道】

1. 神经、精神系统病症

（1）头痛：《青海医药杂志》1995 年第 9 期报道，针刺哑门为主治疗血管神经性头痛 43 例。主穴哑门，并根据头痛的部位辨经配穴。哑门针尖向下刺入 1~1.5寸，得气后施捻转泻法，不留针；配穴平补平泻，留针 20 分钟。每日 1 次，10 次为 1 个疗程。结果：治愈 36 例（83.7%），显效 6 例，无效 1 例，有效率 97.7%。

（2）脑外伤后遗症：《针灸学报》1990 年第 1 期报道，针刺哑门治疗脑外伤后遗症 31 例。哑门用 1.5 寸毫针，针尖向下颌部快速进针，针进深至 0.8 寸左右时，指下会感觉到下有坚韧而有弹性的阻针物（此为弓间韧带），此时，医者精力集中，仍将针轻缓下压，当针穿透弓间韧带时，针下会突然出现空虚感，当患者单侧或双侧上肢或下肢出现针感即可出针。每日 1 次，10 次为 1 个疗程。结果：痊愈 19 例，好转 12 例，全部有效。

（3）中风后遗症：《山西中医》2006 年第 1 期报道，针刺哑门、风府等穴治疗中风后遗症 152 例。主穴哑门、风府或风池（每次选 1 穴，2 穴交替）。配穴：上肢偏瘫，加曲池、肩髃、合谷；伸侧肌加外关、支沟；屈侧肌加内关、曲泽；下肢偏瘫阳经加环跳、阳陵泉、足三里、伏兔、承山、解溪，阴经加三阴交、阴陵泉、太溪、曲泉；语言障碍加廉泉、通里（配穴每次选用 2~4 个，交替使用）。哑门、风府针刺以得气为度，配穴常规针刺，针刺感应向上下传导为佳。隔日 1 次，15 次为1 个疗程。结果：临床痊愈 77 例（50.6%），显效 51 例（33.6%），好转 19 例

（12.5%），无效 5 例（3.3%），总有效率 96.7%。

（4）癔症：《四川中医》1986 年第 10 期报道，针刺哑门、内关、涌泉治疗脏躁症。一女性患者神志恍惚，哭笑无常，时而昏睡，不思饮食。先刺双侧内关、涌泉10 分钟，患者神清，再针哑门，留针 20 分钟，神志安全清楚。连针 3 日而愈，3 年未发。

（5）精神分裂症：《中国针灸》1997 年第 3 期报道，针刺哑门治疗精神分裂症5 例。哑门进针 1 寸许，患者大声嘶叫，再进针 0.5 寸时狂躁嘶叫即停，全身瘫软，疑为晕针，速将针起至皮下，随即呼唤患者，患者神志清醒，自觉疲乏无力，周身酸痛，睡意很浓，不愿多话。测血压 120/75mmHg，脉搏 96 次/分，呼吸均匀，熟睡 2 小时后离去。翌日，患者仍觉困乏，但已能坐起。继续针刺哑门，并配神门、外关、三阴交。每日 1 次。3 次而愈。

2. 其他病症

（1）呃逆：《安徽中医临床杂志》1998 年第 1 期报道，指压哑门治疗脑外伤术后出现呃逆患者 45 例，均获痊愈。

（2）腰扭伤：《福建中医药》1988 年第 4 期报道，针刺哑门、后溪治疗腰扭伤300 例。取穴：伤痛在督脉者取哑门，在足太阳经者加后溪。刺哑门时，针斜 45°向下，刺在第 2 颈椎棘突骨膜之上，行轻微雀啄手法，同时令患者做腰部前后等活动，直至局部疼痛缓解即行退针；刺后溪时透合谷。每日 1 次。结果：分别在 1~5 次内治愈。

【现代研究】

《针刺针麻资料综述选编》报道：针刺哑门、华盖，可使白细胞总数和中性粒细胞增多，使嗜酸性粒细胞减少。也有报道针刺哑门则 100% 使淋巴细胞减少，可能与机体状态有关。

《中国针灸》1995 年第 3 期报道：哑门安全针刺深度与颈围等相关关系的 CT 测量研究，应用 CT 测量了 60 例不同体型成年人的哑门安全针刺深度及颈围、颈前后径、颅前后径。经统计，得出了哑门安全针刺深度，男性瘦长型为 3.78±0.35cm，适中型 4.28±0.33cm，矮胖型 4.83±0.50cm；女性瘦长型为 2.90±0.54cm，适中型3.65±0.54cm，矮胖型 4.40±0.53cm。同时还测出了哑门安全针刺深度与颈围、颈前后径、颅前后径的相关系数（$P<0.05$）和回归方程，供临床医师参考。

《浙江中医学院学报》2000 年第 6 期报道：哑门穴位注射改善小鼠脑缺血所致学习记忆障碍的作用，研究穴位注射哑门对小鼠脑缺血所致学习记忆障碍的影响。采用双侧颈总动脉反复缺血再灌注合并尾部放血方法在小鼠身上复制出类似人类的VD 模型。把 40 只小鼠按随机分组的原则分为假手术组、模型组、穴位注射脑活素组、穴位注射注射用水组，观察穴位注射哑门对各组不同治疗天数的模型小鼠游全程时间的影响，以及各组不同治疗天数模型小鼠进入盲端的错误次数。结果显示，穴注脑活素组与穴注注射用水组有改善脑缺血小鼠学习记忆功能的作用。

（十一）风府（Fengfu GV16）

【别名】舌本（《针灸甲乙经》）、惺惺（《肘后备急方》）、鬼枕、鬼穴（《备急千金要方》）、曹溪（《普济本事方》）。

【出处】《灵枢·本输》。

【归经】督脉。

【定位】正坐位。在项部，当后发际正中上1寸（图9-7）。

【释名】风，风邪；府，聚集处。指风邪聚集之处。伤于风者，上先受之，穴出人身上部之头项处，易为风邪所袭，本穴主治一切风疾，故名。

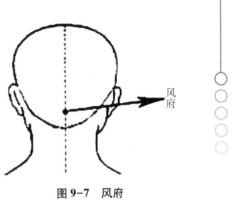

图9-7 风府

【类属】督脉、阳维之会。

【穴性】清热散风、醒脑息风、通关开窍。

【主治】

1. 头面五官病症 头痛，眩晕，鼻塞，鼻衄，咽喉肿痛。

2. 神志病症 癫狂，痫证，癔症，舌急难言，悲恐惊悸。

3. 其他病症 颈项强急，中风不语，半身不遂。

【配伍】配大椎、本神、身柱、腰奇治癫痫；配百会、太阳、昆仑治头痛；配风池、水沟、太冲、合谷治小儿惊风；配肺俞、太冲、丰隆治狂躁奔走，烦乱欲死；配地仓治流涎。

【刺灸法】伏案正坐，使头微前倾，项肌放松，向下颌方向缓慢刺入0.5~1寸左右。针尖不可向上，以免刺入枕骨大孔，误伤延髓；可灸。《中医杂志》1956年第12期报道：对10例精神患者针刺本穴2.5~3寸深（5~6cm），针刺前后抽取脑脊液比较，8例出现血性改变，脊髓功能出现不同程度障碍。说明脊髓已经有实质性损伤。

【古代应用】

《素问·骨空论》：风从外入，令人振寒、汗出头痛、身重恶寒，治在风府……大风、颈项痛，刺风府。

《针灸资生经》：风府者，伤寒所自起，壮人以毛裹之，南人怯弱者，亦以帛护其项。

《玉龙歌》：头项强痛难回顾，牙痛并作一般看，先向承浆明补泻，后针风府即时安。

《杂病穴法歌》：伤寒一日刺风府。

【临床报道】

1. 神经、精神系统病症

（1）头痛：《山东中医杂志》1995年第11期报道，针刺风府为主治疗肌收缩性头痛 135 例。风府采用合谷刺法：用 3 寸毫针速刺透皮后向下颌方向进针 0.8～1 寸，得气后退至皮下，调整针尖再分别向两侧乳突捻转进针 2～2.5 寸，得气且放射至颞侧、前额，留针 15 分钟，每 5 分钟行针 1 次；其他穴位辨证加减，常规针刺，得气后虚补实泻，留针 15 分钟；另在头部疼痛处压痛点或痛性小结用三棱针点刺，轻轻按压针孔周围使出血数滴。针刺每日 1 次，刺血隔日 1 次，6 日为 1 个疗程。结果：痊愈 88 例（65.2%），好转 34 例（25.2%），无效 13 例（9.6%），总有效率 90.4%。《新中医》1996 年第 4 期报道：风府穴位注射治疗心理性头痛 35 例。将 2% 利多卡因 3mL，醋酸泼尼松 25mg，维生素 B_1 250μg 混合液注入本穴。每 5～7 日 1 次。结果：治愈 29 例，显效 4 例，好转 2 例，全部有效。

（2）眩晕：《针灸临床杂志》1997 年第 8 期报道，针风府、灸百会治疗眩晕 32 例。风府用 3 寸毫针刺入 2 寸左右，观察患者表情，如无异常可再向前推进，不加捻转；约到 2.5 寸时要特别注意针下感觉和患者反应，此时反复抽刺 2～3 次，严禁捣针；如果患者发出尖叫声或身体抖动，应立即向外缓抽 0.2～0.5 寸；出针时，先由深缓缓抽至 2 寸以内，稍停后再抽至 1 寸以内，不加捻转，最后拔出；再用麦粒大小艾炷灸百会 10～15 壮，使患者头部有温热透达之感。隔日 1 次，7 次为 1 个疗程。结果：痊愈 16 例，显效 10 例，好转 4 例，无效 2 例。

（3）中风后遗症：《山西中医》2006 年第 1 期报道，针刺风府、哑门等穴治疗中风后遗症 152 例。临床痊愈 77 例（50.6%），显效 51 例（33.6%），好转 19 例（12.5%），无效 5 例（3.3%），总有效率 96.7%（详见督脉交会穴"哑门"）。

（4）摇头风：《四川中医》1987 年第 11 期报道，一男童患摇头风，头颈不自觉摇动 2 日，颈项拘挛不适。经针刺风府、筋缩、后溪（双），得气后嘱患者活动颈部。2 次而愈，1 年未复发。

2. 口干舌燥症　《中国针灸》1999 年第 1 期报道：针刺风府治疗口干舌燥症 10 例。穴位常规消毒，进针得气后快速捻转 1～3 分钟，留针 20 分钟。结果：均获满意疗效。

【现代研究】

《中国针灸》1988 年第 2 期报道：探讨针刺治疗脑出血的机制。有人将脑出血患者随机分为治疗组 16 例，常规治疗加针刺风府、哑门；对照组 10 例，单纯常规治疗。两组均于入院时、治疗 2 个月时分别静脉采血、抗凝、取血浆测定血浆凝固时间、凝固程度及纤溶时间。结果，血浆凝固时间均下降，但两组自身对照 $P>0.10$，无显著意义；血浆凝固程度均下降，治疗组自身对照 $P<0.01$，对照组 $P<0.05$；纤溶时间均缩短，治疗组自身对照 $P<0.05$，对照组 $P>0.10$。说明脑出血病症的功能恢复与血浆纤溶系统活性增强有关，针刺哑门、风府有促进血浆纤溶系统活性增强，使纤维蛋白原含量减少的作用，这更有利于脑出血部位的血块溶解、吸收。以上结果与临床 CT 检查和临床表现是一致的。

《针灸学报》1989 年第 4 期报道：风府进针深度探讨。通过对 147 例中风患者 9193 次针刺，35 例 X 线实测进行了颈围、同身寸和两穴进针深度及与得气关系的调查，求出临床进针深度和进针危险深度公式。又对 52 例尸体测量和分析，结果证实，两穴的进针深度与颈围成正相关，而与身高、头围、同身寸无相关性。进针深度与颈围的比值，风府为 0.14，哑门为 0.13。针刺方向，风府要针尖对向印堂，不得偏向一侧也不可向上过深，以免伤及椎动脉和延髓；针哑门要针尖对向水沟，不可偏斜也不可过深，以免伤及椎动脉及脊髓而引起意外。

《中国针灸》1997 年第 11 期报道：对大鼠脑内神经肽胆囊收缩素基因表达的影响。针刺风府的即刻，大鼠脑内神经肽胆囊收缩素信息核糖核酸表达开始增加，3 小时其浓度急剧升高，6 小时已开始回落，14 小时几近复平。

《体育科学》2004 年第 8 期报道：针刺风府、关元、肾俞对人体唾液睾酮、血浆睾酮影响的实验研究。为探索针刺对人体性激素水平的作用，采用针刺穴位刺激方法，动态观察人体唾液睾酮和血浆睾酮水平的影响。实验结果表明，针刺后 2 小时唾液睾酮含量明显升高（$P<0.01$）；血浆睾酮含量以针刺风府的作用最明显（$P<0.01$）、关元次之（$P<0.01$）、肾俞较弱（$P<0.05$）。

（十二）百会（BaiHui GV20）

【别名】 三阳五会（《史记·扁鹊仓公列传》《针灸甲乙经》）、天满（《针灸资生经》）、泥丸宫（《本事方》）、维会（《卫生宝鉴》）、巅上（《针灸聚英》）。

【出处】 《针灸甲乙经》：在前顶后一寸五分，顶中央旋毛中，陷可容指。

【归经】 督脉。

【定位】 在头顶部正中线上，当前发际正中直上 5 寸。但是，临床上绝大多数人（包括医生和患者）取穴都只在前发际正中直上两三寸。其比较精准的简易取穴法有二：

（1）骨度分寸针灸学将前、后发际之间的距离定为 12 寸，我们可以把松紧带测穴尺的"0"端放在前发际处，拉直，另一端定在 12 寸的地方放在后发际处，然后找到距离前发际 5 寸的地方，这个百会穴就能准确地找到了；或者先找到前、后发际连线的中点，再向前 1 寸就是了。

本法中，从前发际到后发际这个 12 寸是固定的数目。但是在日常生活中还有一些特殊的情况，例如有很多人是高额、秃顶，这样他的前发际不太好确定。这种情况古人已经为我们考虑到了：前发际没有或者不明显的人，要延长到两个眉毛中间（印堂），减去 3 寸，前发际就能确定了；如果后发际不明显，就向后下方的第 7 颈椎（大椎）延长，减去 3 寸，就是后发际了。

有人也许又会说了：要是这个人前发际、后发际都没有那该怎么办呢？这个时候可把两个眉毛之间的印堂到第 7 颈椎下的大椎之间的距离看成 18 寸，这样也就能找到前发际上 5 寸那个部位了。就算是连眉毛都没有的人，我们也可以通过摸眉棱骨找出前发际的定穴标志。

（2）百会穴还有一种取穴方法，是取两耳尖连线与头顶正中线的交点。根据晋朝医学古籍《针灸甲乙经》的记载，穴在"顶中央旋毛中，陷可容指"，说的是，百会穴应该在"头旋"的那个部位（少数头旋偏斜或有两个头旋者例外），用手指一按，会有一个小小的凹陷。明代医学文献《针灸大成》表达得更形象，说穴位处有凹陷"可容豆"，就是说，取穴一定要用手指摸清楚那个小小的凹陷，如果放上一粒豆子，它是不会滚下来的。

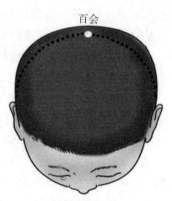

图 9-8　百会

平时在市民广场或街心花园，经常看到一些中老年人围在一起"敲"百会，可以说绝大多数人所敲的百会都不到位，他们敲在前发际上 2~3 寸甚至 1~2 寸处，与前发际上 5 寸相差甚远。为了取准百会，自我取穴时一定要低头而取，否则，取出来的穴位会偏前。如果不低头取穴，那么，也要下意识抬高胳膊，手指有意识地往后移动，摸到有一个凹陷处。总之要把握取穴的两个关键——头旋或小小的凹陷（图 9-8）。

【释名】"百"形容多；"会"指聚会。意指百脉聚会，头为诸阳之会，穴居颠顶正中，为三阳五会之所，故名。

【类属】督脉、足太阳之会。

【穴性】泄热开窍、健脑宁神、升阳固脱、平肝息风。

【主治】

1. 头面五官病症　头痛，眩晕，耳鸣、耳聋，目不能视，鼻塞，鼻出血。

2. 消化系统病症　久泄，久痢，脱肛，胃下垂。

3. 生殖泌尿系统病症　肾下垂，遗尿，子宫脱垂，阳痿。

4. 神志病症　惊悸，健忘，尸厥，休克，中风不语，口噤不开，痫证，癔症，癫疾。

5. 其他病症　高血压病。

【配伍】配印堂、太阳、合谷治头痛；配水沟、内关、足三里、涌泉治晕厥，休克；配内关透外关治癔症发作；配足三里、长强、承山治脱肛；配气海、维胞治子宫脱垂；配膻中、气海治气虚；配十宣放血治高热惊厥。

【刺灸法】可向前后左右横刺 0.5~1.5 寸。局部胀痛。艾灸 3~7 壮；温灸 10~20 分钟。

【古代应用】

《针灸甲乙经》：顶上痛，风头重，目如脱，不可左右顾，百会主之。

《备急千金要方》：小儿脱肛方灸顶上旋毛中，三壮即入。治大风，灸百会七百壮。

《杂病穴法歌》：尸厥百会一穴美。

《胜玉歌》：头痛眩晕百会好。

《针灸集成》：久病流涕不禁，百会灸之。

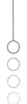

《医宗金鉴》：提补阳气上升；大水沟风，痰火癫痫，小儿急慢惊风，大肠下气脱肛。

【临床报道】

1. 神经系统病症

（1）头痛：《陕西中医》2001年第12期报道，针灸、推拿百会、头维等穴加耳压治疗偏头痛86例。常规针灸、推拿百会、头维、悬颅等穴，并结合耳部皮质下、内分泌、肝、胆等穴用王不留行籽按压。结果：有效率96.4%。《陕西中医》2003年第5期报道：电针百会、头维等穴加头面部按摩治疗偏头痛32例。头部穴位：百会、头维、风池。面部穴位：太阳、睛明。常规针刺头部穴位，接电针治疗仪，连续波刺激30分钟左右；再按摩面部穴位。有效率为93.8%。

（2）失眠：临床观察灸百会治疗产后失眠效果良好，一般灸5~10分钟后即可入眠，灸4~5次后可入眠8~12小时。《中国针灸》1995年第3期报道：艾灸百会治疗青少年失眠症132例。每晚睡前用艾条悬灸百会10~15分钟，5次为1个疗程。结果：显效61例（46.2%），好转67例（50.8%），无效4例（3%），有效率为97%。《中国中医药科技》2005年第1期报道：针刺百会、四神聪治疗失眠50例。主穴：百会、四神聪。配穴：心脾两虚加神门、三阴交；心胆气虚加心俞、胆俞、阳陵泉；心肾不交加心俞、太溪；肝郁气滞加肝俞、太冲。主穴采取四神聪透刺百会法，使患者产生酸胀的感觉，施捻转平补平泻手法；动留针30分钟，每隔10分钟行针1次；心俞、胆俞、肝俞均速刺不留针。每日1次，10次为1个疗程，疗程之间休息3日，连续治疗3个疗程。结果：治愈28例，显效12例，好转9例，无效1例，有效率98%。

（3）神经、精神症：《国医论坛》1990年第2期报道，针刺百会治疗神经、精神病42例（精神分裂症7例，癔症5例，神经衰弱30例）。阳热盛者针尖向后刺，强刺激泻法；气血虚者针尖向前刺，弱刺激补法；均留针15~20分钟。每日1次，7次为1个疗程。经1~2个疗程治疗，全部临床治愈。

（4）抑郁症：《中国针灸》2001年第1期报道，电针百会治疗抑郁症101例。主穴：百会、印堂。配穴：忧郁寡言加脑户、哑门、天突；失眠、健忘加神道、内关；多梦、眩晕加肾俞、太溪；呆滞、少动加少商、十宣；伴有妄想加水沟、大椎、神门。百会向前斜刺5~8分，印堂向上斜刺5~8分，配穴常规针刺，然后接G-6805电针治疗仪，用疏密波刺激45分钟，频率6~8Hz，电流强度以患者能忍受为度。每日1次，6周为1个疗程。结果：对重度抑郁有效率为73.2%；中度抑郁有效率为84.8%；轻度抑郁有效率为88.9%。随访2年，复发率为12.2%。

（5）昏厥：针刺百会对救治昏厥、呼吸衰竭、新生儿窒息效果良好。《史记·扁鹊仓公列传》记载：虢国（今陕西省宝鸡市一带）太子尸厥，众医救治罔效。扁鹊令弟子子阳、子豹针三阳五会（即百会）而苏。《中医教学》1975年第2期报道：灸治19例因输血、输液反应神志昏迷者，均获成功。

（6）竞技综合征：《中国针灸》1986年第6期报道，针刺百会防治考场紧张综合征596例。患者表现为头晕、头痛、心烦、心慌、恶心、呕吐、手抖、血压升高、烦躁不安、女子痛经等。其中，预防564例，在考试前夜针刺并留针1夜，考前取出；治疗32例，在考试过程中出现紧张症状后随时针刺，留针至考试结束。结果：除治疗组有1例效果较差外，其余都收效良好，考试过程中不紧张、头脑清醒、思路敏捷，分数也较预考时普遍提高（最少提高0.4分，最多提高16分）。

2. 心、脑血管系统病症

（1）低血压：《中国针灸》1996年第11期报道，艾灸百会治疗原发性低血压22例。每日用艾条悬灸15分钟，每日1次，10次为1个疗程。结果：痊愈16例，好转5例，无效1例，有效率95.4%。《上海针灸杂志》2000年第1期报道：针刺百会治疗原发性低血压19例。常规针刺，隔日1次，10次为1个疗程。结果：经治疗1~2个疗程，痊愈15例，好转3例，无效1例。

（2）高血压：《北京中医》2001年第2期报道，百会刺血治疗高血压病45例。主穴：百会。配穴：肝阳上亢加太冲、阳陵泉、足临泣、行间；头晕、头痛加风池；面红目赤加行间；阴虚阳亢加三阴交、太溪；心悸加内关；失眠加神门；头晕、耳鸣加风池、听宫；腰酸腿软加肾俞；痰湿壅盛加足三里、丰隆、脾俞、阴陵泉；胸脘痞闷、呕恶痰涎加中脘、膻中；肢体麻木重着、动作不灵加曲池、合谷、环跳。百会常规消毒，用三棱针点刺出血并挤压，使出血由暗红色变为鲜红色即可；肝阳上亢用泻法；阴虚阳亢、痰湿壅盛平补平泻。每周3次，10次为1个疗程。结果：显效21例，好转19例，无效5例，有效率91.1%。《安徽中医临床杂志》2003年第3期报道：针刺百会等穴治疗高血压。1例血压高达170/110mmHg的男性患者，经针刺百会、合谷、太冲等穴，泻法，留针30分钟，每日1次。3次后血压降至150/90mmHg，诸症消失，随访未发。

东汉三国时期，名医华佗为曹操针刺百会治疗顽固性头痛；《旧唐书·谭宾录》记载的针灸名医秦鸣鹤为唐高宗百会点刺出血治头痛、目肿。这两例相当于现代高血压病头痛范围。

（3）中风偏瘫：《中国针灸》1984年第4期报道，针刺百会透刺曲鬓治疗脑血管病偏瘫500例。百会用3针分3段接力向曲鬓穴刺入，进针后快速捻针（约200次/分），连续5分钟，间歇5分钟（配合做主动或被动运动），反复施术3次约30分钟。每日1次，15次为1个疗程。结果：478例患者有不同程度的恢复（95.6%）。

3. 消化系统病症

（1）呃逆：《四川中医》1990年第10期报道，重力按压百会治疗呃逆30例，均在1分钟之内止呃。

（2）胃下垂：《河南中医》1999年第1期报道，灸百会等穴治疗胃下垂50例。取穴百会、中脘、气海，将厚约0.2cm的生姜薄片1片放置百会上，上置红枣大小艾炷点燃施灸，嘱患者静心闭目，做深吸气、慢呼气动作，灸完百会后再如法灸中脘、气海，每次15分钟。每日1~2次，15日为1个疗程。配合医疗体操：仰卧、足底踏着床面，头、两肩、两足着床，做臀部抬起动作；臀部抬起时，缩紧肛门，并维持1分钟左右，落下；休息片刻再做，连续做3~5遍；每日早晚各1次。治疗期间，要求患者每餐吃饭时蹲下，吃完饭后暂停2~5分钟起来，并注意少食多餐。结果：全部有效。

（3）脱肛：《中级医刊》1984年第1期报道，隔姜灸百会治疗脱肛27例。连灸3~5次，均获痊愈，且无复发。《云南中医杂志》1984年第6期报道：灸百会治疗小儿脱肛28例。常规灸法，每日1次。其中2例体弱者加灸足三里，并服用补中益气汤。经5~14次治疗，痊愈21例。《四川中医》1987年第1期同法治疗18例。先行百会穴位按摩至局部发热，再行隔姜灸2壮。每日1次，连灸3~5次。结果：均收到满意效果。《上海针灸杂志》1999年第4期报道：灸百会结合捏脊治疗小儿脱肛22例。主穴百会，慢性肠炎加灸关元；肾虚加灸命门。在百会行雀啄灸15分钟，病程长、病情重则延长至25分钟，每日2次；捏脊从尾骶部开始，在下髎、中髎、次髎和上髎以及腰椎间隙处各拿提3次，并在大椎处拿提1次以增阳益气。8日为1个疗程。伴有细菌感染加服抗生素治疗。结果：全部痊愈。《中国针灸》2004年第9期报道：针刺百会、长强治疗痔疮169例。显效141例（83.4%）；好转24例（14.2%）；无效4例（2.4%），总有效率达97.6%（详见督脉"络穴"长强）。

4. 泌尿系统病症

（1）遗尿：《中国针灸》1985年第6期报道，针刺百会、关元治疗遗尿500例。常规针刺，平补平泻法，动留针30分钟。每日1次，7次为1个疗程。经治1~3次痊愈453例（90.6%），3次以上获愈23例，好转14例，无效10例，总有效率为98%。《黑龙江中医药》1990年第2期报道：百会埋线治疗遗尿63例。在常规消毒后，将"0"号羊肠线2cm从百会前进针埋入穴内，外用消毒敷料保护3日。1月1次。经1~2次治疗，痊愈40例，显效10例，好转8例，无效5例。《针灸临床杂志》1995年第3期报道：针刺百会、四神聪治疗遗尿120例。常规针刺，动留针15分钟。每日1次，12次为1个疗程。结果：痊愈84例（70%），显效20例（16.7%），好转13例（10.8%），无效3例（2.5%），有效率为97.5%。《中国针灸》1997年第11期报道：针灸百会治疗小儿遗尿25例。百会向后斜刺1寸，快速捻转，重复3次；针后再用一艾炷灸之，每日1次。结果：痊愈21例，显效3例，无效1例。

（2）尿潴留：《中国针灸》1984年第6期报道，针刺百会治疗中风后小便失禁80例。百会进针后快速捻针（约200次/分），连续5分钟，间歇5分钟，反复施术3次。另设针刺关元组，略向下方深刺2~3寸，留针20分钟。两组均每日1次，10次为1个疗程。3个疗程后，百会组与关元组的治疗结果分别为：痊愈率50%、26%；显效率27%、20%；好转率12.5%、33.3%；总有效率89.5%、79.3%。《中国针灸》1986年第4期报道：百会穴位注射治疗脑性小便失禁50例。注入乙酰谷酰胺100mg加呋喃硫胺20mg或r-氨酪酸250mg（任选1种）共4mL。隔日1次，10次为1个疗程。结果：痊愈37例，好转7例，无效6例。最少治疗3次，最多治疗 136 次。半年至 2 年后随访，仅 1 例反复。《中国医药指南》2005 年第 5 期报道：电针百会、三阴交为主治疗产后尿潴留 110 例。主穴百会、三阴交，配穴足三里、阴陵泉。百会从前向后平刺 1.5 寸，得气后行捻转补法；三阴交快速刺入 1.5 寸，施捻转法，使针感向上达到大腿根部；足三里、阴陵泉直刺进针，得气后接电针仪刺激 30 分钟。3 次为 1 个疗程。结果：痊愈 83 例（75.46%），好转 25 例（22.72%），无效 2 例（1.82%），总有效率 98.18%。

5. 其他病症

（1）新生儿鼻塞：《中医杂志》1987 年第 8 期报道，艾条温和灸百会治疗新生儿鼻塞 17 例。每次灸 10~15 分钟，每日早、中、晚各灸 1 次。结果：1 日内痊愈 6 例，2 日内痊愈 9 例，3 日内痊愈 2 例。

（2）梅尼埃病：《中国针灸》1984 年第 4 期报道，艾炷灸百会治疗梅尼埃病引起的眩晕症 177 例。用小艾炷（如同黄豆大小）直接无瘢痕灸，每次灸 25~30 壮，每日 1 次。经治 1~2 次，痊愈 156 例（88.1%），好转 19 例（10.7%），无效 2 例（1.1%），总有效率为 98.9%。《中医杂志》1988 年第 2 期以同法（每次灸 50~70 壮，约 1 小时）治疗梅尼埃病眩晕、耳鸣症 255 例。所灸百会略偏向耳鸣一侧约 0.5cm，灸后再针刺足三里引火下行。1 次痊愈 201 例（78.8%），好转 54 例，全部有效。对部分病例进行随访，50% 的患者疗效巩固。复发者病情普遍较轻，再次治疗仍然有效。《吉林中医药》2002 年第 5 期报道：针刺百会透后顶为主治疗梅尼埃病 18 例。主穴：百会透后顶、听宫。配穴：肝阳上扰加太冲、侠溪；痰浊上扰加内关、丰隆；肝肾阴虚加太溪。百会呈 <30° 角快速进针，刺达帽状腱膜下，然后透刺后顶，进针深度 2 寸左右，行大幅度捻转手法，使针感扩散至周围；再以 2 寸毫针直刺听宫，进针 1.2~1.5 寸，使针感扩散至耳内；针刺其他腧穴针尖均向上，使针感向上传导，太冲、侠溪、内关、丰隆均用泻法；太溪用补法；留针 30 分钟，其间行针 2 次。每日 1 次，10 次为 1 个疗程。结果：痊愈 13 例，显效 4 例，无效 1 例。

（3）急性腰扭伤：《陕西中医函授》1991 年第 5 期报道，针刺百会并配合活动腰部治疗急性腰扭伤 55 例。结果：痊愈 41 例，显效 8 例，好转 6 例。

（4）足跟痛：《山西中医》1986 年第 2 期报道，针刺治疗足底疼痛 22 例，留针 1 小时，1~2 次治愈 8 例，3~5 次治愈 14 例。

（5）子宫脱垂：《中国乡村医生》1990 年第 4 期报道，针刺百会治疗子宫脱垂 18 例。取百会、气海、子宫透曲骨、三阴交、足三里，针刺补法，腹部腧穴用长针，要求针感到达子宫，动留针 30 分钟。每日或隔日 1 次，10 次为 1 个疗程。结果：经 3~5 个疗程的治疗，痊愈 15 例，显效 2 例，好转 1 例。

【现代研究】

1. 对血压的影响　有研究表明：百会对血压有双向调整作用。表现在对垂体性高血压有降压作用，对动物失血性休克有升压作用。根据临床观察，当血压下降 20~30mmHg 并稳定后，针刺百会 30 分钟，血压即可上升，大部分超过 35mmHg。《上海针灸杂志》1988 年第 2 期报道：灸百会治疗肾气虚型高血压 10 例 33 人次，均收到

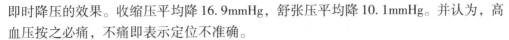

即时降压的效果。收缩压平均降 16.9mmHg，舒张压平均降 10.1mmHg。并认为，高血压按之必痛，不痛即表示定位不准确。

2. 对脑血流的影响　《黑龙江中医药》1993 年第 1 期报道：有人观察针刺百会对脑血流图变化的影响，针后流出时间逐渐延长，α/β 逐渐缩小，心率变慢。多数波型变为陡直形，转折高比值增大，血管阻力指数降低，重搏波明显。补法优于泻法，尤表现在出现明显重搏波的人次，上升时间和 α/β 值等（P<0.05）。

《广州中药医大学学报》2004 年第 6 期报道：针刺百会、大椎对局灶性脑缺血大鼠皮层脑源性神经营养因子表达的影响观察电针对不同时间段局灶性脑缺血大鼠缺血区皮层脑源性神经营养因子（BDNF）的影响。结论：电针可以通过提高 BDNF 在缺血区周围皮层的表达，保护缺血性脑损伤，并可能与大脑可塑性的形成有一定的关系。

《中国临床康复》2005 年第 21 期报道：针刺百会透曲鬓对脑缺血再灌注大鼠脑微血管内皮细胞黏附分子 1 表达的影响。结论：脑缺血再灌注后脑微血管内皮细胞黏附分子 1 表达增强，针刺百会透曲鬓可明显抑制其表达，从而减轻白细胞向周围组织的浸润，减少了大量炎性递质对脑组织的损伤，发挥脑保护作用。

3. 对脑电图的影响　针刺百会可使癫痫发作者脑电图趋于正常。《福建中医药》1995 年第 1 期道道：有人给脑电图异常患者的百会注入脑活素后发现，26 例脑电图异常的患者经过治疗后，20 例明显好转。其中，α 波节律增强 5 例；6 例 δ 波与 θ 波指数有不同程度减少，由轻度异常转为正常或基本正常脑电图；6 例中度异常的散在或阵发出现癫痫波，其中 1 例癫痫波消失，3 例癫痫波明显减少，2 例周期性异常转为全导联较有规则的 2~3HJ δ 波。

4. 对记忆的影响　《黑龙江中医药》1992 年等 3 期报道：有人多次针刺百会，分别实施补法或泻法，观察其对学生短时记忆的影响。结果与动物实验一致，补法组针后记忆商平均提高 8.0。

《针刺研究》2004 年第 2 期报道：电针百会对大鼠记忆保持能力的影响。方法：利用智能 Morris 水迷宫检测大鼠的学习记忆能力，利用免疫组化方法，结合病理图像分析仪检测 fos 蛋白的表达情况。结果：连续电针百会 3 日后，实验组大鼠在智能 Morris 水迷宫内找到平台的时间和游泳的路程与对照组相比均缩短（P<0.05），海马区 fos 蛋白大量表达，与对照组比较，差异显著（P<0.01）。结论：针刺百会可以提高大鼠记忆保持能力，其作用和海马区神经细胞原癌基因转录有关。

《第一军医大学学报》2005 年第 11 期报道：针刺百会、水沟、神门对血管性痴呆患者豆状核葡萄糖代谢的影响。观察针刺后血管性痴呆（VD）患者豆状核葡萄糖代谢的变化，并探讨该穴组对豆状核功能的影响。结果：针刺后健脑豆状核葡萄糖代谢有显著提高。结论：针刺百会、水沟、神门治疗 VD 的机制与其提高豆状核葡萄糖代谢有关。

《针刺研究》2006 年第 1 期报道：针刺百会、水沟、神门影响血管性痴呆（VD）患者认知功能的比较研究，探讨改善血管性痴呆患者认知功能的相对特异性。结果：针刺后 SECF 总分有显著提高，VD 患者的定向、瞬间记忆、长回忆、动物名、划销和计算、分类与类同等方面评分有明显提高。结论：百会、水沟、神门能够改善 VD 患者认知功能，三穴虽然分别有各自的相对特异性，但联合运用效果最佳。

5. 其他方面 《黑龙江中医药》1992 年第 5 期报道：大鼠置器后子宫内膜局部组织的肥大细胞呈非常显著的正性波动，组胺有所升高，局部集结了大量的嗜酸细胞，针刺后可明显抑制这些反应的发生。

《黑龙江中医药》1993 年第 6 期报道：外周血浆中环核苷酸的含量变化，与情绪波动密切相关。当家兔处于惊恐状态下，血浆中的 cAMP 和 cGMP 均呈明显的正性波动。针刺百会可使这一适应性变化加快恢复，并在生理范围内抑制平衡失调。

《中医药信息》1997 年第 3 期报道：造型组脑水含量在 4 小时点已经显著升高，此后一直持续上升，至 3 日点达到顶峰，7 日点下降极显著，但仍未至正常，与正常组比差异极显著，针刺组脑水含量 4 小时点略有升高，且差异不显著。12 小时点显著升高，至 3 日点，脑水含量升至顶峰，7 日点已基本恢复正常，与正常组比较差异不显著。针刺组与造型组脑水含量相比，针刺组各点均低，在 4 小时点差异显著，12 小时点至 3 日点差异显著，7 日点差异极显著。

《中国针灸》1998 年第 9 期报道：以小鼠竖尾及不停走动的持续时间为研究指标。结果发现：艾灸百会可使小鼠的成瘾行为（即竖尾及不停走动）明显减轻。

《浙江中医药杂志》1998 年第 10 期报道：用激光针照射大鼠百会后发现其血红蛋白明显降低，且这种作用较传统体针明显。对自然杀伤细胞活性有提高作用，而这种作用没有传统体针明显。

《中国临床康复》2003 第 25 期报道：醒脑开窍刺法配合百会透涌泉法对脑卒中后运动功能的影响。比较醒脑开窍法刺法配合百会透涌泉法及单纯应用治疗脑卒中后偏瘫患者的差别，评价两种方法合用在脑卒中后运动功能的日常生活能力（ADL）改善方面的意义。结论：醒脑开窍针法与百会透涌泉法配合用于脑卒中后偏瘫的运动功能改善及日常生活能力的改善效果明显。

（十三）水沟（Shuigou GV26）

【别名】鬼宫、鬼客厅（《备急千金要方》）、鬼市（《千金翼方》）、人中（《铜人腧穴针灸图经》）。

【出处】《针灸甲乙经》：在鼻柱下人中。

【归经】督脉。

【定位】在面部，当人中沟的上 1/3 中 1/3 交点（图 9-9）。

【释名】穴在鼻柱下，因喻穴处犹如涕水之沟渠，故名。又：穴在鼻下唇上，鼻司呼吸，在上如天；口进食物，在下如地（万物土中生），穴在天地之间，犹如天、人、地，人在其中也，故名

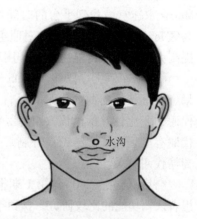

图 9-9　水沟

"人中"。

【类属】督脉、手足阳明之会。

【穴性】醒神开窍、清热息风。

【主治】

1. 精神神志病症 昏迷，晕厥，癫狂，痫证，急慢惊风，牙关紧闭，中暑，角弓反张，瘛疭，脏躁。

2. 其他病症 腰脊强痛，挫闪腰痛，风水面肿，口眼㖞斜，晕车晕船。

【配伍】配中冲、合谷治中风不省人事；配委中治闪挫腰痛；配百会治昏迷；配十宣、涌泉、委中治中暑；配合谷透劳宫治瘛疭；配会阴、中冲治溺水窒息。

【刺灸法】向上斜刺 0.3~0.5 寸（或用指甲按切）；不灸。

【古代应用】

《针灸甲乙经》：寒热头痛，水沟主之。癫疾互引，水沟及龈交主之。

《肘后备急方》：人中主卒死尸厥。

《备急千金要方》：治风痒赤肿，灸水沟近鼻柱二壮，仰卧灸之。

《铜人腧穴针灸图经》：风水面肿，针此一穴，出水即愈。

《类经图翼》：千金云：此穴为鬼市，治百邪癫狂，此当在第一次下针。凡人中恶，先掐鼻下是也。鬼击卒死者，须即灸之。

【临床报道】

1. 神经、精神系统病症

（1）古今中外利用水沟急救的例子数不胜数，这个基本常识我们在电影、电视以及日常生活中都能经常看到。

①人们非常熟悉的古典小说《西游记》第 42 回《孙悟空大战红孩儿》中就有这么一段情节：红孩儿打不过孙悟空，情急之下，就对着孙悟空喷火，把孙悟空的毛、皮肤、头发都烧焦了，昏死过去。后来沙和尚、猪八戒赶到了，沙和尚急得是干搓手，没有办法。只见猪八戒急中生智，从身上拔出一根猪毛，吹了一口气，变成了一根针，急忙扎在了孙悟空的水沟穴，孙悟空这才苏醒过来（电视剧《西游记》是第 14 集，猪八戒是用指掐水沟法救醒孙悟空的）。所以，尽管孙悟空平时很不喜欢猪八戒好色、贪吃、贪睡，但是每到关键时刻，孙悟空总是对猪八戒网开一面，为什么？因为猪八戒对他有救命之恩。

②狄仁杰路边救"中暑"：在电视连续剧《狄仁杰》中有这么一段故事情节。大唐宰相善医术，尤其精通针灸。若遇有人患病，必首施针术。有一个夏天骄阳似火，他带着几个随从微服私访，在一个山间的小路旁，发现一位老农昏倒在路边，狄仁杰赶忙下马，扶起老人。但见老人肢体发烫，口唇干裂，脉搏洪大而急促。善医术的狄仁杰对随从说，这么大热的天，老人这是中暑了。赶忙让随从给患者喂了几口水，自己则从随身包裹中取出银针，在老人的水沟、手指尖端扎针施救。老者很快就睁开眼睛，恢复了神志，连连称谢。

③1986 年 9 月初，王启才教授从家乡乘火车返回武汉，大约清晨 4 点，火车播

音员广播找医生，说是车上有一位乘客突然昏倒在地，不省人事已经20多分钟了，还没有醒过来，需要急救。出于职业的本能，他急匆匆地赶到出事车厢，那里已经挤满了人，其中还有2位西医医生，却都束手无策（一位西医手上拿着急救心脏病的药物，因为没有检查设备，不明诊断，药物派不上用场）。他让围观的人散开，紧接着就掐患者的水沟，不一会儿，患者就长出了一口气苏醒过来了。患者清醒后，诉说有些头晕、恶心想吐，又为她指压了合谷、内关两穴，就完全好了。在场的两位西医都感叹地说：还是中医针灸简便易行，不受时间、地点和条件的限制，在什么情况下都能发挥作用啊！（王启才，钱娟.《指尖备急方》，上海科学技术出版社，2022年9月第1版）

④1987年，王启才教授从武汉调到南京中医药大学不久，6月的一个周末，跟他上针灸课的一位摩洛哥的外国留学生在东南大学礼堂参加中外大学生联谊舞会。一名苏丹的学生因为狂劲跳舞而突然晕厥，顿时，舞场大乱。在这关键时刻，那位学生挺身而出，急忙给这位昏迷者指掐水沟，苏丹学生马上就清醒过来了。顿时，大乱的舞场变得沸腾起来，在场的外国留学生一起把那位摩洛哥学生抬起来抛向空中……大家看，这位非洲学生是不是像《好汉歌》中唱的那样：该出手时就出手，风风火火闯九州哇。（王启才，钱娟.《指尖备急方》，上海科学技术出版社，2022年9月第一版）

（2）新生儿窒息：《黑龙江中医药》1965年第3期报道，针刺水沟抢救新生儿窒息，明显优于药物可拉明。

（3）癔症：《中医杂志》1981年第12期报道，一女子因暴怒失音，速刺水沟，旋即而愈。《江苏中医》1982年第3期报道：一女子因与家人争吵后导致呃欠持续2日不止。经强刺水沟，1次而愈。《江西中医药》1988年第4期报道：针刺水沟、合谷治疗癔症性木僵21例。强刺激泻法，均收到满意效果。《中医杂志》1991年第6期报道：一男性中风后遗症患者，在住院期间出现不明原因的发笑现象，一日数次，时作时止，其中一次竟然连续狂笑十几分钟不能终止。经强刺水沟一穴，狂笑顷刻停止。《江苏中医》1996年第10期报道：针刺水沟治疗癔症性失语9例。水沟向上斜刺0.5寸，强刺激捻转约1分钟，留针10分钟；再行针并要求患者跟着医生数数，持续约1分钟，再留针20分钟。结果：均获痊愈。

（4）小儿惊厥：《中级医刊》1990年第8期报道，针刺水沟、合谷治疗小儿高热惊厥147例。强刺激泻法，止惊率100%。

2. 运动系统病症

（1）急性腰扭伤：《中国针灸》1992年第2期报道，针刺水沟治疗急性腰扭伤620例。用1寸短粗毫针针刺水沟，强刺激，留针15分钟，同时嘱患者活动腰部。结果：1次痊愈596例（96.1%），显效22例，无效2例，总有效率99.7%。《上海针灸杂志》1994年第3期报道：针刺水沟治疗急性腰扭伤129例。强刺激泻法。结果：治愈114例（88.4%），显效15例，愈显率100%；另设30例常规取穴针刺作对照组，取肾俞、气海俞、大肠俞、委中、腰阳关，留针30分钟，每日1次。结

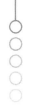

果：治愈 18 例（60%），显效 5 例，好转 7 例。水沟组优于常规组。

（2）小腿抽搐：美国《读者文摘》1983 年第 1 期报道，为体育运动员、教练员捏按水沟治疗腿脚抽筋，有效率可达 90%。

3. 消化系统病症

（1）口腔溃疡：《中医外治杂志》1997 年第 5 期报道，针刺水沟、大陵治疗复发性口腔溃疡 31 例。先针水沟，向鼻中隔方向斜刺 0.5~0.8 寸，持续捻转泻法，以局部灼热酸痛为度，两目流泪效果更佳；再刺大陵，向上斜刺 0.5~1 寸，持续捻转行泻法，以中指、无名指胀麻酸痛为度，针感行及肩胸更佳，留针 15 分钟。隔日 1 次，7 次为 1 个疗程。结果：治愈 14 例（45.1%），显效 11 例，有效 5 例，无效 1 例，有效率 96.8%。《中国针灸》2002 年第 11 期报道，针刺水沟治疗口腔溃疡 58 例。水沟用 0.5 寸毫针向上斜刺 3~5 分，中等强度刺激，提插捻转泻法。每日 1 次，3 次为 1 个疗程。结果：痊愈 52 例（89.6%），好转 6 例，全部有效。

（2）口臭：《中国针灸》2004 年第 6 期报道，针刺水沟、大陵治疗口臭 27 例。主穴：水沟、大陵。配穴：胃炎加中脘、内关、足三里、公孙；失眠加百会、神门、足三里、三阴交。水沟、大陵用 1 寸毫针反复刺激，泻法，强度以患者能耐受为度；其他配穴平补平泻，留针 20 分钟；伴口疮者用紫外线照射口疮局部 1 分钟。每日 1 次，6 次为 1 个疗程。结果：痊愈 24 例，无效 3 例。

（3）呃逆：《辽宁中医杂志》1990 年第 7 期报道，针刺水沟治疗呃逆 40 例。常规针刺，动留针 10 分钟。结果：1 次而愈 35 例，2 次治愈 5 例。《针灸临床杂志》1999 年第 10 期报道：针刺水沟治疗呃逆 46 例。水沟用较强刺激，留针 30 分钟。结果：均获痊愈。《中国针灸》2002 年第 3 期报道：针刺水沟结合屏气治疗顽固性呃逆 60 例。水沟用 1 寸毫针向上斜刺 0.3~0.5cm，得气后持续行提插法，直至呃逆停止（2~3 分钟）；同时嘱患者屏气。每日 1 次。结果：治愈 47 例（78.3%），无效 13 例（21.7%）。

4. 其他病症

（1）尿闭：《新中医》1993 年第 4 期报道，针刺水沟治疗产后癃闭 91 例。水沟施以雀啄手法，以眼球湿润或流泪为度，不留针。结果：痊愈 88 例（96.7%），无效 3 例。《新中医》1996 年第 11 期报道：针刺水沟治疗非阻塞性尿潴留 64 例。常规针刺，捻转手法，留针 10~20 分钟。结果：均收到满意疗效。

（2）针刺副反应：水沟配承浆可作"唇针"麻醉，用于腹部针刺麻醉手术。《中国针灸》1984 年第 4 期报道：总共观察十几种腹部手术 324 例，除阑尾手术的成功率为 97.3% 以外，其余均为 100%。

（3）副反应：《浙江中医杂志》1980 年第 11 期报道，一女子患癫痫病，断断续续针刺水沟 1 年之久，使月经逐渐稀少，并伴有痛经，最终导致闭经不孕。后改用承浆治之，2 个月后月经恢复正常，继而怀孕。

《北京中医学院学报》1986 年第 6 期报道，一女子急性腰扭伤，针刺水沟后疼痛即止，但却引起持续大笑 1 小时之久。

【现代研究】

《江苏中医》1988年第12期报道：针刺家兔水沟后，家兔血糖含量明显升高，血清肌酸磷酸肌酶活力大幅度增强。5-羟色胺含量的上升幅度为6.9%，但上升的速度不及血清肌酸磷酸肌酶和5-羟色胺上升的快。

《中国针灸》1990年第2期报道：电针家兔水沟，可使失血性休克家兔的血压缓慢回升，中性粒细胞、T淋巴细胞增加，可促进组织液内流补充血容量，并有防止血液黏稠淤滞的作用。

《中国针灸》1990年第5期报道：动物实验结果表明：针刺水沟能暂时地使呼吸增强，当动物呼吸暂停时，常可使呼吸恢复。在动物失血性休克的情况下，针刺水沟组在失血时血压的下降比对照组缓慢，进入休克期的时间延长。同时还观察到：针刺水沟对血压正常的动物也有明显的加压效应。从而说明：刺激水沟之所以能急救昏厥，不仅由于它的加压效应能使大脑血流得以改善，还可能由于水沟的传入兴奋能通过脑干网状结构的上行激活系统，从而使大脑活动得到加强。

《针刺研究》2002年第2期报道：观察电针水沟与"井穴"对全脑缺血大鼠脑细胞内活性钙调素（CaM）含量的影响（脑缺血后脑组织活性CaM含量明显升高）。结果：电针刺激水沟和"井穴"均可使大鼠缺血区脑组织活性CaM含量明显降低，两组无显著性差异。结论：电针水沟与"井穴"均能明显降低活性CaM的含量，发挥肯定的脑保护作用。

《北京中医药大学学报》2003年第1期报道：针刺水沟与针药结合对实验性全脑缺血大鼠脑组织钙调素活性影响的实验研究。采用大鼠全脑缺血再灌注模型，观察电针水沟与口饲维脑路通对缺血区脑细胞内活性钙调素含量的变化。结果：脑缺血后脑组织活性CaM含量明显升高，电针水沟与针药结合治疗后可使大鼠缺血区脑组织活性CaM含量降低。结论：电针水沟与针药并用可明显降低活性CaM的含量，针药并用明显优于单纯针刺，针药结合对脑缺血再灌注大鼠有协同治疗作用。

《辽宁中医杂志》2006年第3期报道：水沟配合阳经腧穴影响血管性痴呆患者脑葡萄糖代谢的观察。运用正电子发射型计算机断层显像（PET）技术，研究针刺水沟对血管性痴呆（VD）患者不同脑区葡萄糖代谢的影响，从该穴对脑功能成像的变化，分析其作用方向和特点。结果：治疗后，健脑额叶、健脑颞叶、患脑豆状核的代谢升高，具有统计学意义。结论：初步表明水沟治疗VD的方向性特点，与其改善额叶、豆状核、颞叶的葡萄糖代谢有关。

针刺麻醉：水沟配承浆可作"唇针"麻醉，用于腹部针刺麻醉手术。《中国针灸》1984年第4期报道：总共观察十几种腹部手术324例，除阑尾手术的成功率为97.3%以外，其余均为100%。

（十四）龈交（Yinjiao GV28）

【别名】断交（《素问·气府论》）。

【出处】《针灸甲乙经》：在唇内齿上龈缝中。

【归经】督脉。

【定位】在上唇内，唇系带与上齿龈的相接处（图9-10）。

【释名】龈，指齿龈。本穴在上牙龈与上唇相交处，为任、督、足阳明之会，故名。

【类属】任脉、督脉二经之会；另说为任、督、足阳明之会。

【穴性】宁神镇痉、清热消肿。

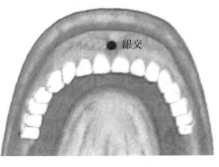

图9-10　龈交

【主治】

1. 头面口齿病症　齿龈肿痛，口喎口噤，口臭，齿衄，面赤颊肿，唇吻强急。

2. 神志病症　癫狂。

3. 其他病症　项强。

【配伍】配上关、大迎、翳风治口噤不开；配风府治颈项强急；配合谷治牙龈肿痛，口喎口噤。

【刺灸法】向上斜刺0.2~0.3寸；或点刺出血。禁灸。

【古代应用】

《针灸甲乙经》：痉，烦满，龈交主之。齿间出血者，有伤酸，齿床落痛；口不可开引鼻中，龈交主之。

《备急千金要方》：龈交主鼻中息肉不利，鼻头额颊中痛。

《百证赋》：鼻痔必取龈交。

《针灸大成》：鼻中息肉，蚀疮，鼻塞不利，额颊中痛，颈项强，目泪眵汗，牙疳肿痛，内眦赤痒痛，生白翳，面赤心烦，马黄黄疸，寒暑瘟疫，小儿面疮癣。

【临床报道】

1. 急性腰扭伤　根据临床观察：大部分急性腰扭伤的患者在龈交处会出现小米粒大小的反应点，可作为取穴施治的依据。报道126例，用针刺法，强刺激（可点刺出血），留针5~10分钟，同时配合腰部活动。绝大多数患者1次而愈，个别需治疗2次，无1例失败者（吕景山，《单穴治病选萃》，人民卫生出版社，1993年）。《中国针灸》1992年第2期报道：针刺龈交治疗急性腰扭伤126例。龈交强刺激快速捻转，当患者感到腰部疼痛逐渐减轻，停止捻转，留针5~10分钟，令患者活动腰部。结果：1次治愈107例（84.9%），2次治愈19例，全部有效。《针灸临床杂志》2001年第11期报道：针刺龈交治疗急性腰扭伤30例。用1寸毫针刺入龈交，使之得气，同时令患者活动腰部，每隔5~10分钟捻针1次，共捻3~4次。结果：痊愈28例（93.3%），好转2例，全部有效。

2. 痔疮　根据临床观察：大部分痔疮患者也会在本穴处（或稍下方）出现类似上述反应点，用三棱针将此反应点挑破出血，疗效甚好。报道109例，每周治疗1次。经治2~3次，痊愈66例（60.6%），显效34例（31.2%），好转9例，全部有效（吕景山，《单穴治病选萃》，人民卫生出版社，1993 年）。《针灸临床杂志》2001 年第 10 期报道：龈交穴位注射治疗痔疮 100 例。将 0.9%生理盐水 2mL 注入龈交，每周 1 次，6 次为 1 个疗程。结果：治愈 42 例，好转 45 例，无效 4 例，有效率96%。《中国针灸》2003 年第 10 期报道：火针点刺龈交治疗痔疮 36 例。痔疮患者上唇系带龈交多可见一芝麻大小的滤泡，常规消毒后，用火针快速轻点此滤泡，使之形成焦痂，若出少许血，应加强消毒 1 次，以防感染。隔日或 3 日 1 次，一般治疗 3 次即可。结果：治愈 28 例（77.8%），显效 8 例（22.2%），全部有效。《中国民间疗法》2005 年第 2 期报道：三棱针挑刺龈交治疗内痔出血 72 例。约有 60%的痔疮患者在龈交或稍下方有一芝麻粒状大小不等的粉白色赘生物，可用三棱针直接挑刺此赘生物，效果尤佳。结果：治愈 61 例（84.7%），显效 9 例（12.5%），无效2 例，有效率 97.2%。

3. 其他病症

（1）面瘫：《山东医药》1997 年第 3 期报道，挑刺龈交为主治疗面瘫 84 例。龈交常规消毒，用 1 寸短粗毫针或三棱针将其局部的米粒样白色或红色肿物挑破，挤出其内白色分泌物并出血 7~10 滴，用干棉球压迫止血；然后按揉阳白、太阳、风池、风府、哑门、翳风、迎香、下关等穴位，以疏通面部经气。隔日 1 次，5 次为 1 个疗程。结果：痊愈 64 例（76.2%），显效 18 例（21.4%），好转 2 例，全部有效。

（2）遗尿：《青海医药杂志》1999 年第 11 期报道，龈交刺血治疗遗尿症 105例。常规消毒，用三棱针于龈交正中刺入出血 3~5 滴，然后用干棉球略压片刻。每周 1 次。结果：治愈 76 例（72.4%），显效 26 例（24.8%），无效 3 例（2.9%），总有效率为 97.1%。

【现代研究】

《中国针灸》1991 年第 1 期报道：通过对 2252 例健康人和肛肠患者龈交的观察，发现在 1289 名健康人群中，龈交处形成大小不等的白色结节者 462 人，占35.8%；63 例肛肠患者有此种变化者 52 人，占 82.5%；900 例非肛肠病患者有此种变化者 518 人，占 57.5%。三者差异极其显著（$P<0.001$）。非肛门病患者以胃肠病患者阳性率最高（71.1%），且有 10 例患者龈交处结节的变化与自觉症状的改善相一致。因而推论：龈交附近的这种病理变化应该对肛门疾病、胃肠疾病有一定的诊断意义。

（十五）肩髃（Jianyu LI15）

【别名】髃骨（《素问·水热穴论》）、中肩井（《备急千金要方》）、扁骨（《外台秘要》）、偏肩（《针灸大成》）。

【出处】《灵枢·经脉》。

【归经】手阳明大肠经。

【定位】在肩部，三角肌上，臂外展或向前平伸时，当肩峰前下方凹陷处（图9-11）。

【释名】肩，指肩部；髃，指髃骨，为肩端之骨。本穴于肩上髃骨处，即在肩端部肩峰与肱骨大结节之间，故名。

【类属】手阳明、阳跷脉之会。

【穴性】清热祛风、通利关节。

【主治】

1. 肢体病症 中风上肢不遂，肘肩弯急，肩背及肩臂肿痛不能上举，头不能回顾。

2. 其他病症 风热瘾疹，瘰疬，瘿气。

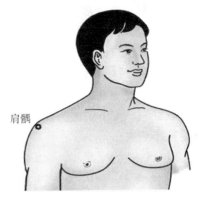

肩髃

图 9-11 肩髃

【配伍】配阳溪治风热瘾疹；配阳陵泉、悬钟、合谷治偏瘫；配曲池、外关、合谷治上肢麻木；配臑俞、肩髎、肩贞治肩周炎。

【刺灸法】直刺或向下斜刺 0.8~1.5 寸；可灸。

【古代应用】

《针灸甲乙经》：肩中热，指臂痛，肩髃主之。

《天星秘诀歌》：手臂挛痹取肩髃。

《铜人腧穴针灸图经》：若灸偏风不遂，七七壮止，不宜多灸，恐手臂细，若风病筋骨无力久不差，当灸不畏细也。

《类经图翼》：诸瘿气瘰疬。

《百证赋》：肩髃、阳溪消隐风之热极。

【临床报道】

1. 肩周炎 《中国针灸》1991 年第 2 期报道：肩髃穴位注射治疗肩周炎 275 例。将 2%普鲁卡因 4mL、维生素 B_{12} 1mL、当归注射液 2mL、骨宁注射液 2mL 混合，注入患侧肩髃。隔日 1 次。结果：治愈 163 例（59.3%），显效 103 例（37.4%），好转 9 例（3.3%），全部有效。《山东中医杂志》1994 年第 5 期报道：针刺治疗急性肩周炎 52 例。肩髃直刺 1.5~2 寸，大幅度提插捻转 1 分钟，得气后小幅度捻转 5 分钟，摇大针孔起针。起针后医者用双手提捏肩髃，使局部皮肤发红发紫，造成皮下瘀血，然后活动患肢。结果：全部有效，其中治愈 38 例。《四川中医》1999 年第 6 期报道：交叉透穴针刺法结合中药治疗肩凝证 200 例。取穴：肩髃、肩髎、肩贞、承山、飞扬。用 4 寸毫针从肩髃进针，分别呈 45°角，交叉刺向肩贞和肩髎（注意避开大血管及淋巴），得气后用捻转泻法，3 分钟 1 次，运作 3 次后起针。针后注意功能锻炼。2 日 1 次，6 日为 1 个疗程。结果：显效 157 例（78.5%），好转 37 例（18.5%），无效 6 例（3%），总有效率 97%。《中国乡村医药》2003 年第 7 期报道：肩髃穴位封闭治疗肩周炎 80 例。将泼尼松 25mg 加 5%利多卡因 1mL 注入肩髃，局部封闭。每周 1 次，3 周为 1 个疗程。结果：临床治愈 56 例（70%），显效 18 例（22.5%），好转 4 例（5%），无效 2 例（2.5%），有效率 97.5%。《陕西中医》2004 年第 3 期报道：针刺、推拿综合治疗肩周炎 163 例。针刺取穴肩髃、曲池等，常规针刺；推拿采用点、按、揉、捏、拿、滚及弹拨手法。《陕西中医》2004 年第 3 期报道：针刺、推拿综合治疗肩周炎 163 例。针刺取穴：肩髃、肩髎、曲池、外关、合谷、后溪、阿是穴。常规针刺，得气后行针 30 秒，平补平泻，动留针 40 分钟，每隔 5 分钟行针 1 次；留针的同时，采用 TCD（特定电磁波治疗仪）照射患肩；取针后在患肩的肩髃、肩髎、天宗等处拔罐 10 分钟左右，以皮肤红润、皮下瘀血为度；起罐后施行推拿治疗，做抖、摇、摆动及旋转运动，幅度从小到大；另一手在患侧肩部施行点、按、揉、捏、拿、滚及弹拨手法，时间 10~20 分钟。治疗期间，嘱患者注意保暖，防止肩部受凉，并适当进行肩部功能锻炼。每日 1 次，10 次为 1 个疗程。结果：痊愈 93 例（57%），显效 42 例（25.8%），好转 27 例（16.6%），无效 1 例（0.6%），总有效率 99.4%。《上海针灸杂志》2006 年第 1 期报道：电针肩髃治疗肩关节周围炎 30 例。取患侧肩髃，直刺 1 寸，得气后平补平泻，接韩氏穴位神经刺激仪（另一电极贴于同侧上肢远端非经穴处），用疏密波刺激 20 分钟。每日 1 次，7 次为 1 个疗程。结果：治愈 17 例（56.7%），好转 11 例，无效 2 例，有效率 93.3%。

2. 落枕 《针灸临床杂志》2005 年第 12 期报道：肩髃拔罐配合针刺外关治疗落枕 80 例。结果：临床治愈 76 例（95%），显效 4 例（5%），全部有效（详见手少阳三焦经络穴外关）。

3. 桡神经麻痹 《陕西中医》2003 年第 11 期报道：电针肩髃加穴位注射治疗桡神经麻痹 72 例。取穴肩髃、手三里、手五里、四渎、阳池、合谷，肩髃用长针透刺极泉，行热补手法，后接电针治疗仪刺激 30 分钟左右，每日 1 次；穴位注射用维生素 B_1 100mg、维生素 B_{12} 250IU、纳洛酮 0.4mg 注射液，分别注于曲池、外关，隔日 1 次。结果：痊愈 55 例（76.4%），显效 9 例，好转 6 例，无效 2 例，有效率 97.2%。

【现代研究】

《上海中医药杂志》1988 年第 6 期报道：观察按揉肩髃穴对肢体指端血流动力学的影响。用"肢体空气传导式微压力生理记录仪"记录 21 名正常人接受肩髃按揉手法前后指端血流图波形。结果推拿前后波形有显著差别（$P<0.001$），提示推拿肩髃能改善动脉壁的弹性，增加血管的流通量，降低血管周围阻力。

《中国针灸》1996 年第 7 期报道：针刺对缺血性中风载脂蛋白变化的作用。取肩髃、曲池、合谷、足三里等穴，结果表明针刺具有明显改善缺血性患者载脂蛋白的作用，通过对低下功能的兴奋和亢进功能的抑制，使病理改变趋向正常生理水平，促进了动脉粥样硬化脂质纤维斑块的吸收及脂质向细胞外转移。

（十六）迎香（Yingxiang LI20）

【别名】 冲阳（《针灸甲乙经》）。

【出处】 《针灸甲乙经》：在禾髎上鼻下孔旁。

【归经】 手阳明大肠经。

【定位】在肩部，三角肌上，臂外展或向前平伸时，当肩峰前下方凹陷处（图9-12）。

【释名】迎，指迎接；香，指气味。本穴位于鼻旁，主治鼻塞不闻香臭，针此可恢复嗅觉，故名。

【类属】手足阳明之会。

【穴性】散风清热、通利鼻窍。

【主治】

1. 头面五官病症 鼻塞，鼻衄，鼻渊，口眼㖞斜，面痒，面浮肿，鼻息肉，头痛。

2. 其他病症 胆道蛔虫症。

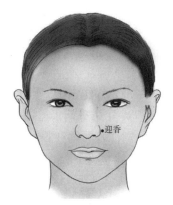
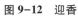

图9-12 迎香

【配伍】配印堂、合谷治疗急慢性鼻炎；配合谷治面痒肿；配合谷、四白、地仓、颊车治面神经麻痹；配阳陵泉、丘墟治胆道蛔虫症。

【刺灸法】直刺或向上斜刺0.2~0.5寸；不宜灸。

【古代应用】

《针灸甲乙经》：鼻鼽不利，窒洞气塞，㖞僻，多涕，鼽衄有痈，迎香主之。

《太平圣惠方》：鼻息不闻香臭，偏风面痒及面浮肿。

《玉龙歌》：不闻香臭从何治，迎香两穴可堪治。

《百证赋》：面上虫行有验，迎香可取。

《针灸大成》：主鼻塞不闻香臭，偏风口㖞，面痒浮肿，风动叶落壮如虫行，唇肿痛，喘息不利，鼻㖞多涕，鼽衄骨疮，鼻有息肉。

【临床报道】

1. 头面五官病症

（1）头痛：《上海针灸杂志》1989年第1期报道，针刺迎香治疗前额痛。双手持针，两侧穴位同时刺入，得气后动留针（行雀啄术）15~20分钟。每日1次。一般1~3次痊愈，且很少复发，疗效超过印堂、攒竹、太阳、阳白、合谷等穴。

（2）面部蚁行感：《中国针灸》1994年第5期报道，针刺迎香治疗面部蚁行感10例。取双侧迎香，常规针刺，直刺0.1~0.2寸，得气后施泻法，不留针。结果：均1次治愈。

（3）鼻炎：《中国针灸》1984年第5期报道，深刺迎香治疗鼻窦炎10例。以28号3寸针从迎香进针0.2~0.3寸，再以35°~40°角斜刺至下鼻甲前上端，留针40分钟。进针后鼻腔可出血少许，同时有大量鼻涕、打喷嚏现象，无须处理。每日1次，3~5次为1个疗程。结果：1疗程内痊愈8例，好转1例，无效1例。《陕西中医》1989年第11期报道：针刺迎香治疗慢性鼻炎68例。常规针刺，得气后按开阖补泻补法施术。每日1次，15次为1个疗程。结果：痊愈（症状全消，且1个月内无复发）50例（73.5%），好转12例（17.6%），无效6例（8.8%），有效率91.2%。《中国针灸》1997年第3期报道：艾灸迎香、列缺治疗急慢性鼻炎102例。

取双侧迎香、列缺，每穴艾灸 7~8 分钟。每日 1 次，2 组穴位交替使用。结果：痊愈 48 例（47%），好转 53 例（52%），无效 1 例，有效率 99%。《第四军医大学学报》1990 年第 5 期报道：迎香穴位注射治疗过敏性鼻炎 220 例。将地塞米松 2mg（1mL）分别注入两侧迎香。每周 1 次，3 次为 1 个疗程。结果：痊愈 79 例（35.9%），好转 101 例（45.9%），无效 40 例（18.2%），有效率 81.8%。《中国针灸》1996 年第 7 期报道：迎香穴位注射治疗过敏性鼻炎 47 例。将维生素 B_{12} 注射液 1mL 分别注入两侧迎香。隔日 1 次，7 次为 1 个疗程。结果：显效 8 例（17%），好转 26 例（55.3%），无效 13 例（27.7%），有效率 72.3%。《中国针灸》1997 年第 10 期报道：迎香穴位注射治疗过敏性鼻炎 40 例。抽取地塞米松注射液 1mL，注入迎香，每穴 0.5mL。每周 3 次，6 次为 1 个疗程。结果：有效率 97.5%。《针灸临床杂志》2000 年第 6 期报道：针刺治疗过敏性鼻炎 70 例。取双侧迎香、上星、单侧合谷，快速捻转进针，留针 30 分钟，行针 1 次。每日 1 次，7 日为 1 个疗程。结果：治愈 38 例（54.3%），好转 27 例（38.6%），无效 5 例（7.1%），有效率 92.9%。《中国民间疗法》2003 年第 3 期报道：针刺迎香透鼻通、列缺治疗过敏性鼻炎 82 例。取双侧迎香，向鼻通透刺 0.5~1 寸，得气后持续捻转 10~20 秒，至鼻根部酸胀、两眼泪出后留针（若清涕过多者，迎香可加灸 5 分钟）；然后再取双侧列缺，捻转刺入 1 寸，得气后继续捻转，使针感上传肘部或肩部，留针 30 分钟，行针 2 次。每日 1 次，10 次为 1 个疗程。结果：痊愈 42 例（51.2%），显效 26 例（31.7%），好转 10 例（12.2%），无效 4 例（4.9%），有效率 95.1%。《针灸临床杂志》2003 年第 7 期报道：迎香透鼻通穴位注射治疗慢性鼻病 54 例。用注射器抽取 1% 利多卡因、地塞米松各 1mL，稀释转移因子 3IU。迎香常规消毒，进针后向上透刺鼻通，上下缓慢提插，待得气后抽吸无回血，将药液推注入穴位，每穴用药量为 1mL（12 岁以下儿童用药量减少为 0.5mL），出针后用棉签稍压针孔片刻。每周 1 次，4 次为 1 疗程。结果：慢性鼻炎 31 例，痊愈 6 例，显效 16 例，好转 7 例，无效 2 例，有效率 93.4%；变应性鼻炎 23 例，痊愈 3 例，显效 12 例，好转 5 例，无效 3 例，有效率 87%，总有效率 90.7%。

（4）鼻窒：《上海针灸杂志》2002 年第 5 期报道，针刺迎香透鼻通治疗鼻窒 32 例。主穴：迎香、鼻通、印堂。肺虚邪滞加风池、足三里、合谷。气滞血瘀加风池、合谷、三阴交。用 50mm 毫针由迎香向上透刺至鼻通，使之得气；印堂透刺至鼻根部，然后将电针仪的 2 个负极分别连接于两侧迎香，正极合并连接于印堂，频率 5Hz，连续波连续刺激 15 分钟，强度以患者耐受为度；针刺风池采用行气法，最好能使针感向前额传导；合谷针用泻法；足三里针用补法；三阴交平补平泻。结果：治愈 8 例（25%），好转 21 例（66%），无效 3 例（9%），有效率 91%。

（5）鼻出血：《四川中医》1985 年第 2 期报道，针刺患侧迎香（疗效差时取双侧）治疗鼻出血 50 例。常规针刺，动留针 15~30 分钟，高血压、心脏病、年老体弱者轻刺激，其余用强刺激。结果：痊愈 45 例，好转 3 例，无效 2 例。有报道：针刺患侧迎香（疗效差时取双侧）治疗鼻出血 230 例。常规针刺，动留针 15~30 分钟。慢性反复发作者每日 1 次，急性发作大出血者可每隔 1～2 小时针 1 次。经治 1～5次，痊愈 190 例（82.6%），好转 31 例（13.5%），无效 9 例（3.9%），有效率为 96.1%（吕景山，《单穴治病选萃》，人民卫生出版社，1993 年）。《中国针灸》1998 年第 11 期报道：针刺迎香、上星治疗鼻衄 56 例。向内上方斜刺迎香，用捻转法强刺激（体质虚弱者用弱刺激），每 2～3 分钟捻转 1 次；向上沿皮平刺上星，得气后中强度捻转 2 分钟，至出血停止后留针 20 分钟。每天 1 次。结果：痊愈 51 例（91.1%），显效 4 例（7.1%），无效 1 例（1.8%），有效率 98.2%。

（6）嗅觉丧失：《四川中医》1989 年第 7 期报道：迎香穴位注射治疗嗅觉丧失 7 例。将维生素 B_{12} 注射液 1mL（250mg）分别注入两侧迎香。隔日 1 次，7 次为 1 个疗程。结果：痊愈 2 例，好转 5 例。

（7）口唇单纯性疱疹：《针灸临床杂志》1996 年第 2 期报道，迎香点刺出血加药物口服治疗口唇单纯性疱疹 45 例。点刺患侧或双侧迎香，使出血 4～8 滴；配合口服牛黄解毒片。结果：1 次治愈 16 例，2 次治愈 15 例，2～3 次好转者 11 例，无效 3 例。

2. 消化系统病症

（1）呃逆：《中医函授通讯》1990 年第 2 期报道，针刺迎香治疗呃逆。常规针刺，泻法。一般 1 次止呃。

（2）便秘：《针灸临床杂志》1996 年第 2 期报道，针刺配合按摩治疗习惯性便秘 32 例。针刺双侧迎香，虚补实泻，持续运针 5 分钟，留针 30 分钟，出针后以手指指腹均匀揉按迎香 10 分钟，以保持局部酸胀感为度。每日 1 次，7 次为 1 个疗程，一般治疗 3～4 个疗程。结果：痊愈 15 例，显效 10 例，好转 5 例，无效 2 例。

（3）胆道蛔虫症：《中国针灸》1986 年第 2 期报道，针刺迎香透四白治疗胆道蛔虫症 22 例。迎香向四白透刺，得气后动留针 12～24 小时。结果：均在针刺后 2 小时疼痛完全消失。其中 13 例发热者第 2 次针刺后（两天内）体温恢复正常，6 例黄疸者第 2 次针刺后（两天内）血清胆红素恢复正常。疼痛缓解后 3～4 日 B 超复查，胆总管内蛔虫声带消失。《中医药研究》1994 年第 4 期报道：针刺迎香透四白治疗胆道蛔虫症 45 例。穴位常规消毒，用 2 寸毫针呈 45°角透刺四白，小幅度提插捻转，得气后快速震颤泻法，捻转 2 分钟，以后每间隔 5 分钟继续行捻转进插手法，留针 30 分钟。每日 1 次。结果：全部获愈。

3. 心律失常　《中国针灸》1996 年第 5 期报道：针刺治疗快速心律失常（窦性心动过速、阵发性室上性心动过速、阵发性心房纤颤）68 例。取双侧迎香，向外下沿鼻唇沟斜刺 1.5 寸，提插捻转数次，每隔 2 分钟提插捻转数次，留针 20 分钟。结果：显效 39 例（57%），好转 15 例（22%），无效 14 例（21%），有效率 79%。

【现代研究】

临床疗效统计表明：针刺迎香对慢性支气管炎临床有效率可达70%～90%。与中药组比较，无论近期疗效或远期疗效，都有显著差异。针刺或穴位注射小剂量胶性钙，其疗效均较中药组优越。

（十七）承泣（Chengqi ST1）

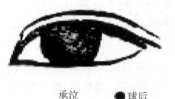

图 9-13 承泣

【别名】目下（《素问·气府论》王冰注）、䐃穴、面窌（《针灸甲乙经》）、溪穴（《外台秘要》）。

【出处】《针灸甲乙经》：在目下七分，直目瞳子。

【归经】足阳明胃经。

【定位】在面部瞳孔直下，当眼球与眶下缘之间，当瞳孔中心下 7 分许（图 9-13）。

【释名】承，指承受；泣，指流泪。本穴在瞳孔下，当人泣时，此处承受泪水，针此穴有收泪之效，故名。

【类属】阳跷、任脉、足阳明之会。

【穴性】疏风清热、疏邪明目。

【主治】头面五官病症 目赤肿痛，迎风流泪，雀目，近视，青光眼，眼睑瞤动，口眼㖞斜。

【配伍】配风池、合谷、睛明治目赤肿痛；配睛明、风池、曲池、太冲治青光眼；配睛明、足三里、肝俞、肾俞治视神经萎缩；配合谷、攒竹、足三里、颊车、地仓治口眼㖞斜。

【刺灸法】固定眼球，毫针紧靠眶下缘直刺 1 寸左右，应缓慢进针，不行提插手法，以防刺破血管，引起眶内出血。不宜久留针，出针时应以干棉球按压针孔 2 分钟左右，防止针孔出血。

【古代应用】

《针灸甲乙经》：目不明，泪出……昏夜无见……刺承泣。

《针灸大成》：主目冷泪出，上观，瞳子痒，远视䀮䀮，昏夜无见，目瞤动与项口相引，口眼㖞斜，口不能言，面叶叶牵动，眼赤痛，耳鸣耳聋。

《类经图翼》：冷泪出，瞳子痒，远视䀮䀮，昏夜所见，口眼㖞斜。

【临床报道】

1. 面肌痉挛 《针灸临床杂志》2004 年第 8 期报道：针刺承泣、睛明为主治疗面肌痉挛 38 例。主穴：承泣、睛明（均患侧）。配穴：患侧阳白、四白、迎香、地仓、风池（双）、肝俞（双）、合谷（双）、太冲（双）。先针刺配穴，然后再针刺主穴，平补平泻手法，留针 30 分钟。隔日 1 次，10 次为 1 个疗程。结果：全部治愈。

2. 眼肌痉挛 《人民军医》2004 年第 11 期报道：针刺承泣治疗眼轮匝肌痉挛 22 例。承泣用 1 寸毫针沿眶下缘直刺 1 寸左右，得气后行捻转泻法，留针 30 分钟，每隔 5 分钟运针 1 次。每日 1 次，3 次为 1 个疗程。结果：治愈 18 例（81.8%），显效 3 例（13.6%），无效 1 例（4.5%），有效率 95.5%。

3. 流泪症 《陕西中医》2006 年第 3 期报道：针灸承泣治疗溢泪症 30 例。取双侧承泣，毫针紧靠眶下缘直刺1寸左右，缓慢进针，不捻转提插，患者有胀麻感即可，如针感不明显可以留针候气5分钟；待患者有针感后，用艾条进行温灸双侧承泣10~20分钟，至双眼外皮肤泛红为度；温灸结束再留针10分钟。每日1次，10次为1个疗程。结果：治愈25例，好转3例，无效2例，有效率93.3%。

4. 白内障　《上海针灸杂志》1998年第3期报道：承泣、睛明为主针刺加灸治疗白内障50例92只眼。主穴：承泣、睛明。配穴：丝竹空、合谷、阳陵泉、光明、太冲等。先针患侧穴，平补平泻，留针20分钟，行针1次，两眼交替使用；承泣针刺后再隔核桃壳灸（将长约25mm的清艾条灸尽为止）。每日1次，两眼交替使用，10次为1个疗程。经治疗3个疗程后痊愈（视物清晰，5m视力达到4.8以上）28例54只眼，显效（视物较清晰，视力≥4.6）10例17只眼，好转（视物稍模糊，但较前清晰，视力提高2行，但仍<4.6）6例11只眼，无效6例10只眼，有效率为89%。

5. 小儿斜目　《中国针灸》1998年第5期报道：针刺承泣、合谷治疗小儿斜目50例。承泣直刺0.5~1寸，不提插；合谷常规针刺，平补平泻，留针20分钟。每日1次，7次为1个疗程。有效率94%。

（十八）地仓（Dicang ST4）

【**别名**】会维（《针灸甲乙经》）、胃维（《外台秘要》）。

【**出处**】《针灸甲乙经》：夹口旁四分。

【**归经**】足阳明胃经。

【**定位**】在面部口角外侧四五分许，上直对瞳孔（图9-14）。

【**释名**】地，指鼻以下；仓，指藏谷处。本穴位于鼻下口吻之旁，口以入谷，贮入胃中，犹如仓库，故名。

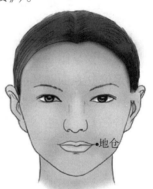

图9-14　地仓

【**类属**】足阳明、跷脉之会。

【**穴性**】祛风止痛、舒筋活络。

【**主治**】**头面五官病症**　口角㖞斜或瞤动，唇缓不收，流涎，齿痛颊肿。

【**配伍**】配水沟、承泣、合谷、颊车治口眼㖞斜；配承浆、合谷、颊车、下关治口噤不开；配颊车、合谷治齿痛；配合谷、承浆治流涎。

【**刺灸法**】向颊车方向平刺0.5~1.5寸；可灸。

【**古代应用**】

《针灸甲乙经》：口缓不收，不能言语，手足痿躄不能行，地仓主之。

《铜人腧穴针灸图经》：失音，牙车疼痛，颔颊肿，项强不得回顾。

《针灸大成》：主偏风口㖞，目不得闭，脚肿，失音不语，饮水不收，水浆漏落，眼瞤动不止，瞳子痒，远视䀮䀮，昏夜无见。

《灵光赋》：地仓能止口流涎。

【临床报道】

1. 面瘫 《新疆中医药》1998年第2期报道：针刺地仓透下关治疗面瘫30例。主穴地仓，根据病情再随症配穴。地仓用2寸毫针与表皮呈15°角沿皮下缓慢捻转进针向下关透刺，使针感放散至整个患侧颞面部及眼、口、鼻、耳后乳突下方，留针15~30分钟。每日1次。结果：针刺3次痊愈20例，1周痊愈9例，无效1例。

2. 小儿流涎 《陕西中医》1990年第12期报道：针刺地仓透颊车治疗小儿流涎103例。地仓向颊车方向平刺，深度为两穴连线的1/2~2/3，得气后做45°小幅度捻转，共30转出针，急闭针孔。每日1次，5次为1个疗程。结果：1个疗程痊愈58例（56.3%，其中1次即控制流涎者35例），2个疗程痊愈33例（32%），好转10例（9.7%），无效2例，总有效率98%。

【现代研究】

《中国针灸》2001年第6期报道：以慢性胃炎患者的胃电参数作为主要检测指标，观察针刺胃经腧穴对胃功能的影响。实验按胃经循行路线分部选穴，头面选地仓。针刺后多数腧穴胃电波均升高，胃功能改善，地仓有非常显著的差异。针刺后，各穴对胃痛的改善情况也与胃电变化成正比，足三里的胃痛缓解效率为100%，地仓为60.6%~86.7%。

（十九）下关（Xiaguan ST7）

【出处】《灵枢·本输》。

【归经】足阳明胃经。

【定位】在面部耳前方，在颧弓下缘凹陷中，当下颌骨髁状突的前方，闭口取穴（图9-15）。

【释名】下，指颧弓下方；关，指机关、活动之意。本穴位于下颌关节前牙关处，与上关相对，故名。

【类属】足阳明、少阳之会。

【穴性】祛风通络、开窍益聪。

【主治】**头面五官病症** 面痛，牙痛，牙龈肿痛，牙关开合不利，口眼㖞斜，耳鸣耳聋，耳痛，聤耳。

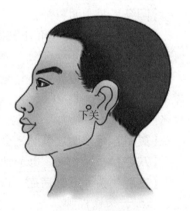

图9-15 下关

【配伍】配颊车、合谷、外关、翳风治牙关紧闭；配颊车、翳风治咬肌痉挛；配大迎、颊车、巨髎治面瘫；配阳溪、关冲、液门、阳谷、耳门、翳风、听宫治耳鸣、耳聋，中耳炎；配合谷、翳风、听宫、耳门治颞颌关节炎；配合谷、颊车治牙痛。

【刺灸法】直刺0.4~1.2寸；可灸。

【古代应用】

《针灸甲乙经》：失欠，下齿龋，下齿痛，颊肿，下关主之。

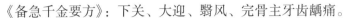

《备急千金要方》：下关、大迎、翳风、完骨主牙齿龋痛。

《铜人腧穴针灸图经》：偏风，口目㖞，牙车脱臼。

《类经图翼》：偏风口眼㖞斜，耳鸣，耳聋，痛痒出脓，失欠，牙关脱臼。

【临床报道】

1. 头面、五官病症

（1）颞下颌关节紊乱综合征：《中国针灸》1996年第1期报道，下关刺络拔罐治疗颞下颌关节紊乱综合征45例。取患侧下关，用三棱针直刺3~6下，自以闪火法拔罐，出血5~10mL，10分钟后起罐。隔日1次。经1~3次治疗，痊愈29例（64.4%），显效13例（28.9%），无效3例（6.7%），有效率93.3%。《内蒙古中医药》1997年第4期报道：散刺下关治疗颞下颌关节紊乱综合征32例。取患侧下关，用三棱针由外向内点刺数针，然后用火罐吸拔，使出血5~10mL。隔日1次。结果：痊愈20例（62.5%），显效10例（31.2%），无效2例（6.3%），有效率93.7%。《针灸临床杂志》1997年第11期报道：下关温针灸治疗颞颌关节功能紊乱综合征32例。下关针刺1~1.5寸，捻转泻法，再将长约2cm的艾炷套在针柄上点燃施灸，灸完待毫针完全冷却后出针。隔日1次，5次为1个疗程。结果：治愈23例（71.9%），好转7例（21.9%），无效2例（6.2%），有效率93.8%。

（2）三叉神经痛：《中国针灸》1999年第10期报道，独刺下关治疗三叉神经痛28例。取2.5寸毫针，进针后针尖以80°左右角向后下方朝对侧乳突方向深刺2寸左右，紧提慢按，不捻转，使针感向下颌方向或四周扩散，留针30~60分钟，每隔10~15分钟行针1次，出针前再行针30秒左右。每日1次，10次为1个疗程。结果：痊愈13例（46.4%），显效9例（32.1%），好转4例（14.3%），无效2例（7.1%），有效率92.9%。

（3）鼻炎：《河北中医》1994年第1期报道，针刺下关治疗过敏性鼻炎186例。用3寸毫针垂直刺下关约2.5寸，当有麻感、胀感或触电感后，留针20~60分钟。每周2次，8次为1个疗程。结果：痊愈104例（55.9%），好转64例（34.4%），无效18例（9.7%），总有效率为90.3%。《中国针灸》1995年第2期报道：下关温针灸治疗慢性鼻炎124例。每次只取一侧穴，两侧交替使用。针刺得气后取长约0.5寸的艾条套在针柄上灸之，连灸2壮。每日1次，10次为1个疗程。结果：痊愈82例（66.1%），显效26例（21%），好转12例（9.7%），无效4例（3.2%），总有效率96.8%。

2. 其他病症

（1）哮喘：《四川中医》1992年第7期报道，针刺下关治疗哮喘11例。下关穴强刺激，留针15~30分钟，每5分钟行针1次。每日1次，3~5次为1个疗程。结果：均获满意疗效。

（2）坐骨神经痛：《山西中医》1989年第4期报道，针刺下关治疗坐骨神经痛41例。用1寸毫针直刺双下关0.5~0.7寸，提插捻转中强刺激，留针40~60分钟，每隔15分钟捻转1次。每日1次，10次为1个疗程。结果：痊愈26例（63.4%），基本痊愈 9 例（22%），好转 5 例（12.2%），无效 1 例（2.4%），有效率 97.6%。

（3）足跟痛：《中国针灸》1993 年第 5 期报道，针刺下关治疗足跟痛 15 例。毫针直刺对侧下关，进针约 1.5 寸，使局部产生麻胀感，然后行针 5 分钟，患者足跟有热感发生，留针 30 分钟。每日 1 次，3 次为 1 个疗程。结果：痊愈 9 例，显效 6 例，全部有效。同刊 2002 年第 6 期以同法报道治疗足跟痛 50 例，有效率 100%。

【现代研究】

有报道：针刺下关对大脑皮层运动区有一定影响。重刺激多引起运动从属时值增大，即大脑皮层运动区内发展抑制过程，但在健康人抑制过程发展较慢较弱。给患者轻刺激，半数在大脑皮质引起兴奋过程，半数出现抑制过程，健康人只有少数出现抑制过程。说明因刺激强度的不同而引起不同效应。

《第一军医大学学报》1996 年第 3 期报道：针刺下关等穴出现"气至病所"时针尖部位的 X 线定位观察。为了明确"气至病所"时针尖的具体部位，在针刺下关、翳风、鱼腰出现明显"气至病所"感传的病例中，选择 30 例次患者，留针进行 X 线定位观察。结果证明：针尖均准确刺中出自圆孔、卵圆孔或眶上孔的上、下颌神经或眶上神经干，为针刺神经纤维"气至病所"感传理论提供了依据。同刊同期还报道：药物对针刺下关等穴出现"气至病所"时针尖局部神经的阻滞作用。为明确"气至病所"感传时针尖的具体部位，在针刺下关、翳风、鱼腰激发出明显"气至病所"感传的病例中，选择 40 例次患者，留针定位，同时向针尖部位注入 0.3mL 盐酸利多卡因液。1 分钟后，原"气至病所"感传所达部位出现麻木和面瘫。此时，原位提插针刺，"气至病所"感传消失。待麻醉药物作用消失后，再提插探刺，"气至病所"感传又迅速出现。

（二十）头维（Touwei ST8）

【别名】颡大（《灵枢·根结》马莳注）。

【出处】《针灸甲乙经》：在额角发际，夹本神两旁，各一寸五分。

【归经】足阳明胃经。

【定位】在头侧部，当额角发际上 0.5 寸，头正中线旁 4.5 寸（图 9-16）。

【释名】头，指头部；维，指角隅，亦含于维护之意。本穴位于头角入发际处，为阳明脉气所发，维络于前，故名。

【类属】足少阳、阳维之会。

【穴性】镇痉息风、清头明目。

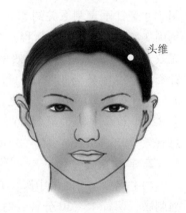

头维

图 9-16 头维

【主治】

1. 头面五官病症 偏头痛，眩晕，目痛，迎风流泪，眼睑瞤动。

2. 其他病症 呕吐，喘逆，心胸烦满。

【配伍】配风池、百会、太阳、率谷、合谷、列缺治偏正头痛；配风池、角孙、睛明治目赤肿痛；配阳白、丝竹空、上关、合谷治面瘫。

【刺灸法】向后平刺0.5~1寸，局部胀痛；不宜灸。

【古代应用】

《针灸甲乙经》：寒热头痛如破，目痛如脱，喘逆烦满，呕吐，流汗难言，头维主之。

《备急千金要方》：头维主喘逆烦满，呕沫流汗。

《玉龙歌》：眉间疼痛苦难当，攒竹沿皮刺无妨，若是眼昏皆可治，更针头维即安康。

《医宗金鉴》：头维、攒竹二穴，主治头风疼痛如破，目痛如脱，泪出不明。

【临床报道】

1. 头痛 《湖南中医药导报》1996年第3期（增刊）报道：针刺头维、阿是穴治疗血管神经性头痛27例。主穴：头维、阿是穴。配穴：风池、曲池、外关、四关。先在头部压痛部位所经过的路线一端进针平刺2cm，行针使针感传至整个疼痛分布区，留针30分钟，每隔5分钟捻转行针1次；再分别针刺头维、风池、曲池、外关、四关；取针后再以梅花针沿阿是线叩刺微出血。效果显著。《中国针灸》1998年第8期报道：火针头维等穴治疗偏头痛78例。头维、率谷、阿是穴、阳池、丘墟等穴常规消毒，涂一层万花油，将火针在酒精灯上烧至红白，点刺腧穴0.2~0.3cm，迅速拔出，按压针孔片刻，再涂一层万花油。3日1次，5次为1个疗程。近期疗效：治疗结束当即痊愈24例（30.8%），显效32例（41.0%），好转11例（14.1%），无效11例（14.1%），有效率85.9%；30分钟内痊愈48例（61.5%），显效15例（19.2%），好转8例（10.3%），无效7例（9%），有效率91%；72小时内痊愈58例（74.4%），显效12例（15.4%），好转4例（5.1%），无效4例（5.1%），有效率94.9%。远期疗效：痊愈38例（48.7%），显效17例（21.8%），好转15例（19.2%），无效8例（10.3%），有效率为89.7%。《陕西中医》2001年第12期报道：针灸推拿头维等穴加耳压治疗偏头痛86例。常规针灸、推拿头维、悬颅、百会等穴，并结合耳部皮质下、内分泌、肝、胆等穴用王不留行籽按压。结果：临床治愈58例（67.4%），好转25例（29%），无效3例（3.6%），有效率96.4%。《陕西中医》2003年第5期报道：电针头维等穴加头面部按摩治疗偏头痛32例。头部穴位：头维、百会、风池。面部穴位：太阳、睛明。常规针刺头部穴位，接电针治疗仪，连续波刺激30分钟左右；再按摩面部穴位。有效率为93.8%。

2. 鼻炎 《中医杂志》1997年第9期报道：针刺头维等穴治疗过敏性鼻炎76例。取头维、上星、印堂、太阳等穴，头皮部位穴斜刺深至帽状结膜下层，必须获得明显痛胀感并向外周扩散，用小幅度提插捻转中等刺激，平补平泻，留针30分钟。结果：全部有效，其中显效率84.2%。

3. 高血压脑病 《浙江中医杂志》1984年第10期报道：针刺本穴对高血压脑病患者有降压、缓解危急症状的作用。

【现代研究】

《蜜蜂杂志》2005 年 11 期报道：现代研究表明，对胃溃疡、十二指肠溃疡患者，针刺头维对胃电抑制效应为 36.17%。针刺头维对白细胞也有一定影响，可使白细胞明显增多，中性粒细胞比例也相应上升，对脾功能亢进而白细胞减少的患者，有同样效果。

（二十一）人迎（Renying ST9）

【别名】天五会（《针灸甲乙经》）、五会（《铜人腧穴针灸图经》）。

【出处】《灵枢·本输》。

【归经】足阳明胃经。

【定位】在颈部喉结旁，当胸锁乳突肌的前缘，颈总动脉搏动处（图 9-17）。

【释名】迎，指动也。本穴在结喉旁两侧颈总动脉搏动处，为三部相参法的人候（正值切诊部位的人迎脉），故名。

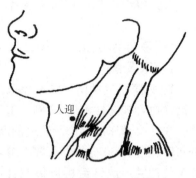

图 9-17　人迎

【类属】足阳明、少阳之会。

【穴性】宽胸定喘、散结利咽、清热通络。

【主治】

1. 呼吸系统病症　胸满喘息，咽喉肿痛。

2. 神志病症　狂言，妄见妄闻。

3. 其他病症　头痛，眩晕，高血压病，瘰疬，瘿气，饮食难下。

【配伍】配少商、合谷治咽喉肿痛；配天突、膻中、定喘、尺泽治哮喘；配曲池、足三里、太冲治高血压病；配内关、治心悸；配太渊治无脉症；配天突、合谷、丰隆、太冲治甲状腺肿大。

【刺灸法】避开颈总动脉，直刺 0.2~0.4 寸，局部麻胀，有时传至手；不宜灸。

【古代应用】

《灵枢·寒热论》：阳迎头痛，胸满不得息，取之人迎。

《针灸甲乙经》：禁不可灸，刺入四分，过深不幸杀人。

《铜人腧穴针灸图经》：治吐逆霍乱，胸满喘呼不得息。

《针灸大成》：主吐逆霍乱，胸中满，喘呼不得息，咽喉臃肿，瘰疬。

【临床报道】

1. 咽喉病症

（1）梅核气：《上海针灸杂志》1998 年第 5 期报道，电刺激人迎治疗梅核气 680 例。病轻者只需取人迎，病程长者加气舍、合谷。采用 DL-3 型电疗机，输出端两极放在人迎上，电流由 20mA 逐渐加大，根据患者耐受程度，间断刺激 10~30 次。结果：临床治愈 619 例（91%），明显好转 40 例（5.9%），无效 21 例（3.1%），轻者 1 次即愈, 重者每隔 2~3 日可重复治疗。

(2) 声带病症:《中国针灸》1987 年第 1 期报道, 针刺人迎治疗声带疾病 60 例。取穴人迎、水突, 人迎用 1 寸毫针从外向内斜刺, 避开颈动脉, 进针 0.5~0.8 寸, 针刺得气后（患者咽喉内似有鱼刺卡喉的胀感和异物感）动留针 30 分钟。结果: 痊愈 54 例（90%）, 显效 4 例, 好转 1 例, 无效 1 例。《中国针灸》1987 年第 3 期报道: 针刺人迎穴治疗声带肥厚 50 例。取穴人迎、水突, 针刺得气后动留针 15~30 分钟。每日 1 次, 6 次为 1 个疗程。结果: 痊愈 4 例, 显效 24 例, 好转 12 例, 全部有效。《中国针灸》1989 年第 5 期报道: 针刺患侧人迎治疗声带麻痹 10 例。主穴: 人迎。配穴: 合谷、廉泉。人迎刺入 1.2~1.5 寸, 待患者咽喉内有发憋、酸麻和异物感时停止进针, 动留针 30 分钟。每日 1 次, 10 次为 1 个疗程。结果: 痊愈 9 例, 无效 1 例。《江苏中医药》2004 年第 9 期报道: 针刺人迎、水突治疗声带小结 56 例。用毫针针刺人迎、水突 0.5~0.8 寸, 得气后, 留针 30 分钟, 同时手持艾条置于针柄末端灸之。每日 1 次, 10 次为 1 个疗程。结果: 经 1~3 个疗程治疗后痊愈 41 例（73.2%）, 好转 12 例（21.4%）, 无效 3 例（5.4%）, 有效率 94.6%。

(3) 不定陈述综合征 (unidentified complaints):《山东中医杂志》2003 年第 10 期报道, 针刺人迎治疗不定陈述综合征（全身倦怠、易于疲劳、头痛、头晕、心悸、失眠、胃肠功能障碍等一组躯体不固定的多主诉而又无与此相吻合的器质性病变）20 例。人迎进针 1.5 寸左右, 不提插, 得气后留针 30 分钟, 每 5 分钟行针 1 次。每日 1 次, 10 次为 1 个疗程。结果: 治愈 6 例, 好转 10 例, 无效 4 例, 有效率 80%。

2. 呃逆　《新中医》1987 年第 8 期报道: 指压人迎治疗呃逆 23 例。压迫双侧人迎 30~60 秒, 一般 1 次而愈。《针灸学报》1992 年第 1 期报道: 针刺人迎治疗呃逆 33 例。主穴: 人迎。配穴: 内关、中脘、足三里、三阴交。将颈动脉向外推开, 而后进针。结果: 全部治愈。《上海针灸杂志》1997 年第 5 期报道: 针刺人迎治疗顽固性呃逆 42 例。直刺双侧人迎约 1 寸深, 缓慢提插, 使患者出现酸麻胀等针感, 并向锁骨方向传导, 留针 30~60 分钟, 每 5 分钟行针 1 次。结果: 缓解 35 例（83.3%）, 无效 7 例（16.7%）。《针灸临床杂志》2003 年第 1 期报道: 针刺人迎等穴治疗呃逆 30 例。直刺一侧人迎、扶突, 得气后平补平泻, 接电针治疗仪刺激 20 分钟。结果: 痊愈 28 例, 好转 2 例, 全部有效。《针灸临床杂志》2003 年第 8 期报道: 针刺人迎为主治疗呃逆 122 例。用 40mm 毫针, 避开颈动脉, 直刺人迎约 25mm, 缓慢提插, 以出现酸麻胀等针感, 并向锁骨方向传导为佳, 留针 15 分钟, 每隔 5 分钟行针 1 次。每日 1 次。结果: 治愈 114 例（93.4%）, 无效 8 例（6.6%）。

3. 心、脑血管系统疾病

(1) 心神经症:《中国针灸》1992 年第 2 期报道, 针刺人迎治疗心脏神经症 30 例。用毫针直刺双侧人迎 1~1.5 寸深, 得气后留针 10~15 分钟, 间隔捻针 2~3 次。每日 1 次。结果: 痊愈 25 例, 好转 4 例, 无效 1 例, 有效率 96.7%。

（2）高血压病：《吉林中医药》1981 年第 4 期报道：针刺人迎治疗原发性高血压病 102 例。针刺前后测量血压，针刺后每次能下降 20mmHg 左右，长期坚持可稳定在正常值范围内。《天津中医》2000 年第 2 期报道：针刺人迎为主治疗高血压病 56 例。主穴：人迎（双）。配穴：合谷、太冲、曲池、足三里；肝火亢盛加行间；肝肾阴虚加复溜；痰湿壅盛加丰隆。人迎直刺 0.5~1 寸，得气后须见针体随颈动脉搏动而搏动，后施小幅度捻转 1 分钟，其他穴位随证加减，常规针刺，留针 30 分钟。每日 1 次，10 日为 1 个疗程。结果：基本治愈 8 例（14%），显效 26 例（46%），好转 17 例（31%），无效 5 例（9%），有效率 91%。《针灸临床杂志》2006 年第 2 期报道：针刺人迎治疗高血压病 38 例。针刺人迎时，避开动脉直刺 0.8~1 寸，不提插，以小幅度捻转 5 分钟，当患者自觉局部有胀感或传至同侧肩部时即出针，不留针。每日 1 次，45 日为 1 个疗程。结果：显效 20 例（52.6%），好转 13 例（34.2%），无效 5 例（13.2%），有效率 86.8%。

（3）低血压：《上海针灸杂志》2004 年第 7 期报道，针刺人迎治疗继发性体位性低血压 11 例。取双侧人迎，直刺 1~1.2 寸，施小幅度高频率捻转补法，持续 1~3 分钟，忌提插，留针 30 分钟。根据患者不同原发病相应对症配合其他穴位。每日 1 次，10 次为 1 个疗程。结果：基本纠正 1 例，显效 8 例，好转 2 例，全部有效。

（4）脑血管病：《中国针灸》1982 年第 2 期报道，针刺人迎治疗脑血管病 197 例。避开颈浅静脉，进针 2~4cm，得气后小幅度捻转 1~2 分钟即出针。结果：基本治愈 54 例（27.4%），显效 61 例（31%），好转 75 例（38%），无效 7 例（3.6%），有效率 96.4%。《湖南中医杂志》1982 年第 4 期报道：针刺人迎治疗中风偏瘫 20 例。主穴人迎，上肢加合谷、神门，下肢加冲阳、涌泉。人迎直刺，进针 1~1.5 寸，得气后小幅度捻转 1~3 分钟即出针。每日 1 次，10 次为 1 个疗程。结果：痊愈 14 例，显效 6 例。《山东中医杂志》1991 年第 3 期报道：针刺人迎治疗中风偏瘫 234 例。直刺 4~5cm，得气后小幅度捻转 1 分钟即出针。每日 1 次。结果：痊愈 99 例（42.2%），基本治愈 102 例（43.6%），显效 25 例（10.7%），好转 6 例（2.6%），无效 2 例（0.9%），有效率 99.1%。

4. 神经、精神系统病症

（1）头痛：《浙江中医学院学报》1988 年第 3 期报道，人迎穴位注射治疗偏头痛 32 例。将维生素 B_{12} 注射液 0.5mL 注入人迎。一般隔日 1 次，头痛剧烈者可每日 1 次，5 次为 1 个疗程。经治 1 个疗程，结果：治愈 22 例，显效 8 例，好转 2 例，全部有效。《针灸临床杂志》1996 年第 4 期以同法治疗 42 例。主穴人迎，可配合加针太阳穴。结果：治愈 29 例，显效 11 例，好转 2 例。

（2）三叉神经痛：《陕西中医》1985 年第 2 期报道，针刺人迎治疗原发性三叉神经痛 22 例，进针约 1 寸左右，泻法，留针 3~5 分钟。每日 1 次，10 次为 1 个疗程。结果：痊愈 8 例，好转 11 例，无效 3 例。《上海针灸杂志》1994 年第 3 期报道：针刺人迎治疗原发性三叉神经痛 28 例。取一侧人迎，针刺 1 寸，得气后施以泻法，留针 30 分钟，行针 2~3 次。每日 2 次，左右交替。结果：痊愈 14 例，显效 7

例，好转 4 例，无效 3 例，有效率 89%。《北京中医》2006 年第 1 期报道：针刺人迎为主治疗原发性三叉神经痛 128 例。主穴人迎（患侧），其他辨证配穴。直刺人迎 0.8~1.2 寸，得气后施以捻转泻法，疼痛减轻或消失后再根据辨证加刺其他配穴，留针 30 分钟，每 10 分钟行针 1 次。每日 1 次，10 次为 1 个疗程。治疗期间忌食辛辣、生冷之品。结果：临床治愈 69 例（53.9%），显效 46 例（35.9%），好转 11 例（8.6%），无效 2 例（1.6%），总有效率为 98.4%。

（3）瘿症：《浙江中医杂志》1979 年第 4 期报道，针刺人迎治疗瘿症 148 例。人迎深刺 3~5cm，待出现针感并见针柄搏动后留针 15~20 分钟。结果：均 1 次而愈。

5. 其他病症

（1）风湿性关节炎：《吉林中医药》1981 年第 4 期报道，针刺人迎治疗风湿性关节炎 100 例。结果：疼痛消失 64 例，疼痛减轻 36 例，全部有效。对急性且疼痛较重者效果明显。

（2）妊娠中毒症：《吉林中医药》1981 年第 4 期报道，针刺人迎并辅以中药治疗妊娠中毒症 10 例，有明显的镇静作用。

（3）自主呼吸停止：《广西中医药》1981 年第 6 期报道，1 例胃溃疡患者行胃大部切除术，采用乙醚全身麻醉，在 2.5% 硫喷妥钠 0.3g 和氯化琥珀胆碱 50mL 静脉注射诱导中自主呼吸停止，即行气管插管，并以麻醉机维持人工呼吸。手术结束，自主呼吸没有恢复，经可拉明、洛贝林、回苏灵等药物肌内和静脉注射，未效。遂取双侧人迎，配合谷分两侧接电针治疗仪，频率 20 次/分，每次刺激 30 秒钟。经刺激 2 次后，自主呼吸恢复，由弱到强直至正常。

【现代研究】

实验观察，针刺人迎可使肺通气量增加，电针也可使肺功能加强。对麻醉术患者，开胸后一侧肺的通气量代偿性增加。

针刺人迎对心跳也有影响。有报道：针刺人迎可使心率减慢，对脑电图有双向的调整作用，原来节律波幅较低者，呈现 a 节律及波幅增强；反之，则使 a 节律减弱。

针刺人迎对血压的影响十分显著，无论甲状腺功能亢进引起的高血压或实验性高血压（如夹闭麻醉家兔一侧颈动脉，使血压反射性增高）都有明显降压效果，尤其对收缩压最明显（杨甲三，《针灸腧穴学》，上海科学技术出版社，1989 年）。

《中国针灸》1991 年第 3 期报道：针刺人迎穴可使心脏神经症心电图 ST-T 改变者恢复正常，但不能使冠心病及心肌炎器质性 ST-T 改变者恢复正常。揭示针刺人迎，对上述两种 ST-T 改变具有鉴别诊断意义。

《应用激光》1994 年第 2 期报道：氦氖激光单侧人迎照射对血压的影响。实验观察了低功率氦氖激光照射单侧人迎对人体血压的影响，实验结果：健康组即血压正常者照射前后血压值无变化；而高血压组激光照射前后血压值差异非常显著（$P < 0.001$），收缩压平均下降 20.5±16.4mmHg，舒张压下降 12.7±9.7mmHg。

《北京中医药大学学报》1998 年第 3 期报道：温和灸对脑血流量的作用。温和灸人迎对改善缺血性脑血管疾病的脑血流量有明显的改善作用，临床可应用本法防治中风先兆症，对预防中风的发生有极其重要的临床意义。

（二十二）三阴交（Sanyinjiao SP6）

【别名】承命、太阴（《备急千金要方》）、下三里（《中国针灸学》）。

【出处】《针灸甲乙经》：在内踝上三寸，骨下陷者中。

【归经】足太阴脾经。

【定位】在小腿内侧，内踝尖高点上 3 寸，胫骨内侧缘后方。简易取穴法：患者将自己一只手的四指并拢，小拇指放在内踝最高点，四指向上横量即可（图 9–18）。

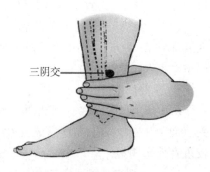

图 9–18　三阴交

【释名】穴在内踝上 3 寸骨下陷中，为足三阴经之交会穴，故名。

【类属】足太阴、厥阴、少阴之会。

【穴性】健脾和胃、补益肝肾、调益经带。

【主治】

1. 肢体病症　中风半身不遂，小儿麻痹后遗症，阴股内廉疼痛。

2. 消化系统病症　腹胀，腹痛，肠鸣泄泻，完谷不化，不思饮食，痢疾，黄疸，水肿，体惰身重。

3. 泌尿系统病症　癃闭，遗尿，五淋，白浊等。

4. 生殖系统病症　男子遗精，阳痿，早泄，阴茎痛，疝气等；女子月经不调，痛经，经闭，赤白带下，子宫脱垂，崩漏，血晕，胞衣不下，产后恶露不行或不止，不孕，少腹疼痛，癥瘕。

5. 神志病症　癫狂痫，不寐，心悲，痴呆。

6. 其他病症　疮疡痈疽、瘾疹湿痒、咽喉干痛。

【配伍】配中脘、内关、足三里治血栓闭塞性脉管炎；配阴陵泉、膀胱俞、中极治癃闭；配归来、太冲治疝气偏坠；配关元治夜尿；配血海、气海、关元治月经不调，痛经；配中极、曲泉治阴部瘙痒；配内关、神门治失眠。

【刺灸法】直刺 0.5~1 寸；可灸。《铜人腧穴针灸图经》谓：妊娠不可刺。

由于三阴交主血，对各种刺激又比较敏感，故孕妇不宜针刺，其他刺激也不宜过强，以免伤及胎儿，引起流产或早产。据明代针灸医书《针灸大成》记载："宋太子出苑，逢妊妇，诊曰：'女。'徐文伯曰：'一男一女。'太子性急欲视，文伯泻三阴交、补合谷，胎应针而下，果如文伯之诊。"说的是：宋太子喜医术，有一天他同他的老师徐文伯一通外出踏青，迎面碰见一名孕妇。宋太子想在老师面前卖弄一下自己的本事，给孕妇诊脉后说道该妇人怀的是一个女孩；而徐文伯诊脉后认为是双胞胎一男一女。太子性急，当即就要剖腹看个究竟。徐文伯制止说道：不可，臣请针之。于是用针泻三阴交、补合谷穴，胎应针而下，果如文伯所言。后世遂以三阴交（泻）、合谷（补）为孕妇禁针之穴。

补合谷、泻三阴交为什么能堕胎？因为胎儿在母体，主要依赖精血的滋养。脾统血，为后天之本、气血生化之源。三阴交是脾经第一要穴，又与肝、肾二脏密切相关，为足三阴经之交会穴。肝藏血，为女子先天之本，肾藏精，内系于胞宫。所以，三阴交也主精血，系于胞宫。女子在妊娠期，精血当补不可泻，泻三阴交必损胞胎。

合谷，大肠经第一要穴，与肺经相表里，主一身之气，补合谷致气盛。现代研究表明，补合谷能增加子宫收缩的力度和频率，促使宫口开放，在泻三阴交之血的同时又补合谷之气，是谓"血衰气旺"，堕胎即是子宫强烈收缩损伤阴血的结果。根据这一作用，古代针灸医书又有"难产补合谷、泻三阴交"之说，这倒可以为分娩中出现难产提供一个缩短产程的方法。如果反其道而行之，对孕妇补三阴交，使其血旺以养胎，泻合谷使其气弱，减少对胞宫的压力，却正好能起到保胎的作用。这既是腧穴良性双向调节作用的体现，又是逆向思维在针灸医学上的应用。

三阴交的操作方法，还可以酌情选用指压、按摩、搓擦、皮肤针叩刺或皮肤滚针滚刺、艾灸、小火罐拔罐等。

三阴交穴的搓法，最好能连带着太溪穴以及搓脚心一起施术。三阴交是脾经的，太溪是肾经的，一个属于后天之本脾，一个属于先天之根肾，三阴交搓太溪法，脾、肝、肾都得到了调节，调补先后天之气血，既补气又养阴，还强壮泌尿、生殖功能，而且还生津止渴、润肠通便，对中老年人习惯性便秘、糖尿病有一定的治疗作用。

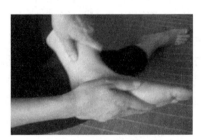

图 9-19　三阴交搓法

【古代应用】

《针灸甲乙经》：足下热，胫痛，不能久立，湿痹不能行，三阴交主之。

《备急千金要方》：治白崩方，灸小腹横纹，当脐孔直下百壮，又灸内踝上三寸左右百壮。

《杂病穴法歌》：呕噎阴交不可饶，死胎阴交不可缓。

《针灸大成》：足踝以上病，灸三阴交，绝骨，昆仑。

【临床报道】

《针灸临床杂志》2003 年第 10 期报道：三阴交在临床应用非常广泛，尤其是在妇科疾病中，三阴交可以治疗经、带、胎、产、乳及诸多妇科杂病。所以，历代针灸医家在治疗妇科疾病时均喜用三阴交。当代针灸名家、辽宁中医药大学彭静山教授将三阴交列为妇科四大要穴之一，说明三阴交穴在治疗妇科病中的重要性。笔者初步总结：三阴交具有补脾胃、助运化、化浊利湿，通经活络、调和气血、滋补肝肾等作用。治疗妇科病症主要有月经不调、痛经、经闭、崩漏、带下、胞衣不下、滞产、阴痒、子宫脱垂、更年期综合征，等等。但要取得较好的疗效，必须精确辨证，准确实施补泻手法，以及恰当地配伍。

1. 消化系统病症

（1）黄疸型肝炎：《湖南中医杂志》1988 年第 6 期报道，三阴交穴位注射治疗急性病毒性黄疸型肝炎 51 例。每穴注入维生素 B_{12} 1mL。每日 1 次。结果：痊愈 49 例（96.1%），无效 2 例。

（2）呕吐：《中国针灸》1982 年第 4 期报道，艾灸三阴交、关元治疗妊娠呕吐 151 例。主穴三阴交、关元，脾虚加足三里，肝胃不和加太冲。每次每穴灸 5 分钟。每日 1 次。结果：1 周后痊愈 146 例（96.6%），好转 5 例，全部有效。

（3）呃逆：《云南中医学院学报》1998 年第 1 期报道，针刺三阴交治疗顽固性呃逆 50 例。取穴三阴交、内关，用 1.5 寸毫针快速刺入，得气后大幅度捻转 6~8 次，当针下产生温热感后手法宜缓，并嘱患者"深吸气-屏气-深吸气"，如此反复 4~6 次，留针 30 分钟。结果：治愈 48 例，好转 2 例，全部有效。

2. 泌尿系统病症

（1）遗尿：《中国针灸》1982 年第 4 期报道，三阴交穴位注射治疗遗尿 110 例。每穴注入阿托品 0.5mL。隔日 1 次，10 次为 1 个疗程。结果：痊愈 68 例（61.8%），好转 27 例（24.5%），无效 15 例（13.6%），有效率 86.5%。《福建中医药》1998 年第 1 期报道：三阴交埋针治疗小儿遗尿 56 例。在双侧三阴交埋入揿针，并嘱家长每天睡前指压埋针处 3 次，以加强针感，3 日 1 次，2 次为 1 个疗程；另设 55 例对照组，三阴交常规针刺，平补平泻法，留针 30 分钟，每日 1 次，6 次为 1 个疗程。结果：埋针组痊愈 30 例（53.6%），好转 22 例（39.3%），无效 4 例（7.1%），有效率 92.9%；对照组痊愈 17 例（30.9%），好转 22 例（40%），无效 16 例（29.1%），有效率 70.9%。

（2）尿潴留：《四川中医》1986 年第 11 期报道，针刺三阴交治疗 1 例产后尿潴留 3 日，经导尿、西药注射、中药内服均无效的患者，针刺后 1 分钟小便即通。《江苏中医》1988 年第 2 期报道：针刺三阴交治疗产后尿潴留 50 例，针刺泻法，动留针 15~20 分钟。结果：治疗 1 次后即行排尿 43 例，治疗 2 次后即行排尿 5 例，无效 2 例。《四川中医》1988 年第 10 期以同法治疗 100 例（病史 1~2 日者 53 例，3~5 日者 36 例，5 日以上者 11 例）。结果：针后 30~40 分钟排尿 56 例，针后 1~2 小时排尿 35 例，针后 4 小时仍不能自行排尿 1 例。《中国针灸》1994 年第 1 期报道：电针三阴交治疗脊髓损伤性尿潴留 12 例。用 1.5 寸毫针直刺双侧三阴交，得气后接 G-6805 电针治疗仪，断续波中等强度治疗 5~10 分钟。每日或隔日 1 次。如果治疗 10 次无效则再加针关元、八髎，同时鼓励患者作腹式呼吸。结果：治疗 1~10 次自主排尿 8 例，11~20 次自主排尿 3 例，针 30 次自主排尿 1 例。《针灸临床杂志》1996 年第 5 期报道：针刺三阴交治疗外科手术后尿潴留 64 例。结果：治疗 1 次后即行排尿 40 例，治疗 2 次后即行排尿 24 例，全部有效。《针灸临床杂志》1999 年第 4

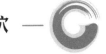

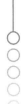

期报道：独取三阴交治疗产后尿潴留 32 例。针刺双侧三阴交，平补平泻法，留针 20 分钟，每 5 分钟行针 1 次。结果：痊愈 26 例（81.2%），好转 5 例（15.6%），无效 1 例（3.2%），有效率 96.8%。《中国针灸》2001 年第 8 期报道：针刺三阴交治疗脑血管意外后尿潴留 45 例。取双侧三阴交，常规消毒，刺入 1.0~1.5 寸，得气后，虚补实泻，并使针感达下腰部及会阴部，留针 20~30 分钟，行针 2~3 次。结果：自行排尿 42 例（93.3%），无效 3 例。《上海针灸杂志》2004 年第 4 期报道：三阴交穴位注射治疗产后尿潴留 54 例。在双侧三阴交注射新斯的明 2mL。每日 1 次，6 次为 1 个疗程。结果：痊愈 26 例（48.1%），显效 20 例（37%），好转 7 例（13%），无效 1 例（1.9%），有效率 98.1%。《中国医药指南》2005 第 5 期报道：电针三阴交、百会为主治疗产后尿潴留 110 例。结果：痊愈 83 例（75.5%），好转 25 例（22.7%），无效 2 例（1.8%），总有效率 98.2%（详见督脉交会穴百会）。

（3）泌尿系结石绞痛：《四川中医》1986 年第 1 期报道，治疗 1 例肾绞痛患者，经用哌替啶（度冷丁）肌内注射疼痛未能缓解。取三阴交、肾俞，常规针刺，得气后强刺激手法，动留针 30 分钟，留针中疼痛即止且无复发。《中国针灸》2000 年第 1 期报道：三阴交穴位注射治疗肾绞痛 140 例。取肾绞痛对侧三阴交，常规消毒，抽取黄体酮 40mg，快速注入。结果：显效 86 例（61.4%），好转 47 例（33.6%），无效 7 例（5%），总有效率 95%。《光明中医》2001 年第 6 期报道：针刺三阴交、足三里、内关治疗泌尿系结石疼痛 15 例。显效 13 例，2 例配合局部热敷也取得满意疗效（详见手厥阴心包经络穴内关）。

（4）乳糜尿：《中国针灸》2005 年第 12 期报道，针刺三阴交、肾俞为主治疗乳糜尿 37 例。主穴：三阴交、肾俞。尿血加血海、膈俞，脾虚气陷加足三里、脾俞、百会，肾气不固加关元，肾阳虚加命门，肾阴虚加太溪。押手重按穴位，待有酸胀感后，无痛进针，得气后，行捻转结合提插、开阖补泻法，每穴大约 1 分钟，留针 30 分钟，每隔 10 分钟操作 1 次。每日 1 次，10 次为 1 个疗程。结果：痊愈 29 例（78.4%），显效 7 例（18.9%），无效 1 例（2.7%），有效率 97.3%。

3. 生殖系统病症

（1）阳痿：《中国针灸》1984 年第 2 期报道，三阴交穴埋针治疗阳痿 31 例。按埋针操作常规施术，3 日 1 次。经 1~2 次治疗，痊愈 28 例（90.3%）。

（2）月经不调：《新疆中医药》1993 年第 4 期报道，针刺三阴交穴治疗月经病 35 例。主穴：三阴交。配穴：血海。常规针刺，得气后根据病情采用补泻手法，留针 20 分钟，每隔 5 分钟行针 1 次。每日 1 次，7 次为 1 个疗程。结果：痊愈 27 例（77.1%），好转 5 例，无效 3 例，有效率 91.4%。

（3）痛经：《福建医药杂志》1982 年第 5 期报道，针刺三阴交加耳穴激光照射治疗痛经 68 例。三阴交常规针刺，耳穴取子宫穴，激光照射输出功率 1.5~2.5mW，每次照侧耳穴 5 分钟。于月经前 10 日开始治疗，隔日 1 次，5~6 次为 1 个疗程。结果：显效 35 例（51.5%），好转 21 例（30.9%），无效 12 例（17.6%），有效率 82.4%。《中国针灸》1994 年第 5 期报道：针刺三阴交治疗原发性痛经 120 例。于月经前 3~5 日开始治疗，常规针刺，快速提插捻转，动留针 30 分钟，每 2 分钟行针 1 次。隔日 1 次，连续治疗 3 个月经周期。结果：显效 105 例（87.5%），好转 11 例，无效 4 例，总有效率 96.7%。《新中医》1997 年第 5 期报道：三阴交透刺悬钟治疗痛经 56 例。选用 30 号、3.5 寸长的毫针，从三阴交透刺悬钟，得气后行捻转泻法，留针 30 分钟。伴随症状严重者可加内关。结果：痊愈 35 例（62.5%），显效 19 例（33.9%），无效 2 例（3.6%），有效率 96.4%。《针灸临床杂志》2004 年第 11 期报道：针刺三阴交、中冲治疗痛经 46 例。主穴：三阴交、中冲。配穴：关元、足三里。穴位常规消毒，三阴交直刺 0.5~1 寸，中冲刺入 0.1 寸，配穴常规针刺，得气后实证泻法，虚证补法，留针 20 分钟，行针 2 次。每日 1 次，5 次为 1 个疗程。结果：痊愈 42 例（91.3%），好转 4 例（8.7%），全部有效。

（4）闭经：《针灸临床杂志》2000 年第 6 期报道，针刺三阴交为主治疗闭经 32 例。主穴三阴交，虚证配关元、气海、足三里，实证配丰隆、太冲、血海。常规针刺，虚证平补平泻，实证泻法。每日 1 次，10 次为 1 个疗程。治疗期间停用中西药物。结果：均取得明显疗效。

（5）功能性子宫出血：《长春中医学院学报》1995 年第 4 期报道，三阴交穴位埋线治疗功能性子宫出血 30 例。用 9 号注射针头装 2 号特制医用羊肠线 2cm，事先用丹参液浸泡 3 分钟，另用 2 寸长针 1 枚，剪去针尖，在三阴交（双）快速进针约 1 寸，得气后用针灸针作为内芯插入针头向内顶出羊肠线，退出针头使羊肠线埋入穴内，外覆盖无菌纱布固定以防感染。结果：痊愈 26 例（86.7%）。

（6）盆腔炎：《河北中医》2001 年第 3 期报道，三阴交刺血拔罐治疗慢性盆腔疼痛综合征 80 例。取双侧或痛侧三阴交，用三棱针点刺 1~3 下，使其出血，然后拔火罐。伴有腰骶痛者加腰俞穴刺血；有泌尿系感染史者加用抗生素。每周 1 次，3 次为 1 个疗程。结果：显效 68 例（85%），好转 11 例（13.8%），无效 1 例（1.2%），有效率 98.8%。

（7）胎位不正：《陕西中医》1984 年第 2 期报道，针刺三阴交、至阴治疗胎位不正 70 例。常规针刺，动留针 20 分钟（每 2 分钟行针 1 次）。每日 1 次，3 次为 1 个疗程。经 2 个疗程观察，纠正 61 例（87.1%），无效 9 例。

（8）产后乳少：《中国针灸》2002 年第 5 期报道，针刺三阴交、涌泉为主下乳 46 例。三阴交、涌泉直刺 1~1.5 寸，强刺激，留针 10~15 分钟，留针中轻度提插、转捻、震颤法交替使用。每日 1 次。对气血虚弱严重者配合营养饮食及补血药如当归、党参、黄芪等。结果：全部有效。

（9）产后型高泌乳素血症：《四川中医》2002 年第 11 期报道，针灸三阴交治疗产后型高泌乳素血症 32 例。取双侧三阴交，常规针刺，平补平泻，留针 30 分钟，并配合艾灸各 3 壮。每日 1 次，1 个月为 1 个疗程。结果：治愈 24 例，好转 6 例，无效 2 例，有效率 93.8%。

（10）不孕症：《国外医学·中医中药分册》1998 年第 1 期报道，三阴交埋线治疗不孕症 120 例（多为 45 岁左右的高龄患者，曾使用激素治疗及多次体外受精未获成功）。穴位常规消毒，将 0 号羊肠线埋入三阴交，为防止感染，给予 2 日量抗生素。结果：有 30 例妊娠，成功率 25%。

4. 神志病症

（1）头痛：《中国针灸》2001 年第 5 期报道，针刺三阴交治疗头痛 30 例（血管性头痛 8 例，神经功能性头痛 9 例，紧张性头痛 5 例，混合性头痛 5 例，其他头痛 3 例）。取患侧三阴交，常规针刺，得气后平补平泻，留针 30 分钟。每日 1 次。结果：痊愈 23 例，显效 6 例，无效 1 例，有效率 96.7%。

（2）失眠：《中国针灸》1995 年第 4 期报道，针刺三阴交、神门治疗失眠 168 例。二穴均深刺，三阴交直刺 2~2.5 寸，神门进针 5~8 分，中等刺激，平补平泻，动留针 30 分钟，每 5 分钟行针 1 次。患者每晚睡前自灸三阴交 20 分钟。每日 1 次，7~10 次为 1 个疗程。结果：治愈 89 例（53.0%），好转 46 例（27.3%），无效 33 例（19.7%），总有效率为 80.3%。《山东中医杂志》1995 年第 10 期报道：针刺三阴交为主治疗更年期失眠 98 例。主穴三阴交，烦躁易怒加中渚，心悸加内关，眩晕加风池。三阴交常规针刺，得气后施以烧山火手法。一般治疗 2~5 次即效，有效率 93.9%。

5. 口腔、咽喉病症

（1）口疮：《上海针灸杂志》1993 年第 1 期报道，三阴交穴位注射治疗复发性口疮 52 例。将转移因子 2mL 注入三阴交，结果：痊愈 9 例（17.3%），好转 40 例（76.9%），无效 3 例（5.8%），有效率 94.2%。

（2）慢性咽炎：《安徽中医学院学报》1998 年第 2 期报道，针刺三阴交治疗慢性咽炎 50 例。结果：显效 36 例，好转 13 例，无效 1 例，有效率 98%。

6. 骨伤科病症

（1）急性腰扭伤：《四川中医》2001 年第 4 期报道，针刺三阴交、悬钟治疗急性腰扭伤 30 例。患者坐位，两脚与肩同宽支撑地面，取患侧三阴交、悬钟，常规针刺并留针，然后扶患者慢慢站立，活动腰部 2~5 分钟。每日 1 次。结果：28 例痊愈（93.3%），2 例好转（6.7%）。

（2）足跟痛：《陕西中医》1993 年第 10 期报道，独取三阴交治疗足跟痛 46 例。痊愈 8 例（17.4%），显效 21 例（45.7%），好转 12 例（26%），无效 5 例（10.9%），有效率 89.1%。《中国中医药信息杂志》2002 年第 12 期报道：独取三阴交治疗足跟痛 25 例。三阴交针尖略朝向足跟部刺入 1.2 寸，得气后行重插轻提的补法，使针感达到最大强度，操作 1 分钟，留针 20 分钟。每日 1 次，5 次为 1 个疗程。结果：痊愈 18 例（72%），好转 5 例，无效 2 例，有效率 92%。

7. 其他病症

（1）嗜酸性粒细胞增多症：《新中医》1982 年第 3 期报道，针刺三阴交、内关治疗嗜酸性粒细胞增多症 5 例。常规针刺，每日 1 次，6 次为 1 个疗程。结果：其平均值由治疗前的 1368/mm³ 减少为 480/mm³。

（2）红斑性肢痛症：《针灸临床杂志》1995 年第 8 期报道，针刺三阴交、昆仑治疗红斑性肢痛症 16 例。常规针刺，强刺激，不留针。结果：大部分疼痛立刻减轻，1~3 次全部治愈。

（3）荨麻疹：《浙江中医杂志》1994 年第 9 期报道，针刺三阴交治疗荨麻疹 33 例。取双侧三阴交，常规针刺，得气后强刺激，留针 30~40 分钟，行针 3~5 次。每日 1 次。结果：均获痊愈。

【现代研究】

1. 消化系统方面　针刺三阴交对小儿消化不良患者，可使原来偏低的胃总酸度、游离酸度、胃蛋白酶等很快恢复正常，说明对胃分泌功能有调整作用。

临床观察针刺三阴交、足三里对胃下垂患者有较好的疗效。在服钡餐 X 线下观察，经针刺治疗前后对比，胃角和胃下极在髂嵴连线下的距离、胃张力和潴留液等指标，均有明显改善（$P<0.05$）。胃的形态，胃体与胃窦纵轴线夹角和胃蠕动也有不同程度的好转。

《针刺研究》2001 年第 4 期：电针三阴交、足三里调节大鼠胃酸分泌的作用比较，观察电针三阴交、足三里对胃酸分泌的影响及血浆、胃液胃泌素（GAS）、表皮生长因子（EGF）的变化，比较阴阳经穴对脏腑功能影响的差异关系，探讨电针调节胃酸分泌的机制。结论：针刺三阴交、足三里均能抑制胃液分泌，二穴联合应用具有协同抑酸作用。电针三阴交促进 GAS 和 EGF 腔内释放。电针三阴交、足三里调控脏腑功能变化，与胃肠激素及代谢途径有关。

2. 泌尿系统方面　三阴交对下焦疾病效应更为明显，如尿频、遗尿证，针刺关元、三阴交等穴，对 240 例遗尿证的治疗，有效率达 97.5%。实验证明对膀胱张力有调节作用，如松弛者可紧张，紧张者可松弛。动物实验证明，针刺三阴交可引起狗的输尿管蠕动加强。

《上海针灸杂志》1991 年第 3 期报道：针刺三阴交、中极、足三里对膀胱的顺应性、腹部压力、逼尿肌压力产生明显的影响。针刺后膀胱顺应性可产生双相改变，对不稳定膀胱其顺应性增加，提高尿意容量从而推迟尿意急迫感的出现，膀胱最大容量亦有增加趋势。对膀胱无力综合征患者，针刺可缩小其膀胱容量，膀胱顺应性降低。另通过将膀胱压分解为腹压及逼尿肌压的研究结果表明：治疗不稳定膀胱时，首选三阴交，足三里作为配穴，而中极不宜选用；治疗逼尿肌活性低下者可选三阴交为主穴，足三里和中极为配穴。

3. 生殖系统方面　针刺三阴交、关元、肾俞，对阳痿治疗有显著疗效；对精子缺乏症也有一定疗效。

针刺三阴交对女性生殖功能、子宫、月经都有影响。有人报道三阴交对妇女避孕有特效作用，再配肩外俞等穴，避孕率可达 66.6%。也有报道针刺三阴交等穴可使孕妇子宫收缩。对性腺功能也有影响，促进卵巢功能，有报告对无排卵子宫出血者于经后 18 日，取三阴交、中极、关元，连续治疗几个月后，患者的排卵与月经周期恢复正常。针刺三阴交也可使继发性闭经患者出现激素撤退性出血现象。

《中西医结合杂志》1984 年第 9 期报道：三阴交内埋线能诱导排卵，有与克罗米芬诱导排卵相类似的作用，而无其副作用和过度刺激的危险。观察治疗 24 例，随访 22 例，排卵 18 例，妊娠 16 例，无效 4 例（均为继发性闭经患者）。

以小剂量催产素注入临产妇的三阴交和合谷，均可观察到宫缩波形的出现或增高，而用同样剂量臀部肌内注射或注入悬钟或外关，则不引起宫缩或仅有轻微变化。

《中国针灸》2004 年第 9 期电针三阴交、关元对围绝经期模型大鼠性激素及下丘脑 β-EP 调整作用的比较，探讨电针三阴交、关元对围绝经期模型大鼠神经内分泌的调整作用及二穴间相互影响。复制大鼠去卵巢模型，测定电针各单穴及配伍后对模型大鼠血清雌二醇（E_2）、促卵泡激素（FSH）、促黄体生成素（LH）、下丘脑 β-内啡肽（β-EP）、子宫脏器指数、子宫内膜厚度的影响。结果：电针能降低围绝经期模型大鼠血清 LH、FSH 含量，升高血清 E_2 和下丘脑 β-EP 的含量，增加子宫脏器指数和子宫内膜厚度。在对下丘脑 β-EP 的影响上，二穴配伍作用强于任一单穴。结论：在对下丘脑 β-EP 的影响方面，三阴交、关元存在协同作用。

4. 心血管方面　针刺三阴交对心脏功能也有影响，如阵发性房性心动过速、心房颤动以及室性早搏，针刺三阴交有一定疗效。

《辽宁中医杂志》1999 年第 4 期报道：针刺脉管炎患者患肢的三阴交后，发现其足大趾甲皱微循环清晰度较针刺前有明显提高，管襻数目有所增加，输入支、输出支管径增大，襻顶加宽，其时值与针刺前比均较有统计学意义（$P<0.01$）。其血流流态多转为粒线流或线粒流，血流速度明显加快，且有统计学意义（$P<0.01$）。所记录患肢冲阳穴的皮肤温度，较针前有明显的提高（$P<0.01$）。《云南中医学院学报》2003 年第 4 期：艾灸三阴交对健康人血液流变学及红细胞聚集指数的影响，探讨艾灸三阴交治疗血瘀证的机理。方法：应用血液黏度计，红细胞变形 P 聚集测试仪，于艾灸三阴交前后，测试血液流变学各项指标的变化。结果：全血高 P 低切相对黏度、全血低切还原黏度、血浆黏度、血沉、血沉方程 K 值、红细胞刚性指数及红细胞聚集指数具有非常显著性差异（$P<0.01$），纤维蛋白原、全血低切黏度有显著性差异（$P<0.05$），全血高切黏度及全血高切还原黏度虽有不同程度的降低，但无统计学意义（$P>0.05$）。结论：艾灸三阴交后可明显改善红细胞聚集程度，降低血液黏度，加快血流速度，降低外周血管阻力。

5. 神经-体液、内分泌调节方面　针刺三阴交对神经-体液的影响也是很明显的。如针刺三阴交可使末梢血嗜酸性粒细胞增加，其效应与注射 ACTH 效应相等。对非胰岛性糖尿病患者，针刺三阴交可使血糖下降，在测定血糖的同时，用放射免疫法测定血浆胰岛素的含量，结果凡是针刺后血糖比针刺前降低 10% 以上者，血浆胰岛素含量均显著增加；反之，胰岛素功能不全者，血浆胰岛素含量无改变或减少，说明针刺三阴交，似对生理功能正常的胰腺有调节胰岛素分泌的作用。

针刺三阴交可使动物淋巴细胞和淋巴量显著增加，T 淋巴细胞针后较针前有显著增加，在非穴位点针刺观察，结果针刺前后变化不明显，从实验中可看到三阴交有一定特异性（杨甲三，《针灸腧穴学》，上海科学技术出版社，1989 年）。

有研究表明：给家兔三阴交注入可乐定后，血糖有不同程度的升高，且呈生物节律表现。血压也有下降，但无生物节律表现。

《云南中医学院学报》1993 年第 1 期报道：针刺家兔三阴交后，其血糖的浓度均较针刺前降低。《针灸临床杂志》1995 年第 3 期报道：电针正常家兔的三阴交后，可使其血糖明显升高，但针刺后 3 小时其升高的血糖基本恢复到针刺前的正常水平。

《中国针灸》2006 年第 1 期报道：针刺三阴交对痛经患者脑葡萄糖代谢的影响，探讨针刺三阴交治疗痛经的中枢作用机制。对 6 例痛经患者行经疼痛时行右侧三阴交假针刺和针刺，用数字疼痛强度分级法比较刺激前后疼痛情况，并在假针刺和针刺时利用正电子发射断层摄影技术（PET）对痛经患者行氟-18 标记脱氧葡萄糖（^{18}F-FDG）脑功能成像，用 SPM 软件分析，获得针刺激活的脑解剖功能区。结果：假针刺前后疼痛值差异无显著性意义（$P>0.05$），针刺三阴交后疼痛值比针刺前明显降低（$P<0.01$）。针刺右侧三阴交引起痛经患者多个与疼痛相关脑区被激活，针刺使同侧豆状核（苍白球、壳）、同侧小脑、同侧岛叶、双侧背侧丘脑、同侧中央旁小叶、双侧杏仁体、对侧中脑黑质、双侧第躯体感觉区、同侧海马回、同侧扣带回前部、对侧下丘脑乳头体葡萄糖代谢增强，大脑皮质小区域葡萄糖代谢降低。结论：针刺三阴交能明显缓解痛经患者疼痛，其机理为针刺三阴交可激活皮质、皮质下边缘系统和小脑与疼痛相关脑区，可能通过平衡与疼痛有关的中枢网络而减轻疼痛，神经内分泌也可能在治疗中起作用。

《中国中西医结合杂志》2006 年第 2 期报道：针刺三阴交的 PET 脑功能研究，探讨针刺三阴交的中枢作用机制。利用正电子发射断层摄影技术对 6 例女性健康志愿者行针刺右侧三阴交前后的（^{18}F-FDG）脑功能成像，用统计参数图（SPM）方法进行分析，获得针刺三阴交引起的脑内葡萄糖代谢变化区域，结果对侧第一躯体感觉区，对侧第一躯体运动区，双侧辅助运动区（BA6）和对侧前辅助运动区（BA8）、前扣带回（BA24、BA32）、双侧背外侧前额叶（BA9）和对侧中间前额叶（BA10）葡萄糖代谢增加。枕叶舌回（BA17、BA18）、海马和多个马旁回（BA28、BA35、BA30）葡萄糖代谢降低。结论：三阴交的临床作用与针刺后脑葡萄糖代谢变化的脑功能区所施控的功能具有良好的对应性，说明大脑在针刺三阴交对机体的调节起重要作用，因此大脑可能是穴位治疗疾病的中枢基础。

6. 免疫调节方面　《广州体育学院学报》2005 年第 4 期报道：针灸三阴交对小白鼠运动能力与某些免疫指标的影响，结论：①针刺三阴交能延缓运动性疲劳的发生：提高小白鼠的运动耐力；使运动小白鼠的血红蛋白（Hb）和血细胞比容（Hct）的含量增加；使运动小白鼠的血清 T、T/C 显著提高、血清 C 明显降低。表明针刺三阴交能纠正神经-内分泌-免疫系统失调，对预防运动性疲劳的发生有非常显著的疗效。②通过实验发现：血糖浓度在针刺前 3 小时与针刺中相比，具有显著的意义；而在针刺 3 小时以后，血糖浓度又基本恢复到原有水平。③针刺三阴交在运动性疲劳防治中操作简便，实用价廉且疗效确切，非常适合在竞技体育及运动保健中推广应用。④中医经络理论认为，三阴交属足三阴之交会穴，即足少阴、足太阴及足厥阴三条阴经都会于此穴。足少阴为肾经，肾主骨，生髓，运动性疲劳大多数与骨、关节、肌肉有关，所以针刺三阴交对运动性疲劳有一定的作用。

7. 针刺麻醉方面 针刺三阴交对妇科疾病手术的镇痛作用十分明显，对剖宫产手术，针麻成功率可达 95.29%～96.4%。通过实验表明，针麻效果可能与 cGMP 增加有关，如动物脑室注射 cGMP 可加强镇痛作用，其作用机制可能直接兴奋阿片受体或是兴奋胆碱能系统，而加强针刺镇痛作用。由脑室注射纳洛酮，可对抗 cGMP 的镇痛作用，使针效减弱，说明纳洛酮可阻断 cGMP 加强针刺镇痛作用。又有实验表明，大鼠脑内注射酶抑制剂，作为甲七肽及甲啡肽的保护剂，而针刺足三里、三阴交，从放射免疫方法观察纹状体中甲七肽及甲啡肽含量，结果表明，单用酶抑制剂并不提高痛阈，电针可引起明显痛阈提高，而电针加酶抑制剂组的镇痛作用明显提高痛阈并延长 15 分钟，在停针 5、10、15 分钟时与电针加盐水组相比，$P<0.01$，这种延长可被纳洛酮所部分阻断。说明电针可释放脑内甲七肽，甲七肽又参与针刺镇痛作用。

（二十三）大横（Daheng SP15）

【别名】肾气（《医学纲目》）。

【出处】《针灸甲乙经》：在腹哀下三寸，直脐旁。

【归经】足太阴脾经。

【定位】在腹中部，距脐中 4 寸（图 9-20）。

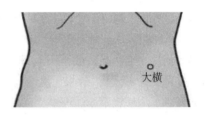

图 9-20　大横

【释名】穴在脐旁，横平 4 寸处，较肓俞、天枢二穴平出脐旁的距离大，又主治大肠疾，故名。

【类属】足太阴、阴维之会。

【穴性】温中散寒、调理肠胃。

【主治】

1. 消化系统病症 泄泻，痢疾，便秘，腹痛，虫证，胃下垂。

2. 其他病症 四肢无力，惊悸怔忡。

【配伍】大横透神阙治胃下垂；配中脘、天枢、足三里、三阴交治腹痛，泻痢；配脾俞、三焦俞、中脘、天枢治慢性腹泻；配天枢、足三里治急性肠梗阻；配阳陵泉治便秘；配四缝或足三里主治肠道蛔虫症。

【刺灸法】直刺 0.8～1.2 寸，局部酸麻胀；可灸。

【古代应用】

《针灸甲乙经》：大风逆气，多寒善悲，大横主之。

《备急千金要方》：四肢不可举动，多汗洞痢，灸大横随年壮。

《外台秘要》：中焦虚寒，四肢不可举动，多汗，洞痢，灸大横随年壮。

《百证赋》：反张悲哭，仗天冲、大横须精。

【临床报道】

1. 消化系统病症

（1）腹痛：《南方护理学报》2003年第2期报道，推拿大横治疗内科腹痛38例。推拿大横，提捏3~5分钟，20次/分。另设对照组58例，肌内注射654-2注射液10mg。结果：两种方法疗效经X^2检验，无显著性差异（$P>0.05$），表明两种方法都能起到同样的止痛效果。

（2）婴儿脐疝：《针灸临床杂志》2003年第2期报道，艾灸大横治疗婴儿脐疝3例。将艾绒搓成圆锥形艾炷，底部直径约1cm，直接灸双侧大横，每次每侧灸5~8个艾炷。每日1次。结果：均获痊愈。

2. 泌尿系统病症　《中国针灸》1994年第5期报道：深刺大横治疗尿失禁69例、尿潴留66例。取双侧大横，用3.5寸长毫针快速刺入皮下，将针稍斜向脐中方向刺入3寸左右，得气后施提插捻转补法，使针感扩散至下腹部为佳，留针30分钟，间歇行针2~3次。每日1次，10次为1个疗程。结果：尿失禁痊愈42例（60.9%），显效18例（26.1%），好转6例（8.7%），无效3例（4.3%），有效率95.7%；尿潴留痊愈64例（97%），无效2例（3%）。《中医杂志》1996年第7期报道：大横深刺（3寸以上）治疗老年性尿失禁73例。取双侧大横，常规消毒，用3.5寸长毫针快速刺入皮下，将针尖稍斜向脐中方向刺入3寸左右，得气后施提插捻转补法，使针感扩散至下腹部为佳，留针30分钟，间歇行针2~3次。每日1次，10次为1个疗程。结果：痊愈44例（60.3%），显效19例（26%），无效10例（13.7%），有效率86.3%。

3. 其他病症

（1）肥胖病：《甘肃中医》2003年第9期报道，芒针深刺大横治疗单纯性肥胖病150例。主穴：大横（双）、中脘、气海、关元、腹哀（双）。配穴：百会、神庭、上巨虚（双）、丰隆（双）。耳穴：饥点、渴点、下角端、神门、肝、胃、脾，便秘加大肠。用芒针深刺，留针30分钟。每日1次，15次为1个疗程。结果：经1个疗程治疗，临床控制30例（20%），显效90例（60%），好转18例（12%），无效12例（8%），总有效率92%。

（2）癔症性晕厥：《上海针灸杂志》1989年第1期报道，针刺大横治疗癔症性晕厥152例。常规针刺，针后出现呻吟、屏气消失、睁眼、肢体僵直解除，继而恢复常态。如肢体仍僵直不解，不言不语，可加刺中脘。结果：单刺大横获效者149例，3例加刺中脘而获效。

【现代研究】

针刺大横对肠功能障碍患者，可使肠功能正常化。对于急性肠炎的治疗有显著疗效，对于儿童肠道蛔虫治疗也有显著效果。临床观察：针刺1次排虫率为25.2%，2次排虫率为42.5%，3次增加到53.3%，平均排虫率为36.9%，针刺3次较针刺1次为好（杨甲三，《针灸腧穴学》，上海科学技术出版社，1989年）。

（二十四）颧髎（Quanliao SI18）

【别名】鼽骨下（《素问·气府论》王冰注）、兑骨（《针灸甲乙经》）。

【出处】《针灸甲乙经》：在面颧骨下廉陷者中。

【归经】手太阳小肠经。

【定位】面部，颧骨下缘凹陷处。简易取穴法：外眼角直下与鼻孔下缘向外延长线的交点（图9-21）。

【释名】颧，指面部颧骨；髎，指骨边孔穴。本穴位于面部颧骨下凹陷处，故名。

【类属】手少阳、太阳之会。

【穴性】清热消肿、祛风镇痉。

【主治】**头面五官病症** 口眼㖞斜，眼睑瞤动，面赤齿痛，颊肿，三叉神经痛。

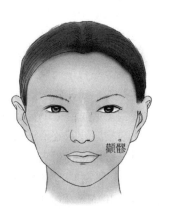

图 9-21 颧髎

【配伍】配攒竹、太阳、下关、地仓、颊车治口眼㖞斜，眼睑瞤动；配合谷、二间、颊车、翳风治齿痛，三叉神经痛；配颊车、合谷治面肿。

【刺灸法】直刺0.3～0.5寸，或斜刺0.5～1寸，局部酸胀，可扩散至半侧面部；可灸。

【古代应用】

《针灸甲乙经》：颊肿唇痈，颧髎主之。

《百证赋》：目眴兮，颧髎、大迎。

《针灸大成》：主口㖞，面赤目黄，眼瞤动不止，颊肿齿痛。

《循经考穴编》：天吊风，口眼㖞斜瞤动。

【临床报道】

《针灸临床杂志》1999年第1期报道：颧髎用于多种面部疾患的治疗，如面瘫、面肌痉挛、面痛等，均取得了满意的疗效。

（1）面肌痉挛：《中国针灸》1997年第10期报道，针刺颧髎为主治疗面肌痉挛34例。主穴：颧髎、阳陵泉（双）。配穴：眼周抽搐加四白、鱼腰、瞳子髎；口角抽搐加水沟、地仓；紧张生气加重者加太冲、三阴交；失眠加重者加神门、内关；遇风加重者加合谷、外关（以上配穴均取患侧）。颧髎直刺1寸；阳陵泉直刺1.5寸，得气后用泻法或平补平泻，其余穴位均用平补平泻手法，弱刺激，留针2小时。每日1次，10次为1个疗程。结果：治愈21例（61.8%）。显效8例（23.5%），无效5例（14.7%），有效率85.3%。

（2）三叉神经痛：《中国针灸》1997年第2期报道，颧髎深刺治疗三叉神经痛35例。用3寸毫针，针尖朝风府方向，以颧骨尖的切面呈80°角刺入2.5～2.8寸左右，此时针尖可触到三叉神经第Ⅱ分支主干上颌神经，患者可出现可耐受的电击样麻胀感向半面放散，这是针刺的量化要求，留针30分钟。结果：33例获临床治愈，

2 例中断治疗。

（3）鼻炎：《针灸临床杂志》1996 年第 10 期报道，针刺颧髎治疗过敏性鼻炎 38 例。毫针直刺 5~8cm，局部有酸胀或发麻即可，留针 20 分钟。每日 1 次，5 次为 1 个疗程。结果：痊愈 14 例，显效 16 例，好转 6 例，无效 2 例，有效率 94.7%。

【现代研究】

针刺颧髎有镇痛作用，对三叉神经痛有明显疗效。其镇痛机理与人脑脊髓内单胺类递质有关，如针刺颧髎配合谷、内关，可见脑脊髓液中色氨酸、5-羟色胺、5-羟吲哚乙酸含量增高，去甲肾上腺素下降。提高脑内 5-羟色胺系统、降低去甲肾上腺含量的变化与临床针麻效果平行。实验也证明电刺激尾核与电针颧髎、合谷、内关等有协同的镇痛作用（杨甲三，《针灸腧穴学》，上海科学技术出版社，1989 年）。

《针刺研究》1994 年增刊报道：电针大鼠颧髎镇痛的机制研究——延髓头端腹内侧区（RVM）和孤束核（NTS）的作用。结论：电针颧髎可能通过激活内源性镇痛系统，导致 PAG 等结构释放内阿片肽，激活 RVM 中的 5-HT 能神经元然后直接或间接通过 5-HT 向下抑制脊髓伤害性感觉的上传，而 NTS 则可能是间接途径之一，而 RVM 和 NTS 也均有下行纤维到达脊髓。

（二十五）听宫（Tinggong SI19）

【别名】多所闻（《素问·气穴论》王冰注）、耳中（《素问·气府论》王冰注）、窗笼（《灵枢·根结》马蒔注）。

【出处】《灵枢·刺节真邪》。

【归经】手太阳小肠经。

【定位】在面部，耳屏前，下颌骨髁状突的后方，张口呈凹陷处（图 9-22）。

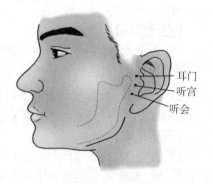

图 9-22 听宫

【释名】宫，五音之首也，又含要处之意。本穴当耳屏前方，针此穴能聪耳听五音，主治耳聋、耳鸣，故名。

【类属】手足少阳、手太阳之会。

【穴性】开窍聪耳、安神活络。

【主治】

1. 头面五官病症 耳鸣耳聋，聤耳，耳痛，齿痛。

2. 神志病症 癫狂，痫证。

3. 其他病症 腰痛。

【配伍】配耳门、翳风、外关、中渚治耳鸣，耳聋；配颊车、合谷、下关治齿痛；配合谷、翳风、外关治中耳炎。

【刺灸法】张口直刺 1~1.5 寸，局部酸胀；可灸。

【古代应用】

《灵枢·刺节真邪》：夫发蒙者，耳无所闻，目无所见……刺此者，必于日中，刺其听宫，中其眸子，声闻于耳，此其腧也。

《针灸甲乙经》：惊狂，瘛疭，眩仆，癫疾，喑不能言，羊鸣沫出，听宫主之。

《铜人腧穴针灸图经》：治耳聋。

《针灸大成》：主失音、癫疾、心腹满、聤耳、耳聋如物填塞无闻，耳中嘈嘈，怅怅蝉鸣。

【临床报道】

1. 耳部病症

（1）耳鸣：《新疆中医药》1997 年第 1 期报道，听宫穴位注射治疗耳鸣 66 例。将 2%普鲁卡因注射液 1mL、维生素 B₁₂注射液 1mL（250μg），注入一侧听宫 3～3.5cm 深处。每日 1 次，两侧交替。结果：痊愈 60 例（90.9%），好转 6 例。

（2）幻听：《四川精神卫生》1997 年第 2 期报道，听宫穴位注射治疗精神分裂症顽固性幻听 36 例。在抗精神病药物维持治疗的基础上，将维生素 B₁100mg，维生素 B₁₂500μg 分别注入双侧听宫。每日 1 次，5 日为 1 个疗程，每月治 2 个疗程，共治疗半年。结果：痊愈 19 例，好转 8 例，无效 9 例，有效率 75%。《中国针灸》1997 年第 3 期报道：听宫埋线治疗精神分裂症顽固性幻听 216 例。把 0.5cm 长的消毒羊肠线插入 9 号针头内，将针灸针作芯（截断针尖）插入针中，张口取听宫，进针约 2cm，手推针芯将肠线埋入穴位内。每周埋线 1 次。结果：显效 102 例（47.2%），好转 71 例（32.9%），无效 43 例（19.9%），总有效率 80.1%。

2. 三叉神经痛 《河北中医》1983 年第 3 期报道：针刺听宫治疗三叉神经痛 63 例。取患侧听宫，进针 0.6～0.7 寸，留针 30～60 分钟，每隔 10 分钟用平补平泻法行针 1 次。结果：痊愈 44 例（69.8%），显效 11 例（17.5%），好转 8 例（12.7%），全部有效。

3. 颞下颌关节紊乱综合征 《浙江中医学院学报》1997 年第 2 期报道：针刺听宫治疗颞下颌关节紊乱综合征 42 例。张口取听宫，先直刺 1 寸；然后将针提至皮下，以 45°向下关方向斜刺 1 寸；再将针退至皮下，以 30°向耳门斜刺 1 寸；用同样方法以 30°向听会方向斜刺 1～1.5 寸；各个针刺方向均提插捻转 10～30 秒；出针后压迫针孔；神灯照射患处 20 分钟。每日 1 次，7 次为 1 个疗程。结果：全部有效。

4. 呃逆 《中国民间疗法》2000 年第 6 期报道：针刺听宫、合谷治疗呃逆 23 例。听宫直刺 1～1.2 寸，采用捻转平补平泻法，至局部有酸麻胀感，留针 30 分钟；起针后再直刺单侧合谷 1 寸，采用提插法，得气后即出针。每日 1 次。结果：全部治愈。

【现代研究】

《中国针灸》2000 年第 4 期报道：针刺听宫、完骨、百会、外关治疗神经性耳聋。采用纯音听阈测试，听性脑干反应（ABR）测听两个指标，对 60 例（82 耳）患者进行针刺效应与听力不同损伤程度关系的临床研究。结果表明：针刺能明显降低纯音听阈测试的听阈均值，听力轻度及中度损失疗效优于重度损失。说明针刺效应与听力损失程度密切相关，针刺对于异常 ABR 有调节作用，可以缩短 ABR 的 I 波、V 波潜伏期及 I～V 波间期，从而改善神经性耳聋患者的听力。

《中国针灸》2004 年第 2 期报道：电针改善颈源性感觉神经性听力损失的电生理研究。探讨电针改善椎动脉型颈椎病（VCS）所致感觉神经性听力损失的机理。采用组织硬化剂注射法建立家兔 VCS 慢性椎-基底动脉供血不足（VBI）模型。从注射后第 6 周开始，电针组家兔行双侧听宫、风池、外关电针治疗 2 周，分别记录 10Hz 低刺激率、50Hz 高刺激率听性脑干反应（ABR）和低频（1000Hz）、高频（6000Hz）短纯音耳蜗电图（EcochG）听神经动作电位（AP）阈值，将 3 组结果进行比较。结果：模型组 50Hz 高刺激率 ABR 的 III 波峰潜伏期和 I～III 波峰间潜伏期较对照组显著延长（$P<0.05$，$P<0.01$），电针组与对照组差异无显著性意义（$P>0.05$），各组之间 10Hz 低刺激率 ABR 差异无显著性意义（$P>0.05$）。模型组和电针组 AP 阈值显著高于对照组（$P<0.01$），模型组 6000Hz AP 阈值显著高于 1000Hz AP 阈值（$P<0.05$），电针组 1000Hz 和 6000Hz AP 阈值均显著低于模型组（$P<0.05$，$P<0.01$）。结论：电针听宫等穴可以改善 VBI 的脑干神经元突触效能和外周听觉通路传导，增强耳蜗高、低频听力水平，恢复听觉功能。

《中国针灸》1998 年第 3 期报道：电针听宫引起降压反应的机理。电针刺激听宫、曲池引起降压反应，研究表明 A1 和 A2 区通过双侧延髓头端腹外侧区（RVL）及其内的 GABA 受体参与听宫降压反应。

《中国针灸》2001 年第 7 期报道：脑内阿片受体介导电针听宫、曲池的降压及降心率效应。检测 2Hz 电针听宫、曲池的降压和降心率反应与脑室注射阿片受体兴奋剂双氢埃托菲的降压和降心率反应的异同。结果：电针听宫、曲池的降压及降心率反应被脑室注射阿片受体阻断剂纳洛酮衰减，但不被脊髓蛛网膜下腔注射纳洛酮衰减。脑室注射阿片受体兴奋剂双氢埃托菲出现明显的剂量依赖的降压及降心率效应，其降压效应被脊髓蛛网膜下腔注射纳洛酮衰减，但不受切断双侧颈迷走神经的影响。结论：脑内阿片受体部分介导电针听宫、曲池的降压效应及降心率效应；中枢阿片受体兴奋产生降压效应，脊髓内的阿片受体介导此降压效应。

（二十六）睛明（Jingming BL1）

【别名】目内眦（《素问·气府论》）、泪孔（《针灸甲乙经》）、泪空（《针灸聚英》）。

【出处】《针灸甲乙经》：在目内眦。

【归经】足太阳膀胱经。

【定位】在面部，目内眦内上方凹陷处（图 9-23）。

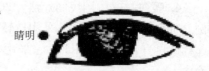

图 9-23　睛明

【释名】睛，眼睛；明，明亮。穴在眼区，有明目之功，故名。

【类属】手足太阳、足阳明之会。

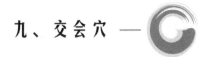

【穴性】明目退翳、祛风清热。

【主治】

1. 头面五官病症 目赤肿痛，迎风流泪，内眦痒痛，胬肉攀睛，目翳，目眩，目视不明，近视，夜盲，色盲，小儿疳眼，眼睑痉挛。

2. 其他病症 头痛，鼻塞，呃逆，心动过速，腰痛，踝关节扭伤。

【配伍】配四白、太阳、合谷治目赤肿痛；配合谷、点刺太阳出血治天行赤眼；配合谷、神门治内眦痒痛，胬肉攀睛；配肝俞、肾俞、风池、太阳、角孙、合谷治视神经萎缩，视网膜出血；配球后、风池、太冲治青光眼；配攒竹、瞳子髎、足三里治目外斜视；配攒竹、光明、风池、承泣治近视；配攒竹、瞳子髎、风池、四白、光明、行间治色盲。

【刺灸法】嘱患者闭目，医者用左手轻推眼球向外侧固定，右手持针缓慢刺入，紧靠眼眶直刺 0.3~1.0 寸，不做提插捻转手法，局部酸胀，并扩散至眼球及其周围，出针时按压针孔片刻，避免出血。注意掌握针刺深度，避免刺入颅腔。禁灸。

【古代应用】

《针灸甲乙经》：目不明，泪出，目眩瞀，瞳子痒，目𥈤𥈤无所见，睛明主之。

《铜人腧穴针灸图经》：治攀睛，翳膜覆瞳子。

《针灸大成》：主目远视不明，恶风泪出，目眩内眦赤痛，𥈤𥈤无见，眦痒，白翳，胬肉侵睛，雀目，瞳子生瘴，小儿疳睛，大人气眼冷泪。

《医宗金鉴》：睛明、攒竹，主治目痛，视不明，迎风泪……雀目诸症。

【临床报道】

1. 眼科病症

（1）急性结膜炎：《中国针灸》1988 年第 2 期报道，针刺睛明等穴治疗急性结膜炎 72 例。取穴睛明、太阳、合谷，常规针刺，太阳穴可出血。每日 1 次。结果：经 1~7 次治疗后全部治愈。《上海针灸杂志》1991 年第 4 期报道 153 例。睛明深刺 1.5~2 寸，泻法，动留针 30 分钟。结果：全部治愈。

（2）电光性眼炎：《中国针灸》1995 年第 4 期报道，针刺睛明、太阳治疗电光性眼炎 55 例。常规针刺，动留针 30 分钟。结果均收到良好效果。

（3）近视：《实用医学杂志》1989 年第 2 期报道，电皮肤针刺激睛明结合耳穴贴压治疗近视 65 例。结果：治愈 20 例（30.8%），好转 41 例（63%），无效 4 例（6.2%），有效率 93.8%。《眼科新进展》1989 年第 3 期报道：激光照射睛明治疗近视 70 例 137 只眼。距离 20mm，照射 10 分钟。每日 1 次，10 次为 1 个疗程。结果：有效 130 只眼（94.8%），无效 7 只眼。《针灸学报》1989 年第 4 期报道：针刺本穴治疗青少年近视 67 例，睛明针刺 1~2 寸，留针 30 分钟。每日 1 次，10 次为 1 个疗程，疗程间休息 3~5 日。经治 2 个疗程，基本治愈 21 例（31.3%），显效 25 例（37.3%），好转 15 例（22.3%），无效 6 例（9.1%），有效率 91.3%。《浙江中医杂志》1989 年第 6 期以同法治疗 200 例，有效率为 91%。《针灸临床杂志》2000 年第 8 期报道：ASY-306 电脑气功仪按揉睛明及耳压穴治疗青少年假性近视 200

390 只眼。将两电极贴压于睛明或攒竹上（或者二穴交替选用），接通 ASY-306 电脑气功治疗仪，调节电流强度，以患者耐受为度，每次持续 20 分钟；耳穴选用目1、目2、神门、肝、肾、脾、胃，用王不留行籽带胶布贴于穴处，嘱患者自行按揉，以出现酸胀痛感为佳，次数不限，24 小时后自行取下，每日 1 次，两耳交替，10 次为 1 个疗程。结果：治愈 316 眼（81%），好转 43 只眼（11%），无效 31 眼（8%），总有效率为 92%。

（4）迎风流泪：《中国针灸》1984 年第 3 期报道，针刺睛明治疗冷泪症 21 例。进针得气后不行手法，留针 30 分钟。每日 1 次，5 次为 1 个疗程。结果：痊愈 18例，好转 3 例。《河南医药信息》1996 年第 6 期报道：针刺睛明治疗冷泪症 40 例。取患侧睛明，进针 5~8 分深，轻度捻转，以出现酸麻胀为度，留针 10~15 分钟；如冬月泪液较多，可将针用火烧热，得温后再针。每日或隔日 1 次。结果：治愈 17 例（42.5%），好转 19 例（47.5%），无效 4 例（10%），有效率 90%。

《新中医》1997 年第 12 期报道：针刺睛明治疗泪道功能不全之溢泪症 42 例 68只眼。用 1.5 寸毫针，放于酒精灯火焰上烧温，刺入患侧睛明 0.8~1 寸，以出现酸麻胀为度，留针 15~20 分钟。每日 1 次。结果：痊愈 28 只眼（41.2%），好转 35只眼（51.5%），无效 5 只眼（7.3%），有效率 92.7%。

（5）斜视：《针灸临床杂志》1998 年第 10 期报道，深刺睛明治疗脑血管病斜视30 例 39 只眼。取患侧睛明，严格消毒，缓慢进针 2~2.5 寸，切勿提插捻转，以免引起疼痛及局部出血，留针 15~20 分钟，出针时用消毒干棉球按压局部，缓慢取针。每日 1 次，5 次为 1 个疗程。结果：痊愈 25 例 30 只眼（76.9%），好转 4 例 7只眼（18.0%），无效 1 例 2 只眼（5.1%），有效率 94.9%。《现代康复》2001 年第7 期报道：针刺睛明治疗动眼神经麻痹 45 例。主穴：睛明。配穴：四白、攒竹。穴位常规消毒，令目睛下视，直刺进针 0.5~0.8 寸，采用捻转平补平泻手法分别施术0.5 分钟、1 分钟、2 分钟，以眼球酸胀为度；四白直刺 0.5 寸，捻转平补平泻手法，令局部酸胀为度；攒竹沿皮刺向鱼腰，捻转泻法，以酸胀为度；留针 30 分钟。每日 1 次，15 日为 1 个疗程。结果：治愈 21 例（46.6%），显效 9 例（20%），好转 12 例（26.7%），无效 3 例（6.7%），有效率 93.3%。

（6）中心性视网膜：《河北中医学院学报》1996 年第 2 期报道，单刺睛明治疗中心性视网膜炎 24 例 32 只眼。睛明用 1 寸毫针缓缓刺入 0.5~0.8 寸，不提插捻转，留针 20~30 分钟，留针期间嘱患者闭目，勿转动眼球，出针时注意急按针孔 5 分钟。每日 1 次，6 次为 1 个疗程。结果：痊愈 10 例 15 只眼，显效 8 例 10 只眼，好转 6 例 7 只眼，全部有效。

（7）视网膜色素变性：《中国针灸》1989 年第 6 期报道，针刺睛明、球后等穴治疗视网膜色素变性 50 例 100 只眼。取穴睛明、太阳、太溪、光明等，常规针刺，眼周穴平补平泻，不留针；远端穴留针 30 分钟。每日 1 次，5 次为 1 个疗程。结果：显效 16 只眼，好转 67 只眼，无效 17 只眼。

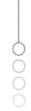

2. 神经、精神系统病症

（1）癔症：《黑龙江医药科学》2002 年第 5 期报道，针刺睛明为主穴治疗癔症 15 例。主穴：睛明。配穴：癔症性上肢瘫加内关；下肢瘫加申脉；失音加廉泉；意识障碍加水沟。睛明用 1～1.5 寸毫针，严格按照操作要求进针 0.5 寸深，另一侧同样操作后留针 20 分钟，同时嘱患者放松肢体反复运动或练习发音。若主穴效果不明显时，再取配穴以 2 寸毫针快速刺入，强刺激，不留针。结果：均获痊愈。

（2）中风：《中国针灸》2000 年第 7 期报道，深刺睛明治疗中风急性期 120 例。在按神经内科常规治疗的同时加用深刺睛明之法，睛明直刺 25mm 或至眼眶底，不提插捻转，留针 1 小时，出针要防止出血。每日 1 次，10 次为 1 个疗程。结果：显效 98 例（81.7%），好转 20 例（16.6%），无变化 2 例（1.7%），有效率 98.3%。与日本冬菱克栓酶治疗的 100 例作对照观察，在脑水肿消退、下肢肌力及肌张力恢复方面，两组疗效无统计学意义；但在治疗 1 次后即刻疗效出现的时间、昏迷、嗜睡恢复情况和远期疗效方面，针刺组优于对照组。

（3）坐骨神经痛：《针灸学报》1990 年第 1 期报道，针刺睛明、听宫治疗坐骨神经痛 52 例。取同侧睛明、听宫，常规针刺。起初每日 1 次，3 日后改为隔日 1 次，10 次为 1 个疗程。经 1～3 个疗程治疗，痊愈 31 例（59.6%），显效 12 例（23.1%），好转 8 例（15.4%），无效 1 例（1.9%），有效率 98.1%。

3. 骨伤科病症

（1）急性腰扭伤：《中国针灸》1982 年第 5 期报道，针刺睛明、至阴（本经首尾配穴法）治疗急性腰扭伤 30 例。常规针刺，动留针 10～15 分钟。隔日 1 次。结果：1 次而愈 15 例，2 次而愈 9 例，3 次而愈 4 例，好转 2 例。《四川中医》1984 年第 3 期报道：针刺睛明治疗急性腰扭伤 23 例。取患侧睛明，进针后用刮柄法或小幅度捻转 5～10 分钟，同时活动腰部。结果：全部治愈。《中国针灸》1991 年第 4 期报道：药物点敷睛明治疗腰扭伤 35 例。先将硼砂炒热，至起小疱并成白色块状物，然后置冷并研为细末备用；用时挑少许药末置睛明上，待患者流泪，再静卧 5 分钟左右除去药物并活动腰部。经 1～2 次治疗，痊愈 34 例，仅 1 例无效。《四川中医》1994 年第 7 期报道：针刺至阴、睛明（本经首尾配穴法）治疗急性腰扭伤 20 例。常规针刺，得气后至阴行中、强刺激 1～3 分钟，留针 20～30 分钟。隔日 1 次。结果：1 次治愈 11 例，2 次治愈 5 例，3 次治愈 3 例，1 次好转 1 例（因工外出停止治疗）。《上海针灸杂志》1997 年第 1 期报道：针刺睛明治疗急性腰扭伤 67 例。睛明直刺 0.5～1 寸，留针 15 分钟，同时令患者活动腰部。结果：治愈 63 例（94%），好转 4 例，全部有效。《中国针灸》1998 年第 9 期报道：针刺睛明治疗急性腰扭伤 89 例。睛明常规消毒，按要求严格操作，进针 0.5～1 寸，不提插捻转，留针 15 分钟，同时令患者活动腰部，幅度由小到大，出针后按压针孔片刻，以防出血。如针刺 1 次不能完全解除症状，次日再施术 1 次。结果：临床治愈 86 例（96.6%），好转 3 例，全部有效。

（2）踝关节扭伤：《针灸临床杂志》1998 年第 7 期报道，针刺睛明治疗踝关节扭伤 18 例。睛明直刺 0.3~0.5 寸，并配合踝关节旋转运动。结果：经 1~4 次治疗均治愈。

4. 其他病症

（1）呃逆：《河南中医》1991 年第 2 期报道，重力按压睛明治疗危重患者呃逆 6 例，均获良效，大多在半分钟见效。《上海针灸杂志》1998 年第 5 期报道：针刺睛明为主治疗呃逆 122 例。主穴：睛明，胃中寒冷加中脘；胃火上逆加内庭；气滞痰阻加足三里、太冲；痰湿明显加丰隆；脾肾阳虚加足三里、脾俞、肾俞；胃阴不足加三阴交。睛明按操作要求针尖接近眶内侧壁，略朝后外方缓缓刺入 0.3~0.5 寸，至患者局部有酸胀感，留针 20 分钟左右，每隔 5 分钟轻轻刮动针柄以加强针感，不提插捻转；中脘用灸；内庭针刺泻法；足三里平补平泻；太冲泻法；丰隆泻法；脾俞、肾俞均用补法，并配合艾灸；三阴交平补平泻。留针 15 分钟，每隔 5 分钟行针 1 次。每日 1 次。结果：治愈 114 例（93.4%），无效 8 例。《针灸临床杂志》1998 年第 6 期报道：深刺睛明治疗顽固性呃逆 26 例。睛明进针 0.8~1.2 寸，只宜轻度捻转而不宜提插，得气后留针 30 分钟，行针 2 次。结果：痊愈 24 例，显效 2 例，全部有效。《广西中医药》2001 年第 4 期报道：针刺睛明、翳风治疗顽固性呃逆 33 例。常规针刺，痊愈 26 例，显效 3 例，好转 3 例，无效 1 例，有效率 97%；另设 25 例以 654-2 注射液 2mL 加生理盐水 2mL 注入膈俞、足三里作对照，痊愈 5 例，显效 4 例，好转 8 例，无效 8 例，有效率 68%。两组疗效有显著差异。

（2）遗尿：《浙江中医杂志》1986 年第 8 期报道，针刺睛明治疗遗尿 65 例。按眼部针刺常规严格操作，留针 20~30 分钟。每日 1 次，10 次为 1 个疗程。经过 2 个疗程的治疗，痊愈 50 例（76.9%），好转 11 例（16.9%），无效 4 例（6.2%），有效率 93.8%。《浙江中医杂志》1996 年第 1 期报道：针刺睛明治疗遗尿 168 例。睛明常规消毒，缓慢刺入 0.5~0.8 寸，得气后留针 20~30 分钟，进针留针期间不提插捻转。结果：临床治愈 148 例（88.1%），好转 17 例（10.1%），无效 3 例（1.8%），有效率 98.2%。

（3）尿崩症：《上海针灸杂志》1983 年第 3 期报道，深刺睛明治疗尿崩症 2 例。睛明深刺 2.5 寸左右，不提插捻转，留针 30 分钟。经 8~10 次治疗，均恢复正常。

【现代研究】

《中国中医眼科杂志》1996 年第 1 期报道：电针睛明对家兔眼压的影响。通过对治疗组与对照组高眼压家兔模型用电针睛明的方法观察比较，治疗组的眼压最高值 49±6.8mmHg 和最低值 22.4±2.7mmHg 均低于对照组的眼压最高值和最低值（52.9±7.9mmHg）。两组间眼压比较，除 10 分钟时段外，其他各时段组间差异均有显著性意义。结论：电针睛明对高眼压兔眼有明显降低眼压的作用。

《针灸临床杂志》1997 年第 4、5 期报道：对 108 例中风偏瘫患者针刺睛明，根据患者的反应分为敏感组和不敏感组。观察发现，中风偏瘫的治疗效果与针刺睛明出现的反应成正相关。因而可以用针刺睛明后出现的反应来判断中风偏瘫的预后。

《中医药学报》1997年第6期报道：顺势进针不易导致睛明出血，而强硬进针易使其出血；顺势出针也不易导致睛明出血，而过快出针易使其出血；提插易使睛明出血，捻转、不捻转与其出血无显著相关性。

（二十七）风门（Fengmen BL12）

【别名】热府（《针灸甲乙经》）。

【出处】《针灸甲乙经》：在第二椎下两旁，各一寸五分。

【归经】足太阳膀胱经。

【定位】在背部，当第2胸椎棘突下，后正中线旁开1.5寸（图9-24）。

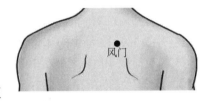

图9-24　风门

【释名】风为阳邪，出入之处为"门"。该穴位于项背部，属于膀胱，膀胱主一身之表，该穴为风邪入侵之门户，故名。

【类属】督脉、足太阳之会。

【穴性】解表理肺、护卫固表。

【主治】

1. 呼吸系统病症　伤风咳嗽，哮喘，感冒，鼻流清涕，鼻塞，发热，头痛，项强，各种热病。

2. 其他病症　痹证，痈疽，荨麻疹。

【配伍】配大椎、肺俞治外感发热咳嗽；配大椎、列缺治风寒感冒；配大椎、合谷治风热感冒；配曲泽、内庭治暑湿感冒；配肺俞、孔最治胸痛咯血；配大杼治项背痛；配天宗治肩背痛；配曲池、血海、三阴交治荨麻疹。

【刺灸法】斜刺0.5~0.8寸，局部酸胀，有时可放散至肩背；可灸。

【古代应用】

《针灸甲乙经》：风眩头痛，鼻不利，时嚏，清涕自出，风门主之。

《千金翼方》：上气，短气，咳嗽，胸背彻痛，灸风门热府百壮。

《类经图翼》：此穴能泻一身热气，常灸之，永无痈疽、疮疥等患。

《针灸大成》：主发背痈疽，身热，上气喘气，咳逆胸背痛，风劳呕吐，多嚏鼻衄出清涕，伤寒头项强，目瞑，胸中热，卧不安。

【临床报道】

1. 呼吸系统病症

（1）感冒：《吉林中医药》2004年第10期报道，"挠力法"治疗感冒50例。取穴风门、大椎，鼻塞流涕、头痛加印堂、迎香。医者五指分开，用力将五指弯曲成钩状，用指端自患者风门、大椎至腰部用力迅速摩脊十余次，速度越快越好，使局部有烧灼感，一般恶寒、发热症状即消；鼻塞流涕、头痛则平揉印堂、迎香。每日1次，3次为1个疗程。结果：痊愈25例，好转24例，无效1例，有效率为 98%。

（2）咳嗽：《陕西中医》2003 年第 10 期报道，风门针刺加拔罐治疗顽固性咳嗽 62 例。取穴：风门、肺俞、膈俞、天突、膻中。背部腧穴用 1.5 寸毫针向脊柱方向进针 1.2 寸，使局部酸麻胀感；其他穴位常规操作，针刺之后再以闪罐法拔罐，至皮肤潮红后留罐 5～10 分钟。每日 1 次，7 日为 1 个疗程。结果：痊愈 58 例（93.5%），显效 4 例（6.5%），全部有效。

（3）哮喘：《河南中医》2005 年第 2 期报道，风门穴位埋线治疗哮喘 30 例。取穴：风门、肺俞、肾俞、大椎、膻中、中脘、关元、列缺、太溪、丰隆、足三里。每次选 3～5 穴，按埋线操作常规施术，1 个月治疗 1 次，6 次为 1 个疗程。结果：痊愈 8 例，显效 19 例，无效 3 例。

2. 鼻炎　《湖南中医杂志》1996 年第 2 期报道，针挑风门治疗慢性鼻炎 46 例。穴位常规消毒，2% 盐酸普鲁卡因 1mL 局麻，以三棱针在穴位作十字形划破表皮，用小锋钩针从十字中心钩挑皮下肌纤维，再向上下左右周围各 0.2～0.3cm 范围内钩挑。只宜钩挑浅层细小之肌纤维，而不宜钩挑深层或成束的肌纤维，在浅、细、轻、缓的前提下，作挑提、牵、拉、摇摆手法，挑出较长的肌纤维。如肌纤维较坚韧，可将挑针向一侧转动，使之缠绕钩针上再行轻微提拉，直至挑断为止。体瘦者切不可触及皮下筋膜层及脂肪层，如触及刺痛感或麻感应立即停止。如有渗血，可随时用棉签压迫止血。总之，针孔宜小，宜浅，不宜深，刺激面应不限于针孔之下，其上下左右周边的浅层肌纤维均宜挑净，但不宜损伤较大的静脉管，才能达到既安全又有持久疗效的目的。钩挑结束用棉签拭净创口，局部消毒，覆盖无菌敷料，直至愈合为止。结果：痊愈 24 例，显效 13 例，好转 6 例，无效 3 例。

【现代研究】

《中国临床康复》2005 年第 33 期报道：观察家兔风门处肌膜神经末梢感受器通路与皮肤末梢感受器通路的关系。结果：4 只家兔均成功地进行了风门处肌膜注射荧光素核黄，共获得胶片 288 张。①在 $C_3～L_3$ 脊神经节发现标记细胞，以 $T_3～T_{12}$ 标记细胞较多；在颈、胸交感神经节及肠系膜下神经节发现标记细胞；在胃黏膜下标记到副交感神经元；在小肠黏膜及黏膜下标记到大量的节细胞；在大脑的侧脑室壁标记到大量带状排列的小细胞；下丘脑的四脑室底部标记到部分多角细胞。②在脊髓前、后角、小脑、骶棘肌、背阔肌、膈肌的肌膜、心肌的内、外膜，胃、膀胱壁、肺支气管壁、肝管壁、胆囊壁的外膜和黏膜、肩关节滑膜、腹主动脉、肠系膜动脉壁的内、外膜，以及牵涉区和骶部及耳皮内毛细血管袢发现有荧光密集区。结论：家兔风门处肌膜神经末梢感受器通路网络由大脑和下丘脑高位中枢的部分神经细胞、脊神经节、交感神经节及节后神经元、副交感神经元等四大神经网络组成，较皮肤末梢感受器通路网络更为广大。

（二十八）翳风（Yifeng TE17）

【别名】耳后陷中（《素问·气府论》）。

【出处】《针灸甲乙经》：在耳后陷者中，按之引耳中。

【归经】手少阳三焦经。

【定位】在耳垂后方，下颌角与乳突之间的凹陷中（图9-25）。

【释名】翳，蔽也。穴在耳后凹陷处，善治风邪，因属耳后遮蔽处之风穴，故名翳风。

【类属】手足少阳之会。

【穴性】疏散风热、通经活络、镇静聪耳。

【主治】

1. 头面、五官病症 面神经麻痹，腮腺炎，下颌关节炎，中耳炎，耳鸣，耳聋，聋哑，牙关紧闭，齿痛。

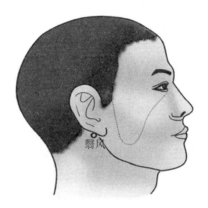

图9-25 翳风

2. 其他病症 膈肌痉挛。

【配伍】配听宫、听会治耳鸣、耳聋；配颊车、丘墟、外关治痄腮；配大迎、合谷治咽喉疼痛；配地仓、颊车、阳白、承泣治面瘫。

【刺灸法】直刺0.8~1.2寸；可灸。

【古代应用】

《铜人腧穴针灸图经》：翳风，治耳聋，口眼㖞斜，失欠脱颔，口噤不开，暗不能言，颊肿牙齿急痛，针入七分，可灸七壮。

《针灸资生经》：暴暗不能言，翳风、通里。

《百证赋》：耳聋气闭，全凭听会翳风。

《针灸大成》：主耳鸣耳聋，口眼㖞斜，脱颔颊肿，口噤不开，不能言，口吃，牙车急，小儿喜欠。

【临床报道】

1. 头面、五官病症

（1）头痛：《中医药信息》2005年第4期报道，电针翳风治疗偏头痛48例。取双侧翳风，针刺1.5寸，使针感可放散致咽喉或舌根部，接通电针仪，用连续波刺激30分钟，强度以患者能耐受为度。每日1次，10次为1个疗程。结果：治愈36例（75%），好转12例（25%），全部有效。

（2）面神经麻痹：《陕西中医》1991年第8期报道，针刺翳风、阳白等穴治疗面瘫100例。取穴：患侧翳风、阳白、颊车、地仓、巨髎，健侧合谷。常规针刺，得气后留针30~40分钟，其间行针2~3次。每日1次，10次为1个疗程，疗程间休息2~3日。病情好转后改隔日1次，痊愈后巩固治疗2~3次。经治2个疗程，痊愈87例，显效9例，无效4例，有效率为96%。《安徽中医临床杂志》

1997 年第 5 期报道：艾灸翳风治疗周围型面瘫 146 例。用艾条悬灸翳风，每次 40 分钟，以穴位潮红为佳。每日 2 次，7 日为 1 个疗程。发病 1 周以内者，只灸不针；病程超过 1 周时，可辅以针刺，取阳白透鱼腰、太阳、下关、颧髎、颊车透地仓、承浆、对侧合谷，平补平泻，每日 1 次。结果：痊愈 124 例（84.9%），显效 18 例（12.3%），好转 4 例（2.8%），全部有效。《上海针灸杂志》1998 年第 4 期报道：艾灸翳风、下关治疗周围性面瘫 186 例。用两根艾条同时灸患侧翳风、下关，每次灸 1~1.5 小时，每日 1 次，10 次为 1 个疗程。结果：治愈 166 例（89.2%），好转 20 例，全部有效。《中国针灸》2000 年第 4 期报道：翳风穴位注射治疗面神经麻痹 58 例。抽取甲基硫酸新斯的明 0.5~0.7mL，硫酸阿托品 0.2mg，50% 葡萄糖 1~3mL（成人量，儿童酌减），注入患侧翳风。每日或隔日 1 次。结果：痊愈 54 例（93.1%），好转 3 例，无效 1 例，有效率 98.3%。《针灸临床杂志》2003 年第 7 期报道：温针灸翳风穴治疗周围性面神经麻痹 51 例。取患侧翳风、阳白、攒竹、太阳、四白、迎香、地仓、颊车、合谷，翳风用温针灸，其余穴均常规针刺，平补平泻，留针 30 分钟。每日 1 次，10 次为 1 个疗程。结果：治愈 50 例（98%），显效 1 例，全部有效。

（3）面肌痉挛：《人民军医》1998 年第 6 期报道，翳风穴位注射治疗面肌痉挛 62 例。抽取地西泮注射液 1mL（5mg），注入患侧翳风（进针约 2cm）。每周 1 次，3 次为 1 个疗程。结果：痊愈 33 例，好转 18 例，无效 11 例，有效率 82.3%。

（4）腮腺炎：《河北中医》1991 年第 2 期报道，针刺翳风治疗流行性腮腺炎 106 例。取患侧翳风（或略下 5 分处），常规针刺，中强刺激 2~3 分钟，不留针。每日 1 次。经 1~2 次的治疗，痊愈 103 例（97.2%），无效 3 例。《河北职工医学院学报》1994 年第 3 期报道：灯心草灸翳风、角孙治疗小儿流行性腮腺炎 50 例。用一根长约 10cm 的灯心草一端蘸香油后点燃，快速触点翳风、角孙，闻及"叭"的响声为 1 壮。经 1 次治疗，痊愈 42 例（84%），显效 5 例（10%），好转 3 例（6%）。

（5）耳聋：《针灸临床杂志》1995 年第 8 期报道，针刺翳风、听宫为主治疗感觉神经性耳聋 20 例。主穴：翳风、听宫。配穴：率谷、风池、合谷，常规针刺，平补平泻，留针 20~30 分钟；同时给予中药丹参等扩血管药。每日 1 次，10 次为 1 个疗程。经治 3 个疗程，痊愈 6 例，好转 10 例，无效 4 例，有效率 80%。《中国中西医结合耳鼻咽喉科杂志》2001 年第 4 期报道：翳风穴位注射治疗急性分泌性中耳炎 46 例。取穴翳风，药物：山莨菪碱（654-2）10mg/1mL（儿童减半），地塞米松 5mg/1mL（儿童减半）。5 号长细针头，直刺翳风深约 1.5cm，得气并抽无回血后注入药液。隔日 1 次，2 周为 1 个疗程。结果：显效 38 例（82.6%），好转 4 例，无效 4 例，有效率 91.3%。

（6）幻听：《中国针灸》1993 年第 3 期报道，电针翳风治疗顽固性幻听 48 例。在针刺的基础上，接通电针治疗仪。每日 1 次。结果：症状消失 26 例，减轻 18 例，无效 4 例，有效率 91.7%。

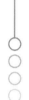

（7）假性球麻痹：《针灸临床杂志》1996 年第 9 期报道，针刺翳风为主治疗假性球麻痹 37 例。翳风直刺约 2 寸，得气即可，不做任何手法，患者均有明显针感，留针 40 分钟。出针后用酒精棉球重按压 10 秒钟。每日 1 次，7 次为 1 个疗程。结果：33 例痊愈（89.2%），2 例好转（5.4%），2 例无效（5.4%），有效率 94.6%。《中国临床康复》2004 年第 19 期报道：翳风电针治疗脑卒中吞咽障碍 60 例。取双侧翳风，在针刺的基础上接低频电针，20 分钟/次。每日 1 次，4 周为 1 个疗程。结果：治愈 5 例，显效 15 例，好转 36 例，无效 4 例，有效率 93.3%。

（8）牙痛：《甘肃中医》2000 年第 3 期报道，针刺翳风治疗牙痛 50 例。翳风直刺，局部出现针感即止，平补平泻，留针 2～5 分钟。对红肿较明显者配以药物治疗。结果：全部在 10 秒钟以内止痛。

（9）梅核气：《中国针灸》2005 年第 5 期报道，针刺治疗梅核气，取翳风（双侧），得气后行雀啄术，令针感传至咽部，留针 30 分钟，每日治疗 1 次。结果：60 例治愈 43 例，好转 12 例，无效 5 例，总有效率 91.7%。

2. 其他病症

（1）呃逆：《针灸学报》1992 年第 2 期报道，针刺翳风治疗呃逆 29 例。强刺激双侧翳风，并令患者配合深度腹式呼吸，留针 30 分钟。结果：全部 1 次而愈。《中国临床医生》2006 年第 1 期报道：指压翳风治疗 226 例。以拇指、示指或中指按压翳风，轻证中度按压，患者感觉发胀、疼痛为度，每次按压持续 1 分钟以上。重证久呃不止者，按压手法应重而强，使患者咽喉发紧、口中分泌唾液，有难以忍受之感，每次按压持续 3 分钟左右。若配合深呼吸后屏气数秒钟，则疗效更佳。结果：148 例轻证呃逆 1 次即愈（65.5%）；重证呃逆 2 次痊愈 52 例；3 次痊愈 15 例。3 次以内总治愈率为 95.1%。《按摩与导引》2006 年第 3 期报道：按压翳风治疗呃逆 123 例。结果：痊愈 112 例（91.1%），好转 9 例（7.3%），无效 2 例（1.6%）。总有效率为 98.4%。

冯某，男，30 岁，1977 年 8 月 26 日就诊。10 日前因突击专业训练，匆匆早餐后在抽烟时而发生呃逆。起初每间隔 3～5 分钟发作 1 次，每次发作持续 1 小时左右。因忙于工作，未治疗。因呃逆没有停止，先在本单位医务室治疗，口服普鲁本辛未收效果；后又在武汉军区总医院针刺内关、中脘等穴，同时加服安定、冬眠灵等药物，也未见好转；继而来到武汉医学院附属医院治疗仍未见效。到第 8 日的时候，呃逆呈持续状态，呃声高亢、洪亮、伸颈仰头、面红耳赤、大汗淋漓、全身抖动，并感呼吸困难，不能进食和饮水，食则呕吐，夜间不能睡眠，以致疲惫不堪，患者甚为焦虑、紧张和痛苦。乃求治于湖北中医学院附属医院中医内科。初诊以旋覆代赭石汤加减，服药未吐，但因服药后呃逆未止并感腹中膨胀疼痛而自动停服。二诊经西医内科肌内注射苯巴比妥镇静处理，昏睡约 3 小时，呃逆停止，但醒后呃逆即发。三诊由针灸科其他医生先后针刺内关、中脘、足三里、梁丘、膻中、气海、期门、三阴交、神门、大陵等常规止呃腧穴，并以三棱针点刺中冲出血，按压膈俞、至阳、眼球等均不见效。四诊由王启才教授针刺天突，强刺不留针，按压攒竹，呃声变得低微，并有 1~2 分钟的间歇，但尚不能完全停止，最后以重力按压双侧翳风，呃逆顿时停止。于是鼓励患者吃糕点 3 块，喝果汁约 300mL，没有呕吐，呃逆亦未发作。隔 3 小时后，呃逆又发，为进一步验证翳风对呃逆的治疗作用，又先针其他穴位，并作耳穴膈点埋针，仍无效果，再重力按压翳风，呃逆又立刻停止。当天和次日呃逆未发，饮食及睡眠正常。患者当晚即正常参加演出。2 个月后随访，未再发作（王启才. 翳风穴治疗呃逆，《新中医》，1980 年第 4 期）。

（2）呕吐：《中国针灸》2002 年第 9 期报道，翳风穴位注射治疗妊娠呕吐 36 例。将维生素 B_1 注射液 100mg（2mL）注入双侧翳风。结果：均获痊愈。

（3）哮喘：《中国针灸》2002 年第 9 期报道，针刺翳风治疗哮喘急性发作 60 例。用 1.5 寸毫针直刺翳风，提插手法为主，平补平泻，行针 3 分钟，起针时可强刺激，不留针。结果：有效 58 例（96.7%），无效 2 例。

【现代研究】

《中国针灸》1994 年增刊报道：针刺翳风对偏头痛患者脑血流图的影响针前头痛组的脑血流图波幅比正常人组的波幅明显增高（$P<0.01$），针后多数患者头痛症状缓解，其波幅随之下降，而趋于正常水平，而正常人组各值变化不大，也有少数患者头痛时，其波幅降低，针刺后波幅升高。结果表明：针刺翳风对偏头痛患者有良性双向调节作用。

《针灸临床杂志》1995 年第 3 期报道：面神经麻痹患者的翳风处压痛明显、切诊似有物堵塞，说明病情发展，压痛越明显，病情越重。针刺翳风时用泻法，向鼻尖方向进针 1.5~2 寸，使患者有酸麻胀感扩散至面部。随着翳风压痛减轻，切诊耳后松软，症状好转，压痛消失，症状随之恢复。

《国外医学·中医中药分册》1998 年第 6 期报道：针刺翳风对听性脑干反应的影响。实验结果表明：针刺翳风可影响声音从外周向脑干听觉路的传导速度，同时提示神经细胞的活动也亢进。

《中国针灸》2000 年第 10 期报道：重灸翳风治疗青少年面瘫及其对细胞免疫功能的影响。将青少年面瘫患者 64 例分为重灸翳风治疗组 33 例和常规针刺对照组 31 例，观察其临床疗效和治疗组治疗前及治疗 1 个月后外周血 T 淋巴细胞亚群的变化。结果显示治疗组总有效率达 90.9%，明显优于对照组（总有效率 74.2%）；灸治 1 个月后机体 T 淋巴细胞（CD_3）及 T 辅助细胞（CD_4）明显上升，CD_4/CD_8 比值明显改善。表明重灸翳风治疗青少年面瘫的疗效可能与 CD_3、CD_4、CD_4/CD_8 比值升高有关。

《湖北中医医杂志》2001 年第 8 期报道：针刺翳风可以起到改善局部神经调节、血管营养、淋巴循环等作用，面瘫、耳鸣、耳聋、面肌痉挛、腮腺炎得到缓解、治愈。又经体表刺激，进而刺激大脑皮层，通过反射弧使处于兴奋状态的迷走神经得到抑制，外周小血管收缩，心率加快，血压升高，脑血流量增多，而使血管迷走性晕厥患者复苏。对于呃逆患者，针刺翳风可使处于抑制状态的迷走神经兴奋，抑制膈肌的异常兴奋，使膈肌痉挛缓解，从而发挥止呃的治疗作用。

《中国针灸》2005年第11期报道：翳风的形态学特征及其临床意义随机抽取新鲜的成人尸体标本15具，其中男尸10具，女尸5具。采用层次解剖法，逐层解剖并观察穴区解剖结构及神经血管毗邻关系。结果：翳风前为下颌髁突后缘，后为胸锁乳突肌腱膜及乳突前缘，直刺结构依次是皮肤、浅筋膜、腮腺后缘、颞下窝静脉丛，浅层布有耳大神经分支和颈外静脉，深层有枕动脉、上颌动静脉分支、翼静脉丛、颈动脉鞘和面神经、下颌神经。平均危险深度为（35.52±6.31）mm。结论：翳风周围有较重要的神经、血管分布，临床操作时应注意。

（二十九）阳白（Yangbai GB14）

【别名】扬白（《医学入门》）。

【出处】《针灸甲乙经》：在眉上一寸直瞳子。

【归经】足少阳胆经。

【定位】在前额部，当瞳孔直上，眉上1寸（图9-26）。

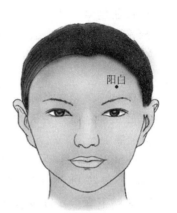

图9-26　阳白

【释名】阳，指额部；白，光明之意。本穴在眉上1寸直瞳子，主治目疾，针之使目光明，故名。

【类属】足少阳、阳维之会。

【穴性】祛风泻火、清头明目。

【主治】头面五官病症　前额头痛，眩晕，目痛，雀目，上睑下垂，眼睑瞤动。

【配伍】配太阳，风池，外关治偏头痛；配颧髎、颊车、合谷、地仓、攒竹、翳风治面瘫；配睛明、太阳、攒竹治目赤肿痛。

【刺灸法】平刺0.3~0.5寸；可灸。

【古代应用】

《针灸甲乙经》：头目瞳子痛、不可以视，夹项强急、不可以顾，阳白主之。

《备急千金要方》：阳白主目瞳子痛痒，远视䀮䀮，昏夜无所见。

《铜人腧穴针灸图经》：治头目昏痛，目眵，痛膝寒栗，重衣不得温。

《针灸大成》：瞳子痒痛，目上视，远视䀮䀮，昏夜无见，目痛目眵，背膝寒栗，重衣不得温。

【临床报道】

1. 头痛　《中国临床康复》2004年第4期报道：阳白等穴位注射治疗丛集性头痛24例。将地塞米松5g/L、普鲁卡因20g/L混合，分别注入阳白、头维，每穴1mL。隔日1次或4日1次。结果：1次痛止者5例，2次痛止者11例，3次痛止者5例，4次痛止者1例，6次痛止者2例。

2. 面神经麻痹　《陕西中医》1991年第8期报道：针刺阳白、翳风等穴治疗面瘫100例。结果：痊愈87例，显效9例，无效4例，有效率为96%（见手少阳三焦经交会穴翳风）。《实用中西医结合》2004年第4期报道：针刺阳白等穴治疗面瘫

80 例。选穴：患侧阳白、牵正、四白、地仓、颊车，健侧合谷。急性期（1 周内）局部用浅刺、弱刺激；稳定期（1 周~1 个月）平补平泻；恢复期（1 个月以上）重刺激。每日 1 次，10 日为 1 个疗程。结果：痊愈 71 例（88.7%），显效 5 例（6.2%），好转 3 例（3.8%），无效 1 例（1.3%），有效率 98.7%。《陕西中医》2005 年第 9 期报道：电针阳白等穴治疗面瘫 60 例。取阳白、下关，颊车、地仓、风池、合谷各为一组，用电针断续波治疗，阳白、颊车接负极，地仓、下关接正极，10 日内以局部肌肉轻度收缩为宜；10 日以上以局部肌肉收缩而无疼痛为宜；风池、合谷用连续波，以局部酸胀麻而能忍受为度。每日 1 次，10 日为 1 个疗程。结果：痊愈 45 例（75%），显效 11 例，好转 4 例，全部有效。

3. 面肌痉挛 《中国民间疗法》1998 年第 4 期报道：针刺阳白等穴治疗面肌痉挛 56 例。取穴：患侧阳白透丝竹空、颧髎透迎香、下关透颊车、四白透承泣、健侧合谷。常规针刺，平补平泻，留针 40~60 分钟，每隔 20 分钟行针 1 次。每日 1 次，7 次为 1 个疗程。结果：治愈 37 例，显效 11 例，有效 6 例，无效 2 例，有效率为 96.4%。

4. 三叉神经痛 《天津中医》2001 年第 2 期报道：针刺阳白等穴治疗原发性三叉神经痛 195 例。取穴：患侧阳白、鱼腰、四白、颧髎、下关、夹承浆。常规针刺，留针 40~60 分钟。每日 1 次。结果：痊愈 143 例（73.3%），显效 31 例（15.9%），好转 11 例（5.7%），无效 10 例（5.1%），总有效率为 94.9%。

5. 眼睑下垂 《针灸临床杂志》1996 年第 3 期报道：阳白多向透刺法治疗眼睑下垂 86 例。毫针刺入阳白后分别向攒竹、鱼腰、丝竹空透刺，针尖达所刺穴位，并使局部产生酸胀感，在透刺鱼腰部位留针 30 分钟，期间每 5 分钟向攒竹、丝竹空透刺 1 次。每日或隔日 1 次，10 次为 1 个疗程。结果：治愈 72 例（83.7%），好转 12 例（14%），无效 2 例（2.3%），有效率 97.7%。最少治疗 4 次，最多治疗 30 次。《中国针灸》1998 年第 2 期报道：针刺阳白等穴治疗外伤性上睑下垂 15 例。取穴：患侧阳白、鱼腰、攒竹、丝竹空、太阳及健侧合谷，毫针由阳白直达鱼腰，攒竹透丝竹空，丝竹空透太阳，留针 15~30 分钟，每 5~10 分钟行针 1 次。每日 1 次，7~10 日为 1 个疗程。结果：全部有效。

（三十）风池（Fengchi GB20）

【别名】 热府（《灵枢·热病》）。

【出处】 《灵枢·热病》。

【归经】 足少阳胆经。

【定位】 在项部，枕骨之下，胸锁乳突肌上端与斜方肌上端之间的凹陷处，风府的外侧。简易取穴法：将一手的大拇指和示指（或中指）指端分别放在后脑勺两侧的顶固结节上，顺势缓慢地向后项部滑动，后发际两侧上 1 寸处（图 9-27、28）。

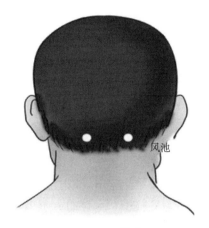

图 9-27　风池

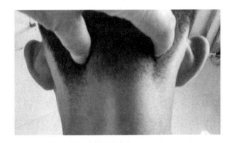

图 9-28　风池简易取法

【释名】穴在项旁凹陷如"池"，风邪易入，主治一切"风"病，故名。

【类属】足少阳、阳维之会。

【穴性】清头明目、祛风解表、通利官窍。

【主治】

1. 肢体病症　项背疼痛，落枕。

2. 头面五官病症　偏正头痛，头晕目眩，目赤肿痛，视物不明，迎风流泪，上睑下垂，鼻衄，鼻渊，耳聋耳鸣，牙痛，咽喉肿痛，口眼㖞斜。

3. 神志病症　失眠，癫狂，痫证，中风昏迷，气厥，神经衰弱，高血压，流行性乙型脑炎。

4. 其他病症　热病，感冒，荨麻疹，丹毒。

【配伍】配大椎、合谷、曲池、治疗感冒；配睛明、太阳、合谷治胬肉侵睛；配腰奇、内关、水沟、身柱治癫痫；配曲池、足三里、太冲治头晕；配廉泉、通里治失语；配委中、后溪治疗颈项痛；配太阳、合谷治头晕；配丝竹空、大迎、颧髎、合谷治疗面瘫；配印堂、神门、丰隆、太冲治癔症、癫疾。

【刺灸法】毫针刺法：针尖略斜向下直刺 1~1.5 寸，不能深刺，以免刺伤延髓，造成不良后果，内经浮刺法：从风池下 5 分进针，针尖向上沿着皮下进针 1~1.5 寸，抵达风池皮下，左右摇针 2 分钟即可出针。可灸。

【古代应用】

《针灸甲乙经》：颈痛，项不得顾，目泣出，多眵矇，鼻鼽衄，目内眦赤痛，气厥耳目不明，咽喉偻引项筋挛不收，风池主之。

《备急千金要方》：诸瘿，灸风池百壮，夹项两边。

《针灸大成》：主洒淅寒热，伤寒温病汗不出，目眩苦，偏正头痛，颈项如拔，痛不得回顾。

《席弘赋》：风府风池寻得到，伤寒百病一时消。

《医宗金鉴》：肺受风寒，及偏正头风。

【临床报道】

1. 头面、五官病症

（1）头痛：《针灸学报》1993 年第 1 期报道，深刺患侧风池治疗血管性偏头痛 240 例。结果：痊愈 216 例（90%），显效 18 例，好转 6 例，全部有效。《中国针灸》1995 年第 1 期报道：针刺风池、太冲为主治疗头痛 100 例。选取风池、太冲为主穴，并可按其头痛的部位局部选用 2~3 个配穴，再按病因加取 2~3 个配穴。常规针刺，风池、太冲用泻法，配穴平补平泻，留针 20 分钟。每日 1 次，10 次为 1 个疗程。结果：治愈 46 例，显效 51 例，无效 3 例，有效率为 97%。《中医药学报》2003 年第 3 期报道：风池穴位注射治疗偏头痛 60 例。将维生素 B_{12} 注射液 500μg 加 2%盐酸利多卡因 2mL 混合注入双侧风池。结果：痊愈 34 例（56.6%），显效 15 例（25%），好转 7 例（11.7%），无效 4 例（6.7%），有效率 93.3%。《针灸临床杂志》1995 年等 11 期报道：风池穴位注射治疗枕大神经痛 78 例。将维生素 B_{12} 注射液 1mL、2%利多卡因 2mL 注入风池。结果：1 次治愈 57 例（73%），2 次治愈 21 例（27%）。《针灸临床杂志》2003 年第 12 期报道：针刺风池治疗枕神经痛 65 例。风池用 2 寸毫针向鼻尖方向刺 1.5~1.8 寸，使针感向头部及后枕部扩散，可根据疼痛的部位加阿是穴，有受凉史者加灸痛处 10~15 分钟，留针 40~50 分钟。每日 1 次。结果：痊愈 56 例（86.1%），显效 7 例（10.8%），好转 2 例（3.1%），全部有效。

（2）眩晕：《陕西中医函授》1990 年第 1 期报道，针刺风池治疗颈源性眩晕（椎动脉型颈椎病、椎基底动脉供血不足）33 例。取双侧风池，常规针刺。结果：治愈 23 例，有效 7 例，无效 3 例。

（3）近视：《中国针灸》2004 年第 5 期报道，针刺风池为主治疗近视 50 例。主穴风池，配穴翳风、合谷、太冲、光明。先刺风池，得气后提插捻转补法 3 分钟，至针感达到眼眶周围，再用力弩针 1 分钟保持针感；配穴快速针刺不留针。每周治疗 5 次，连续 4 周后改为每周 3 次，再连续 4 周后改为每周 1 次，连续 4 周，共 12 周 36 次为 1 个疗程。结果：经 1~2 个疗程治疗，47 例裸眼视力提高 2 行以上（94%），其中 29 例恢复到 4.9 以上（58%），无效 3 例（均系成年人屈光度已经改变者）。

（4）迎风流泪：以眼区局部、邻近取穴为主，风池、承泣为主，风池按《内经》浮刺针法：从后发际下 5 分处进针，针尖向上行皮下浮刺至风池穴，摇针 2~3 分钟，每日 1~2 次。

湖北罗田老学员王某患左眼泪囊炎 3 年左右，成天流泪，尤以下午至晚上为甚，流泪不停，经过好多家医院眼科治疗效果甚微。2016 年 6 月 11 日下午，在武汉浮刺疗法培训班教学中用浮刺演示风池治疗眼病，从王某后项部两侧的后发际下 5 分左右进针，针尖向上，朝向风池进针，到位后摇针 1~2 分钟，行针中当即眼泪就停止了，第二天全天相安无事。一周后，他在微信群里说，就此 1 针，管了 5 日没有流泪。他在群里询问：学习班有没有同学住在他家附近的？希望能够按照老师的方法给他治疗，争取多治几个疗程，以求获愈（王启才教授医案）。

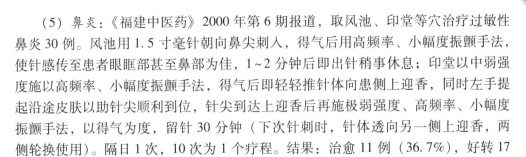

（5）鼻炎：《福建中医药》2000 年第 6 期报道，取风池、印堂等穴治疗过敏性鼻炎 30 例。风池用 1.5 寸毫针朝向鼻尖刺入，得气后用高频率、小幅度振颤手法，使针感传至患者眼眶部甚至鼻部为佳，1~2 分钟后即出针稍事休息；印堂以中弱强度施以高频率、小幅度振颤手法，得气后即轻轻推针体向患侧上迎香，同时左手提起沿途皮肤以助针尖顺利到位，针尖到达上迎香后再施极弱强度、高频率、小幅度振颤手法，以得气为度，留针 30 分钟（下次针刺时，针体透向另一侧上迎香，两侧轮换使用）。隔日 1 次，10 次为 1 个疗程。结果：治愈 11 例（36.7%），好转 17 例（56.7%），无效 2 例（6.6%），有效率 93.4%。

2. 神经系统病症

（1）失眠：《中国针灸》2000 年第 4 期报道，针刺风池治疗失眠 85 例。风池进针 1.5 寸以内，得气后，动留针 5~20 分钟，5~10 分钟运针 1 次。结果：痊愈 59 例（69.4%），显效 26 例（30.6%），全部有效。《中国针灸》2003 年第 5 期报道：针刺风池治疗失眠 58 例。一侧风池透向另一侧风池，使整个项部都有酸、麻、胀、重之感，留针 30 分钟，每 10 分钟运针 1 次，每日 1 次。结果：痊愈 40 例（69%），好转 17 例（29.3%），无效 1 例，有效率为 98.3%。

（2）癫痫：《针灸临床杂志》1996 年第 5、6 期报道，风池穴位注射治疗癫痫 105 例。将异搏定 10mg 注入双侧风池，每侧各注入 5mg。每日 1 次，10 次为 1 个疗程，疗程间休息 7 日，一般 2 个疗程即可痊愈。结果：临床控制 71 例（67.6%），显效及好转 31 例（29.5%），无效 3 例（2.9%），有效率 97.1%。

（3）假性球麻痹：《天津中医》1999 年第 5 期报道，针刺风池、廉泉治疗假性球麻痹 88 例。风池向对侧口角方向直刺 1.5 寸左右，留针 15 分钟；廉泉向舌根方向斜刺 1~1.5 寸，得气后将针身退至 1 寸左右，留针，同风池一起出针。每日 1 次，10 次为 1 个疗程。结果：痊愈 57 例（64.8%），显效 9 例（10.2%），好转 17 例（19.3%），无效 5 例（5.7%），有效率 94.3%。《湖南中医药导报》2003 年第 4 期报道：针刺风池治疗中风后假性球麻痹 55 例。取穴风池、完骨、廉泉、丰隆，常规针刺。每日 2 次，6 日为 1 个疗程，连续治疗 4 个疗程。结果：痊愈 25 例（45.4%），显效 17 例（30.9%），好转 9 例（16.4%），无效 4 例（7.3%），有效率 92.7%。

3. 运动系统病症

（1）新生儿先天性肌性斜颈：《上海针灸杂志》1995 年第 3 期报道，灸风池、阿是点治疗新生儿先天性肌性斜颈 80 例。风池采用回旋式温和灸 15~20 分钟，然后逐渐向下移至病灶处，再施灸 10 分钟左右，使局部皮肤潮红并有温热感为度。隔日 1 次，5 次为 1 个疗程。结果：均在 1 个疗程内痊愈。其中，2 次而愈 2 例，3 次而愈 23 例，4 次而愈 31 例，5 次而愈 24 例。

（2）颈疲劳：《针灸临床杂志》1998 年第 8 期报道，风池温针灸治疗颈疲劳症 85 例。取患侧风池，进针 0.8~1 寸，捻转得气后，在针柄尾加上 2cm 长的艾段（条），点燃后灸 2~3 次（壮），共 30 分钟左右。每日 1 次，5 次为 1 个疗程。结果：痊愈 58 例（68%），显效 20 例（24%），好转 5 例（6%），无效 2 例（2%），有效率 98%。

（3）落枕：《北京针灸骨伤学院学报》1998 年第 1 期报道，针刺风池加 TDP 照射治疗落枕 54 例。风池向鼻尖斜刺 1 寸，得气后施以泻法，留针 30 分钟，每隔 5 分钟捻针 1 次；再配合 TDP 照射 30 分钟。每日 1 次。结果：全部治愈。

（4）急性腰扭伤：《中医药研究》1992 年第 5 期报道，针刺风池治疗急性腰扭伤 12 例。常规针刺，并配合腰部活动。结果：均获痊愈。

（5）足跟痛：《山东中医杂志》2000 年第 6 期报道，针刺风池治疗跟痛 26 例。风池常规消毒，刺入 0.5~1 寸，得气后捻转 5~8 次，留针 30 分钟，每 5 分钟行针 1 次。双侧疼痛者用两侧风池互相透刺法，提插 3~5 次后，大幅度捻转，刺激量以患者能耐受为度，留针 30 分钟，并酌情重度施用手法。每日 1 次。结果：痊愈 15 例，显效 7 例，好转 3 例，无效 1 例，有效率 96.2%。

4. 其他病症　《湖南中医学院学报》1996 年第 1 期报道：风池有祛风、解表、调肝、行气、活血、清热、化痰、明目、消疹等作用。以风池为主穴，根据不同病症配合适当穴位，构成对穴。如风池配曲池治疗感冒；配后溪治疗头痛；配百会治疗眩晕；配合谷治疗面肌痉挛；配睛明治疗目疾；配迎香治疗鼻炎；配听宫治疗耳聋耳鸣；配内关治疗失眠；配太冲治疗震颤麻痹；配三阴交治疗瘾疹等，均获得较好的效果。《上海针灸杂志》2000 年第 5 期报道：针刺风池学治疗胃复安的毒副作用 52 例。取穴风池，病情重者加内关、合谷。风池进针 5~8 分深，以捻转和提插并用的泻法为主，留针 20 分钟，期间每 5 分钟行针 1 次。结果：全部治愈。《四川中医》2000 年第 10 期报道：针刺风池、风府对穴，擅治风邪诸疾，对风邪所致之面肌痉挛、球麻痹、帕金森病均有好疗效。《天津中医学院学报》2001 年第 1 期报道：针刺风池、行间治疗原发性高血压病 30 例。风池进针 20~60mm，得气后行捻转泻法；行间进针 20~40mm，得气后行提插捻转泻法；均施术 1 分钟，留针 20 分钟。每日 1 次，治疗期间停止服用一切药物。分别于治疗前及治疗 6 次后测量同一胳臂血压，并在静待 2 分钟后重复测量血压 1 次，并计算平均值。结果：显效 8 例（26.6%），好转 17 例（56.7%），无效 5 例（16.7%），有效率 83.3%。

【现代研究】

《成都中医学院学报》1989 年第 3 期报道：日本学者竹田真氏对视力疲劳的患者针刺双侧风池并留针 15 分钟，治疗前后分别用电子瞳孔计测定发现，全部患者的症状均有改善，且其对光反射明显改善，而对照组却无影响，因而研究者提示，针刺风池可使眼部的自主神经系统向副交感神经的优势方面移动。

《中医杂志》1996 年第 5 期报道：针刺风池前后椎基底动脉血流速度观测，结果表明，高流速型与低流速型针刺前后血流速度比较，均有显著变化。

《针灸临床杂志》1997 年第 11 期报道：针刺椎基底动脉供血不足患者双侧风池后，施提插手法 1 分钟，可使椎基底动脉的收缩期峰值流速在即刻有明显的升高作用。可使其椎基底动脉的舒张末流速即刻明显加快。可使血管搏动指数明显改善。

《天津中医学院学报》2001 年第 1 期报道：针刺风池、行间治疗原发性高血压病的临床观察。按现代医学理论，针刺风池、行间二穴，调节了高血压病患者的交感神经系统，使其由兴奋转为抑制，从而通过神经体液调节，使患者心率减慢，心肌收缩力有所减弱，使周围小动脉口径扩张。最终导致患者心输出量有所减少，外周阻力有所下降，血压降低。

《中国针灸》2004 年第 8 期报道：针刺风池、行间等穴对原发性高血压和血管内皮功能影响的研究。风池、行间（均双）进针 13~25mm，提插捻转泻法，捻转频率为 160 转/分。结果表明：针刺治疗原发性高血压可以明显改善患者血管内皮功能，减少血浆内皮素含量，有一定的降低胆固醇作用，降压效果明显。针刺对人体起双向调节作用，依靠降低血浆内皮素水平而起到扩张血管，降低外周阻力，减轻心输出量的作用。因此，降压效果明显但迟缓，并且改善患者的血管内皮功能，对远期效果及防治高血压并发症方面，效果显著，有效率在 80% 以上。

《中医药临床杂志》2005 年第 3 期报道：针刺风池、风府对中风后遗症患者脑血流速度的影响，探讨针刺风池、风府对脑血流速的影响，并观察其治疗中风后遗症的疗效。结果：2 组均能改善中风患者的 ADL 指数积分，但治疗组明显优于对照组（$P<0.05$）。治疗组针刺风池、风府前后，各条脑血管血流速度比较均有明显差异（P 均<0.05）；针刺前后各条脑血管间血流速度变化程度比较无明显差异（$P>0.05$）。结论：针刺风池、风府能有效地改善每条脑血管血流速，改善脑供血情况，提高中风后遗症患者的生活能力。

《北京中医》2005 年第 6 期报道：风池透风池对改善缺血性脑血管病椎-基底动脉血流量的疗效观察，通过与传统的风池针刺法比较，发现左椎动脉、右椎动脉及基底动脉的血流速度均有明显提高并有极显著性差异。这为针刺治疗缺血性脑血管病开创了一个新的思路。

（三十一）肩井（Jianjing GB21）

【别名】膊井（《铜人腧穴针灸图经》）。

【出处】《针灸甲乙经》：在肩上陷者中，缺盆上，大骨前。

【归经】足少阳胆经。

【定位】在肩部，当大椎与肩峰端连线的中点处（图 9-29）。

【释名】肩，肩部；井，水井。穴在肩上，局部凹陷如井。

【类属】手足少阳、阳维之会。

【穴性】理气降痰、活络开窍。

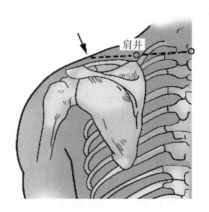

图 9-29 肩井

【主治】

1. 肢体病症　落枕，颈项强痛，肩背疼痛，手臂不举。

2. 妇产科病症　难产，胞衣不下，堕胎后手足厥冷，乳痈，乳汁不下。

3. 其他病症　高血压病，瘰疬，咳逆短气，癔症性瘫痪。

【配伍】配天宗、肩髃或配风池、条口治肩背痛，手臂不举；配风池、中渚治颈项强痛；配乳根、足三里或膻中、少泽治乳汁不下，乳痈；配大迎、曲池治瘰疬；配风池、百会、水沟、内关治中风气塞、痰涎上涌、不语。

【刺灸法】直刺 0.3~0.5 寸；灸 3~7 壮，或 10~30 分钟。深部为肺脏，切忌深刺、捣刺。

【古代应用】

《针灸甲乙经》：肩背髀痛，臂不举，寒热凄索，肩井主之。

《备急千金要方》：难产，针两肩井，入一寸泻之，须臾即分娩。

《外台秘要》：主肩背痹痛，臂不举，寒热悽索。

《儒门事亲》：产后乳汁不下，针肩井二穴效。

《针灸大成》：主中风，气塞涎上不语，气逆，妇人难产，堕胎后手足厥逆；头项痛，五劳七伤，臂痛，两手不得向头。

【临床报道】

《针刺研究》1998 年第 4 期报道：肩井采用不同的针刺方向及角度或酌情配穴治疗肩背疼痛、癔症性瘫痪、坐骨神经痛、乳腺炎等收到满意的临床效果。

1. 运动系统病症

（1）落枕：《中国针灸》1995 年第 10 期报道，针刺肩井治疗落枕 48 例。肩井刺入 0.5 寸，得气后行捻转泻法，留针 30 分钟左右，每隔 10 分钟行针 1 次；再配以红外线照射患部。每日 1 次。结果：均获痊愈。

（2）颈肩综合征：《中国针灸》2001 年第 12 期报道，电针肩井为主治疗颈肩综合征 44 例。取患侧肩井为主，随症加用同侧新设、曲垣、肩髎、阿是穴，每次最多 4 个穴。按常规针刺后在肩井及新设穴加用电针，采用连续波，留针 20 分钟，每日 1 次，5 次为 1 个疗程。结果症愈 32 例（72.72%），显效 12 例（27.28%），全部有效。

（3）冈上肌肌腱炎：《中国针灸》2003 年第 11 期报道，皮肤针叩刺肩井加拔罐治疗冈上肌肌腱炎 37 例。取患侧肩井，用皮肤针中度叩刺 10~20 下，以微出血为度；辅以患部火罐拔吸 5 分钟，出血量 5~10mL。隔日 1 次。结果：痊愈 28 例，好转 8 例，无效 1 例，有效率 97.2%。

2. 外科病症

（1）疮疡：《中国针灸》1995 年第 1 期报道，针刺肩井治疗疮疡 51 例。肩井进针 0.5~0.8 寸，提插捻转 20 秒钟后留针 30 分钟，每隔 10 分钟捻转 1 次，起针时各捻转提插 20 秒钟，强刺激泻法；另在疖肿外围呈十字形向中心底部针刺，注意不针刺疖肿处。结果：痊愈 14 例，显效 30 例，好转 5 例，无效 2 例。

（2）急性化脓性感染：《安徽中医学院学报》1996年第2期报道，肩井针刺加局部温和灸治疗软组织急性化脓性感染43例。先直刺患侧肩井0.5~0.8寸，用泻法并持续行针1~3分钟后出针；再用艾条于患处温和灸15~20分钟。每日1次。结果：痊愈42例（97.7%），无效1例。

（3）乳腺炎：《中国针灸》1985年第1期报道，针刺肩井治疗急性乳腺炎393例。肩井直刺0.5~0.8寸，强刺激，快速捻转，泻法行针3~5分钟出针（重者可行针10分钟左右）。每日2次。结果：经1~3日治愈320例（81.4%），4~6日痊愈59例（15%），7~15日痊愈13例（3.3%），15日以上痊愈1例，全部治愈。《上海针灸杂志》1995年第5期报道：针刺肩井、内关治疗急性乳腺炎86例。二穴常规针刺，肩井行捻转泻法，使酸胀感传至胸部和上肢；内关向肘部斜刺0.5~1寸，使针感传至肘、腋和胸部；留针20分钟。结果：经1~5次治疗，均获痊愈。《中国针灸》2000年第7期报道：肩井穴位注射治疗乳腺炎46例。抽取丹参注射液2mL，注射针头刺入穴内0.5~1寸深，回抽无血时推药。每日1次，连续3次。若3次后仍未愈应配合抗生素治疗，如有化脓者应切口引流。结果：显效43例（93.5%），好转3例（6.5%），全部有效。《护士进修杂志》2003年第2期报道：拿捏肩井治疗产后早期乳腺炎120例。在产妇自感乳房胀痛以及每次喂奶前5分钟开始拿捏肩井，由轻到重进行一紧一松的提捏，动作和缓而连贯，使患者有酸沉感，感觉明显时可放射至乳部。结果：治愈109例（90.8%），显效11例（9.2%），全部有效。

3. 五官病症

（1）麦粒肿：《上海针灸杂志》1994年第4期报道，针刺肩井治疗复发性麦粒肿21例。取肩井（双），常规消毒，以75°角向大椎快速刺入0.5~0.8寸（小儿酌减），边提插边捻转，强刺激，待针下得气后，停止运针1分钟，再捻转30次，最后，摇大针孔，缓慢出针。每日1次。结果：痊愈19例（90%），无效2例。《中国针灸》1995年第4期报道：挑刺肩井及背部反应点治疗麦粒肿24例。肩井及背部反应点处常规消毒，用1寸毫针刺入表皮下，找出白色纤维样物数根，不断进行挑刺。出针后，用手指将挑刺部位的白色乳糜样分泌物挤出，用消毒干棉球拭净后再挤，直至挤尽为止。然后用碘酒消毒，敷上无菌纱布用胶布固定。3日1次。结果：痊愈22例（91.7%），无效2例。

（2）鼻出血：《广西中医药》1987年第1期报道，拿捏肩井治疗鼻衄24例。术者用双手拇、示指分别置于患者左右肩井的前后，向肩井中心掐捏、挤压，并同时将肩部肌肉稍稍向上提起，提至最高限度时，加重拇、示指指力，并维持3~5秒，然后徐徐放松指力，使肌肉复原。连续操作3回为1次，鼻衄时连做3次，每次间歇1~2分钟；习惯性鼻衄者每日1次，5日为1个疗程，间隔3日可再行下1疗程治疗。均能在施术1~3次，1~3分钟后止血。

【现代研究】

《针刺研究》2002年第2期报道：肩井的解剖结构与其针刺安全的深度探讨。方法：随机抽样取57具较新鲜的成年人尸体，其中男尸24具，女尸33具，采用解剖断面法和解剖层次法进行研究。结果：向下直刺的解剖结构依次是皮肤、浅筋膜、深筋膜、斜方肌、肩胛提肌外侧、前锯肌、肋间外肌、肋间内肌、壁胸膜。向下直刺的平均危险深度是 55.96mm。结论：为了安全，建议向下直刺的深度应控制在 39.17mm 之内。

（三十二）日月（Riyue GB24）

见胆之募穴。

（三十三）环跳（Huantiao GB30）

【别名】枢中（《素问·缪刺论》）、髀枢（《素问·气府论》王冰注）、骸骨（《针灸大全》）、髋骨、分中（《针方六集》）、环谷（《类经图翼》）、髀厌（《人镜经》）。

【出处】《针灸甲乙经》：在髀枢中，侧卧伸下足，屈上足取之。

【归经】足少阳胆经。

【定位】在臀外侧，当股骨大转子最凸点与骶管裂孔连线的外 1/3 与中 1/3 交点处。侧卧，伸下腿，屈上腿取穴（图 9-30）。

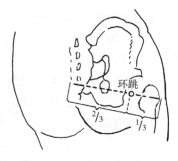

图 9-30　环跳

【释名】环，指环曲；跳，指跳跃。穴在髀枢中，侧卧伸下足，屈上足取之，因其屈膝屈髋呈环曲，如跳跃状，故名。又说因跳跃时，本穴形成半环形之凹陷而得名。

【类属】足少阳、太阳二脉之会。

【穴性】祛风湿、强腰腿。

【主治】

1. 肢体病症　半身不遂，下肢痿痹，腰胯疼痛，挫闪腰痛。

2. 皮肤科病症　全身瘙痒，荨麻疹。

【配伍】配腰阳关、委中、阳陵泉、悬钟治腰痛，下肢痹痛；配风池、曲池治遍身荨麻疹。

【刺灸法】直刺 2~3 寸；可灸。

【古代应用】

《针灸甲乙经》：腰胁相引，急痛髀筋瘛，胫痛不可屈伸，痹不仁，环跳主之。

《肘后歌》：腰腿疼痛十年春，应针环跳便惺惺。

《铜人腧穴针灸图经》：治冷风湿痹，荨麻疹，偏风半身不遂，腰胯痛不得转侧。

《医宗金鉴》：主治腰胯股膝中受风寒湿气，筋挛疼痛。

【临床报道】

《针灸临床杂志》2002 年第 6 期报道：用环跳治疗各种疾病，如偏瘫、坐骨神经痛、前列腺疾病、便秘等取得较好疗效。

1. 运动系统病症

（1）腰椎间盘突出症：《陕西中医》2005 年第 8 期报道，针刺环跳穴结合推拿治疗腰椎间盘突出症 50 例。主穴：环跳、肾俞、腰阳关。环跳用 3 寸毫针深刺，得气后平补平泻，以针感传至足部为佳；肾俞直刺，得气后提针向腰椎方向 45°倾斜进针使针感加强，能向臀部放射为佳；腰阳关用 3 寸毫针深刺，视患者胖瘦针刺深度达 2~2.8 寸，以针尖达到脊髓腔马尾神经为度，此时可见两下肢或单侧下肢肌肉触电样抖动并向下肢远端放射，留针 30 分钟，其间行针 2 次。每日 1 次，10 次为 1 个疗程。结果：治愈 30 例，好转 18 例，无效 2 例，有效率 96%。

（2）坐骨神经痛：《江西中医药》1998 年第 5 期报道，独取环跳治坐骨神经痛 30 例。用 3 寸毫针刺入环跳，行泻法，每 5 分钟行针 1 次，留针 30 分钟。每日 1 次。结果：痊愈 18 例，好转 11 例，无效 1 例。《中国民间疗法》2001 年第 5 期报道：环跳为主针刺加拔罐治疗干性坐骨神经痛 48 例。取穴：环跳、承扶、殷门、阳陵泉、飞扬穴为主。常规针刺，平补平泻法，留针 15 分钟；针后加拔火罐 30 分钟。每日 1 次，5 次为 1 个疗程。结果：痊愈 37 例（77%），显效 7 例（14.6%），好转 1 例（2.2%），无效 3 例（6.2%），有效率 93.8%。《河北中医》2002 年第 1 期报道：针刺环跳、委中等穴为主治疗坐骨神经痛 168 例。主穴环跳、委中，其他随症加减。主穴常规针刺，行提插泻法，以麻电感传至足趾部 3 次为度；随症加减穴平补平泻法。每日 1 次，10 次为 1 个疗程。结果：治愈 106 例（63.1%），显效 27 例（16.1%），好转 24 例（14.3%），无效 11 例（6.5%），总有效率 93.5%。《针灸临床杂志》2002 年第 8 期报道：环跳齐刺法为主治疗坐骨神经痛 105 例。主穴：环跳、肾俞、大肠俞、阳陵泉。配穴：少阳经型加悬钟；太阳经型加承山、昆仑；混合型加前两组配穴；均为患侧。环跳用齐刺法，垂直进针 2~3.5 寸，使针感下传，然后在其上、下方各 1 寸处各刺 1 针，使针感向下传导；配穴常规针刺，根据病情采用补泻手法；接通电针仪，负极接环跳，正极可任意接上方或下方齐刺穴，用连续波，电流强度以患者能忍受而无不适为度，此时可见电流小而针感强，下肢抽动幅度大。每日 1 次，10 次为 1 个疗程。结果：治愈 79 例（75.2%），好转 23 例（21.9%），无效 3 例（2.9%），有效率 97.1%。《中国临床康复》2003 年第 32 期报道：针刺环跳治疗坐骨神经痛 54 例。用 21cm 长之毫针直刺环跳，使针感似触电般沿坐骨神经下达足部，留针 20~30 分钟。隔日 1 次，7 次为 1 个疗程。结果：治愈 38 例，好转 16 例，全部有效。

（3）踝关节扭伤：《中国针灸》1996 年第 3 期报道，独取环跳治疗外踝部疼痛 50 例。取患侧环跳，用 3~5 寸毫针直刺，强刺激手法，不留针，针感要求达到外踝部或足底部。结果：全部获愈。《中国民间疗法》2000 年第 8 期报道：按摩环跳治疗急性踝关节扭伤 50 例。医者屈曲右肘，以肘尖尺骨鹰嘴抵住患侧环跳，施以揉运

5 分钟；再逐渐加大揉运之力，至局部酸、胀、痛、麻感觉明显时，嘱患者主动活动踝关节，如背伸、跖屈、外翻、内翻，幅度由小渐大，治疗时间为 15~20 分钟。每日 1 次，6 次为 1 个疗程。结果：痊愈 40 例，好转 10 例，全部获效。

2. 泌尿、生殖系统病症

（1）尿潴留：《中国针灸》1992 年第 3 期报道，针刺环跳治疗产后尿潴留 100 例。环跳常规针刺，得气后施提插强刺激，使针感传至会阴部，再行针 2 分钟即出针。结果：1 次痊愈 98 例，2 次痊愈者 2 例。

（2）肾绞痛：《湖北中医杂志》2001 年第 8 期报道，针刺环跳治疗肾绞痛 10 例。于绞痛发作时取患侧环跳，进针 2~3.5 寸，得气后行泻法，使针感放射至足底或足尖，留针 20~30 分钟，局部再拔罐。取针时摇大其孔，慢按紧提。结果：显效 8 例，好转 2 例。一般 10 分钟后疼痛缓解，24 小时内复发者再用上法治疗，同样取效。

（3）带下症：《针灸学报》1992 年第 2 期报道，针刺环跳治疗白带 14 例。结果：痊愈 8 例，好转 5 例，无效 1 例，有效率 92.9%。

【现代研究】

《中国针灸》1990 年第 1 期报道：电针的镇痛作用及对血浆皮质酮水平的影响。通过不同时辰电针大鼠环跳实验观察，发现电针在 4 个时间均有镇痛作用，镇痛效果最显著的时辰是 11 时，最差的是 5 时；而电针显著升高血浆 CS 水平的作用发生于 23 时，在 17 时反而略有下降。说明血浆 CS 与针刺镇痛没有直接关系。

（三十四）期门（Qimen LR14）

见肝之募穴。

五 输 穴

五输穴是十二经脉在四肢肘、膝关节以下的"井、荥、输、经、合"5种腧穴的总称。《灵枢·九针十二原》说："所出为井，所溜为荥，所注为输，所行为经，所入为合。"古人把气血在经脉中的运行情况以自然界水流的动向作比喻，表示气血的流注由小到大，由浅入深。从表到里，从远到近。经气所出，如水之源头为"井"，其脉气浅小，位于指趾末端；气血所溜，犹如刚开始的泉水微流为"荥"，其脉气稍大，位于指掌（趾跖）关节之前；经气所注，像水流由浅入深，称为"输"，脉气较盛，穴多位于腕踝关节附近；气血所行，如同水流在宽敞的江河中运行畅通无阻为"经"，位于前臂和胫部；气血所入，好像百川汇入江海为"合"，气血隆盛，位于肘、膝关节附近。

五输穴从井到合，依次由四肢末端向肘、膝方向排列，表明五输穴的分布次序是根据标本根结的理论，五输穴是人体根部、本部的腧穴，为十二经脉之气血出入之所。每经五穴，共计六十穴。

由于五输穴又与五行相配，故又有"五行输"之称。其五行所属，阴经井穴以木为始，阳经井穴以金为始。然后按五行相生之序，阴经为井木、荥火、输土、经金、合水；阳经为井金、荥水、输木、经火、合土。现将十二经脉五输穴列表如下（表9）：

表9　五输穴

经　脉		五　　输　　穴				
		井（木）	荥（火）	输（土）	经（金）	合（水）
阴经经脉五输穴	手太阴肺经	少商	鱼际	太渊	经渠	尺泽
	手厥阴心包经	中冲	劳宫	大陵	间使	曲泽
	手少阴心经	少冲	少府	神门	灵道	少海
	足太阴脾经	隐白	大都	太白	商丘	阴陵泉
	足厥阴肝经	大敦	行间	太冲	中封	曲泉
	足少阴肾经	涌泉	然谷	太溪	复溜	阴谷

经　脉		五　　输　　穴				
		井（金）	荥（水）	输（木）	经（火）	合（土）
阳经经脉五输穴	手阳明大肠经	商阳	二间	三间	阳溪	曲池
	手少阳三焦经	关冲	液门	中渚	支沟	天井
	手太阳小肠经	少泽	前谷	后溪	阳谷	小海
	足阳明胃经	厉兑	内庭	陷谷	解溪	足三里
	足少阳胆经	足窍阴	侠溪	足临泣	阳辅	阳陵泉
	足太阳膀胱经	至阴	足通谷	束骨	昆仑	委中

根据经络标本根结的理论，五输穴属于人体根部穴、本部穴，除了能够治疗四肢局部的病症以外，对经脉循行远端部位（头面、躯干、内脏）乃至全身性疾病均有良好的治疗作用。西医关于人体各部组织在大脑皮质投影范围大小的解剖学知识也支持此点。

1. 循经取穴　循经取穴是针灸选穴、配穴的基本规律。五输穴位于四肢肘、膝关节以下，为人体根本部位。经脉所通，主治所及，五输穴是十二经脉循经取穴的主要腧穴。

2. 按五输主病对证选用　关于五输穴的主病，《黄帝内经》中总结了一定的经验。《灵枢·邪气脏腑病形》言："荥输治外经，合治内腑。"如耳疾取中渚、后溪，口鼻病取二间、三间，胃病取足三里。《灵枢·寿夭刚柔》言："病在阴之阴者，刺阴之荥输。"六阴经病取荥输，阴经以输代原，取输也就是取原穴。《素问·咳论》言："治脏者治其俞，治腑者治其合。"总结最为全面的是《灵枢·顺气一日分为四时》言："病在脏者取之井，病变于色者取之荥，病时间时甚者取之俞，病变于音者取之经，经满而血者，病在胃及以饮食不节得病者，取之合。"

《难经·六十八难》根据《黄帝内经》的经旨，又结合经脉的生理、病理特点，进一步总结出"井主心下满，荥主身热，输主体重节痛，经主喘咳寒热，合主逆气而泄，此五脏六腑井荥输经合所主病也"的五输穴主病规律。指出井穴的主治与肝胆病有关；荥穴的主治与心病有关；输穴的主治与脾胃病有关；经穴的主治与肺病有关；合穴的主治与肾病有关。

（1）井主心下满：阴经井穴属木，内应于肝，肝属木，主疏泄，经脉布于胸胁。"心下满"即胸胁部郁闷、痞满，泛指肝气郁结之证。如果肝失于疏泄，肝气横逆，克伐脾胃，脾胃位于心下，就会出现心下满闷、心烦、抑郁不乐、胸胁胀满、烦躁易怒、头痛或胀、嗳气反酸、脉弦等症状。

阳经井穴属金，内应于肺，金可制木，肺可调气，故阳井有抑木调气之功。肝气郁结引起的心下烦满等证可取井穴疏肝理气、解郁除烦。

井穴为阴阳经脉之气交接之处，为十二经之根，对于疏调阴阳经脉气血有重要的意义。现今针灸临床上井穴多用于治疗急性热病（高烧、中暑、肝风内动之惊厥）、神志病（昏迷、癫狂），有泻热开窍、镇惊宁神的作用。但也有用于治疗虚证的情况，如隐白治疗脾虚崩漏（灸法），涌泉治疗肾阴不足的咽干喉燥、声音嘶哑。

手厥阴心包经井穴中冲位于指端，足少阴肾经井穴涌泉位于足心，上下相应。凡急暴病证如气绝、卒中、人事不省、神志不清和惊骇疼痛等，最宜使用。

《针灸临床杂志》1996年第2期报道：针刺上肢井穴治疗癫痫发作1例。先针刺水沟、百会、涌泉未效，继而针刺双侧商阳、少冲、少泽、关冲。结果：均能立即终止抽搐。《针灸临床杂志》1997年第2期报道：点刺井穴治疗脑梗死后头痛30例。取健侧少泽、关冲、商阳、至阴、窍阴、厉兑，快速点刺，挤出数滴血。结果：治愈8例，好转19例，无效3例，有效率90%。《北京中医药大学学报》2001年第4期报道：手十二井穴刺络放血法对脑血流有良性调整作用，可明显改善缺血组织的急性缺氧状态，缓解乳酸堆积造成的酸中毒，降低活性CaM的含量，缓解因胞外K^+、Na^+、失衡引起的毒性脑水肿的发展，从而阻止脑内不可逆损伤的发展，起到保护脑细胞的作用，故适用于中风的急救。《针刺研究》2002年第2期报道：电针井穴与水沟对全脑缺血大鼠脑组织钙调素（CaM）活性影响的对比研究。CaM是介导Ca^{2+}造成细胞病理性损害的主要介质，脑缺血后因兴奋性氨基酸胞外堆积等因素，激活细胞膜上的Ca^{2+}通道，使大量Ca^{2+}从细胞膜外进入细胞膜内，造成神经细胞内Ca^{2+}稳态失调，胞内钙离子超载，CaM活性异常增高，与Ca^{2+}结合成Ca^{2+}-CaM复合物，可启动靶酶，引起一系列病理反应。电针井穴与水沟对脑缺血后导致的CaM含量升高，有一定的抑制作用，从而起到一定的脑保护作用。《黑龙江中医药》2002年第6期以井穴刺血加灸治疗银屑病30例。取双侧少商、商阳，常规消毒后用三棱针点刺，每穴出血1~2滴；然后加灸肾俞。疗效满意。大量研究表明，井穴刺血能增强红细胞免疫功能，红细胞免疫功能是机体的一个重要防御系统。它具有识别抗原，清除血循环中免疫复合物以及免疫调节作用。增强和调整机体的免疫功能而达到治疗目的。《针灸临床杂志》2003年第8期报道：井穴刺络出血对于中风患者的脑血流有双向调节的作用；实验研究中证明：手十二井穴刺络出血可使脑缺血或脑血肿家兔的脑血流图升高，对实验性脑出血大鼠缺血区脑细胞外K^+浓度升高、Na^+浓度的降低有抑制作用，可能具有缓解细胞毒性脑水肿的作用。并发现手十二井穴刺络出血能延缓大鼠缺血区脑组织的低氧状态的发展，对脑组织具有一定的保护作用。缺血后即刻施行手十二井穴刺血，可一时性地抑制缺血区的H^+浓度堆积，调节缺血区的酸碱平衡，延缓酸中毒的发展，对脑组织起到一定的保护作用。但若缺血时间延长，效果则不明显。提示手十二井经穴刺络出血只能一时性的抑制H^+浓度的堆积。

（2）荥主身热：阴经荥穴属火，内应于心。火为热之甚，热为火之渐。"身热"主要是心火亢盛的表现，当然也包括其他脏腑、经脉的多种热证（包括阴虚火旺之证）在内。诸如热伤神明引起的心悸、心烦、狂躁不宁、神昏谵语，热伤肺卫导致的发热、咽喉肿痛，肝火上炎引起的面红目赤、口苦咽干，热伤津液导致的口干舌燥、干咳无痰、尿少、便秘，心火下移小肠导致小便黄赤、尿道涩痛或尿血、热伤血络引起的吐血、鼻出血、大便下血，以及心、肺、肠道热毒壅盛引起的肌肤痈肿疮疖等，则取用诸经荥穴清热泻火。如鱼际清肺热，少府清心火，劳宫治掌心热，内庭泻胃火，行间降肝火，侠溪泻胆火，等等。

阳经荥穴属水，内应于肾，水可以制火，故阳荥亦可用于火热之病。

（3）输主体重节痛：阴经输穴属土，内应于脾，"体重节痛"主要是四肢肌肉和大小骨关节病变。脾主四肢、肌肉，主运化水湿。体重节痛主因脾失健运、水湿阻滞内停而致。由此引起的其他病证如食欲不振、脘腹胀满、恶心呕吐、大便稀溏、肢体浮肿等症，均可选取相应输穴予以治疗，以健脾和胃、运化水湿。

阳经输穴属木，内应于肝。若肝气郁滞则气血痹阻，不通则痛。故输穴可通行气血，用于止痛。

《河南中医》2003年第2期报道：针刺手三阳经的输穴治疗颈肩综合征。本病常因受凉或疲劳后诱发，致单侧颈部强硬，活动时疼痛，肩及上臂不能抬举，臂丛神经牵拉实验（+），椎间孔压缩实验（+）。取手三阳经输穴后溪、中渚、三间等，根据不同经穴循行部位刺激穴位，颈部肌肉得到缓解。

（4）经主喘咳寒热：阴经经穴属金，内应于肺，肺主皮毛，司呼吸，肺卫受邪则可见寒热、咳嗽。喘咳寒热系邪袭肺卫、肺失宣降导致的外感病变，包括咽喉病在内。如恶寒发热、咳嗽气喘、鼻塞不通、咽干咽痒、声音嘶哑、二便失调等。阳经经穴属火，内应于心，心火盛可刑金，出现喘咳寒热甚至咳血等症。均可选取"经"穴，以宣肺解表、止咳平喘。

（5）合主逆气而泄：阴经合穴属水，内应于肾。若肾气虚则下元不固，精血下泄；肾阴虚则虚火上扰。逆气而泄指气机上逆、二便失调的病证，病变部位主要在六腑和肾及前后二阴。以脾胃病、肾病为主，如遗尿、泄泻（包括五更泄）、遗精、阳痿、早泄、男子不育、女子不孕、小儿发育不良、肾不纳气之气逆而喘等。阳经合穴属土，内应于脾，脾与胃相表里，若胃气不降则上逆，脾气不健则下泄。凡此，均可选用合穴调理肠道、调补肾气。

五输穴在阴经和阳经中的五行排列不同，但其主治作用为何相同呢？这是因为五输穴的主治病证是以五行生克关系为依据的。例如"井主心下满"，井穴在阴经中的五行属性属木，与肝相应，邪气在肝时，可横犯脾胃，故出现"心下满"的证候。用井穴治疗，须用泻法，使肝气平降而不乘脾土，故心下满得以消除；而用阳经井穴（五行属金）治疗，须用补法，使金旺而能克木，木平则不能克土。再如"荥主身热"，荥穴在阴经中的五行属性属火，与心相应，邪气在心时，则心火灼肺（火克金），故出现"身热"的证候。用荥穴治疗，须用泻法，使火不克金，故身热可除；而用阳经井穴（五行属水）治疗，须用补法，壮水以克火，则身热自退。余皆类同。

五输穴的主治病证各有特点，临床除了参考《黄帝内经》《难经》关于五输穴的主病规律外，目前在临床上井穴多用于急救昏迷病证（在12个井穴中，手厥阴心包经的井穴中冲位于中指顶端，足少阴肾经的井穴涌泉位于脚底足心，二穴一上一下，水火相济，对于神昏急暴之证最具通经接气、醒神开窍之功）；荥穴多用于热病；输穴多用于关节疼痛；经穴多用于肺卫、咽喉病；合穴多用于腑病。

3. 五输穴子母补泻　子母补泻法是根据疾病的虚实性质，结合脏腑、经脉和五输穴的五行属性，虚则补其母穴，实则泻其子穴。既然六脏六腑之间有着相互影响的生克制化关系，那么，按五输穴补母泻子正是调节这一关系的途径之一。

《难经·六十四难》指出："阴井木，阳井金；阴荥火，阳荥水；阴输土，阳输木；阴经金，阳经火；阴合水，阳合土。阴阳皆不同，其意何也？然：是刚柔之事也。"这是十二经脉五输穴的阴阳、五行分属规律。为什么阴经经脉五输穴的五行排列以木为始，而阳经经脉五输穴的五行排列却以金为始呢？此乃阴柔阳刚之理。十二经脉五输穴的井、荥、输、经、合按五行相生的次序排列，而阴阳经脉五输穴的五行分属按五行相克的次序排列，这正是一种阴阳平衡之理。

《难经·六十九难》说："虚者补其母，实者泻其子……不虚不实，以经取之。"五输穴子母补泻临床应用分本经补泻、异经补泻和"泻南补北"三种方法。

（1）本经补泻：病在某经，就在本经选取子母穴。如肺（经）五行属金，经渠五行属金故为其本穴，太渊五行属土而为其母穴，尺泽五行属水则为其子穴。因此，肺的虚证宜补太渊，肺的实证应泻尺泽。胃（经）五行属土，足三里属土为其本穴，解溪属火为其母穴，厉兑属金为其子穴。胃的虚证宜补解溪，胃的实证应泻厉兑。再如，足厥阴肝经之五行属木，肝（经）之实证、热证，本着"实则泻其子"的法则，应取本经行间泻之，因为行间为"荥火"，乃木之子穴；肝之虚证，按照"虚则补其母"的法则，应取本经的曲泉补之，因为曲泉为"合水"乃本之母穴。

（2）异经补泻：系按十二经脉配合五行的关系，根据"实则泻其子，虚则补其母"的治疗原则，分别在病变经脉的母经或子经选穴施术。具体运用时又有四种不同的方法：①在子母经上随意取穴：例如肝（经）的实证，在其子经（手少阴心经）任取一穴，用泻法；虚证在其母经（足少阴肾经）任取一穴，用补法。②选用子母经的"本"穴：所谓"本"穴，是指与本经五行属性相同的五输穴。例如，肝实证选用心经本穴少府（属火）；肝虚证选用肾经本穴阴谷（属水）；肺的虚证宜补足太阴经太白（母经本穴），肺的实证应泻足少阴经阴谷（子经本穴）。胃的虚证宜补手太阳经阳谷（母经本穴），胃的实证应泻手阳明经商阳（子经本穴）。③选用子经子穴或母经母穴：例如，肝实证选用心经子穴神门（属土），肝虚证选用肾经母穴复溜（属金）。④选用相表里经脉的子母穴：这属于一种变法。例如肺虚证补曲池（大肠经土穴），肺实证泻二间（大肠经水穴）；大肠虚证补肺经太渊（土穴），大肠实证泻尺泽（水穴）；肝实证选取胆经的阳辅（子穴），肝虚证选取胆经的侠溪（母穴）。

运用五输穴子母补泻必须熟知脏腑、经脉的五行属性，明确阴阳经脉五输穴的五行所始（阴经以木为始，阳经以金为始），分清病证的虚实性质，掌握虚实的补泻原则。本经子母补泻取穴的具体步骤：①证候归经；②明辨虚实；③确定补泻；④找出与经脉五行相同的"本穴"；⑤本穴前面的一个穴是母穴，本穴后面的一个穴就是子穴；⑥虚证取母穴并用补法，实证取子穴并用泻法。

现将五输穴子母补泻的具体应用列表如下（表10、11）：

表 10 五输子母穴五行属性

脏腑（经脉）	肝	胆	心	小肠	心包	三焦	脾	胃	肺	大肠	肾	膀胱
五 行	木		君火		相火		土		金		水	
			火									
母 穴	曲泉	侠溪	少冲	后溪	中冲	中渚	大都	解溪	太渊	曲池	复溜	至阴
子 穴	行间	阳辅	神门	小海	大陵	天井	商丘	厉兑	尺泽	二间	涌泉	束骨

表 11 五输穴子母补泻取穴法

经脉	虚实	本经取穴	异经取穴	经脉	虚实	本经取穴	异经取穴
手太阴	虚	太 渊	太 白	足太阴	虚	大 都	少 府
肺经	实	尺 泽	阴 谷	脾经	实	商 丘	经 渠
手少阴	虚	少冲（少海）	大敦（曲泉）	足少阴	虚	复 溜	经 渠
心经	实	神 门	太 白	肾经	实	涌泉（然谷）	大敦（行间）
手厥阴	虚	中冲（曲泽）	大敦（曲泉）	足厥阴	虚	曲 泉	阴 谷
心包经	实	大 陵	太 白	肝经	实	行 间	少 府
手阳明	虚	曲 池	足三里	足阳明	虚	解 溪	阳 谷
大肠经	实	二 间	足通谷	胃经	实	厉兑（内庭）	商阳（二间）
手太阳	虚	后 溪	足临泣	足太阳	虚	至阴（委中）	商阳（二间）
小肠经	实	小 海	足三里	膀胱经	实	束 骨	足临泣
手少阳	虚	中 渚	足临泣	足少阳	虚	侠 溪	足通谷
三焦经	实	天 井	足三里	胆经	实	阳 辅	阳 谷

注：括弧中的腧穴是"泻井当泻荥、补井当补合"的代用穴。

4. 泻南补北法 《难经·七十五难》说："东方实，西方虚，泻南方，补北方。"并举例作了说明："东方木也，西方金也。木欲实，金当平之；火欲实，水当平之；土欲实，木当平之；金欲实，火当平之，水欲实，土当平之。东方肝也，则知肝实；西方肺也，则知肺虚。泻南方火，补北方水。南方人，火者木之子也；北方水，水者木之母也。水胜火，子能令母实，母能令子虚，故泻火补水，欲令金不得平木也。"肝木实缘于肺金虚，治宜泻火补水。泻火之法，一来夺木之子气，反令子盗母气，以损肝木之实；二来火衰则肺不受刑，肺金自旺。补水之法，一来补金之子气，使子不食母气，则金气当胜；二来补水即可制火，火无以刑金，金自当制木。故言"子（水）能令母（金）实，母（水）能令子（木）虚"。"泻南补北"法正体现了"损有余而益不足"的治疗原则，是对"虚则补其母，实则泻其子"的补充。

现据其原理，将五脏虚实治法列表如下（表 12）：

表 12 五脏虚实证的治法

证型	泻法	泻法取穴	补法	补法取穴
肝实肺虚	泻心火	少府	补肾水	阴谷
心实肾虚	泻脾土	太白	补肝木	大敦
脾实肝虚	泻肺金	经渠	补心火	少府

（续表）

证型	泻法	泻法取穴	补法	补法取穴
肺实心虚	泻肾水	阴谷	补脾土	太白
肾实脾虚	泻肝木	大敦	补肺金	经渠

在运用五输穴进行子母补泻时，若遇到井穴补泻，可以采用"泻井当泻荥、补井当补合"的变通之法。"泻井泻荥"首见于《难经·七十三难》："诸井者，肌肉浅薄，气少不足使也，刺之奈何？然：诸井者，木也；荥者，火也；火者木之子，当刺井者，以荥泻之。"因为井穴皮肉浅薄。又很敏感，不适合施行补泻手法。按五输穴的排列次序，井生荥，荥为井之子，泻荥相当于泻井。"补井补合"则见于元代滑伯仁《难经本义·七十三难》"若当补井，则必补其合"。按五输穴的排列，合生井，合为井之母，补合相当于补井。例如，心经和心包经的虚证按本经补泻应分别补少冲、中冲，按异经补泻应同补大敦，但三穴均为井穴，无法补泻，可分别改用少海、曲泽、曲泉；又如，胃经和肾经的实证按本经补泻应分别泻厉兑、涌泉，按异经补泻应泻商阳、大敦，但四穴均为井穴，无法补泻，可分别改用内庭、然谷、二间、行间穴泻之。

5. 因时而用　根据时令用五输穴，是结合四季应用五输穴的方法。《灵枢·顺气一日分为四时》篇中记载："脏主冬，冬刺井；色主春，春刺荥；时主夏，夏刺输；音主长夏，长夏轻刺经；味主秋，秋刺合。"《难经·七十难》中说："春夏刺浅，秋冬刺深。"《难经·七十四难》也说："春刺井，夏刺荥，季夏刺输，秋刺经，冬刺合。"五输穴的分布，井、荥所在的部位肌肉浅薄，而经、合所在的部位肌肉较为丰厚。春夏之季，阳气在上，人体之气也行于浅表，故应浅刺井荥；秋冬之季，阳气在下，人体之气也深伏于里，故宜深刺经合。例如，春天患感冒可取少商、商阳，秋冬患感冒宜取经渠、尺泽、曲池、阳溪，春夏患腹泻可取商阳、内庭，秋冬患腹泻宜取足三里、曲池。

另外，子午流注时间针法也是以五输穴为取穴依据的。

附：五输穴歌（1）

少商鱼际和太渊，经渠尺泽肺相连；
商阳二间三间接，阳溪曲池大肠牵；
厉兑内庭与陷谷，解溪三里胃经点；
脾经隐白接大都，太白商丘阴陵泉；
少冲少府和神门，灵道少海记心间；
少泽前谷加后溪，阳谷小海小肠边；
至阴通谷连束骨，昆仑委中膀胱遣；
涌泉然谷流太溪，复溜阴谷肾经延；
中冲劳宫与大陵，间使曲泽包络圈；

关冲液门中渚穴，支沟天井三焦沿；
窍阴侠溪足临泣，阳辅阳陵属于胆；
大敦行间和太冲，中封曲泉肝经全。

五输穴歌（2）

井一荥二输穴三，输四临泣只有胆；
阳经输穴另有定，阴经输穴本是原；
经穴特殊方须记，经渠灵道间使先；
商丘复溜和中封，阳溪阳谷支沟连；
解溪属胃胆阳辅，膀胱昆仑是名山。

五输穴子母补泻歌

肺补太渊泻尺泽，大肠曲池二间接；
胃母解溪子厉兑，脾补大都商丘泻；
少冲心母神门子，小肠后溪小海决；
膀胱至阴与束骨，复溜补肾涌泉竭；
心包中冲连大陵，三焦中渚天井穴；
胆母侠溪子阳辅，肝补曲泉行间泻。

●手太阴肺经

（一）少商（Shaoshang LU11）

【别名】鬼信（《备急千金要方》）。

【出处】《灵枢·本输》：手大指端内侧也。

【归经】手太阴肺经。

【定位】拇指末节桡侧，距指甲角 0.1 寸处（图 10-1）。

【释名】少，小也；商，五音之一，肺音为商。穴为肺经井，所出为井，言其脉气外发似浅小水流，故名少商。

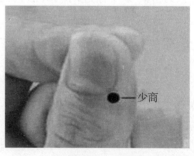

图 10-1　少商

【类属】本经井穴。

【穴性】清肺利咽、开窍苏厥。

【主治】

1. 呼吸系统病症　咳嗽，气喘，上呼吸道感染。

2. 神经系统病症 中风昏迷，癫狂。

3. 头面五官病症 喉痹，扁桃体炎，鼻衄。

4. 其他病症 中暑，热病，脏躁，呃逆等。

【配伍】 配水沟、足三里治疗晕厥休克；配十宣放血治疗急性咽喉疾患；配商阳治急性扁桃体炎；配鱼际、风池治外感风热所致咽喉红肿疼痛；配耳尖放血治疗麦粒肿；配劳宫治疗呕吐。

【刺灸法】 向上斜刺 0.1~0.3 寸，或点刺出血；可灸。

【古代应用】

《针灸甲乙经》：疟寒厥及热厥，烦心善哕，心满而汗出，刺少商出血立已。

《备急千金要方》：主耳前痛。

《铜人腧穴针灸图经》：忽腮颔肿如升，喉中闭塞。

《针灸资生经》：咽中肿塞，谷粒不下。

《杂病穴法歌》：小儿惊风少商穴。

【临床报道】

1. 热性病症 《针灸临床杂志》1996 年第 1 期报道：少商等井穴点刺出血疗法治疗小儿发热 100 例。主穴：少商、商阳、关冲。食积者加四缝；兼见咳嗽者加风门、肺俞、膈俞、肝俞。主穴常规消毒，用细三棱针（或 28 号毫针）在三穴各点刺 1 针，深度约 0.25cm，使之出血，血色由黑紫变成鲜红为宜，然后用消毒干棉球按压针孔；四缝穴点刺；背部穴拔罐 10 分钟。结果：痊愈 66 例，显效 28 例，好转 6 例，全部有效。《中国针灸》1996 年第 7 期报道：少商点刺出血为主治疗高热 171 例。主穴：少商。配穴：合谷、曲池。少商点刺出血 2~3 滴；合谷、曲池强刺激泻法，不留针。结果：显效 52 例（30.4%），好转 78 例（45.6%），无效 41 例（24.0%），有效率 76.0%。其中，101 例针后 30 分钟体温恢复正常，29 例针后 1 小时体温恢复正常。《新中医》1998 年第 12 期报道：少商点刺出血为主治疗小儿高热 50 例。主穴：少商（双）。配穴：合谷、曲池（均双）。惊风抽搐加太冲（双），昏迷加水沟，痰鸣加丰隆（双）。少商常规消毒，用三棱针或 6 号注射用针头点刺出血如绿豆大 1~3 滴；再用 1 寸毫针刺合谷，快速提插捻转 10~20 次而出针，不按压针孔；症状较重或 10 分钟后高热无下降趋势者，再加针曲池，方法同合谷。结果：全部有效，全部病例经治疗 15~20 分钟后均退热至 38.2℃ 以下，30 分钟后降至 37℃ 或以下；12 例抽搐、3 例昏迷者在针治 1 分钟内即停止抽搐并苏醒。由于高热消耗大，多数患儿在退热过程中入睡。此时应及时补充水分，以防止因水分丧失过多而再度出现发热（脱水热）。针刺少商对肺炎所致的高热、惊厥、呼吸急促等症状有较快的退热和缓解作用。《中国针灸》1989 年第 2 期报道：针刺少商治疗小儿肺炎 30 例。以 28 号毫针或小号三棱针浅刺出血，不留针，对病程长、呼吸困难、缺氧、心衰、休克者宜强刺激捻转，久留针（20 分钟~2 小时）。结果：1 次痊愈 12 例，2~4 次痊愈 14 例，4 次以上痊愈 4 例。《针灸临床杂志》1998 年第 6 期报道：点刺少商与耳尖放血治疗高热惊厥 5 例。取双侧少商，常规消毒，用 7 号注射针头

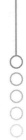

点刺出血5~6滴，重者深点刺，出血十余滴。每日1~2次，5次为1个疗程。结果：痊愈3例，显效1例，无效1例。《吉林中医药》2000年第2期报道：少商针刺放血治疗高热40例。常规消毒后，用三棱针或6号注射针头在双侧少商各点刺1针，约0.25cm深，并挤出2~3滴血。高热患者应补充足够水分，对有感染患者并予以抗菌药物治疗。结果：针刺20分钟左右，体温均逐渐下降；40分钟后测体温，显效30例（75%），好转10例（25%），未见任何不良反应。

2. 支气管哮喘　《中国针灸》1995年第5期报道：艾灸少商治疗支气管哮喘37例。用艾炷直接灸双侧少商3~5壮。每日1次，10次为1个疗程。结果：发作控制、肺功能明显改善5例（13.5%），好转22例（59.5%），无效10例（27%），有效率73%。

3. 头面、五官病症

（1）腮腺炎：《中国针灸》1987年第2期报道，少商点刺出血治疗流行性腮腺炎350例。少商点刺出血3~6滴，并加刺合谷，平补平泻，不留针。结果：全部治愈。其中1次治愈165例（47.1%），2次治愈142例（40.6%），3次治愈43例（12.3%）。《江西中医药》1988年第3期报道：少商等穴点刺出血治疗流行性腮腺炎100例。主穴：少商。配穴：商阳、关冲。轻者只取主穴，重者加用配穴。穴位常规消毒后点刺出血各3~5滴。轻者隔日1次，重者每日1次。经3~5次治疗，痊愈94例，无效6例。《安徽中医学院学报》1992年第2期报道：少商、少泽点刺出血治疗流行性腮腺炎279例。医者双手先自下而上、再自上而下反复抹擦患儿双侧前臂数次，以疏通手阴阳经脉；再按揉双侧少商、少泽数次；并于常规消毒后点刺出血（每穴4~6滴）。结果：全部治愈，其中1次而愈243例（87.1%），2次治愈36例（12.9%）。退热情况：第1日退热176例（63.1%），第2日54例，第3日49例。消肿情况：第2日消肿185例（66.3%），第3日94例。《中国针灸》1997年第7期报道：少商刺血治疗流行性腮腺炎60例。取双侧少商，常规消毒后用三棱针快速刺入约0.2cm，挤出血液2~3mL，用酒精棉球稍压片刻即可。每日1次，5次为1个疗程。结果：1次治愈30例（50%），2次治愈19例（31.7%），3次治愈11例（18.3%），全部有效。《针灸临床杂志》1998年第6期报道：点刺少商与耳尖放血治疗急性腮腺炎15例。一侧患病取对侧少商、耳尖；两侧患病取双侧。穴位常规消毒，用7号注射针头点刺出血5~6滴，重者深点刺出血十余滴。每日1~2次，5次为1个疗程。结果：痊愈13例，无效2例。

（2）麦粒肿：《陕西中医函授》1990年第2期报道，少商点刺出血治疗麦粒肿100例。取新鲜井水或自来水，干净毛巾浸泡或渍湿冷敷患眼局部，并不断更换；取患侧少商，常规消毒，用三棱针点刺出血，必要时隔日重复1次；局部炎症反应剧烈或伴耳前淋巴结肿大者，同时服用清热解毒中草药。结果：痊愈63例，显效18例，无效19例。《针灸临床杂志》1998年第6期报道：点刺少商与耳尖放血治疗急性麦粒肿15例。一侧患病，取对侧少商、耳尖；两侧患病取双侧。常规消毒，用7号注射针头点刺出血5~6滴，重者深点刺出血十余滴。每日1~2次，5次为1个

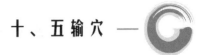

疗程。结果：痊愈 12 例，无效 3 例。

(3) 鼻炎：《上海针灸杂志》2002 年第 4 期报道，少商点刺出血治疗鼻炎 5 例（均为连续使用抗生素 1 周未效者）。取少商、商阳、肘窝，常规消毒后以三棱针刺之，使出血适量，每周 1 次；另以 1%麻黄素滴鼻，每日 3 次。结果：1 次症状明显改善，4 次症状消失，临床治愈，且随访远期疗效巩固。

(4) 鼻出血：《辽宁中医杂志》1981 年第 1 期报道，火柴灸少商治疗鼻出血 38 例。交叉取穴，将火柴点燃，待明火熄灭后用红色火头点灸穴处。结果：1 次鼻衄止者 21 例，2 次 17 例，全部有效。

(5) 咽喉炎：《中国民间疗法》2001 年第 7 期报道，少商点刺出血治疗小儿夜间痉挛性喉炎 139 例。以三棱针点刺双侧少商，使出血 2~5 滴。结果：次日即愈 94 例（67.6%），好转 41 例（29.5%），无效 4 例，总有效率 97.1%。《现代中西医结合杂志》2003 年第 12 期报道：点刺少商出血治疗急性咽炎 110 例。常规消毒后，以三棱针快速点刺少商，出血 4~5 滴。每日 1 次，5 日为 1 个疗程。结果：经治 1 个疗程，痊愈 68 例（61.8%），好转 40 例（36.4%），无效 2 例（1.8%），总有效率 98.2%。

(6) 扁桃体炎：《成都中医学院学报》1984 年第 2 期报道，少商穴位注射治疗急性扁桃体炎 40 例。每穴注入青霉素皮试液 0.1mL，每日 2 次；另以 20 例每 6 小时肌内注射青霉素 1 次，每次 20~40 万 IU 作对照。结果：穴位注射组平均 2 日退热，3.1 日咽痛消失；肌内注射组平均 3 日退热，4.2 日咽痛消失。穴位注射组疗效优于肌内注射组。《针灸临床杂志》1998 年第 6 期报道：点刺少商与耳尖放血治疗急性扁桃体炎 25 例。一侧患病，取对侧少商、耳尖，两侧患病取双侧。常规消毒，用 7 号注射针头点刺出血 5~6 滴，重者深点刺出血十余滴。每日 1~2 次，5 次为 1 个疗程。结果：痊愈 23 例，无效 2 例。《针灸学报》1990 年第 1 期报道：少商点刺出血治疗急性扁桃体炎 64 例。少商点刺出血 1~2 滴，并加刺合谷，中强刺激，留针 20 分钟。每日 1 次，3~5 次为 1 个疗程。结果：有效 60 例（93.8%）。《针灸临床杂志》2000 年第 9 期报道：少商、商阳点刺出血治疗急性扁桃体炎 100 例。每穴点刺出血数滴。每日 1 次。结果：1 次愈 36 例，2 次愈 44 例，3 次愈 18 例，显效 2 例。《中医外治杂志》2001 年第 6 期报道：少商、商阳放血治疗慢性扁桃腺炎 68 例。二穴常规消毒，用三棱针点刺出血，血色由暗红变鲜红为度，然后以碘酒棉球消毒，创可贴外贴，局部禁水 3 日。10 日治疗 1 次，3 次为 1 个疗程。结果：治愈 32 例（47.0%），好转 28 例（41.2%），无效 8 例（11.8%），有效率 88.2%。

(7) 失音：《浙江中医杂志》1989 年第 6 期报道，少商点刺出血治疗失音 82 例。取穴：少商、内关。少商点出刺出血 3~5 滴，内关针刺后接电针仪刺激 20 分钟。每日 1 次。经治 2~6 次，痊愈 75 例（91.4%），好转 4 例，无效 3 例，有效率 96.3%。

4. 其他方面

(1) 指端麻木：少商点刺出血治疗中风上肢及指端麻木 50 例。取患侧少商，每次点刺出血 0.5mL，同时拍打麻木的肢体。每日 1 次。结果：有效 42 例，无效 8 例。轻者 3 次即愈，稍重者 7 次见效（吕景山，《单穴治病选萃》，人民卫生出版社，1993 年）。

（2）呃逆：《湖南中医杂志》1987 年第 1 期报道，针刺少商治疗顽固性呃逆 25 例。结果：有效 23 例，无效 2 例。《浙江中医杂志》1990 年第 3 期报道：指压少商治疗呃逆 126 例。结果：104 例收到满意效果，无效 22 例，有效率 82.5%。《右江医学》1994 年第 3 期报道：针刺少商治疗呃逆 8 例。双侧同时针刺，捻转强刺激手法，留针 30 分钟，其间行针 2 次。每日 1 次。结果：1 次治愈 7 例，4 次治愈 1 例。经随访 6 个月~1 年，均未复发。《四川医学》1995 年第 5 期报道：指掐少商治疗硬膜外麻醉中呃逆 7 例。用指尖直接掐一侧或双侧少商 1~2 分钟，以酸、胀、痛为度。结果：5 例掐单侧少商 1~2 分钟呃逆即止；1 例掐双侧少商而止；还有 1 例掐单侧少商加按压天突而愈。

（3）腹泻：《中国民间疗法》1998 年第 4 期报道，针刺少商、大敦治疗婴幼儿腹泻 145 例。常规针刺，得气后施平补平泻法，留针 5 分钟，出针时不按针孔，挤压出血数滴。结果：痊愈 68 例（45.9%），显效 63 例（43.4%），无效 14 例（9.7%），总有效率为 90.3%。《中国针灸》2003 年第 1 期报道：点刺少商出血治疗小儿腹泻 26 例。用 0.5 寸毫针或三棱针点刺少商，令其出血，出血量视血色而定，要求血色由暗红至鲜红而止。每日 1 次。结果：全部治愈。其中，1 次治愈 9 例，2 次治愈 12 例，3 次治愈 5 例。

（4）郁证：《山西中医》2005 年第 5 期报道，灸少商、隐白治疗痰气郁结型郁证 30 例。灸少商、隐白，每次每穴 3 壮，每日 1 次，5 次为 1 个疗程；同时配合服用抗抑郁药氟西汀 20mg（早餐后服）；另设对照组 30 例，只服用氟西汀 20mg（早餐后服）。二组均治疗 6 周。结果：灸疗、药物组治愈 9 例，显效 11 例，好转 7 例，无效 3 例，有效率 90%；单纯药物组治愈 5 例，显效 10 例，好转 7 例，无效 8 例，有效率 73.3%。两组比较有显著差异（$P<0.05$）。

（5）癔瘫：《贵阳中医学院学报》1999 年第 4 期报道，针刺少商、隐白治疗癔症性瘫痪 40 例。取患侧少商、隐白，快速进针，大幅度捻转，并令患者活动肢体，行针 3~5 分钟即可出针。伴有失语者加刺廉泉，向咽部刺入，行提插捻转手法后出针；如未愈，可于 10 分钟后再按上法治疗。结果：1 次治愈 32 例（80%），3 次好转 8 例，全部有效。

（6）痤疮：《河北中医》2005 年第 6 期报道，少商等穴点刺出血治疗痤疮 32 例。取双侧少商、厉兑点刺出血 4~6 滴，每周 1 次，6 次为 1 个疗程，治疗期间分次将脓疱刺破排脓，并将黑头粉刺及白头粉刺清除；设对照组 32 例，口服丹参酮胶囊，每次 4 粒，每日 3 次，治疗期间也分次清除脓疱和粉刺。经过 4 周治疗观察，针刺组痊愈 11 例，显效 12 例，好转 8 例，无效 1 例，有效率 96.9%；药物组痊愈 4 例，显效 13 例，好转 11 例，无效 4 例，有效率 87.5%。

【现代研究】

《针灸临床杂志》1998 年第 6 期报道：少商有消炎、退热、消肿止痛等功用，在刺法上适宜采用泻法即点刺出血，主治高热、神昏、惊厥、急性麦粒肿、急性腮腺炎、急性扁桃体炎等。点刺出血后机体内部会发生微细变化，血液成分发生量的变化，白细胞总数增加明显，淋巴细胞、免疫球蛋白等总数也有所增加，一般出血量多，上述血液成分改变明显，疗效也好，但不超过 1mL。

《中国针灸》2003 年第 1 期报道：少商出血可以使胃蛋白酶活性增强，原胃酸较高者稍下降，较低者均上升。同时，还可以使肠内胰蛋白酶、胰淀粉酶和胰脂肪酶的含量增加。用少商放血治疗小儿腹泻，取得满意疗效，也说明了刺血对胃肠运动和消化液的分泌有明显调整作用。

《现代中西医结合杂志》2004 年第 13 期报道：指压少商对小儿气管拔管后喉痉挛的防治作用。指压组于拔管前，麻醉师的拇指尖用中等力量切按患儿双侧少商，每隔 10 秒钟放松 1 次，反复切按 1~2 分钟。若小儿出现喉痉挛，则托起下颌，面罩加压给氧；若 SPO_2<90%，迅速切按患儿双侧少商，若 1 分钟内 SPO_2 上升没有超过 90%，则给予少量的琥珀胆碱后加压通气或重新插入气管导，对照组不做处理。指压组喉痉挛的发生率为 8%（4/52），对照组为 29%（15/52），两组相比有显著性差异。发生喉痉挛者采用指压双侧少商治疗后，1 分钟内 SPO_2 上升超过 90%，喉痉挛缓解，无一例需重新插管。

（二）鱼际（Yuji LU10）

【出处】《灵枢·本输》：鱼际者，手鱼也。

【归经】手太阴肺经。

【定位】手拇指本节（第 1 掌指关节）后，约当第 1 掌骨中点桡侧，赤白肉际处（图 10-2）。

【释名】鱼，即鱼腹，指第 1 掌骨掌侧隆起之肌肉状若鱼腹；际，边缘。该穴位居鱼形肌肉之边缘，故名。

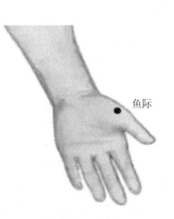

鱼际

图 10-2 鱼际

【类属】本经荥穴。

【穴性】清肺热、利咽喉、调脾胃。

【主治】

1. 呼吸系统病症 咳嗽，哮喘，上呼吸道感染。

2. 神经系统病症 中风昏迷。

3. 小儿疾患 小儿疳积，营养不良。

4. 消化系统病症 胃脘痛，便秘。

5. 头面五官病症 扁桃体炎，急慢性咽炎。

6. 其他病症 肩周炎，肩前痛，发热，乳痛，掌中热。

【配伍】鱼际配肺俞、尺泽治疗咳嗽，咯血；配定喘、肺俞、膻中治疗哮喘；

配合谷、曲池、少商、照海治疗喉喑，声音嘶哑，急、慢性咽炎，扁桃体炎；配中脘、四缝、足三里治疗小儿疳积，形体羸瘦，胃脘痛；配后溪、中渚治疗肩周炎；配大椎刺络拔罐治疗高热不退。

【刺灸法】直刺0.5~1寸，可灸。点刺放血，或针刀割治，不可过深。注意严密消毒，防止局部感染。

【古代应用】

《灵枢·厥病》：厥心痛，卧若徒居，心痛间，动作痛益甚，色不变，肺心痛也，取之鱼际、太渊。

《针灸甲乙经》：唾血，时寒时热，泻鱼际，补尺泽。

《百证赋》：喉痛兮，液门、鱼际去疗。

《针灸大成》：主心痹悲恐。

《医宗金鉴》：唯牙痛可灸。

【临床报道】

1. 呼吸系统病症

（1）气管炎：《中国针灸》1997年第7期报道，针刺鱼际治疗小儿急性支气管炎130例。毫针迅速刺入鱼际3~8mm，经提插捻转得气后行高频率颤针手法30秒，快速出针，挤压针孔令出血少许。结果：治愈112例（86.2%），好转13例（10%），无效5例，总有效率96.2%。

（2）哮喘：《实用医技》1996年第10期报道，鱼际治疗急性哮喘发作38例。常规针刺。结果：30分钟内基本缓解35例（92.2%），无效3例。《河南职工医学院学报》1999年第2期报道：针刺鱼际治疗支气管哮喘150例。每次只针刺鱼际1穴，观察接受1次治疗哮喘明显缓解的时间。结果：2分钟以内58例（38.7%），3~5分钟81例（54%）；6~10分钟9例（6%），10分钟后症状改善不明显2例（1.3%），总有效率98.7%。《中国针灸》2001年第9期报道：针刺鱼际治疗急性哮喘发作60例（病程最短半年，最长30年）。取双侧鱼际，常规消毒后用30号1.5寸毫针同时进针，直刺1寸，强刺激得气后留针30分钟，其间每隔10分钟捻转1次。每日1次。为巩固疗效可配合肌内注射黄芪注射液，每次2~4mL，每日1次，连续1周。结果：显效36例（60%），好转23例（38.3%），无效1例，有效率98.3%。其中针刺1次有效58例（98.3%）。

（3）咯血：《辽宁中医杂志》1994年第3期报道，鱼际穴位注射封闭抢救肺结核咯血窒息50例。当咯血出现窒息先兆时，取麻黄素30mg，维生素K_3 8mg，用5号针头直刺双侧鱼际，待有针感后各注4mg，必要时重复1次。结果：痊愈39例（78%），无效11例。《浙江中西医结合杂志》1998年第1期报道：鱼际穴位注射治疗大咯血42例。全部病例均在病因治疗及一般止血药物治疗的基础上再咯血，当即给予穴位注射脑垂体后叶素5IU（0.5mL），如咯血未止者可重复给药一次。结果：显效35例（83.3%），好转6例（14.3%），无效1例，有效率97.6%。

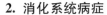

2. 消化系统病症

（1）胃痛：《中国针灸与康复》2004 年第 4 期报道，刺鱼际络脉出血治疗胃脘痛 30 例。用三棱针或粗毫针对准青筋显露处实施刺血，以出血自止为度，然后再刺鱼际和沿赤白肉际上下各 1 寸。经 20~30 次治疗，痊愈 14 例，好转 15 例，无效 1 例，有效率 96.7%。

（2）小儿疳证：《四川中医》1994 年第 3 期报道，钩刺鱼际治疗小儿疳证 17 例。在患儿双手鱼际行点刺加钩割。每次 1 穴，两鱼际交替钩刺。每周 1 次。一般需治 5~10 次而愈。《黑龙江中医药》1999 年第 4 期报道：鱼际割治法治疗疳证 80 例。在一侧鱼际沿皮纹作浅表割开，开口长 0.5cm，深 0.3cm，挤出黄白色脂状物。每周 1 次，两手交替进行，3 个月后观察疗效。结果：痊愈 41 例，好转 35 例，有效率 95%。

3. 咽喉病

（1）急性扁桃体炎：《中国针灸》2001 年第 3 期报道，针刺鱼际、液门治疗急性扁桃体炎 56 例。鱼际针刺 1 寸，液门针刺 5 分，得气后用提插泻法，留针 20 分钟。每日 1 次，加用 3% 硼酸漱口。结果：痊愈 38 例（67.9%），显效 10 例（17.8%），好转 3 例（5.4%），无效 5 例（8.9%），有效率 91.1%。

（2）慢性咽炎：《针灸临床杂志》1995 年第 8 期报道，针刺鱼际配合头针治疗慢性咽炎 55 例。第 1 组穴：双侧鱼际、头穴额中线。第 2 组穴：双侧照海、头穴额旁 1 线。两组交替使用，常规针刺，得气后捻转运针，同时令患者吞咽唾液，留针 30 分钟，并每隔 5 分钟运针 1 次。每日 1 次，5 次为 1 个疗程。结果：基本治愈 40 例（72.7%），好转 11 例（20.0%），有效率 92.7%。《中国针灸与康复》2002 年第 5 期报道：针刺鱼际为主治疗咽炎 76 例（急性咽炎 51 例，慢性咽炎 23 例）。常规针刺，得气后用透天凉手法反复施术 1~7 次。每日 1 次，7 次为 1 个疗程。结果：痊愈 61 例（80.3%），好转 13 例，全部有效。

（3）喉喑：《中国针灸与康复》2001 年第 10 期报道，鱼际隔蒜泥敷贴为主治疗喉喑 26 例。用独头蒜捣碎后取 3~5g 敷贴双侧鱼际，用胶布固定 2 小时后取下。结果：痊愈 21 例，好转 5 例，全部有效。随访半年未见复发。

4. 其他病症

（1）乳腺增生：《辽宁中医杂志》2000 年第 6 期报道，温针灸鱼际治疗乳腺增生 68 例。主穴：鱼际。肝气郁结、痰凝气滞加太冲，肝肾阴虚、冲任失调加三阴交。在鱼际穴处查找压痛点或结节，进针 3~5 分，用捻转强刺激手法行针，得气后针上加用灸，留针 30~40 分钟。每日 1 次，10 次为 1 个疗程。结果：治愈 24 例（35.3%），显效 32 例（47.0%），好转 8 例（11.8%），无效 4 例（5.9%），有效率 94.1%。

（2）胸胁挫伤：《中国针灸》1997 年第 12 期报道，针刺鱼际治疗胸胁挫伤 128 例。取鱼际，病轻者取患侧，重者取双侧。用 2 寸毫针直刺 0.8 寸，得气后施以捻转泻法，令患者深呼吸，用力咳嗽，左右摆动两臂，以达到行气血、通经络的目的。留针 15～30 分钟，每隔数分钟行针 1 次。每日或隔日 1 次，1～5 次为 1 个疗程。结果：治愈 109 例（85.2%），显效 9 例（7.0%），好转 10 例（7.8%），全部有效。

（3）骶尾部挫伤：《中国针灸》1998 年第 12 期报道，针刺鱼际治疗骶尾部挫伤 40 例。取双侧鱼际，常规消毒，用 28 号 2 寸毫针直刺 1.5 寸，行重提轻插捻转泻法，待有明显酸胀感后，令患者用力咳嗽两声，并做下蹲、起立及腰部活动，疼痛减轻后，在骶尾部用闪火法拔大号火罐一个，20 分钟后拔针去罐。每日 1 次。结果：全部治愈。其中，2～3 次治愈 30 例，5 次治愈 8 例，7 次治愈 2 例。

（4）足跟痛：《中国针灸》1999 年第 1 期报道，针刺鱼际、阿是穴治疗足跟痛 48 例。常规消毒，用 1.5 寸针快速进针，得气后以泻法为主，同时令其不断以足跟行走，让患侧足跟负重，留针 30 分钟，行针 2 次。每日 1 次。结果：经 2～7 次治疗后，治愈 44 例（91.7%），好转 3 例（6.2%），无效 1 例（2.1%），有效率 97.9%。

【现代研究】

鱼际对平息哮喘发作有良好的效果。实验研究显示，试验性过敏性哮喘豚鼠肺组织内 β-肾上腺素能受体的数量和 cAMP 含量较高，通过电针刺激鱼际可使哮喘豚鼠肺组织内 β-受体 Bmax 值和 cAMP 含量维持在正常水平，同时发现电针刺激天数增加，雾缸内喷雾卵蛋白溶液时，哮喘不发作和轻度发作，而且电针刺激后哮喘状态完全缓解。

（三）太渊（Taiyuan LU9）

见手太阴肺经原穴。

（四）经渠（Jingqu LU8）

【出处】《灵枢·本输》：经渠，寸口中也，动而不居。

【归经】手太阴肺经。

【定位】腕横纹上 1 寸，当桡骨茎突内侧与桡动脉之间（图 10-3）。

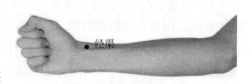

图 10-3 经渠

【释名】所行为经，渠乃沟渠，言其血气流注于此运行不绝。《黄帝内经明堂》言："水出流注入渠，徐行血气，从井出正流至此，徐引而行经，谓十二经脉也。渠谓沟渠，谓十二经脉血气流行于此穴。"故名。

【类属】本经经穴。

【穴性】宣肺利咽、理气降逆。

【主治】

1. 肺胸病症 咳嗽，胸痛，气喘。

2. 五官病症 咽喉肿痛。

3. 肢体病症 手腕痛，落枕。

【配伍】 配肺俞、合谷治咳嗽；配合谷、少商治咽喉肿痛。

【刺灸法】 直刺 0.2~0.3 寸，禁灸。

【古代应用】

《针灸甲乙经》：不可灸，灸之伤人神明。

《备急千金要方》：咳逆上气喘，掌中热。

《铜人腧穴针灸图经》：咳嗽上气，数欠，热病汗不出，暴痹喘逆，心痛呕吐。

《百证赋》：热病汗不出，大都更接于经渠。

【临床报道】

1. 咳嗽声哑 《双足与保健》2004 年第 3 期报道：按摩经渠、孔最防治咳嗽声哑。对于感冒后体温不高，而声音嘶哑、阵发性咳嗽不止者，重点按摩经渠和孔最，使两穴有刺痛感，每次 5 分钟左右。每天按三四次。一般 2 日见效，咳嗽消失，恢复正常发音；第 3、4 日再点按两穴，阳性反应几乎全部消失。

2. 落枕 《中国针灸》1999 年第 1 期报道：独刺经渠治疗颈部扭伤 22 例。单侧疼痛取单侧，双侧疼痛取双侧，针刺得气后，拇指轻轻弹压针柄，以加强刺激，同时嘱患者缓缓活动颈部，留针 7~10 分钟，其间行针 2~3 次。结果：全部有效。《针灸临床杂志》2000 年第 9 期报道：针刺经渠透列缺治疗落枕 32 例。主穴经渠，痛连背部者加后溪或落枕穴。用毫针在同侧经渠直刺 3 分许，得气后留针 5 分钟，再提针斜刺至列缺，得气后留针 2 分钟起针。结果：1 次即愈者 25 例，2 次痊愈者 3 例，无效 4 例。

（五）尺泽（Chize LU5）

【别名】 鬼受（《备急千金要方》）、鬼堂（《千金翼方》）。

【出处】 《灵枢·本输》：肘中之动脉也。

【归经】 手太阴肺经。

【定位】 肘横纹中肱二头肌腱桡侧缘凹陷处（图 10-4）。

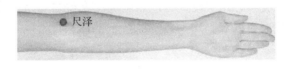

图 10-4　尺泽

【释名】 前臂部称尺，古代以腕后至肘为一尺；泽，沼泽，低凹处。穴在尺部肘窝中，脉气流注于此如水注沼泽，故名。

【类属】 本经合穴。

【穴性】 清泄肺热、调理肺气、舒筋活络。

【主治】

1. 呼吸系统病症　咳嗽，咯血，哮喘。

2. 神经系统病症　中风，小儿惊风，无脉证。

3. 头面五官病症　急性扁桃体炎，牙痛。

4. 消化系统病症　胸胁胀满，呕吐，绞肠痧。

5. 经络肢体病症　肩痹痛，肘臂挛痛，风痹。

6. 其他病症　虚劳，经闭，食物中毒。

【配伍】配曲池、合谷治风痹，臂肘痛不举；配肺俞治咳喘；配膏肓治肺痨；配少商治咽喉肿痛；配委中治腹痛吐泻。

【刺灸法】直刺 0.5~0.8 寸，或点刺出血；可灸。

【古代应用】

《针灸甲乙经》：心痛，少气不足以息，尺泽主之。

《备急千金要方》：五脏一切诸症，灸尺泽七壮。

《肘后歌》：鹤膝肿痛难移步，尺泽能舒筋骨痛。

《灵光赋》：吐血定喘补尺泽。

《玉龙歌》：筋急不开手难伸，尺泽从来要认真。

【临床报道】

1. 咳嗽　《针灸临床杂志》1999 年第 9 期报道：尺泽穴位注射治疗 1 例咳嗽患者，将地塞米松 1mL、病毒唑 1mL、硫酸庆大霉素 8 万 IU 混合后，缓慢注入左侧尺泽。次日复诊，症状大减；按上法再注射右侧尺泽，第 3 日咳嗽已经控制。随访 1 个月未复发。《浙江中医杂志》2001 年第 5 期报道：针刺尺泽治疗 1 例儿童患者，受凉后头痛发热、咳嗽、气粗、口干咽痛。体温 38.7℃，咽部充血红肿，舌苔薄黄，脉象浮数。本着"实则泻其子"的治疗法则，取双侧尺泽并加大椎，针用泻法。治疗 1 次即脉静身凉，2 次咳止痛消而愈。

2. 急性胃肠炎　《针灸临床杂志》1997 年第 8 期报道：针刺尺泽治疗 1 例急性胃肠炎，双侧尺泽进针得气后平补平泻，留针 20 分钟。针后腹痛渐缓，次日复针 1 次，诸症消失。《中国针灸》1999 年第 7 期报道：尺泽点刺出血治疗急性胃肠炎。在肘横纹上用止血带扎紧，用三棱针迅速点刺尺泽充盈之脉络，挤出血液数滴，轻证只取单侧穴，重证同时取双侧穴，必要时配合针刺金津、玉液。一般情况下 30 分钟即可治愈。

3. 神经系统病症

（1）脑梗死：《中国针灸》2002 年第 7 期报道，针刺尺泽治疗脑梗死 30 例。每日凌晨 3~5 时患者睡醒前取尺泽快速针刺，强刺激后留针 10~20 分钟，其间捻针 1~2 次。结果：肢体活动恢复、症状消失、生活自理 25 例，症状及肢体活动未改善 5 例。

（2）食物中毒后遗症：《中国民间疗法》2001 年第 7 期报道，尺泽刺血治疗 1 例食物中毒后遗症头晕患者，在尺泽附近静脉暴露明显处常规消毒，用大三棱针针尖斜向上方快速点刺，任血自流，当流血量约 50mL 时，用干棉球压迫止血；术后静脉点滴 10% 葡萄糖 500mL 加 ATP 40mg 及辅酶 A 100IU、维生素 C 1g。3 日 1 次。结果：治疗 1 次症状减轻，3 次症状消失。半年后随访未再发作。

4. 运动系统病症

（1）关节痛：《江西中医药》1995 年增刊报道，尺泽等穴刺络放血治疗关节疼痛 48 例。取尺泽、委中，常规消毒，用三棱针缓慢地刺入穴位静脉充血明显处，出血 2~5mL，然后用消毒干棉球按压止血。结果：1 次痊愈 25 例（52.0%），显效 14 例（29.2%），好转 8 例（16.7%），无效 1 例（2.1%），有效率 97.9%。

（2）肱骨外上髁炎：《河北中医》1994 年第 2 期报道，针刺尺泽透压痛点治疗肱骨外上髁炎 54 例。在肘部找出压痛点，用毫针由尺泽向压痛点方向透刺，待有针感后强刺激，使"气至病所"，留针 20 分钟。每日或隔日 1 次，6 次为 1 个疗程。结果：治愈 46 例（85.2%），显效 8 例，全部有效。

（3）肱桡关节滑囊炎：《浙江中医杂志》1995 年第 5 期报道同，针刺尺泽治疗肱桡关节滑囊炎 50 例。尺泽常规消毒，针刺得气后针尖朝向桡骨粗隆穿透滑膜囊，深至骨面，捻针 1 分钟；再提到皮下，向左右斜刺，深度、捻转时间均同上；可重复几次，出针后局部重压 5 分钟。隔日 1 次，5 次为 1 个疗程。经治 3 个疗程，痊愈 31 例，显效 8 例，好转 11 例，全部有效。

（4）腰痛：《北京中医药大学学报》（中医临床版）1999 年第 2 期报道，肘上四穴治疗腰痛 58 例。取尺泽、曲池、小海、曲泽四穴之一，以压痛明显的穴位为主治穴，单侧腰痛取患侧，双侧腰痛及腰脊痛取双侧。采取常规针刺手法，间歇捻转，并配合腰部功能锻炼。每日 1 次，5 次为 1 个疗程。扭闪腰痛 14 例，均在 1~3 次治愈；其他型腰痛 1 个疗程内治愈 31 例（77.6%）。好转 13 例（22.4%）。全部有效。

5. 口腔、咽喉病症

（1）扁桃体炎：《针灸临床杂志》2004 年第 3 期报道，点刺尺泽及耳背出血治疗急性扁桃体炎 84 例。穴位常规消毒，用三棱针快速点刺双侧尺泽，使出血 2~5mL，耳尖背部点刺放血 1~2mL 为宜，左右耳交替进行，重证两耳同时点刺放血，结果：痊愈 54 例（64.3%），显效 20 例（23.8%），好转 7 例（8.3%），无效 3 例（3.6%），有效率 96.4%。

（2）牙痛：《云南中医中杂志》1996 年第 2 期报道：针刺尺泽治疗牙痛 50 例。尺泽直刺 0.3~0.5 寸，得气后留针 30 分钟，每 10 分钟提插捻转 1 次。结果：有效率 95.9%，与针刺患侧合谷、颊车、下关的对照组 91.1% 的有效率无差异。

【现代研究】

临床观察：尺泽穴，有降血压的作用，对高血压有一定疗效。实验观察：针刺尺泽对结肠蠕动有调整作用，可使不蠕动或蠕动很弱的降结肠下部或直肠的蠕动增强（杨甲三，《针灸腧穴学》，上海科学技术出版社，1989 年）。

《中国运动医学杂志》2005 年第 5 期报道：艾灸尺泽对中长跑运动员肺活量及 1000m 跑成绩之影响。将 24 名中长跑运动员均匀分为实验组和对照组，对实验组运

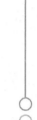

动员左、右臂尺泽进行 5 个疗程的温和灸法，测定实验前后两组运动员肺活量和 1000m 跑成绩。结果：5 个疗程后实验组运动员的平均肺活量较实验前显著提高（$P<0.01$），而对照组平均肺活量实验前后差异不明显。实验前，两组受试者 1000m 跑成绩无显著差异（$P>0.05$），实验后实验组 1000m 跑成绩显著优于实验前和对照组（$P<0.01$）。结论：艾灸尺泽有助于提高中长跑运动员的肺活量和耐力跑成绩。

●手阳明大肠经

（六）商阳 （Shangyang LI1）

【别名】绝阳（《针灸甲乙经》）、而名（《医心方》）。

【出处】《灵枢·本输》：大指次指之端也。

【归经】手阳明大肠经。

【定位】示指末节桡侧，距指甲角 0.1 寸处（图 10-5）。

【释名】商，五音之一，属金；阳，阴阳之阳，指阳经。大肠属金在音为商，故名。

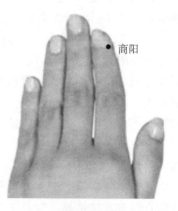

图 10-5 商阳

【类属】手阳明大肠经井穴。

【穴性】开窍醒神、泻热消肿。

【主治】

1. 呼吸系统病症 咳嗽，气喘。

2. 神经系统病症 中风昏迷、手指麻木。

3. 头面五官病症 喉痹，扁桃体炎，鼻炎，咽炎，耳鸣，耳聋。

4. 其他病症 中暑，热病汗不出，腮腺炎，急慢性胃肠炎等。

【配伍】配水沟、百会、内关治疗中风昏迷，休克；配太溪治寒疟；配合谷、劳宫、阳谷、侠溪、厉兑、腕骨治热病汗不出。

【刺灸法】向上斜刺 0.2~0.3 寸，或点刺出血；可灸。

【古代应用】

《针灸甲乙经》：热疟口干，商阳主之。耳中生风，耳鸣耳聋时不闻，商阳主之。

《百证赋》：寒疟兮，商阳、太溪验。

《备急千金要方》：商阳，巨髎，上关，承光，瞳子髎，络却，主青盲无所见。

《铜人针灸腧穴图经》：治胸中气满。

《针灸逢源》：治耳鸣耳聋，寒热疬疟。

【临床报道】

1. 热病 《针灸临床杂志》1996 年第 1 期报道：商阳等井穴点刺出血疗法治疗小儿发热 100 例。结果：痊愈 66 例，显效 28 例，好转 6 例，全部有效（详见手太阴肺经井穴少商）。

2. 消化系统病症

（1）腹泻：《湖南医药杂志》1982 年第 3 期报道，商阳点刺出血治疗小儿腹泻 12 例。主穴商阳，寒湿型腹泻加关元，伴呕吐者加内关。商阳点刺出血，关元施灸；内关常规针刺。每日 1 次，3 次为 1 个疗程。结果：痊愈 5 例，好转 3 例，无效 4 例。

（2）便秘：《中国针灸》1998 年第 4 期报道，商阳点刺出血治疗便秘 56 例。取双侧商阳，常规消毒，用三棱针快速点刺，深度约 1 分，令其出血，实热型出血量以 10~20 滴为宜，气虚、虚寒型出血量以 5 滴为宜，必要时给予局部挤捏出血，最后用干棉球按压针孔，令其血止。结果：有效 51 例（91.1%），无效 5 例。

3. 五官病症

（1）鼻炎：《上海针灸杂志》2002 年第 4 期报道，商阳点刺出血治疗鼻炎 5 例。结果：1 次症状明显改善，4 次症状消失，临床治愈，且随访远期疗效巩固（详见手太阴肺经井穴少商）。

（2）咽喉肿痛：商阳点刺出血治疗咽喉肿痛有良效，急性发作者一般 1~2 次即可痊愈；慢性疼痛隔日后每周 1 次，2~3 次痊愈或显效（吕景山，《单穴治病选萃》，人民卫生出版社，1993 年）。

（3）扁桃体炎：《中医外治杂志》2001 年第 6 期报道，商阳、少商点刺出血治疗慢性扁桃体炎 68 例。二穴常规消毒，用三棱针点刺出血，血色由暗红变鲜红为度，然后以碘酒棉球消毒，创可贴外敷。每周 1 次，3 次为 1 个疗程。结果：治愈 32 例（47.0%），好转 28 例（41.2%），无效 8 例（11.8%），有效率 88.2%。

【现代研究】

《辽宁中医杂志》1997 年第 6 期报道：商阳输声激发结肠效应对脑电地形图的影响。以结肠电图、脑电地形图为指标，观察商阳输声所引起的变化，并进行相关分析。实验结果显示，商阳输声引起两个指标同时出现了变化：结肠效应的出现率为 91.18%，以兴奋效应为主；脑电地形图的顶区 α 波、β 波振幅下降，θ 波明显上升。这些变化在输声结束后均恢复到输声前的状态。通过进一步分析结肠电图与脑电地形图的相关性，结果两者无明显相关变化。这一结果提示人脑似乎未参与经络输声对结肠运动效应的调节。

（七）二间（Erjian LI2）

【别名】间谷（《针灸甲乙经》）。

【出处】《灵枢·本输》：本节之前。

【归经】手阳明大肠经。

【定位】微握拳，第 2 掌指关节前，桡侧凹陷中（图 10-6）。

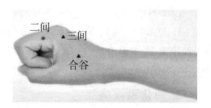

图 10-6　二间

【释名】间，隙陷之意。穴在手第 2 掌指关节前陷处，当手阳明大肠经的第 2 穴，故名。

【类属】本经荥穴。

【穴性】清热泻火、消肿止痛。

【主治】

1. 呼吸系统病症　咳嗽，气喘，上呼吸道感染。

2. 神经系统病症　面肌痉挛，面瘫等。

3. 头面五官病症　喉炎，扁桃体炎，鼻衄，牙痛，牙龈炎。

4. 肢体病症　示指疼痛，肩周炎。

【配伍】配太冲、涌泉治疗三叉神经痛；配鱼际、合谷治疗咽喉肿痛；配合谷主治目翳。

【刺灸法】直刺 0.2~0.3 寸；可灸。

【古代应用】

《针灸甲乙经》：身热，喉痹如哽，目眦伤，忽振寒，肩痛，二间主之。

《玉龙歌》：牙痛阵阵苦相煎，穴在二间要得传。

《席弘赋》：牙齿肿痛并喉痹，二间、阳溪疾怎逃。

《医宗金鉴》：主治牙齿疼痛，食物艰难，偏风眼目诸疾。

【临床报道】

1. 牙痛　《山东中医杂志》2002 年第 11 期报道：针刺二间治疗 1 例牙痛患者，取患侧二间，针刺 4~6mm，持续捻针 5 分钟，留针 20 分钟，再捻针 5 分钟。结果：1 次而愈，半年后回访未复发。

2. 肩周炎　《中国针灸》1994 年第 5 期报道：针刺二间治疗肩周炎 62 例。用 1 寸毫针刺入二间，施雀啄手法，得气后行捻转泻法，同时嘱患者活动肩部，多做受限运动，留针 30~60 分钟，每隔 10 分钟行针 0.5~1 分钟。每日 1 次，5 次为 1 个疗程。结果：痊愈 41 例（66.1%），显效 11 例（17.7%），好转 8 例（12.9%），无效 2 例（3.2%），有效率 96.8%。

3. 膝关节炎　《山东中医杂志》2002 年第 11 期报道：针刺二间治疗 1 例膝关节炎，取患侧二间，常规消毒，浅刺 4~6mm，持续捻针 3~5 分钟，使上肢有麻胀感，行针时令患者屈伸患侧膝关节，留针 30 分钟，10 分钟行针 1 次。每日 1 次，连针 5 次而愈。

（八）三间（Sanjian LI3）

【别名】少谷（《针灸甲乙经》）、少骨（《外科大成》）。

【出处】《灵枢·本输》：本节之后。

【归经】手阳明大肠经。

【定位】微握拳，第二掌指关节后，桡侧凹陷中（图10-7）。

【释名】本穴位于手第2掌指关节后陷处，并为本经第3穴，故名。

【类属】本经输穴。

【穴性】清热散风、行气调腑。

【主治】

1. 消化系统病症 肠鸣，腹泻。

2. 呼吸系统病症 哮喘。

3. 头面五官病症 目痛，咽喉肿痛，衄血，唇焦口干。

4. 其他病症 手指手背痛，坐骨神经痛，肩周炎，癫痫等。

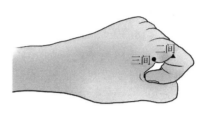

图10-7　三间

【配伍】配阳溪治疗喉痹；配大迎治疗牙龈肿痛；配后溪、八邪治疗手指麻木等；配前谷治目急痛。

【刺灸法】直刺0.3~0.5寸；可灸。

【古代应用】

《针灸甲乙经》：目急痛，齿龋痛，多卧善睡，胸满肠鸣，三间主之。

《备急千金要方》：三间、前谷，主目急痛。

《针灸聚英》：主喉痹、咽中如梗、下齿龋痛、嗜卧。

《百证赋》：目中漠漠，即寻攒竹、三间。

《席弘赋》：更有三间肾俞妙，善除肩背浮风劳。

【临床报道】

1. 运动系统病症

（1）落枕：《黑龙江中医药》1999年第2期报道，针刺三间治疗落枕180例。三间直刺0.8~1寸，得气后令患者活动颈部，再于疼痛处施一指禅等推按手法。结果：1次治愈165例（91.7%），显效15例，愈显率100%。

（2）肩周炎：《甘肃中医学院学报》1996年第3期报道，针刺三间治疗肩周炎56例63肩。三间采用左右交叉取穴，直刺0.7寸，得气后强刺激，可适当留针。结果：显效37肩，好转26肩，全部有效。《浙江中医杂志》2002年第10期报道：针刺三间、陵下治疗肩周炎210例。取穴：三间、陵下（阳陵泉下3寸）。快速进针，三间行三补三泻手法；陵下针刺得气后用搓针手法，使针下沉紧，再行努法，动留针30分钟，每隔10分钟行针1次，其间嘱患者向各方位活动肩关节。每日1次，10次为1个疗程。治疗期间患者要坚持锻炼肩关节。经治2个疗程，治愈158例（75.2%），好转40例（19.1%），无效12例（5.7%），总有效率为94.3%，平均治愈时间10.8日。

（3）坐骨神经痛：《针灸临床杂志》2003年第8期报道，针刺三间、结合天宗点刺出血治疗坐骨神经痛120例。取穴三间、灵骨（手背第1掌骨与第2掌骨结合处）、天宗，三间、灵骨快速针刺，以得气为度，行针中嘱患者活动患肢；天宗用三棱针点刺出血（如出血不多可拔罐）。3 日 1 次。结果：痊愈 84 例（70.0%），显效 22 例（18.3%），好转 14 例（11.7%），全部有效。

（4）类风湿关节炎：《中国民间疗法》1994 年第 1 期报道，针刺三间透劳宫治疗 1 例类风湿关节炎，常规透刺，捻转泻法，使针感向手指放散，留针 20 分钟。结果：2 次针后疼痛消失。

2. 呼吸系统病症

（1）咳嗽：《中医研究》1997 年第 4 期报道，针刺三间治疗小儿外感咳嗽 112 例。取双侧三间，直刺 0.3 寸，稍捻转，不提插，留针 30~60 分钟，每 10 分钟稍捻转 1 次。每日 1 次，4~5 次为 1 个疗程。结果：痊愈 96 例（85.7%），显效 12 例（10.7%），无效 4 例（3.6%），总有效率 96.4%。

（2）哮喘：《中国针灸》1994 年增刊报道，针刺三间治疗哮喘 68 例。取双侧三间，针刺 0.5~0.8 寸，寻找最强针感，泻法，留针 30~40 分钟，每 5 分钟行针 1 次。每日 1 次。结果：全部有效。其中，治疗 1 次哮喘即刻控制、体征消失 18 例（26.5%）。

（九）阳溪（Yangxi LI5）

【别名】中魁（《针灸甲乙经》）。

【出处】《灵枢·本输》。

【归经】手阳明大肠经。

【定位】腕背横纹桡侧，拇指向上翘起，拇短伸肌腱与拇长伸肌腱之间的凹陷中（图 10-8）。

【释名】《会元针灸学》：阳者阳经，溪者水也。小水沟而伏阳气，故名阳溪。

【类属】本经经穴。

【穴性】清咽利喉、聪耳明目、通络止痛。

【主治】

1. 神经系统病症 头痛。

2. 头面五官病症 咽喉肿痛，齿痛，耳鸣，耳聋，目赤肿痛。

3. 其他病症 手腕痛。

【配伍】配阳池、阳谷、外关治疗手腕痛；配列缺治疗腕部腱鞘病；配解溪治疗心悸。

【刺灸法】直刺 0.3~0.5 寸；可灸。

【古代应用】

《针灸甲乙经》：疟寒甚，胸满不得息，阳溪主之。

《备急千金要方》：阳溪、阳谷主目痛赤；阳溪、天容主胸满不得息；阳溪、天井主惊瘛；阳溪、阳谷主吐舌戾颈，妄言。

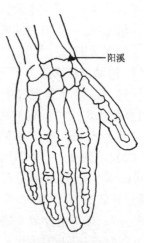

图 10-8 阳溪

《针灸大成》：主狂言喜笑见鬼，热病烦心，目风赤烂有翳，厥逆头痛，胸满不得息。

《医宗金鉴》：主治热病烦心，瘾疹痂疥，厥逆头痛，牙痛，咽喉肿痛及狂妄，惊恐。

【临床报道】

1. 手腕疼痛　《江西中医药》1996 年第 2 期报道：针刺阳溪治疗手腕疼痛。主穴：阳溪。配穴：阳池、阳谷、外关、腕骨。常规针刺，泻法，留针 30 分钟。每日或隔日 1 次，10 次为 1 个疗程。疗效显著。《蜜蜂杂志》2003 年第 9 期报道：蜂针刺阳溪、阳池、阳谷治疗手腕疼痛，3 次而愈。

2. 腱鞘炎　《上海针灸杂志》1990 年第 9 期报道：阳溪、阳池穴位注射治疗腱鞘炎 102 例。将泼尼松龙 2mL（50mg）、1%普鲁卡因 2mL 充分混匀后注入穴内。经 1~5 次治疗，治愈 87 例（85.3%），好转 12 例（11.8%），无效 3 例（2.9%），总有效率为 97.1%。

3. 牙痛　《中国针灸》1995 年第 1 期报道：轻粉蒜泥灸阳溪治疗牙痛。轻粉少许、独头蒜一小片，共同捣成蒜泥，挑取高粱米大小置于患牙对侧的阳溪上，用废链霉素瓶胶盖扣上，以胶布固定 24 小时。对阳明郁热的风火牙痛疗效好，一次治愈，不再复发。

【现代研究】

《蜜蜂杂志》2003 年第 9 期报道：阳溪、阳池、阳谷三穴具有清热祛风、消肿止痛、通经活络的功用，主治范围比较广泛。既可单独使用，亦可配合一起使用。既可用于治疗热病，又可治疗手腕臂痛、眼病、咽喉病等。根据"经脉所过，主治所及"的针灸医理，手三阳经均经过手臂阳侧面，到达头面部，故除治疗局部病症以外，还可治疗头面、五官疾病。现代研究证实：三穴针刺后白细胞的吞噬作用明显增强。说明针刺三穴确实能增强机体的抗病能力，抗炎退热。其作用机理主要是通过增强机体的抗病能力实现的。

（十）曲池（Quchi LI11）

【别名】鬼臣（《备急千金要方》）、阳泽（《千金翼方》）、鬼腿（《针灸大成》）、肘尖（《神灸经纶》）。

【出处】《灵枢·本输》：在肘外辅骨陷者中，屈臂而得之。

【归经】手阳明大肠经。

【定位】屈肘成直角，在肘横纹外侧端与肱骨外上髁连线的中点（图 10-9）。

【释名】曲，屈曲也；池，水池也。穴为手

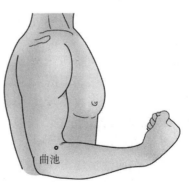

图 10-9　曲池

阳明之合，脉气流注此穴时，似水注入池中；又取穴时，屈曲其肘，穴在凹陷似池处，故名。

【类属】本经合穴。

【穴性】清热祛风、调和营血、通利关节。

【主治】

1. 本经所经过的肢体病症　肘关节病变，上肢疼痛、麻木、瘫痪、肌肉萎缩，肩关节或腕关节疼痛。

2. 头面五官病症　咽喉肿痛，齿痛，目赤痛。

3. 神经系统病症　中风昏迷，癫狂。

4. 其他病症　中暑，热病，瘰疬，腹痛吐泻，高血压。

5. 消化系统病症　腹痛，腹泻，痢疾，便秘，阑尾炎。

6. 皮肤病症　皮肤干燥、瘙痒，荨麻疹，水痘，湿疹，丹毒，疥疮，扁平疣或寻常疣，疮疡痈疖，带状疱疹等。

【配伍】配悬钟、膏肓治疗全身浮肿生疮；配支沟、足三里、三阴交治女子月事不来，面黄干呕，妊娠不成；配悬钟、百劳、涌泉治发狂不知尊卑；配天井、合谷、尺泽治疗肘痹痛。

【刺灸法】屈肘，直刺0.8~1.2寸；可灸。

【古代应用】

《针灸甲乙经》：癫疾吐舌，曲池主之。肩肘中痛，难屈伸，手不可举，腕重急，曲池主之。

《肘后歌》：鹤膝肿劳难移步，尺泽能舒筋骨痛，更有一穴曲池妙，根寻源流可调停。

《胜玉歌》：两手酸痛，难执物，曲池、合谷共肩髃。

《医宗金鉴》：主治中风，手挛筋急，痹风疟疾，先寒后热等症。

【临床报道】

1. 热性病症　《新疆中医药》1988年第4期报道：针刺曲池治疗小儿高热惊厥1例。体温39.5℃，因药物过敏，遂针刺曲池，强刺激，提插捻转30分钟后抽搐停止。观察4小时未见复发。《中国针灸》1989年第1期报道：针刺曲池、合谷治疗急性发热521例。强刺激，留针30~120分钟。一般每日1次，高热每日2次。结果：多数患者体温在48小时内下降并恢复正常。《牡丹江医学院学报》1998年第2期报道：曲池穴位注射治疗血液病高热100例。将安痛定2mL注入曲池，有效率94%。《中国针灸》2003年第8期报道：针刺曲池治疗发热63例。取一侧曲池，用1.5寸毫针直刺，得气后拇指向后用力捻转，持续1~5分钟，直至滞针；如患者头身汗出，则可停止捻转，留针30分钟；如无汗出，可加刺对侧穴，按上述手法施术。发热轻者每日治疗1次，病情重者每日治疗2~3次；对定时发热者，在发热前半小时针刺；对有明显发热诱因者，应配合其他疗法祛除病因。经治1~5次，痊愈50例（79.3%），显效10例（15.9%），无效3

例（4.8%），有效率95.2%。《职业与健康》2003年第10期报道：曲池穴位注射治疗高热75例。将盐酸异丙嗪25mg注入双侧曲池。结果：1次显效20例，好转55例，全部有效。

2. 炎性病症

（1）腮腺炎：《中国针灸》2001年第9期报道，曲池穴位注射治疗流行性腮腺炎17例。将琥乙宁注射液3mL注入双侧曲池，每日1次。结果：全部治愈，无并发症出现。《四川中医》2005年第4期报道：曲池穴位注射为主治疗痄腮22例。将鱼腥草液2mL注入双侧曲池，每日1次；并取金银花6~9g，板蓝根9~15g，蒲公英15~30g水煎内服，每日1剂；用仙人掌2片，刮去皮刺，捣烂如泥状，均匀地外敷于患处，12小时换药1次。设对照组20例，只内服及外敷中药。结果：穴位注射组痊愈19例（86.4%），好转2例（9.1%），无效1例（4.5%），有效率95.5%；对照组痊愈12例（60.0%），好转4例（20.0%），无效4例（20.0%），有效率80.0%。说明鱼腥草液注射曲池治疗痄腮确能缩短病程，提高疗效。

（2）颈痛：《浙江中医杂志》1979年第7期报道，针刺曲池、合谷治疗颈痛10例。常规针刺，捻转泻法。每日或隔日1次。经过1~4次治疗，全部治愈。

（3）乳腺炎：《中国针灸》1987年第6期报道，针刺曲池治疗乳腺炎79例。曲池深刺2寸左右，快速提插捻转强刺激1分钟，不留针，出针后再用拇指点压片刻。经过1~3次治疗，全部治愈。

3. 头面、五官病症

（1）麦粒肿：《中医杂志》1984年第2期报道，曲池用三棱针点刺出血治疗麦粒肿33例。每日1次。经1~2次治疗，痊愈32例（97.0%），中断治疗1例。《川北医学院学报》1990年第2期报道：曲池针刺出血治疗麦粒肿500例。用肌内注射针头深刺曲池1~1.5寸，拔针后挤压令之出血。每日1次。经过3次治疗，痊愈432例（86.4%），显效41例（8.2%），好转15例（3.0%），无效12例（2.4%），总有效率为97.6%。《实用中医药杂志》2000年第7期报道：曲池点刺出血治疗麦粒肿160例。取患眼对侧曲池，常规消毒，用三棱针点刺深2~3mm，然后用手轻压使其出血2~4滴。次日若病情没有好转可再用同法重复治疗1次。结果：治愈153例（95.6%），其中1次治愈128例（83.7%），2次治愈25例，无效7例（发病3日，且已有脓肿，经过切开排脓而愈）。

（2）扁桃体炎：《中国针灸》2001年第4期报道，曲池穴位注射治疗扁桃体炎46例。将林可霉素注射液2mL注入患侧曲池。结果：1次痊愈44例（95.7%），2次痊愈2例；注射后即刻感咽痛消失、吞咽顺利40例（87.0%），缓解6例。

4. 心脑血管病症

（1）高血压病：《浙江中医杂志》1990年第12期报道，针刺曲池治疗高血压68例。曲池深刺2寸左右，动留针20分钟。每日1次。结果：均有疗效。其中收缩压平均值由160.3±3.6mmHg下降到149.2±3.8mmHg；舒张压平均值由98.1±1.6mmHg下降到90.9±1.7mmHg。《中国针灸》2002年第6期报道：针刺曲池透少海治疗高血压 56 例。用 2~3 寸长的毫针直刺双侧曲池，并向少海透刺 1.5~3 寸深，运针得气后用提插捻转手法行针 1 分钟，使针感上传至肩，下行于腕，以出现酸、麻、胀感为度，留针 1 小时，前 30 分钟每 5 分钟行手法 1 分钟，后 30 分钟每 10 分钟行手法 1 次。每日 1 次，15 日为 1 个疗程。结果：显效 30 例（53.6%），好转 16 例（28.6%），无效 10 例（17.8%），有效率 82.2%。

（2）高血压脑病：《中西医结合实用临床急救》1997 年第 11 期报道，曲池穴位注射急救高血压脑病 6 例。将安痛定 2mL 注入双侧曲池。结果：注射后患者情绪趋向稳定，复测血压，收缩压下降 15~38mmHg 5 例，未降 1 例；舒张压下降 7.5~15mmHg 4 例，未降 2 例。注射后半小时内血压均接近脑病前水平，脑病症状基本解除。

5. 骨伤科病症

（1）风湿性膝关节炎：《江西中医药》2001 年第 6 期报道，针刺曲池为主治疗风湿性膝关节炎 82 例。主穴：曲池（单侧膝关节炎取单侧，双侧膝关节炎取双侧）。配穴：膝眼、阿是穴或血海、梁丘、阳陵泉、阴陵泉、足三里等穴。曲池按呼吸补泻之补法进针 1.5 寸，得气后退至皮下 0.5 寸处行捻转补法，随后再刺入 0.5 寸反复操作 3 次，吸气时出针；膝部穴位平补平泻，留针 30 分钟。每日 1 次，7 次为 1 个疗程。结果：痊愈 63 例（76.8%），显效 8 例（9.8%），好转 7 例（8.5%），无效 4 例（4.9%），有效率 95.1%。

（2）肩周炎：《天津医药》1976 年第 4 期报道，针刺曲池治疗肩周炎 10 例。曲池深刺 2~3 寸，快速提插捻转，强刺激，同时令患者活动腰部，动留针 30 分钟。结果：大部分在 1~2 次治疗后疼痛消失并活动自如。

（3）网球肘：《中国针灸》2005 年第 5 期报道，曲池穴位注射治疗网球肘 26 例。取患侧曲池，针尖斜向肱骨外上髁，得气时，回抽无回血后缓慢注入川芎嗪注射液 20mg（1mL）、注射用水 1mL，然后外用创可贴，轻按 3 分钟。每周 1 次，2 次为 1 个疗程。结果：痊愈 18 例，好转 6 例，无效 2 例，有效率 92.3%。《江苏中医药》2006 年第 3 期报道：曲池恢刺法配合隔药饼灸治疗网球肘 62 例。取患侧曲池，用恢刺法操作，得气后留针 30 分钟，每隔 10 分钟提插捻转 1~2 分钟，留针同时予隔药饼灸（由桂枝、桑枝、全蝎各 5g，威灵仙、刘寄奴各 10g，混合研成细末，每取 10g 用二甲基亚砜调成糊状，做成直径为 2cm、厚约 0.7cm 的药饼，置于曲池与肱骨外上髁之间，上置大艾炷施灸），每次 3 壮，若患者感觉烫时可将药饼稍提起，至不烫再放下。每日 1 次，10 次为 1 个疗程。1 个疗程后治愈 46 例（74.2%），好转 16 例（25.8%），全部有效。

（4）腰痛：《北京中医药大学学报》（中医临床版）1999 年第 2 期报道，肘上四穴治疗腰痛 58 例，全部有效（详见手太阴肺经合穴尺泽）。

（5）急性腰扭伤：《天津医药》1976 年第 10 期报道，针刺曲池治疗急性腰扭伤 10 例。在曲池快速提插捻转，强刺激，同时令患者活动腰部。结果：全部治愈。《新疆中医药》1995 年第 4 期报道：针刺曲池治疗急性腰肌扭伤 200 例。曲池直刺

1.5 寸左右，得气后平补平泻，留针 30 分钟，每隔 10 分钟行针 1 次，在行针中嘱患者活动腰部。结果：治疗 1 次后症状完全消失 80 例（40%），2 次 96 例（48%），3 次 24 例（12%）。全部治愈。

6. 皮肤病症

（1）荨麻疹：针刺曲池治疗急性荨麻疹 60 例。强刺激，提插捻转泻法 1~2 分钟，动留针 20 分钟。结果：1 次痊愈 25 例（41.7%），2 次痊愈 33 例（55.0%），无效 2 例（3.3%），有效率 96.6%。另以激光照射治疗小儿丘疹性荨麻疹 42 例。功率 2.5~5mW，输出电源 7mA，照距 30cm，光斑直径 2mm，每次照射时间一侧 10 分钟。每日 1 次，5 次为 1 个疗程。经 2 个疗程治疗，痊愈 32 例（76.2%），好转 6 例，无效 4 例（吕景山，《单穴治病选萃》，人民卫生出版社，1993 年）。《河北中医》2005 年第 9 期报道：针刺曲池为主治疗荨麻疹 30 例。主穴：曲池。配穴：风池、合谷、血海；胃肠积热加中脘、足三里；重证伴发热、烦躁者加大椎、委中；伴有腹痛者加天枢。曲池用 1.5 寸毫针直刺，得气后行提插捻转泻法，强刺激运针 1~2 分钟，留针 25 分钟，行针 2~3 次；大椎、委中点刺出血。结果：全部治愈。其中，1 次治愈 6 例，5 次治愈 10 例，10 次以上治愈 14 例。《针灸临床杂志》2005 年第 10 期报道：针刺曲池治疗慢性荨麻疹 28 例。针刺双侧曲池穴，每日 1 次，同时配合口服西替利嗪，每日 1 次，每次 1 片；另设对照组 28 例，只口服西替利嗪，每日 1 次，每次 1 片。全部治疗 28 日。结果：针刺组痊愈 4 例，显效 17 例，好转 6 例，无效 1 例，有效率 96.4%。

（2）疣：曲池穴位注射治疗扁平疣或寻常疣 46 例。于患侧曲池一次性注入清热解毒注射液 1mL。结果：1 次痊愈 45 例（97.8%），2 次愈 1 例。一般注射后 1~2 周疣体开始脱落，1 个月后全部脱落（吕景山，《单穴治病选萃》，人民卫生出版社，1993 年）。

（3）带状疱疹：《中华皮肤科杂志》1959 年第 2 期报道，针灸曲池治疗带状疱疹 26 例。曲池针刺加灸，每日 1 次。结果：5 次治愈 25 例（96.2%），无效 1 例。

7. 其他病症

（1）哮喘：《针刺研究》1998 年第 4 期报道，曲池穴位注射治疗支气管哮喘 76 例。曲池常规消毒，取无菌注射器 2 只，一支抽取复方蛤青注射液 2mL，另一支抽取免疫球蛋白 A 激活剂注射液 1mL，分别注入两侧曲池。3 日 1 次，6 次为 1 个疗程。结果：1 个疗程内治愈 37 例（48.7%），好转 30 例（39.5%），无效 9 例（11.8%），有效率为 88.2%。

（2）呃逆：《浙江中西医结合杂志》1999 年第 6 期报道，曲池穴位注射治疗顽固性呃逆 28 例。将氯丙嗪注射液 1mL（125mg）注入双侧曲池。结果：1 次而愈 26 例，2 次以上痊愈 2 例。

（3）手足抽搐症：针刺曲池治疗手足抽搐症 17 例。常规针刺，提插捻转泻法 1~2 分钟，动留针 20 分钟左右。结果：痊愈 15 例（88.2%），显效 2 例（孙瑜，《单穴临床应用集锦》，宁夏人民出版社，1992 年）。

【现代研究】

1. 对血压的影响 《河北中西医结合杂志》1996年第1期报道：艾灸曲池对心气虚证患者与正常人的血流动力学参数的影响，证实艾灸曲池能明显提高心气虚证患者的每搏心输出量、每分心搏出量、平均收缩压、血管弹性扩张系数、左心室有效泵力和有效循环血量，同时明显降低总外周阻力（均$P<0.01$），从而有效地改善临床症状。对正常人上述指标除总外周阻力下降（$P<0.01$）外，其余没有明显改变。

《广西中医药》1997年第3期报道：对90例血压异常者及正常人曲池保健灸前后肱动脉血压进行观察，同时无创伤法测定血流动力学参数。结果表明：艾灸曲池对血压具有良性的调节作用（$P<0.01$），提示艾灸曲池对心血管功能也有良性调整作用。

《中国针灸》2001年第11期报道：针刺曲池与药物即时降压的对比观察表明，针刺曲池治疗高血压有以下特点。①降压效果明显，针刺后3分钟血压开始下降，与针刺前比，差异有显著意义（$P<0.01$）。其起效时间明显早于药物组。②降压作用平稳，无药物的副作用，对老年患者、长期高血压已产生耐药的患者，或伴有心功能不全的高血压患者更为适用。针刺单穴降压为临床治疗高血压急症提供了一条有效的途径和方法。

《中医正骨》2002年第10期报道：针刺曲池结合控制性降压用于髋关节手术的临床观察。降压方法：针刺组切皮前5分钟开始行控制性降压，首先取曲池常规消毒后，用30号1.5寸无菌针灸针与皮肤垂直刺入，得气（酸、麻、胀感）后，采用泻法运针3分钟后接上57-6电脉冲刺激仪通电刺激，采用连续波，频率为2~3Hz，电流强度患者能耐受为度。同时配置0.01%硝普钠溶液，用Grasebv微量泵根据血压情况调节输入速率，一般降至原收缩压水平70%左右。对照组切皮前5分钟开始行控制性降压，0.01%硝普钠溶液先以每分钟1μg/kg泵入，再根据血压情况减慢速率。两组均在手术基本结束，伤口缝合之前，使血压回升，充分止血后缝合伤口。结果：两组患者在年龄、性别、体重、手术时间及输液量均无显著性差异。降压达原收缩压约70%时，针刺组硝普钠平均给药速度为每分钟0.22 ± 0.036μg/kg，而对照组硝普钠平均给药速度为每分钟0.7 ± 0.028μg/kg，针刺组用量明显低于对照组（$P<0.05$）。说明在髋关节手术中运用针刺曲池配合硝普钠行控制性降压不但减少了硝普钠的用量，而且效果满意。

《中国中西医结合杂志》2004年第12期报道：观察针刺曲池、太冲对高血压病患者血中血管紧张素转化酶（ACE）和内皮素（ET）含量的影响，探讨曲池、太冲针刺降压的作用机制。结果显示：针刺后15分钟和取针后120分钟，曲池组对收缩压（SBP）的疗效优于太冲组（$P<0.01$，$P<0.05$），而在1个疗程后，曲池组和药物对照组疗效明显优于太冲组（$P<0.05$，$P<0.01$）。曲池组能增加高血压病患者血清中ACE的含量，与太冲组比较差异有显著性（$P<0.01$）。而太冲组能降低血浆中ET的含量，与曲池组比较差异亦有显著性（$P<0.01$）。结论：针刺曲池、太冲均有降压疗效，且曲池明显优于太冲。针刺曲池、太冲能调节ACE和ET的含量，保护

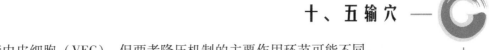
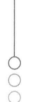

和修复血管内皮细胞（VEC），但两者降压机制的主要作用环节可能不同。

2. 对大脑功能的影响　《针灸临床杂志》2005 年第 3 期报道：采用功能性磁共振成像（fMRI）技术了解电针曲池对脑的影响，为揭示针灸疗效的中枢机制提供可视性实验数据。利用 fMRI-Bold 技术，获取电针曲池时脑功能图像，用 t 检验分析获得电针刺激状态与静息状态信号对比。结果：电针右侧曲池引起同侧的初级躯体运动区，辅助运动区，双侧的初级躯体感觉区（SI）和次级躯体感觉区（SII）。另外，双侧顶上小叶（SPL）、顶下小叶（IPL）、对侧扣带回（CG）、双侧的楔前叶（Pcu）、双侧颞中回（MTG）和颞上回（STG）、黑质底部（SN：B）、中脑导水管（Aq）、海马（HG）下丘脑（Hy-Vm）、尾核有明显激活。结论：电针曲池可引起大脑特定区域的激活，从而揭示了曲池具有治疗半身不遂、慢性疼痛疾病、糖尿病、精神疾病、妇科疾病、胃肠道疾病等病症的中枢功能机制，电针曲池能引起双侧特定脑皮质的反应，显示出验穴作用的多元性。

3. 对大肠功能的影响　《中医药学刊》2005 年第 3 期报道：为了探讨经穴与脏腑相关性及其物质基础，观察了电针家兔曲池对大肠蠕动功能的影响。结果：电针后与针刺前相比，大肠蠕动幅度及频率均明显增加（$P<0.01$），而切断筋膜组织后，大肠蠕动幅度及频率与针刺前相比无明显差异（$P>0.05$）。结论：电针曲池可以引起脏腑效应，切断筋膜组织后，曲池的脏腑效应减弱。

4. 对免疫功能的影响　《现代中西医结合杂志》2000 年第 4 期报道：将小鼠随机分为针刺组和对照组，针刺组每日针刺曲池，对照组不予针刺。11 日后采用补体致敏酵母菌血凝法，并分别测定各组小鼠的脾脏系数，检测针刺曲池对小鼠红细胞免疫黏附功能的影响。结果：在血凝滴度为 1：16 时，针刺组与对照组小鼠的阳性率有显著性差异（$P<0.01$）。脾脏系数分别为：针刺组（6.55±0.89）mg/g，对照组（5.79±0.88）mg/g，针刺组明显高于对照组（$P<0.01$）。实验结果显示，针刺曲池有明显增强小鼠红细胞免疫黏附功能的作用，其机理可能与曲池具有增强小鼠骨髓造血功能、增加小鼠血液中红细胞数量的作用有关，也可能与针刺曲池具有加强小鼠红细胞上 CR1 活性的表达有关。红细胞免疫功能增强，有利于机体的免疫清除。另外，脾脏是机体重要的免疫器官，它不仅是 T、B 淋巴细胞分化成熟的场所，也是机体体液免疫的物质基础。其质量的增加说明了 T、B 淋巴细胞的活性及其抗体分泌产生能力的增强。针刺曲池对机体红细胞免疫黏附功能的增强作用，为临床使用该穴治疗某些免疫功能低下性疾病提供了又一实验依据。

●足阳明胃经

（十一）厉兑（Lidui ST45）

【出处】《灵枢·本输》：足大趾内次趾之端也。

【归经】足阳明胃经。

【定位】第 2 趾末节外侧，距指甲角外侧 0.1 寸（图 10-10）。

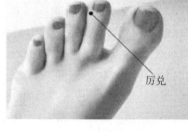

图 10-10　厉兑

【释名】岸危处曰厉；兑，穴也。穴在足大指次指之端，去爪甲角如韭叶，即第 2 趾外侧爪甲角后方一分许，喻穴居临岸危处；又穴与脾脉相通，兑为口，主口疾，故名。

【类属】本经井穴。

【穴性】开窍醒神、清胃泄热、凉血止痛。

【主治】

1. 消化系统病症　心腹胀满，胃脘痛，便秘便血，水肿，黄疸。

2. 神经系统病症　尸厥，口噤，晕厥，多梦，癫狂。

3. 头面五官病症　喉痹，扁桃体炎，鼻衄，牙痛。

4. 其他病症　足背肿，中暑，热病汗不出等。

【配伍】配内关治疗胃脘灼痛；配百会、水沟、中冲治晕厥，中风，中暑，不省人事。

【刺灸法】向上斜刺 0.2~0.3 寸；可灸。

【古代应用】

《针灸甲乙经》：热病汗不出，衄衄，眩时仆而浮肿，足胫寒，不得卧，振寒，恶人与木音，喉痹，龋齿，恶风，鼻不利，多善惊，厉兑主之。

《备急千金要方》：头热；喉痹；咽哽寒热；面浮肿；嗜卧。

《针灸大成》：主尸厥，口噤气绝……喉痹……狂，欲登高而歌，弃衣而走。疮疡从髭出者，厉兑、内庭、陷谷、冲阳、解溪。尸厥如死及不知人，灸厉兑三壮。

《百证赋》：梦魇不宁，厉兑相谐于隐白。

【临床报道】

1. 头面、五官病症　《针灸临床杂志》2003 年第 11 期：厉兑点刺出血治疗眼睛、口腔的实热病证，取得满意疗效。三棱针速刺厉兑，挤压出血至血色由暗红转为淡色为止。目赤肿痛 3 次而愈；麦粒肿 2 次消失；1 例牙痛患者反复发作 3 年，当日见效；口腔溃疡患者 3 次疼痛消失。《内蒙古中医药》1999 年增刊报道：厉兑刺血治疗急性扁桃体炎 41 例。取两侧厉兑，常规消毒，用三棱针点刺出血 2~3 滴。每日 1 次。结果：40 例 3 日而愈，1 例因化脓经输液后告愈。

2. 神经系统病症

（1）失眠：《山东中医杂志》2005 年第 2 期报道，针刺厉兑、隐白治疗病程长达 10 年的顽固性失眠 1 例。两穴常规针刺，行捻转手法，留针 30 分钟。每日 1 次。经 4 次治疗后，患者即能安然入眠，醒后精神爽快，周身舒适。

（2）面瘫：《国医论坛》2006 年第 1 期报道，点刺厉兑出血为主配合黄鳝血外敷治疗小儿面瘫 208 例。独取患侧厉兑，常规消毒，点刺1~2 次，以出血为度；用火罐拔太阳、颧髎各 3 分钟；同时取黄鳝 1 条，剁去头，将热血涂抹到患侧部位，待血将凝之时，取棉纸按脸型大小盖上即可。隔日 1 次，10 次为 1 个疗程。结果：痊愈 184 例（88.5%），显效 19 例（9.1%），好转 3 例（1.4%），无效 2 例（1.0%），总有效率为 99.0%。

3. 其他病症 痤疮：《河北中医》2005 年第 6 期报道，厉兑等穴点刺出血治疗痤疮 32 例。取双侧厉兑、少商点刺出血 4~6 滴，每周 1 次，6 次为 1 个疗程，治疗期间分次将脓疱刺破排脓，并将黑头粉刺及白头粉刺清除；设对照组 32 例，口服丹参酮胶囊，每次 4 粒，每日 3 次，治疗期间也分次清除脓疱和粉刺。经过 4 周治疗观察，针刺组痊愈 11 例，显效 12 例，好转 8 例，无效 1 例，有效率 96.9%；药物组痊愈 4 例，显效 13 例，好转 11 例，无效 4 例，有效率 87.5%。

【现代研究】

《浙江中医杂志》2004 年第 7 期报道：开颅术中电针井穴对脑保护作用的临床观察。采用"上病下取"的原则，取醒脑开窍的胃经井穴厉兑、肾经井穴涌泉，观察结果显示：麻醉状态下，针刺两穴后心率（HR）、平均动脉压（MAP）分别有增加，针刺停止后降至基线水平。对每个患者来说，针刺前后颅内压（ICP）和脑血管阻力（CVR）都是一定的。根据脑血流量冠脉血流量（CBF）与 MAP、ICP、CVR 之间的关系，CBF =（MAP－ICR）/CVR，可用电针治疗，可通过增加脑灌注压来提高脑血流量，从而改善脑的缺血、缺氧状态，发挥了对大脑的保护作用。但这种脑保护作用并不因针刺治疗的停止而立即消失。

（十二）内庭（Neiting ST44）

【出处】《灵枢·本输》：次趾外间也。

【归经】足阳明胃经。

【定位】第 2、3 趾间趾蹼缘后方赤白肉际处（图 10-11）。

【释名】内，里边；庭，庭院。本穴在厉兑之里，犹如门内的庭院，故名内庭。

【类属】本经荥穴。

【穴性】清胃泻火、清心通络、开窍镇痛。

【主治】

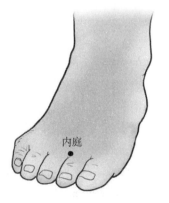

图 10-11 内庭

1. 消化系统病症 腹痛，阑尾炎，便秘，急性胃肠炎。

2. 神经系统病症 头痛，中风昏迷，癫狂，三叉神经痛。

3. 头面五官病症 扁桃体炎，鼻衄，齿龈炎，牙痛。

4. 其他病症 麦粒肿，中暑，瘾疹，下肢足背痛等。

【配伍】配曲池、天枢治湿热泻痢；配合谷治牙痛、扁桃体炎；配上星治疗目痛；配阑尾穴治疗阑尾炎；配百会、水沟、太冲、少泽治疗精神失常，神经衰弱。

【刺灸法】直刺或斜刺 0.3~0.5 寸；可灸。

【古代应用】

《针灸甲乙经》：胫痛，腹胀，皮痛，善伸数欠，恶人与木音，振寒，嗌中引外痛，热病汗不出，下齿痛，恶寒，目急，喘满寒栗，断口噤僻，不嗜食。

《备急千金要方》：内庭、环跳主胫痛不可屈伸。

《玉龙歌》：小腹胀满气攻心，内庭二穴要先针。

《通玄指要赋》：腹膨而胀，夺内庭兮休迟。

《马丹阳十二穴歌》：内庭次趾外，本属足阳明。能治四肢厥，喜静恶闻声，瘾疹咽喉痛，数欠及压痛，疟疾不能饮食，针着便惺惺。

【临床报道】

1. 消化系统病症

（1）胃痛：《河北中医》2002 年第 11 期报道，针刺内庭、内关治疗 1 例胃痛患者，饭后自觉胃痛难忍，伴呃逆、呕吐，速刺内庭、内关、阳陵泉，针用泻法。结果：一次而愈。

（2）呕吐：《贵阳中医学院学报》1999 年第 4 期报道，针刺内庭治疗神经性呕吐 31 例。取穴双侧内庭、内关，消毒后进针 0.6~1 寸深，得气后四穴同时行提插手法 10~20 次，嘱患者反复做深呼吸 3~4 次，随后分别在 5、10、15 分钟各重复 1 次，留针 30 分钟。结果：当时即控制而未出现呕吐者 23 例，其余 8 例在起针后自感轻微恶心但无呕吐。

2. 头面五官病症

（1）麦粒肿：《黑龙江中医药》1998 年第 1 期报道，内庭点刺出血治疗麦粒肿 40 例。内庭用三棱针点刺 1~2 分，出血数滴。隔日 1 次。结果：1 次治愈 32 例（80%），2 次治愈 7 例（17.5%），无效 1 例，治愈率 97.5%。

（2）牙痛：《上海针灸杂志》2005 年第 4 期报道，针刺治疗实火牙痛。取痛牙对侧的内庭，用长 13mm 毫针用捻转提插较强刺激，留针 15~20 分钟，针毕，用三棱针点刺该穴，放血 3~10 滴，一般治疗 1 次，最长 3 次。结果：10 例中 1 次治疗疼痛消失 8 例，3 次治疗疼痛明显减轻 2 例，总有效率 100%。

（3）磨牙症：《中国针灸》2004 年第 8 期报道，针刺内庭治疗睡眠中磨牙症 30 例。常规针刺，得气后留针 40 分钟，其间行针 3 次。每日 1 次。结果：1 次治愈 9 例，2~4 次治愈 17 例，5 次缓解 4 例，全部有效，随访 1 年均无复发。

3. 其他病症

（1）中风偏瘫：《针灸临床杂志》2001 年第 9 期报道，针刺内庭等穴治疗中风偏瘫 46 例。主穴：患肢内庭。配穴：髀关、风市、阳陵泉、足三里、悬钟、丘墟、解溪。内庭直刺或向足背部斜刺 1 寸，快速捻转强刺激，此时患肢不由自主会屈肢抬腿，待平静后继续捻转，令患肢屈伸抬腿数次；然后再加刺配穴，得气后留针 30 分钟，起针后再强刺激内庭，患肢又屈伸抬腿数次。每日 1 次，10 次为 1 个疗程。另设对照组 32 例，除不取内庭外，其他取穴、针法、操作手法均同前。经治 3 个疗程，内庭组痊愈 15 例，显效 24 例，好转 7 例，全部有效；对照组痊愈 6 例，显效 13 例，好转 10 例，无效 3 例，愈显率 59.4%，有效率 90.6%。

（2）内收肌损伤：《上海针灸杂志》2000 年第 3 期报道，针刺内庭治疗内收肌损伤 40 例。取患侧内庭，针刺后作小幅度提插捻转，得气后针尖向上斜刺 0.5～0.8 寸，留针 20～40 分钟，其间行针 3～4 次。每日 1 次。结果：痊愈 25 例，好转 11 例，无效 4 例，有效率 90%。

【现代研究】

1. 对消化系统的影响　电针刺激狗、兔的内庭、足三里，均有调整胃肠蠕动的功能作用，通常都以增强效应为主要趋势。

《湖南中医学院学报》1997 年第 1 期报道：以幽门括约肌的肌力为指标，观察足阳明经穴不同水平段对胃运动功能的影响，探讨足阳明经穴对胃运动功能是否具有特异性。结果：针刺内庭、解溪、足三里、梁丘等穴时幽门括约肌收缩振幅较针前明显升高，其余各点变化不明显。

《中国中医药信息杂志》1999 年第 2 期报道：B 超显像观察针刺足阳明经内庭、四白对胃蠕动功能的影响。结果表明：针刺内庭、四白可使胃窦面积明显增大，对胃蠕动频率有明显影响，对原来胃蠕动亢进者则有抑制作用，具有双向调节作用。

2. 其他　《四川中医》2001 年第 10 期报道：电刺激内庭、足三里治疗恶性肿瘤化疗后白细胞减少 51 例。取双侧内庭、足三里为观察目标，应用 SPW-1A 型白细胞升高仪进行体表穴位电刺激治疗；另设对照组 33 例，于化疗结束后仅予一般升白细胞药物治疗，如维生素 B_4 10mg、每日 3 次，鲨肝醇 50mg、每日 3 次。结果：观察组白细胞上升达正常水平者占 74.5%（38/51），而对照组占 39.4%（13/33），两组相比有显著性差异（$P<0.01$）。结论：选择双侧内庭、足三里进行体表穴位电刺激法治疗，对化疗所致白细胞减少有较好疗效，可作为化疗辅助治疗的有效措施在临床推广应用。

（十三）陷谷（Xiangu ST43）

【别名】陷骨（《普济方》）。

【出处】《灵枢·本输》：上中趾内间，上行二寸陷者中也。

【归经】足阳明胃经。

【定位】在足背，第 2、3 跖骨，第 2 跖趾关节近端凹陷中（图 10-12）。

【释名】《会元针灸学》：陷谷者，陷是之下；谷者，空洞也。足跗上次趾本节后，陷下之骨空处，故名。

【类属】本经输穴。

【穴性】和胃理气、祛邪利水。

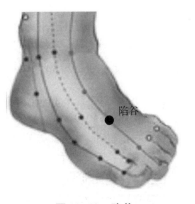

图 10-12　陷谷

【主治】

1. 消化系统病症 胃脘痛，腹胀肠鸣，腹痛，腹水，善噫等。

2. 头面五官病症 面目浮肿，目赤痛。

3. 其他病症 足背肿痛，热病汗不出，疟疾，盗汗，癫症，季胁满痛，咳逆，疝气等。

【配伍】配下关、颧髎治面部浮肿；配天枢、大肠俞、太白、公孙治腹痛；配下脘治腹胀肠鸣。

【刺灸法】直刺 0.3~0.5 寸；可灸。

【古代应用】

《针灸甲乙经》：水中留饮，胸胁支满，刺陷谷出血立已。

《备急千金要方》：热病，肠鸣而痛，腹大满，喜噫。

《针灸资生经》：陷谷期门治产后善噫，陷谷悬钟治腹满。

《百证赋》：腹内肠鸣，下脘陷谷能平。

【临床报道】

呃逆：《中国针灸》1996 年第 8 期报道，针刺陷谷治疗顽固性呃逆 200 例。取双侧陷谷，常规消毒后用 2 寸毫针针尖向足心方向进针 1.5 寸深，行大幅度提插捻转 5 分钟，同时嘱患者深吸一口气后屏住呼吸，屏气时间越长越好，然后慢慢呼出，留针 40 分钟。每日 1 次，10 次为 1 个疗程。结果：1 个疗程内治愈 196 例（98%），其中，呃逆针后即止者 136 例（68%）。《中国针灸》2001 年第 9 期报道：针刺陷谷治疗呃逆 12 例。常规消毒，直刺 1 寸许，得气后可向穴位四周放射性强刺激，并嘱患者缓慢深呼吸，力求使膈肌上下移动，留针 15~20 分钟，并做上述深呼吸动作。结果：全部治愈。

【现代研究】

《湖南中医学院学报》1997 年第 1 期报道：针刺足阳明经腧穴对胃运动功能的影响。针刺足阳明经陷谷、内庭、冲阳、解溪、足三里、梁丘 6 个穴位及其左右对照点，用内镜测压术观察针刺前后幽门括约肌压力（振幅、频率）变化。结果表明：针刺经穴能增强幽门括约肌压力，而对照点（线）变化不明显，但各穴位之间的效果有差异。研究发现：针刺陷谷、足三里时，幽门括约肌收缩频率较针前明显增快。说明陷谷、足三里能提高幽门括约肌的收缩频率。

针刺陷谷、内关、足三里等穴，可明显抑制刺激猫的内脏大神经所引起的以钩状前缘内端及丘脑腹后外侧核或丘脑下部后部的诱发电位。

（十四）解溪（Jiexi ST41）

【别名】鞋带（《针方六集》）。

【出处】《灵枢·本输》：上冲阳一寸半陷者中也。

【归经】足阳明胃经。

【定位】足背与小腿交界处横纹中央，当姆长伸肌腱与趾长伸肌腱之间（图 10-13）。

【释名】位于足背踝关节横纹中央凹陷如溪处，亦当系解鞋带处，故名。

【类属】本经经穴。

【穴性】清胃降逆、舒筋活络、化痰涤浊。

【主治】

1. 消化系统病症 腹胀，便秘。

2. 神经系统病症 眩晕，头痛，中风昏迷，癫狂。

3. 其他病症 眼疾，足背痛，下肢痿痹。

【配伍】配条口、太白治膝股肿转筋；配合谷治头痛，眉棱骨痛；配商丘、丘墟治足跟痛。

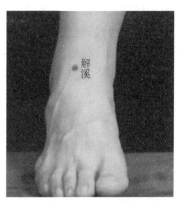

图 10-13 解溪

【刺灸法】直刺或斜刺 0.4～0.6 寸；可灸。

【古代应用】

《针灸甲乙经》：风从头至足，面目赤，口痛啮舌，解溪主之；狂，易见鬼与火，解溪主之。

《备急千金要方》：腹大下重，膝重脚转筋湿痹。

《玉龙歌》：脚背疼起丘墟穴，斜针出血即时轻，解溪再与商丘识，补泻行针要辨明。

《百证赋》：惊悸怔忡，取阳交解溪勿误。

《医宗金鉴》：主治风气面浮，腹胀足肿，喘满咳嗽，气逆发噎，头痛目眩，悲泣癫狂，惊悸怔忡等症。

【临床报道】

1. 踝关节扭伤 《中国针灸》1994 年增刊报道：针刺解溪治疗踝关节扭伤 53 例。取穴：解溪、悬钟、昆仑、照海、阳陵泉。常规针刺，多捻转少提插，捻转 1～2 分钟后停针，5 分钟捻转 1 次，留针 20 分钟。结果：痊愈 44 例（83.0%），显效 4 例（7.5%），好转 3 例（5.7%），无效 2 例（3.8%），有效率 96.2%。

2. 毒蛇咬伤 《解放军广州医高专学报》1997 年第 2 期报道：解溪穴位注射治疗毒蛇咬伤 53 例。在被毒蛇咬伤的患部解溪注射地塞米松 0.5mg。结果：注射药后 2～3 小时消肿，消痛最长时间为 6 小时，疗效迅速、确切。

3. 胃肠痉挛绞痛 《云南中医中药杂志》1998 年第 5 期报道：点压解溪、足三里缓解胃肠道绞痛 28 例。点压解溪、足三里，手法由轻到重，以患者能耐受为度，每穴点压 2～6 分钟。结果：显效 21 例，好转 5 例，无效 2 例。

【现代研究】

《上海针灸杂志》1994 年第 5 期报道：解溪、足三里辣根过氧化物酶（HRP）逆行和跨神经节追踪研究。实验结果：足阳明胃经解溪的传入纤维可投射到 L_6～S_3 的脊髓后角；足三里的传入纤维可投射到 L_4～S_3 的脊髓后角，并有可能形成了以胶状质区为中心的复杂的神经网络，两者在 L_6～S_3 的脊髓节段相互重叠和交汇。表明：

解溪、足三里的传入纤维不仅可投射到延髓薄束核，而且还可投射到楔束核和三叉神经脊束核。已知脊髓后索的纤维有精确的分域定位排列，因此，在一定条件下，如果刺激解溪或足三里，在薄束核中产生兴奋扩散并波及楔束核和三叉神经脊束核，则可以产生由下肢至躯干直达面部的感传，这或许是兴奋粗纤维也可引起循经感传的形态学基础之一。

《湖南中医学院学报》2002 年第 2 期报道：电针家兔足阳明经穴对穴区组织氧分压影响的研究。选用新西兰大耳白兔为观察对象，对足阳明经穴解溪、足三里、梁门、天枢 4 穴及相应穴位左、右各旁开 1cm 对照线（点）电针前后，穴区组织 PO_2（氧分压）的变化进行动态观察。结果：电针家兔足阳明经上述各穴点后其针后即刻与针前、针后 15 分钟与针前比较组织 PO_2 值均明显降低（$P < 0.05$、$P < 0.01$）。结论：①针刺能使经穴内的组织 PO_2 明显降低，提示针刺作用的产生与所刺激穴位内氧的消耗加大、代谢旺盛密切相关；②经穴线与非经穴线比较其 PO_2 的变化具有相对特性，提示经络通路的存在。

（十五）足三里（Zusanli ST36）

见下合穴中。

●足太阴脾经

（十六）隐白（Yinbai SP1）

【别名】鬼垒（《备急千金要方》）、鬼眼（《医灯续焰》）。

【出处】《灵枢·本输》：足大趾之端内侧也。

【归经】足太阴脾经。

【定位】大趾末节内侧，距趾甲角 0.1 寸（图 10-14）。

【释名】隐，隐蔽；白，白色。穴居隐蔽之处其处色白故而得名。

【类属】本经井穴。

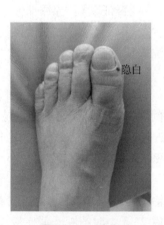

图 10-14　隐白

【穴性】健脾宁神、调经统血。

【主治】

1. 消化系统病症　腹胀，喘满不得卧，呕吐，食不下，暴泄。

2. 神经系统病症　小儿惊风，突然昏厥不识人，足寒不能温。

3. 血证　崩漏，尿血，便血，吐血，鼻衄，月经过时不止，带下等。

【配伍】配三阴交、血海、关元、天枢治疗子宫出血，月经不调；配脾俞、胃俞、足三里、天枢治腹胀。

【刺灸法】斜刺 0.1 寸，或三棱针点刺出血；可灸。

【古代应用】

《灵枢·热病》：气满胸中喘息，取足太阴大指之端。

《针灸甲乙经》：腹中有寒气，隐白主之；饮渴身伏多唾，隐白主之。

《针灸资生经》：隐白、委中，治衄血剧不止。

《针灸聚英》：小儿客忤，慢惊风。

《针灸大成》：下血，主肠风，多在胃与大肠，针隐白，灸三里。治妇人月事过时不止。

【临床报道】

1. 局部病症　足趾麻木：《中国针灸》1997 年第 10 期报道：针刺隐白、大都等足部穴治疗腰椎间盘突出症引起的足趾麻木 32 例。取穴：隐白、大都、太白、然谷。常规针刺，行搓针法，将针体顺时针捻转 3 周左右，以患者有酸、麻、胀、重、痛及局部跳动、震颤等感觉为度，能放射至整个足底部为最佳。之后，持针不松，并做震颤手法以守气，片刻放松，间隔 3~5 分钟同法行针 1 次，留针 15~20 分钟。每日 1 次，5 次为 1 个疗程，休息 2 日，再行下一疗程，共治 2 个疗程。结果：痊愈 20 例，显效 7 例，好转 5 例，全部有效。

2. 腹泻　《安徽中医临床杂志》1998 年第 3 期报道：隐白点刺出血治疗新生儿非细菌感染性腹泻 22 例。取一侧隐白，用 5 分毫针点刺，挤出米粒大小的血 1 滴。结果：均 1 次而愈。《中国针灸》2000 年第 7 期报道：隐白点刺出血治疗婴幼儿腹泻 32 例。隐白常规消毒，用三棱针点刺出血 7~10 滴，待针眼出血减少，再用酒精棉球压迫针眼。每日 1 次。结果：全部有效，其中 1 次而愈 28 例（87.5%）。

3. 咳痰　《中医外治杂志》1996 年第 2 期报道：艾灸隐白治疗痰湿阻肺证 13 例。用艾条同时施灸双侧隐白，以患者局部有灼热感为度，如果火力过强，也可采用雀啄灸法，一般施灸 40~50 分钟。每日 1 次。结果：临床痊愈 11 例，显效 1 例，无效 1 例。

4. 妇科病症

（1）月经过多：隐白（虚寒加灸）治疗月经过多 60 例。用细短毫针浅刺隐白，虚寒证加灸。结果：针灸 1 次出血即止者 52 例，2 次症状消失者 8 例（吕景山，《单穴治病选萃》，人民卫生出版社，1993 年）。《中国针灸》2001 年第 5 期报道：艾灸隐白治疗放置节育环后月经过多 30 例。隐白用温和灸法，每侧穴灸 20 分钟。于月经前 3 日开始治疗，每日 1 次，至月经停止为 1 个疗程。结果：显效 27 例，好转 3 例。

（2）子宫出血：《陕西中医》1988 年第 4 期报道：灸隐白、大敦治疗功能性子宫出血 50 例。脾气虚弱取隐白，肝气郁滞取大敦，肝脾失调二穴同取。用麦粒灸 5~7 壮。每日 1 次。结果：1 次止血、症状消失、4 月内随访月经正常 36 例，2 次止血、症状基本消失、3 月内随访月经正常 12 例，无效 2 例。《内蒙古中医药》1989 年第 3 期报道：择时灸隐白治疗功能性子宫出血 18 例。每日上午 7~11 时（足阳明胃经、足太阴脾经气血旺盛时）以艾炷隔蒜灸 3~7 壮。3 次为 1 个疗程，疗程之间休息 3 日。结果：痊愈 17 例（其中 3 例病情较重者加服中药），好转 1 例。《陕西中医学院学报》1993 年第 2 期报道：火柴灸隐白治疗功能性子宫出血 20 例。每次灸一侧，两侧交替使用，必要时加针他穴。每日 1 次。经 2~10 次治疗，全部治愈。隐白针灸并用治疗崩漏 25 例。痊愈 19 例，好转 6 例；功能性子宫出血 36 例，经治 4~10 次痊愈 19 例（52.8%），11~20 次痊愈 10 例，21 次以上 7 例，全部有效（吕景山，《单穴治病选萃》，人民卫生出版社，1993 年）。《中医外治杂志》1999 年第 3 期报道：艾灸隐白、神阙治疗功能性子宫出血 43 例。将鲜姜片贴于双侧隐白及神阙，点燃艾条，隔姜悬灸，每穴 30 分钟。每日 1~2 次，7 次为 1 个疗程。结果：显效 35 例（81.4%），好转 6 例（13.9%），无效 2 例（4.7%），有效率为 95.3%。《针灸临床杂志》2001 年第 11 期报道：单刺隐白治疗功能性子宫出血 58 例。单取双侧隐白，浅刺 1~2 分，每 5 分钟行针 1 次，留针 20 分钟，每日 1 次，4 日为 1 个疗程；另设对照组 56 例，主穴取隐白、关元、三阴交，肝郁配太冲、心脾两虚配内关、足三里，脾虚配脾俞、公孙，肝肾阴虚配行间、太溪，均取双侧，常规针刺。结果：单穴组痊愈 49 例（84.5%），好转 8 例，无效 1 例，有效率 98.3%；多穴组痊愈 44 例（78.6%），好转 11 例，无效 1 例，有效率 98.2%。经统计学处理，两组疗效差异无显著性意义（$P>0.05$），对照组配穴无意义。《上海针灸杂志》2003 年第 8 期报道：温和灸隐白、大敦配合中药治疗药流后子宫出血 75 例。隐白、大敦用艾条温和灸，左右各 1 小时。结果：痊愈 70 例（93.3%）。《河北中医》2004 年第 1 期报道：针刺隐白等穴治疗崩漏 36 例。取穴：隐白、中极、三阴交。常规消毒，快速刺入，捻转补法；再用艾条温和灸隐白 20 分钟，以局部有温热感为宜，其余穴位只针不灸，留针 40 分钟。每日 1 次，7 次为 1 个疗程。结果：痊愈 33 例，好转 2 例，无效 1 例。

（3）白带：《上海针灸杂志》1993 年第 4 期报道，针刺隐白治疗白带 75 例（寒湿型 29 例、湿热型 46 例）。寒湿型用艾炷直接灸 3 壮，湿热型用点刺出血法。均 3 日 1 次。结果：寒湿型痊愈 21 例，显效 7 例，无效 1 例；湿热型痊愈 35 例，显效 9 例，无效 2 例；总有效率为 96%。

5. 神经系统病症

（1）失眠：《山东中医杂志》2005 年第 2 期报道，针刺隐白、厉兑治疗病程长达 10 年的顽固性失眠 1 例，收效良好（详见足阳明胃经井穴厉兑）。

（2）郁证：《山西中医》2005 年第 5 期报道，灸隐白、少商治疗痰气郁结型郁证 30 例。灸隐白、少商，每次每穴 3 壮，每日 1 次，5 次为 1 个疗程；同时配合服用抗抑郁药氟西汀 20mg（早餐后服）；另设对照组 30 例，只服用氟西汀 20mg（早餐后服）。二组均治疗 6 周。结果：灸疗、药物组治愈 9 例，显效 11 例，好转 7 例，无效 3 例，有效率 90.0%；单纯药物组治愈 5 例，显效 10 例，好转 7 例，无效 8 例，有效率 73.3%。两组比较有显著差异（$P<0.05$）。

（3）癔症性瘫痪：《贵阳中医学院学报》1999 年第 4 期报道，针刺隐白、少商治疗癔症性瘫痪 40 例。用 1 寸毫针速刺，强刺激手法大幅度捻转，同时令患者活动肢体，肢体活动恢复即可出针；如伴有失语，加刺廉泉，向咽部刺入，行提插捻转手法后出针。结果：经治 3 次，全部治愈，其中，1 次治愈率达 80% 以上。

6. 其他病症

（1）痰饮证：《四川中医》1995 年第 8 期报道，痰饮证，灸隐白，每次 40 分钟，每日 1 次，并隔日加灸足三里，12 次治愈且未复发；疝气，针刺隐白、大敦二穴，隐白针后加灸，每日 1 次，7 次而愈。

（2）头晕：《针灸临床杂志》1995 年第 3 期报道，脾胃虚弱头晕，取双侧隐白，用 5 分针刺之，行捻转补泻法，结果：针后即感头清目爽，头晕消失，3 日痊愈未复发；气血不足之痹证，针刺双侧隐白，行捻转补法，3 次而愈；足底痛，针刺双侧隐白，补法，1 次而愈，1 年后随访未复发。

（3）痹证、足底痛：《针灸临床杂志》1995 年第 3 期报道，脾胃虚弱头晕，取双侧隐白，用 5 分针刺之，行捻转补泻法，结果：针后即感头清目爽，头晕消失，3 日痊愈未复发；气血不足之痹证，针刺双侧隐白，行捻转补法，3 次而愈；足底痛，针刺双侧隐白，补法，1 次而愈。1 年后随访未复发。

（4）红斑性肢痛：隐白点刺出血治疗红斑性肢痛 20 例。点刺出血 0.5~1mL，每日或隔日 1 次，一般治疗 3~7 次可愈（吕景山，《单穴治病选萃》，人民卫生出版社，1993 年）。

（5）小儿夜啼：灸隐白治疗小儿夜啼。按灸疗常规施灸，每日 1 次。轻者1~2 次即愈，重者 2~3 次可愈（吕景山，《单穴治病选萃》，人民卫生出版社，1993 年）。

（6）鼻出血：《中国针灸》1998 年第 12 期报道，针刺隐白、上星治疗急性鼻出血 15 例。短针浅刺隐白，上星向上平刺 0.5~0.8 寸，强刺激，待血止后，再留针 5~15分钟。结果：显效 10 例，好转 5 例。

【现代研究】

在 X 线下观察，针刺隐白可使胃蠕动减慢。（杨甲三，《针灸腧穴学》，上海科学技术出版社，1989 年）

（十七）大都（Dadu SP2）

【出处】《灵枢·本输》：本节之后下陷者之中也。

【归经】足太阴脾经。

【定位】第 1 跖趾关节前下方，赤白肉际处（图 10-15）。

【释名】本穴处于皮肉骨节隆起部位类似都州，故名。

【类属】本经荥穴。

【穴性】健脾和中、泄热止痛。

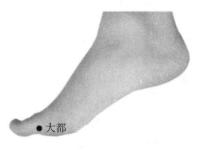

图 10-15　大都

【主治】

1. 消化系统病症 腹痛，腹胀，胃痛，泄泻，便秘，呕吐。

2. 其他病症 热病无汗。

【配伍】配中冲、关冲治四肢厥逆；配经渠治热病汗不出。

【刺灸法】直刺 0.3~0.5 寸；可灸。

【古代应用】

《灵枢·厥病》：厥心痛，腹胀胸满，心尤痛甚，胃心痛也，取之大都、太白。

《针灸甲乙经》：主热病汗不出且厥，手足清，暴泄，心腹胀痛，心尤痛甚，此胃心痛也。风逆暴，四肢肿，湿则唏然寒，饥则烦心，饱则眩，大都主之。

《备急千金要方》：后闭不通，灸足大都，随年壮。

《针灸大成》：主腰痛不可俯仰，绕踝风，小儿客忤。

【临床报道】

足趾麻木：《中国针灸》1997 年第 10 期报道，针刺大都、隐白等足部穴治疗腰椎间盘突出症引起的足趾麻木 32 例。痊愈 20 例，显效 7 例，好转 5 例，全部有效（详见足太阴井穴隐白）。

【现代研究】

在 X 线钡餐下观察，针刺大都穴能使胃蠕动减慢。实验表明：针刺大都比注射促肾上腺皮质激素 25IU 所产生的嗜酸性粒细胞的增多的效应强。因而，认为大都是嗜酸性粒细胞的敏感穴。

（十八）太白（Taibai SP3）

见足太阴脾经原穴。

（十九）商丘（Shangqiu SP5）

【出处】《灵枢·本输》：内踝之下陷者之中也。

【归经】足太阴脾经。

【定位】内踝前下方，当舟骨粗隆与内踝尖连线中点陷处（图 10-16）。

【释名】商，五音之一，属金；丘，丘陵。此系脾经穴属金，位居内踝隆起之前下方，故而得名。

【类属】本经经穴。

【穴性】健脾利湿、调理胃肠。

【主治】

1. 消化系统病症 便秘，痔疮，胃肠炎。

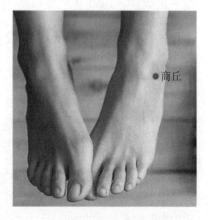

●商丘

图 10-16 商丘

2. 神经系统病症　中风昏迷，癫狂，多梦，小儿惊风，情志不舒。

3. 其他病症　妇女不孕症，踝关节及周围软组织疾患等。

【配伍】配天枢、足三里、关元、三阴交之急性胃肠炎；配三阴交、阳陵泉、足三里治下肢浮肿；配幽门、通谷治喜呕；配日月治太息善悲；配曲鬓治口噤；配解溪、丘墟治疗脚痛；配三阴交治疗脾虚不便；配阴陵泉、曲泉、阴谷治疗腹胀满。

【刺灸法】直刺或斜刺 0.5~0.8 寸；可灸。

【古代应用】

《针灸甲乙经》：寒热善呕，商丘主之；厥头痛，面肿起，商丘主之；脾虚令人病寒不乐，好太息，商丘主之；腹满响响然不便，心下有寒痛，商丘主之。

《备急千金要方》：疟疾热；寒疟腹中痛；癫疾呕沫，寒热痓互引。

《外台秘要》：商丘主喉痹。

《百证赋》：商丘痔瘤而最良。

《胜玉歌》：脚背痛时商丘刺。

【临床报道】

1. 痛风　《浙江中医杂志》1997 年第 4 期报道：针刺五输穴治疗痛风 32 例。主穴：商丘、复溜、行间。配穴：太溪、三阴交等。常规针刺，商丘、行间用泻法，复溜补法。结果：显效 22 例，好转 8 例，有效率 93.75%。

2. 咳嗽　《南京中医药大学》2000 年第 6 期报道：针刺商丘治疗 1 例咳嗽患者，咳嗽痰多 3 年，每于气候骤变时发作，咳声重浊，伴见胸闷，证属痰湿侵肺之咳嗽。取商丘针之，平补平泻。留针 20 分钟。每日 1 次。结果：10 次而愈。

（二十）阴陵泉（Yinlingquan SP9）

【别名】阴之陵泉（《灵枢·本输》）、阴陵（《神应经》）。

【出处】《灵枢·本输》：辅骨之下，陷者之中也，伸而得之。

【归经】足太阴脾经。

【定位】胫骨内侧髁后下缘的凹陷中（图 10-17）。

【释名】《会元针灸学》：阴陵者，是阴筋陵结甘泉，升润宗筋，上达胸膈以养肺原，故名阴陵泉。

【类属】本经合穴。

【穴性】健脾利湿、通利三焦。

【主治】

1. 消化系统病症　腹胀水肿，黄疸。

2. 泌尿系统病症　小便不通，失禁，阴茎痛，遗精，妇人阴痛。

3. 其他病症　膝痛。

【配伍】配气海、三阴交小便不利；配水分、中极、足三里、三阴交治尿闭、腹水。

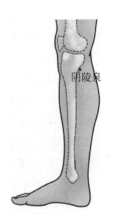

图 10-17　阴陵泉

【刺灸法】直刺 0.5~0.8 寸；可灸。

【古代应用】

《针灸甲乙经》：腹中气盛，腹胀逆不得卧，阴陵泉主之。腹中气胀，嗑嗑不嗜食，胁下满，阴陵泉主之。肾腰痛不可俯仰，阴陵泉主之。溏不化食，寒热不节，阴陵泉主之。妇人阴腹坚急痛，阴陵泉主之。

《千金翼方》：水肿不得卧，灸阴陵泉百壮。

《外台秘要》：阴陵泉主女子疝瘕。

《针灸大成》：主水胀腹坚，喘逆不得卧，霍乱，遗精，尿失禁不自知。

《医宗金鉴》：胁腹胀满，阴痛，足膝红肿，小便不通，小便失禁不觉等。

【临床报道】

1. 消化系统病症

（1）胃痛：《中国针灸》1996 年第 10 期报道，针刺阴陵泉为主治疗胃痛 20 例（病程最短半年，最长 20 年）。主穴阴陵泉，肝郁气滞加太冲、三阴交，脾胃湿热加足三里、内庭，反胃加内关。常规针刺，得气即可。痛轻者隔日 1 次，重者每日 1 次，10 次为 1 个疗程。经治 1~2 个疗程，18 例疼痛完全消失，再经药物调治，1 年无复发，显效 2 例，全部有效。

（2）消化不良：《中国针灸》1995 年增刊报道，针刺阴陵泉、太白治疗小儿单纯性消化不良 870 例。常规针刺，平补平泻。每日 1 次，6 次为 1 个疗程。结果：1 个疗程内治愈 486 例（55.9%），显效 202 例（23.2%），好转 141 例（16.2%），无效 41 例（4.7%），总有效率 95.3%。

2. 泌尿系统病症

（1）泌尿系感染：《陕西中医》1997 年第 4 期报道，针刺阴陵泉等穴配合药物治疗泌尿系感染 96 例。取穴阴陵泉、中极、膀胱俞、行间、太溪，针刺平补平泻；口服清利湿热的中药。每日 2 次。结果：治愈 92 例（95.8%），好转 4 例。

（2）尿潴留：《天津中医学院学报》1994 年第 2 期报道，针刺阴陵泉治疗尿潴留 46 例。阴陵泉进针 1~1.5 寸，针感向上传导，施提插捻转泻法 1~3 分钟，留针 15~30 分钟。结果：治愈 17 例（37%），好转 22 例（47.8%），无效 7 例，有效率 84.8%。《中国针灸》2004 年第 5 期报道：针刺阴陵泉等穴预防产后尿潴留 54 例。取穴：阴陵泉、三阴交、合谷。产后 1 小时针刺，大幅度捻转，频率为 80~100 次/分，使阴陵泉、三阴交针感达小腹，合谷针感达肩部，每 10 分钟行针 1 次，留针 30 分钟。结果：没有 1 例出现尿潴留现象。

3. 骨伤科病症

（1）肩周炎：《中医药研究》1995 年第 3 期报道，针刺阴陵泉治疗肩周炎 92 例。常规针刺，平补平泻法，留针 20 分钟，同时让患者活动患侧肩关节。每日 1 次，10 次为 1 个疗程。结果：痊愈 67 例（72.8%），显效 16 例（17.4%），好转 5 例（5.4%），无效 4 例，有效率 95.6%。《针灸临床杂志》1998 年第 8 期报道：针刺阴陵泉治疗肩周炎 135 例。常规针刺，得气后每隔 5 分钟提插捻转 15 秒，留针 20

分钟，令患者不断活动患肩。每日 1 次，10 次为 1 个疗程。结果：痊愈 14 例（10.3%），显效 118 例（87.5%），好转 3 例（2.2%），全部有效。

（2）骨折后功能障碍：《中国针灸》2004 年第 10 期报道，阴陵泉巨刺法治疗肘关节骨折后功能障碍 35 例。取健侧阴陵泉，常规消毒，呈 45° 角向后斜刺，得气后边捻针边嘱患者活动患肢 5 分钟，然后对患肢局部进行按摩，并进行被动活动，局部僵硬较重者予 TDP 照射 30 分钟，或用中频脉冲治疗 25 分钟，留针 45 分钟，每 10 分钟行针 1 次。每日 1 次，5 次为 1 个疗程。结果：痊愈 32 例（91.4%），显效 3 例（8.6%），全部有效。

4. 其他病症

（1）隐神经痛：《针灸研究》1998 年第 3 期报道，针刺阴陵泉治疗隐神经痛 20 例。取穴：阴陵泉、三阴交。常规针刺，得气为度，阴陵泉使针感上行，留针 15~20 分钟。结果：经 5~8 次治疗，临床症状全部消失。

（2）毒虫咬伤：《解放军广州医高专学报》1997 年第 2 期报道，阴陵泉穴位注射治疗膝关节部毒虫咬伤。患侧阴陵泉注射地塞米松 0.5mg。结果：均在注射后 2~3 小时消肿，止痛最长者 6 小时，疗效迅速确切。

【现代研究】

《湖北中医学院学报》2001 年第 2 期报道：电针刺激阴陵泉对尿道闭合压的影响。观察对象为不同原因的截瘫、中风后遗症患者，均无尿道外伤史及手术史。双侧阴陵泉直刺 1~1.5 寸，得气后接通电针仪，电流量以患者能耐受为度。分别于电针前后做尿动力检查（尿道测压）。结果显示：电刺激阴陵泉能明显增加尿失禁患者最大尿道闭合压，引起反射，较肛门电刺激合骶神经根电刺激更方便，更容易被患者接受，对脊髓神经损伤的患者有较好的疗效，但长期疗效还有待进一步观察。其机理可能是一种通过胫神经、阴部神经到骶髓的反射结果，通过增加盆底骨骼肌的收缩增加尿道阻力。

● 手少阴心经

（二十一）少冲（Shaochong HT9）

【别名】经始（《针灸甲乙经》）。

【出处】《针灸甲乙经》：在手小指内廉之端，去爪甲如韭叶。

【归经】手少阴心经。

【定位】小指末节桡侧，距指甲角 0.1 寸（图 10-18）。

【释名】少，手少阴经；冲，要冲也。穴为手少阴之井，为心脉冲处之所在，手少阴由此相交于手太阳，为阴阳两经经气交通之要冲也，故名。

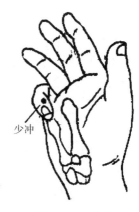

少冲

图 10-18　少冲

【类属】本经井穴。

【穴性】开窍醒神、解热苏厥。

【主治】

1. 心胸系统病症 心痛，心悸，胸满气急。

2. 神经系统病症 热病昏厥，癫狂。

3. 其他病症 手臂挛痛，咽干，目黄，口中热等。

【配伍】配中冲、水沟、足三里治中暑，休克，晕厥。

【刺灸法】斜刺0.1寸，或三棱针点刺放血；可灸。

【古代应用】

《针灸甲乙经》：舌卷不能言，善笑，取井。

《备急千金要方》：治太息烦满，少气悲惊。

《玉龙歌》：胆寒心虚病如何，少冲二穴功最多。

《百证赋》：发热仗少冲，曲池之津。

《针灸大成》：主上气，嗌干渴，目黄。

《类经图翼》：主心火炎上，眼赤。

【临床报道】

1. 乳腺炎 《四川中医》1994年第7期报道：点刺少冲治疗急性乳腺炎。先用三棱针点刺双侧少冲出血；再用1寸毫针在悬颅（双）向后平刺0.5~0.8寸，快速捻转强刺激3~5分钟，留针20~30分钟，每5分钟行针1次。每日1次，7次为1个疗程。一般针2次，最多1个疗程可愈。

2. 尿潴留 《山西中医》1987年第4期报道：井穴点刺出血治疗产后尿潴留25例。取双侧少冲、少泽、至阴，用三棱针点刺出血数滴；再取中极、三阴交、足三里，常规针刺，动留针30分钟。若针后6小时仍不排尿者，可每日针2次。结果：全部有效。其中，针1次后在1~4小时内排尿者10例，针2次排尿者3例，针3~5次排尿者7例。

【现代研究】

《中国针灸》1998年第8期报道：心经腧穴和内关对冠心病患者心功能影响的对比研究。电针手少阴心经9穴及内关，对比观察其对冠心病患者超声心动图某些心功能指标的即时影响。结果表明：在改善左心室收缩功能的EF、FS方面，少冲、右极泉优于内关。

（二十二）少府（Shaofu HT8）

【出处】《针灸甲乙经》：在小指本节后陷者中，直劳宫。

【归经】手少阴心经。

【定位】第4、5掌骨之间，握拳时，当小指尖下（图10-19）。

【释名】少，幼小；府，处所。此穴为脉气所溜之处，故名少府。

【类属】本经荥穴。

【穴性】 清心泄热、宁神息风。

【主治】

1. 神志病症 心痛心烦，善笑，悲，恐，惊。

2. 妇科病症 阴痒，子宫脱垂，阴痛。

3. 其他病症 小指拘挛，掌中热，小便不利，阑尾炎等。

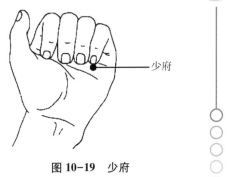

图 10-19　少府

【配伍】 配内关，心俞治心悸，心绞痛，心律不齐；配关元、足三里治尿闭。

【刺灸法】 直刺 0.2~0.3 寸；可灸。局部胀感向小指放射。

【古代应用】

《针灸甲乙经》：舌卷不能言，善笑。

《肘后歌》：心胸有病少府泻。

《备急千金要方》：治胸中痛……掌中热。

《铜人腧穴针灸图经》：主掌中热，手臂不伸。

《针灸大成》：主阴挺出，阴痒阴痛。

【临床报道】

1. 中风后遗症手指挛急 《四川中医》1992 年第 6 期报道：针刺少府治疗中风后遗症手指挛急。少府直刺 0.5~0.8 寸，提插、捻转，使有酸、困、胀、痛之感。结果：针刺得气后手指即可伸直。

2. 急性腰扭伤 《内蒙古中医药》2001 年第 2 期报道：针刺少府治疗急性腰扭伤 36 例。取双侧少府，直刺 0.5~0.8 寸，泻法，留针10~20 分钟，每隔 3~4 分钟强刺激 1 次，同时嘱患者作前屈后伸、左右转动等腰部活动，并配合推拿。结果：1 次治愈 11 例，2~3 次治愈 22 例，治愈率 91.7%。

3. 遗尿 《天津中医》1995 年第 3 期报道：针刺少府治疗小儿遗尿 85 例。取双侧少府，直刺 0.3~0.5 寸，捻转补法 1 分钟，不留针即快速出针，轻按其穴。每日 1 次，10 次为 1 个疗程。结果：治愈 54 例（63.5%），好转 28 例（32.9%），无效 3 例，有效率 96.4%。

（二十三）神门（Shenmen HT7）

见手少阴心经原穴。

（二十四）灵道（Lingdao HT4）

【出处】《针灸甲乙经》：掌后一寸五分或曰一寸。

【归经】 手少阴心经。

【定位】 尺侧腕屈肌肌腱桡侧缘，腕横纹上 1.5 寸（图 10-20）。

【释名】《会元针灸学》：灵道者，灵为心灵之毅力；道，为经穴之常道。手指相握，仗心意之灵力到即能握物，故名。

【类属】本经经穴。

【穴性】宁心安神、舒筋镇痛。

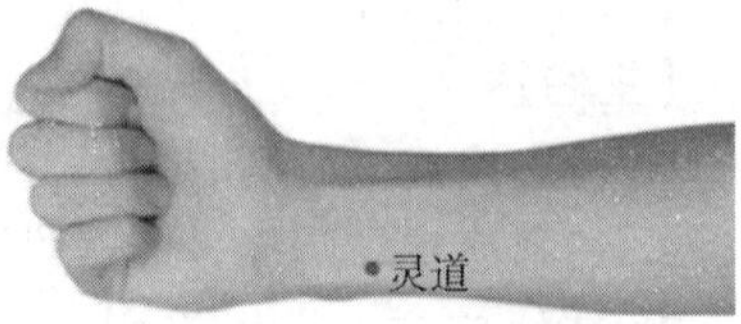

【主治】

1. 心胸病症 心痛，心悸等。

2. 神经系统病症 癔症，瘛疭，悲恐善笑，暴喑等。

3. 其他病症 头昏目眩，目赤，肿痛，腕臂挛急，疼痛，手麻不仁等。

图 10-20　灵道

【配伍】配内关治胸痹；配天突、天窗治暴喑不能言，口噤等。

【刺灸法】斜刺 0.1 寸，或三棱针点刺放血；可灸。

【古代应用】

《备急千金要方》：心痛悲恐，相引瘛疭。

《外台秘要》：主心痛悲恐，相引瘛疭，臂肘挛，暴喑不能言。

《针灸大成》：主心痛，干呕，悲恐，相引瘛疭，肘挛，暴喑不能言。

《医宗金鉴》：心痛羊痫，瘛疭，肘挛，暴喑不能言。

【临床报道】

1. 冠心病、心绞痛　《中国针灸》1984 年第 6 期报道：按摩灵道治疗冠心病心绞痛 48 例。在穴位诊压过程中，90%以上的冠心患者左侧的灵道有明显压痛。于压痛明显处，用拇指指腹先用中等力度按揉 1.5 分钟，再重度按揉 2 分钟，最后轻度按揉 1.5 分钟结束。每日 1 次，15 次为 1 个疗程。结果：显效 20 例，好转 17 例，无效 10 例，加重 1 例，有效率 77.1%。

2. 失眠　《江西中医药》1994 年第 S1 期报道：针刺灵道、神门治疗顽固性失眠 50 例。灵道、神门直刺 0.5~1 寸，得气后，留针 20 分钟。一开始每日 1 次，见效后隔日 1 次，1 周为 1 个疗程。结果：治愈 35 例，显效 10 例，好转 4 例，无效 1 例，有效率 98%。

【现代研究】

《中国针灸》1984 年第 6 期报道：在穴位诊压过程中，观察到 90%以上的冠心患者左侧的灵道会有明显的压痛，可用于辅助诊断。

（二十五）少海（Shaohai HT3）

【别名】曲节（《针灸甲乙经》）。

【出处】《针灸甲乙经》：在肘内廉，节后陷者中，动脉应手。

【归经】手少阴心经。

【定位】屈肘，在肘横纹内侧端与肱骨内上髁连线中点处（图 10-21）。

【释名】少，指手少阴经；百川之汇曰海。本经合穴，脉气所汇集之处，犹如水流入海，故名。

【类属】本经合穴。

【穴性】宁心开窍、宽胸通络。

【主治】

1. 神志病症 健忘，痫证，头痛，癫狂。

2. 其他病症 心痛，暴喑，腋胁痛，瘰疬，臂麻手颤，项强不得回顾，疔疮，眼充血，鼻充血。

【配伍】配合谷、内庭治牙痛；配后溪治手颤。

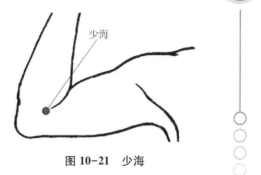

图 10-21 少海

【刺灸法】直刺 0.5~0.8 寸；可灸。

【古代应用】

《针灸甲乙经》：少海主风眩头痛。

《备急千金要方》：少海主疟，背振寒。

《外台秘要》：少海主寒热，齿龋痛，狂。

《针灸大成》：主肘挛腋胁下痛，四肢不得举。

《席弘赋》：心疼手颤少海间。

【临床报道】

1. 高血压 《中国针灸》2002 年第 6 期报道：针刺曲池透少海治疗高血压 56 例（详见手阳明经合穴曲池）。

2. 焦虑症 《中国针灸》2001 年第 2 期：神门透刺少海治疗焦虑症（详见手少阴心经原穴神门）。

3. 腰痛 《北京中医药大学学报》（中医临床版）1999 年第 2 期报道：肘上四穴治疗腰痛 58 例，全部有效（详见手太阴肺经合穴尺泽）。

【现代研究】

《中国中医基础医学杂志》2001 年第 5 期报道：电针少海、神门对大鼠高脂血症血浆内皮素、降钙素基因相关肽的影响。模型动物高脂血症血浆内皮素（ET）含量明显升高，CGRP（降钙素基因相关肽）含量明显下降，而电针可使动物血浆 EF 含量下降，CGRP 含量升高，且神门较少海效应显著，电针可调节 EF 和 CGRP 向正常水平逆转，使组织和血浆中的 EF、CGRP 水平保持动态平衡，从而有利于血管运动平衡。使高脂血症所致的缺血、缺氧及代谢障碍得以缓解，达到修复或改善血管内皮功能，推迟高脂血症演变过程，预防冠心病的发生。

●手太阳小肠经

（二十六）少泽（Shaoze SI1）

【别名】小吉（《针灸甲乙经》）、小结（《类经图翼》）。

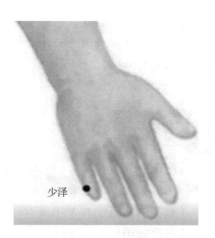

图 10-22 少泽

【出处】《灵枢·本输》。

【归经】手太阳小肠经。

【定位】小指末节尺侧，距指甲角 0.1 寸（图 10-22）。

【释名】少，幼小；泽，润也。穴在小指旁脉气初生之处，手太阳小肠主液，液有润泽身体之功，故名。

【类属】本经井穴。

【穴性】增液通乳、清热利窍。

【主治】

1. 头面五官病症 咽喉肿痛，目翳，耳鸣，耳聋，鼻衄。

2. 其他病症 乳汁少，乳痛，肩臂外后侧疼痛等。

【配伍】配乳根、膻中、合谷治乳汁不足，乳痛。

【刺灸法】斜刺 0.1 寸；可灸。

【古代应用】

《铜人腧穴针灸图经》：目生肤翳复瞳子，少泽主之。

《玉龙歌》：妇人吹乳痛难消，吐血风痰稠似胶，少泽穴内明补泻，应时神效气能调。

《针灸大成》：治喉痹舌强，瘰疬。

《灵光赋》：少泽应除心下寒。

《杂病穴法歌》：心痛翻胃刺劳宫，寒者少泽灸手指。

《医宗金鉴》：主鼻衄不止，妇人乳肿。

【临床报道】

1. 头痛 《实用医技杂志》2005 年第 5 期报道：针刺少泽等穴治疗头痛 112 例。取双侧少泽、至阴，毫针浅刺 0.1 寸，留针 15 分钟，每隔 3 分钟捻转 1 次，以患者耐受为度。每日 1 次，7 次为 1 个疗程。结果：治愈 72 例（64.3%），好转 32 例（28.6%），无效 8 例（7.1%），有效率 92.9%。

2. 麦粒肿 《中国针灸》1999 年第 1 期报道：少泽点刺出血治疗麦粒肿 30 例。用三棱针点刺少泽，挤出 3~4 滴血。每日 1 次，3 次为 1 个疗程。结果：治愈 27 例（90%），显效 3 例，全部有效。

3. 腮腺炎 《安徽中医学院学报》1992 年第 2 期报道：点刺少泽、少商治疗流行性腮腺炎 279 例，一般 1~2 次即可痊愈。

4. 落枕 《中国中医急症》2006 年第 1 期报道：点按少泽治疗落枕 100 例。用大拇指点按少泽 3~5 分钟，刺激由轻至重，泻法，同时嘱患者做颈部前后、左右活动。结果：1 次治愈 60 例，2 次治愈 40 例。

5. 呃逆 《四川中医》1990 年第 11 期报道：按压少泽治呃逆。以拇、食二指按压少泽，力量由轻到重，成人可用指甲顶压，或用三棱针点刺出血。收效明显。《河南中医》2003 年第 5 期报道：按压少泽治疗虚寒型呃逆。拇指在上、示指在下捏住一侧手小指末端，用拇指端顶压（小儿只需用指腹按压）少泽，力量由轻到重，以患者能耐受为度，直至呃止。一般仅需数分钟呃逆即停。

6. 产后乳少 《中医杂志》1965 年第 5 期报道：针刺少泽为主穴治疗产后乳少 100 例。主穴：少泽。配穴：膻中、乳泉（腋前纹头端、胸大肌下缘、极泉前 5 分）。常规针刺，平补平泻法，动留针 20 分钟。每日 1 次。结果：有效 82 例。

7. 尿潴留 《山西中医》1987 年第 4 期报道：井穴点刺出血治疗产后尿潴留 25 例，全部有效（详见手少阴心经井穴少冲）。

8. 乳腺炎 《山东中医杂志》2000 年第 4 期报道：少泽，点刺出血结合音频治疗急性乳腺炎 68 例。用三棱针点刺双侧少泽 1~2 分，使出血3~4 滴；随后采用 HD－1 型音频电疗仪，将两极板置于乳房红肿痛处，以患者有虫蚁感为宜，治疗 30 分钟。每日 1 次。结果：2 次治愈 50 例（73%），3 次治愈 12 例，全部有效。《中国针灸》2000 年第 7 期报道：针刺少泽治疗急性乳腺炎 88 例。用三棱针点刺患侧少泽穴，出血 5~6 滴。结果：治愈 84 例（95.4%），显效 2 例，好转 2 例，全部有效。

【现代研究】 针刺少泽、膻中，可使乳汁缺少的妇女血中催乳素含量增加；电针少泽可使垂体后叶催产素分泌增加。

（二十七）前谷（Qiangu SI2）

【出处】《灵枢·本输》：在手外廉本节前陷者中也。

【归经】 手太阳小肠经。

【定位】 微握拳，第 5 掌指关节前横纹头，赤白肉际处（图 10-23）。

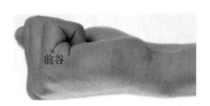
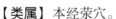

图 10-23　前谷

【释名】《会元针灸学》：前谷者，前是手小指本节之前也；谷者，谷之空洞也。为手小指本节前骨之空处，通于经孔与分泌之孔窍，故名前谷。

【类属】 本经荥穴。

【穴性】 清心明目、聪耳理气。

【主治】

1. 呼吸系统病症 咳嗽，胸满闷。

2. 头面五官病症 头痛，目痛，耳鸣，咽痛。

3. 其他病症 乳少，中暑，热病汗不出，小指痹痛等。

【配伍】 配合谷、曲池、外关治手痛，前臂麻木。

【刺灸法】 直刺 0.2~0.3 寸；可灸。

【古代应用】

《针灸甲乙经》：肘臂腕中痛，颈肿不可以顾，头项急痛，眩，肩胛小指痛，前谷主之。

《备急千金要方》：前谷主四肢不举，咳而胸满，目急痛。

《针灸大成》：主热病汗不出……癫疾……妇人产后无乳。

《医宗金鉴》：癫痫，颈项颊肿，引耳疼痛及妇人产后无乳。

【临床报道】

腮腺炎：《临床论坛》2003年第10期报道，针刺前谷治疗流行性腮腺炎300例。取双侧前谷，快速直刺0.1寸左右（至骨膜），强刺激，捻转7~8次，不留针。隔日1次。结果：1次治愈243例（81%），2次治愈36例（12%），3次治愈21例（7%），全部治愈。

（二十八）后溪（Houxi SI3）

见八脉交会穴中。

（二十九）阳谷（Yanggu SI5）

【出处】《灵枢·本输》：在锐骨之下陷者中也。

【归经】手太阳小肠经。

【定位】腕背横纹尺侧端，当尺骨茎突与三角骨之间的凹陷处（图10-24）。

【释名】《会元针灸学》：阳谷者，手太阳经锐骨下空处如洞，故名阳谷。

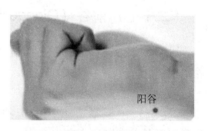

图10-24　阳谷

【类属】本经经穴。

【穴性】清热解毒、通络止痉、利咽消肿。

【主治】

1. 神经系统病症　瘛疭，舌强口噤，癫狂。

2. 头面五官病症　颔肿寒热，耳鸣耳聋，喉痹，扁桃体炎。

3. 外科病症　疥疮，生疣，痔漏。

4. 其他病症　肩臂腕痛。

【配伍】配支沟、内关治胸胁疼痛；配阳溪、阳池治手腕无力。

【刺灸法】直刺0.2~0.3寸；可灸。

【古代应用】

《针灸甲乙经》：狂癫疾，阳谷及筑宾、通谷主之。

《备急千金要方》：阳谷、太冲、昆仑主目急痛赤肿。阳谷、正营主上牙齿痛；阳谷、液门、商阳、二间、四渎主下牙齿痛。

《百证赋》：阳谷、侠溪，颔肿，口噤并治。

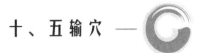

《针灸大成》：主癫疾狂走。

《类经图翼》：癫疾发狂，妄言，左右顾，热病汗不出，胁痛项肿，寒热耳聋耳鸣，齿痛，臂不举，小儿瘛疭，舌强。

《医宗金鉴》：主头面颊肿。

【临床报道】

1. 手腕疼痛 《江西中医药》1996 年第 2 期报道：针刺阳谷、阳溪等穴治疗手腕疼痛。取穴：阳谷、阳溪、阳池、外关、腕骨。常规针刺，泻法，留针 30 分钟。每日或隔日 1 次，10 次为 1 个疗程。疗效显著。《蜜蜂杂志》2003 年第 9 期报道：蜂针刺阳谷、阳溪、阳池治疗手腕疼痛，3 次而愈。

2. 肩周炎 《山西中医》1995 年第 4 期报道：腕三针治疗肩周炎 120 例。手太阳经型取阳谷，手少阳型取阳池，手太阴型取列缺，综合型三穴并用。针刺得气后用震颤手法，使针感持续 1 分钟。每日 1 次，10 次为 1 个疗程。结果：治愈 58 例（48.3%），显效 33 例（27.5%），好转 23 例（19.2%），有效率 95%。

3. 静脉输液局部疼痛 《郑州大学学报》2002 年第 2 期报道：按压阳谷减轻静脉输液局部疼痛 60 例。在静脉输液时，护士用拇指按压患者阳谷上，其余四指按压在手少阴心经上，稍用力即可。结果：60 例果糖静脉输注者，注射部位有痛感者仅 4 例，发胀 5 例，酸沉 5 例，与不按压的对照组比较，止痛效果明显。

【现代研究】

《蜜蜂杂志》2003 年第 9 期报道：阳谷、阳溪、阳池是蜂针治疗腕关节痛的常用经穴，此三穴为阳经输穴，具有清热祛风、通经活络、消肿止痛的功用。配合使用可以治疗热病，也可治疗手腕臂痛、咽喉病。

（三十）小海（Xiaohai SI8）

【出处】《灵枢·本输》：在肘内大骨之外，去肘端半寸陷者中也，伸臂而得之。

【归经】手太阳小肠经。

【定位】屈肘，当尺骨鹰嘴与肱骨内上髁之间凹陷中（图 10-25）。

【释名】本穴为手太阳经气所入之合穴，喻小肠经脉气至此，犹如江河之水入海，故名。

【类属】本经合穴。

【穴性】清头明目、安神定志、通经活络。

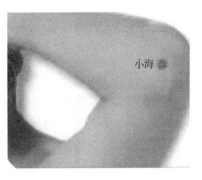

图 10-25 小海

【主治】

1. 神经系统病症 癫痫，风眩头痛。

2. 头面五官病症 耳鸣，目黄，瘰疬，齿龈疼痛。

3. 肢体病症 肩肘臂痛，四肢不举，项痛颔肿。

【配伍】配合谷、大陵、神门、行间、心俞治疗精神分裂；配神门、灵道治臂麻疼痛。

【刺灸法】 直刺 0.2~0.3 寸；可灸。

【古代应用】

《针灸甲乙经》：风眩头痛，小海主之；疟背膂振寒，项痛引肘掖，腰痛引少腹中，四肢不举，小海主之。

《备急千金要方》：主痫发瘛疭、狂走小得卧，心中烦，四肢不举，癫疾羊痫、吐舌羊鸣戾颈，龋齿等。

《针灸大成》：主风眩。

《医宗金鉴》：主咽喉牙龈肿痛。

【临床报道】

1. 肩周炎　《针灸临床杂志》1994 年第 1 期报道：针刺小海配合拔罐治疗手太阳型肩周炎。对于局部畏风寒者，用火针快速针刺，急速出针后加拔火罐；不畏风寒者，针刺留针加电疗刺激 30 分钟，而后拔罐 15 分钟。每日 1 次，10 次为 1 个疗程。疗效显著。

2. 腰痛　《北京中医药大学学报》（中医临床版）1999 年第 2 期报道：肘上四穴治疗腰痛 58 例，全部有效（详见手太阴肺经合穴尺泽）。

3. 毒虫咬伤　《解放军广州医高专学报》1997 年第 2 期报道：小海穴位注射地塞米松治疗肘关节部的毒虫咬伤。在患部小海注射地塞米松 0.5mg，均在注射药后 2~3 小时消肿，止痛最长者 6 小时，疗效迅速确切。

【现代研究】 针刺小海，可使降结肠远端的顽固性迷走神经过敏现象好转，而治疗过敏性肠炎。

●足太阳膀胱经

（三十一）至阴（Zhiyin BL67）

【出处】《灵枢·本输》：足小趾之端也。

【归经】 足太阳膀胱经。

【定位】 足小趾外侧，趾甲角旁 0.1 寸（图 10-26）。

【释名】 本穴正当足小趾外侧，去爪甲角旁约 1 分处，为足太阳经之末穴而交足少阴经，阳尽阴至故名。

【类属】 本经井穴。

【穴性】 正胎助产、泄热开窍、清利头目、舒筋活络。

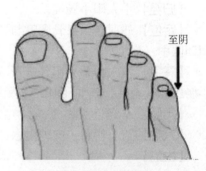

图 10-26　至阴

【主治】

1. 妇产科病症　胎位不正，滞产，胞衣不下。

2. 泌尿系统病症　尿潴留，前列腺炎。

3. 头面五官病症　头痛，目痛，鼻塞，衄血等。

4. 其他病症　高热，神昏，项痛，足下热，汗不出，心烦，周身瘙痒等。

【配伍】配三阴交，主治胞衣不下，难产；配风池、攒竹治头痛，目痛。

【刺灸法】直刺 0.2~0.3 寸；可灸。

【古代应用】

《针灸甲乙经》：头重鼻衄及瘛疭，汗不出，烦心，足下热，不欲近衣，项痛，目翳，鼻及小便皆不利，至阴主之。

《肘后歌》：头面之疾针至阴。

《席弘赋》：脚膝肿时寻至阴。

《类经图翼》：主治风寒头痛鼻塞、目痛生翳。

《医宗金鉴》：妇人横产，子手先出。

【临床报道】

1. 妇科病症

（1）胎位不正

①艾灸法：《中华妇产科杂志》1960 年第 3 期报道，灸至阴治疗胎位不正 576 例。结果：1~5 次纠正 449 例，成功率 77.9%。《上海中医药杂志》1980 年第 3 期报道：灸至阴治疗胎位不正 1213 例。结果：1~5 次纠正 932 例，成功率 76.8%。《中国针灸》1981 年第 3 期报道：艾炷灸至阴治疗胎位不正 402 例。每周 1~2 次，灸至起小水疱为佳。结果：1 次纠正 227 例（56.5%），2~4 次纠正 114 例（28.3%），无效 61 例（15.2%），总有效率 84.8%，其中，横位疗效 100%。《针灸学报》1990 年第 3 期报道：将西医手法和胸膝卧位纠正胎位失败者 74 例随机分为灸至阴组 27 例、灸足临泣组 27 例、灸非穴位点（腓骨小头直下 3 寸）组 20 例，每组每天均只灸 1 次，每次 30 分钟，连灸 7 日。结果：至阴纠正 6 例（22.2%），足临泣组纠正 14 例（51.9%），非穴位点纠正 3 例（15%）。《新疆中医药》1994 年第 2 期报道：艾灸至阴矫正胎位 59 例。孕妇正坐垂足，松解腰带，用艾条温灸至阴，距离 1 寸，以有温热感为度，不可灼伤皮肤。矫正率 88.5%。《云南中医学院学报》1995 年第 4 期报道：艾条灸至阴治疗胎位不正 200 例。以艾条温和灸双侧至阴，若胎儿活动微弱，可改用雀啄灸至阴，使穴位处皮肤发红，但不至起疱。结果：显效 160 例，好转 31 例，无效 9 例，总有效率 95.5%。《四川中医》1998 年第 7 期报道：艾灸至阴结合胸膝卧位矫正臀位 45 例。孕妇临睡前排空小便，取坐位并放松腰带，用艾条灸双侧至阴，距离以局部无灼痛为宜，每次 15 分钟；灸后立即行胸膝卧位 15 分钟。每日 1 次，5 次为 1 个疗程。结果：1 个疗程治愈 41 例（91.1%）。《针灸临床杂志》2003 年第 10 期报道：灸至阴治疗胎位不正 300 例（臀位 268 例、横位 32 例），每穴以艾条悬灸 30 分钟，灸后配合胸膝卧位 30 分钟。每日 2 次。结果：

3 日内纠正 136 例（45.3%），6 日内纠正 98 例（32.7%），15 日内纠正 47 例（15.7%），无效 19 例（6.3%），成功率 93.7%。

江苏省南京市秦淮区中医院针灸科陶崀主任医师医案：胡某，女，28 岁。怀孕 7 个月，妇科检查胎儿呈臀位。妇科医生嘱其用跪位矫正，矫正 6 次后，仍未复正位。后听其亲属说中医"艾灸"可矫正胎位，遂于 2018 年 5 月前来南京君和堂就诊。来诊时所带妇产科检查病历，胎儿仍为"臀位"。

艾灸经过：嘱孕妇先排空小便，平躺床上，松开裤带，脱掉双袜。点燃清艾条 2 支，由针灸科医生双手分别各持 1 支艾条，对准双侧足小趾外侧趾甲角的至阴悬灸。约 30 分钟后，孕妇诉腹部有蠕动感，继续艾灸 10 分钟结束，至妇产科检查胎位已正常，足月后正常分娩一 3.5kg 男婴。

在 20 世纪六七十年代，秦淮区中医院如有胎位不正的孕妇就诊，都转到针灸科矫正胎位，都能通过艾灸恢复正常胎位（王启才等.《针灸治疗与解惑》，中国科学技术出版社，2023 年第 1 版）。

②针刺法：《上海中医药杂志》1965 年第 12 期报道，针刺至阴治疗胎位不正 130 例。毫针浅刺 2~3 分，留针 20~30 分钟。每日 1 次。结果：1~5 次纠正 124 例，成功率 95.4%。《陕西中医》1984 年第 2 期报道：针刺至阴、三阴交治疗胎位不正 70 例。常规针刺，动留针 20 分钟（每 2 分钟行针 1 次）。每日 1 次，3 次为 1 个疗程。经 2 个疗程观察，纠正 61 例（87.1%），无效 9 例。

③电针法：《中国针灸》1983 年第 5 期报道，电针至阴治疗胎位不正 110 例（孕 30~34 周，横位 25 例，臀位 73 例）。在针刺的基础上接电针仪，疏密波轻刺激 20 分钟。结果：1 次纠正 60 例（54.5%），2 次纠正 45 例（40.9%），无效 5 例（均系 32 周以上，2 例双胞胎），成功率 95.4%。

④激光法：《中华理疗杂志》1983 年第 6 期报道，激光照射至阴治疗胎位不正 484 例（孕 28~40 周，臀位 448 例，横位 36 例）。双侧至阴同时照 10 分钟，波长 6328A，输出功率 3~5mW，穴距 20~30cm。每日 1 次。结果：1 周内（一般 4 次）纠正 347 例，成功率 71.7%。《中华妇产科杂志》1985 年第 6 期报道：激光照射至阴治疗胎位不正 716 例（全部臀位）。每日 1 次，7 次为 1 个疗程。其中，334 例观察 1 个疗程，纠正 208 例（62.3%）；382 例观察 2~3 个疗程，纠正 324 例（84.8%）。并与不作任何处理的 651 例对照，自转 493 例，成功率 75.7%，激光组效果优于对照组。但 1 个疗程的激光治疗组远期疗效尚不稳定，有一定的复转率。《中国针灸》1987 年第 5 期报道：激光刺激至阴治疗胎位不正 1000 例（孕 28~39 周，臀位）。每日 1 次。结果：3 次纠正 521 例，4~9 次纠正 152 例，总共纠正 673 例，成功率 67.3%。《中国针灸》1994 年增刊报道：氦、氖激光照射至阴矫治胎位不正 106 例。激光治疗仪直接照射双侧至阴 10~12 分钟，距离 40~50cm。每日 1 次，3 次复查胎位 1 次。结果：转正 81 例（76.4%），无效 25 例。《激光杂志》2000 年第 5 期报道：He-Ne 激光照射至阴矫正胎位 400 例。采用 He-Ne 激光治疗仪，输出功率 10~15mV，使光纤法照射双侧至阴。每日 1 次，5 次为 1 个疗程。结

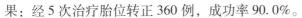

果：经 5 次治疗胎位转正 360 例，成功率 90.0%。

⑤针灸并用法：《针灸学报》1990 年第 3 期报道，至阴针灸并用治疗胎位不正 120 例。结果：1~5 次纠正 114 例，成功率 95.0%。《辽宁中医杂志》1990 年第 5 期报道：至阴针灸并用治疗胎位不正 729 例。结果：1~4 次纠正 605 例，成功率 83.0%。

⑥其他方法：《中国针灸》1995 年第 1 期报道，王不留行籽贴压至阴纠正胎位 240 例。将王不留行籽用胶布贴压在至阴上，要求孕妇每日自行按压所贴穴位 3 次以上，每次 2~3 分钟，以腹部有胎动为佳，3~4 日后复查。结果：接受复查的 150 例中纠正 132 例（88.0%），其中 1 次纠正 103 例，2 次纠正 24 例，3 次纠正 5 例，3 次未纠正者（18 例）视为无效。《浙江预防医学》1998 年第 1 期报道：艾灸加生姜外敷至阴纠正臀位 120 例。先用艾条灸双侧至阴 15 分钟，然后用捣碎的生姜外敷至阴，用塑料套包扎足小趾 24 小时。结果：1 次纠正 102 例（85.0%），2 次纠正 3 例，无效 15 例，成功率 87.5%。

（2）痛经：《河南中医》1983 年第 3 期报道，灸至阴治疗宫寒痛经。于月经来潮前 3 日用艾条灸双侧至阴各 15~20 分钟。每日 1 次，至月经干净为 1 个疗程。疗效满意。《四川中医》1994 年第 1 期报道：艾灸至阴、气海治疗痛经 32 例。月经前 2~3 日开始治疗，在穴位上涂少许凡士林或生姜汁，然后取艾炷放在穴位上点燃施灸（疼痛发作时宜化脓灸），每次灸 5~7 壮。每日 1 次，1 个月经周期为 1 个疗程，连续治疗 3 个疗程。结果：临床治愈 10 例，显效 11 例，好转 8 例，无效 3 例，有效率 90.6%。《中国民间疗法》1996 年第 4 期报道：针刺至阴治疗痛经 50 例。主穴：至阴。配穴：次髎、血海、三阴交，若伴经前乳房胀痛加太冲、肾俞。常规针刺，强刺激泻法，持续捻针 2 分钟左右，留针 20~40 分钟，疼痛甚者留针 60 分钟，其间每隔 10 分钟行针 1 次。结果：1 次治愈 42 例，2~3 次治愈 6 例，6 次显效 1 例，无效 1 例，有效率 98.0%。

（3）胎盘滞留：《上海针灸杂志》1988 年第 1 期报道，浅刺至阴治疗胎盘滞留 30 例。常规浅刺，留针 5~10 分钟。结果：全部病例均在 10 分钟内娩出胎盘。

（4）难产：《河南中医》2002 年第 6 期报道，针刺至阴穴催产 35 例。取穴：双侧至阴、合谷、三阴交、昆仑。至阴针刺 0.1 寸，昆仑 1 寸，合谷、三阴交 1~1.5 寸，补合谷、泻三阴交，至阴、昆仑平补平泻，留针 40~60 分钟，间歇行针 2~3 次。每日 1 次，3 次为 1 个疗程。结果：治愈 26 例，显效 5 例，无效 4 例。

2. 痛症

（1）头痛：《中国针灸》1998 年第 12 期报道，针刺至阴治疗头痛 56 例。取双侧至阴，毫针浅刺 0.1 寸，留针 30 分钟，每隔 5 分钟捻转半分钟左右，以患者能耐受为度，出针后任其出血或挤出血 2~3 滴。每日或隔日 1 次，10 次为 1 个疗程。结果：治愈 36 例，好转 16 例，无效 4 例，有效率 92.9%。《现代中西医结合杂志》2004 年第 16 期报道：针刺至阴治疗后头痛 10 例。取双侧至阴，常规针刺 2~3mm，持续捻转行针 15~30 分钟。每日 1 次，7 次为 1 个疗程。结果：1 次治愈 1 例，2 次治愈 3 例，5 次治愈 6 例，全部有效。《实用医技杂志》2005 年第 5 期报道：针刺至阴、少泽等穴治疗头痛 112 例。毫针浅刺 0.1 寸，留针 15 分钟，每隔 3 分钟捻转 1 次，以患者耐受为度。每日 1 次，7 次为 1 个疗程。结果：治愈 72 例（64.3%），好转 32 例（28.6%），无效 8 例（7.1%），有效率 92.9%。

（2）眉棱骨痛：《山东中医杂志》1999 年第 10 期报道，针刺至阴治疗眉棱骨痛 30 例。取患侧至阴，常规针刺 3mm 左右，得气后病程长者行捻转补法，激发循经感传，病程短者用泻法。若 1 次无效，则取双侧穴。结果：治愈 29 例，无效 1 例。

（3）急性腰扭伤：《四川中医》1994 年第 7 期报道，针刺至阴、睛明治疗急性腰扭伤 20 例。结果：1 次治愈 11 例，2 次治愈 5 例，3 次治愈 3 例，1 次好转 1 例（详见足太阳经交会穴睛明）。

3. 泌尿、生殖系统病症

（1）前列腺病：《中国针灸》2000 年第 9 期报道，点刺至阴治疗前列腺增生 20 例。取穴：一侧至阴、内至阴（足小趾甲内侧后角去甲 1 分许）。常规消毒，用三棱针点刺出血 20 滴左右。每日 1 次，左右交替，10 次为 1 个疗程，疗程之间休息 5 日。结果：显效 18 例，好转 2 例。

（2）尿潴留：《山西中医》1987 年第 4 期报道，井穴点刺出血治疗产后尿潴留 25 例，全部有效（详见手少阴心经井穴少冲）。《中国针灸》1995 年第 3 期报道：针刺至阴治疗尿潴留 30 例。用 1 寸毫针快速针刺，提插捻转，强刺激，使针感从足趾外侧沿膀胱经向上感传。结果：1 次治疗排尿 26 例（86.7%），2 次治疗排尿 4 例，全部有效，一般针刺后 5~10 分钟即可排尿。《中国针灸》1996 年第 9 期报道：针刺至阴治疗痔疮术后尿潴留 630 例。常规针刺，强刺激提插捻转，使针感从足小趾外侧向上传导，留针 20 分钟，如果针后仍不排尿，可在取针后 20 分钟针第 2 次。结果：针 1 次即排尿 450 例（71.4%），2 次针后排尿 180 例（28.6%），全部有效。《中国民间疗法》1999 年第 12 期报道：针刺至阴治疗术后尿潴留 48 例。常规快速针刺，强刺激提插捻转，使针感从足小趾外侧沿足太阳膀胱经上传，留针 20 分钟，如果针 1 次仍不排尿者，可间隔 2 小时左右再做第 2 次针刺。结果：针 1 次排尿者 35 例（72.9%），针 2 次排尿者 13 例（27.1%），全部有效，一般针后 10~15 分钟即可排尿。

（3）性冷淡：《上海针灸杂志》1995 年第 4 期报道，灸至阴为主治疗性淡漠症 9 例。用艾条悬灸双侧至阴 20~30 分钟，并可配合隔姜灸关元。灸前患者排空小便，松开腰带，使下腹部自然松弛，并嘱患者于每日晨起前做胸膝卧位半小时。隔日 1 次（若正值经期第 12~14 日者，每日 1 次），10 次为 1 个疗程。结果：痊愈 5 例，好转 3 例，无效 1 例。

4. 其他病症

（1）妊娠呕吐：《中国针灸》1997 年第 3 期报道，灸至阴为主治疗妊娠呕吐。取至阴，配合中脘、足三里、内关。先取双侧至阴施回旋灸与雀啄灸手法，交替灸 15 分钟。接着用 1.5 寸毫针直刺双侧内关 0.5 寸深，得气后施以泻法，行针 10 分钟留针。隔 15 分钟如法行针 1 次。然后再依次灸中脘、足三里，施平补平泻手法，每穴灸 10 分钟。最后再次灸至阴 1 次。10 分钟后起针收灸。如此每日 1~2 次，7 次为 1 个疗程。结果：13 例全部治愈。

（2）肠套叠：《陕西中医》1989 年第 7 期报道，针灸至阴配合按揉治疗肠套叠 12 例。主穴：至阴。配穴：伴呕吐加内关、下脘；腹痛明显加中脘、内庭；腹泻明显加足三里、阴陵泉。常规浅刺，并加艾灸，同时按顺时针方向按揉腹部包块处。结果：1 次治愈 5 例，2 次治愈 7 例。

【现代研究】

《上海中医药杂志》1994 年第 4 期报道：温针至阴转胎的临床与实验研究。临床观察：针刺双侧至阴或三阴交，用温针灸法，每次 3 壮，每天 1 次，连续 5 次为 1 个疗程。实验观察：分别针刺妊娠家兔的至阴和三阴交，持续运针 3~5 分钟。结果表明：针刺过程中的子宫收缩及胎动程度与针刺前后比较有显著差别，且与针刺手法的轻重也不无关系。在家兔实验中结果显示，妊娠家兔其血液中催产素含量明显高于未妊娠家兔组，表明针刺穴位对妊娠家兔有提高其体内催产素释放量作用之可能。

《现代医学影像学》1996 年第 4 期报道：超声波刺激至阴矫正胎位 150 例临床与影像观察。采用江苏产多功能超声波治疗仪，微型探头，皮肤涂超声导电耦合剂，探头紧密与穴位接触，脉冲或移动法，取侧卧位，每穴 6~8 分钟，结果：多数至阴无感觉，少数有麻、刺痛感，约有半数治疗中或治疗后胎动增加。艾灸至阴，使肾上腺皮质激素分泌增加、子宫活动增加、胎儿活动加强，是转胎的机理。小剂量超声热作用非常有效，高频的机械针动作用直接刺激至阴，起到针刺作用，刺激神经系统和组织细胞的功能，产生非热效应，影响到内分泌系统，使胎位得以矫正。

《湖南中医杂志》1997 年第 2 期报道：艾灸至阴矫正胎位的作用原理研究。艾灸至阴可使交感-肾上腺脊髓系统的活动此时处于较低水平，艾灸过程中皮肤电多保持活路，表明此时与其有关的交感-胆碱能系统处于兴奋状态。孕妇尿中孕二醇排出量无明显变化，血浆中游离皮质醇含量明显升高，尿中 17-羟及 17-酮类固醇排出量明显增加，说明艾灸至阴可使肾上腺皮质活动加强。皮质醇可刺激胎盘产生雌激素，给予地塞米松可使胎盘和母体层前列腺素可使子宫平滑肌收缩。因此，艾灸至阴可能是兴奋垂体-肾上腺皮质系统，使肾上腺激素分泌增加，通过雌激素-前列腺素的环节，提高子宫的紧张性及加强其活动，促进胎动获得矫正。

（三十二）足通谷（Zutonggu BL66）

【出处】《灵枢·本输》：本节之前外侧也。（《针灸甲乙经》：在足小指外侧，本节前陷者中。）

【归经】足太阳膀胱经。

【定位】第 5 跖趾关节的远端，赤白肉际处（图 10-27）。

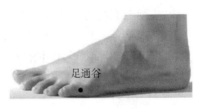

图 10-27 足通谷

【释名】通，通过；谷，凹陷。本节前呈凹陷，喻为是足太阳脉气至此，通于足少阴经之然谷穴，故名。

【类属】本经荥穴。

【穴性】镇痉定眩、止血止痛。

【主治】

1. 神经系统病症 头痛，癫狂，善惊等。

2. 头面五官病症 目眩，鼽衄等。

3. 其他病症 颈项痛，疟疾，慢性胃炎，食不化，功能性子宫出血等。

【配伍】配上星、内庭主治鼻衄；配章门、丰隆主治癫痫，精神分裂症。

【刺灸法】直刺 0.2~0.3 寸；可灸。

【古代应用】

《针灸甲乙经》：身疼痛，善惊，互引鼻衄，通谷主之；食饮善呕，不能言，通谷主之。

《类经图翼》：主头痛目眩，项痛鼽衄，善惊，结积，留饮，食多不化。

《针灸大成》：主头重目眩，善惊，引鼽衄，项痛，目𥉠𥉠，留饮胸满，食不化。

【临床报道】

未见具体临床报道。

（三十三）束骨（Shugu BL65）

【别名】刺谷（《脉经》）。

【出处】《灵枢·本输》：本节之后陷者
中也。

【归经】足太阳膀胱经。

【定位】第 5 跖趾关节的近端，赤白肉际处
（图 10-28）。

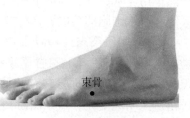

图 10-28　束骨

【释名】束，指收束。穴在第 5 跖骨小头后
下方，由京谷至本穴，第 5 跖骨渐成收束状，故名之。

【类属】本经输穴。

【穴性】清脑明目、舒筋通络、通利腰膝。

【主治】

1. 肢体病症 头项强痛，腰背痛如折，髋痛，下肢痿痹。

2. 头面五官病症 头痛，目眩，目黄，耳聋等。

3. 其他病症 癫狂，痔疮，泄泻等。

【配伍】配殷门、昆仑主治腰背痛，坐骨神经痛；配百会、肝俞主治头痛、目眩。

【刺灸法】直刺 0.2~0.3 寸；可灸。

【古代应用】

《针灸甲乙经》：暴病头痛，身热病，肌肉动，耳聋，恶风，目眦烂赤，项不可

以顾，髀枢痛，泄肠澼，束骨主之。

《类经图翼》：主治肠澼泄泻，疟痔癫痫，发背，痈疔，头痛目眩，内眦赤痛，耳聋，腰膝痛，项强不可回顾。

《百证赋》：项强多恶风，束骨相连于天柱。

【临床报道】

1. 落枕 《山西中医》1997 年 6 期报道：针刺束骨、后溪治疗落枕 98 例。常规针刺，行针 3 分钟左右，留针 30 分钟，每 10 分钟行针 1 次。结果：1 次治愈 96 例（97.9%），好转 2 例，全部有效。

2. 腓肠肌痉挛 《中国针灸》2005 年第 10 期报道：针刺束骨治疗腓肠肌痉挛 60 例。一侧痉挛取同侧束骨，双侧痉挛取双侧。毫针直刺 15~30mm，提插捻转强刺激，捻转频率 180~200 次/分，边行针边让患者尽量主动活动患侧的膝关节和踝关节，当感到痉挛疼痛明显减轻时，停止行针，留针 20 分钟。每日 1 次，3 次为 1 个疗程。结果：痊愈 52 例（86.7%），显效 6 例（10.0%），好转 2 例（3.3%），全部有效。

（三十四）昆仑 （Kunlun BL60）

【别名】内昆仑、上昆仑（《太平圣惠方》）、下昆仑（《针灸资生经》）。

【出处】《灵枢·本输》：在外踝之后，跟骨之上。

【归经】足太阳膀胱经。

【定位】踝后外侧，外踝尖与跟腱之间的凹陷处（图 10-29）。

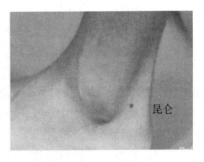

图 10-29 昆仑

【释名】《会元针灸学》：昆仑者，上有踝骨，旁有跟骨，下有软骨，高起如山。足太阳之经水，有气质升高促阳而返下之象，故名昆仑。

【类属】本经经穴。

【穴性】清头明目、舒筋活络、理气止痛。

【主治】

1. 神经系统病症 头痛目眩，小儿痫证，项强，癫疾，瘛疭。

2. 头面五官病症 瘿瘤，鼻衄。

3. 其他病症 肩背腰尻痛，脚跟肿痛，滞产胞衣不下。

【配伍】配风池治头痛，惊痫；配风市治下肢痿痹。

【刺灸法】直刺 0.2~0.3 寸；可灸。直刺可透太溪偏向外踝。

【古代应用】

《针灸甲乙经》：主癫疾，瘛，脊强，头眩痛，脚如结，腨如裂，昆仑主之；疟多汗，腰痛不可俯仰，目如脱，项如拔，昆仑主之；疟不渴，间日作，昆仑主之。

《类经图翼》：主治腰尻脚气，足腨肿痛，头痛龂衄、肩背拘急，咳喘目眩、阴肿痛，产难胞衣不下，小儿发痫瘛。

《针灸大成》：中风转筋拘急，行步无力疼痛。

【临床报道】

1. 痛症

（1）落枕：《中医外治杂志》2003 年第 3 期报道，针刺昆仑治疗落枕 55 例。昆仑直刺 0.3~0.5 寸，提插捻转，得气后患者小指抖动 3 次乃出针，嘱患者做颈椎旋转等运动；另设对照组 55 例，取患侧阿是穴、肩髃、风池、曲池，常规针刺，提插捻转手法，得气后留针 20 分钟，出针后嘱患者做颈旋转等运动。均每日 1 次。结果：昆仑组痊愈 50 例（90.9%），好转 4 例，未愈 1 例，有效率 98.2%；对照组痊愈 41 例（74.5%），好转 6 例，未愈 8 例，有效率 85.5%。两组痊愈率和有效率经统计学处理均有显著差异（P<0.01）。

（2）腰腿痛：《宁夏医学杂志》1999 年第 6 期报道，昆仑穴位注射治疗腰腿痛 31 例。将 654-2 注射液 10mg 注入昆仑，每周 1 次，连注 3 次。结果：显效 26 例（83.9%），好转 3 例（9.7%），无效 2 例（6.4%），有效率为 93.6%。

（3）急性腰扭伤：《陕西中医》1995 年第 8 期报道，针刺昆仑、悬钟治疗急性腰扭伤 94 例。昆仑快速进针，然后迅速反复上下提插，弹击针头，使患者有酸胀感，得气后慢慢站起，双手抱头，前后左右缓慢摆动腰部。结果：痊愈 75 例（79.8%），显效 10 例，好转 9 例，全部有效。

（4）腰骶小关节滑膜嵌顿：《上海针灸杂志》1994 年第 1 期报道，昆仑埋针治疗腰骶小关节滑膜嵌顿 27 例。昆仑快速进针，快速捻转 10~20 分钟，患者自感腰部疼痛减轻；此时，用持针器或止血钳夹住针与皮肤相接的部分针身，将针压弯，用胶布固定；然后令患者抱住双膝，医者轻轻地拍打腰部；最后让患者下床作前屈、后伸、侧屈和左右旋转等动作，活动腰部。固定的针可以根据病情需要留针 1~2 小时或更长时间，但一般不超过 1 日。结果：1 次治愈 18 例（67%），2 次治愈 7 例（26%），无效 2 例（7%），有效率 93%。

（5）坐骨神经痛：《菏泽医专学报》1994 年第 1 期报道，针刺昆仑治疗坐骨神经痛 113 例。取患侧昆仑，直刺 0.2 寸，得气后留针 30 分钟，每 5 分钟行针 1 次。每日 1 次，10 次为 1 个疗程，疗程间隔 4~5 日。后期遗留有小腿外侧或足外侧痛者，加阳陵泉、悬钟、京骨，行针得气后，接 G-6805 电针治疗仪，连续波，频率 200~250 次/分，留针 30 分钟。结果：治愈 98 例（86.7%），好转 13 例，2 例无效，总有效率 98.2%。《中国针灸》1996 年第 8 期报道：昆仑穴位注射治疗坐骨神经痛 97 例。将 654-2 注射液 10mg 注入昆仑，轻者隔日 1 次，重者每日 1 次，5 次为 1 个疗程。结果：痊愈 44 例（45.4%），显效 32 例（33.0%），好转 16 例（16.5%），无效 5 例（5.1%），有效率 94.9%。

（6）红斑性肢痛症：《针灸临床杂志》1995 年第 8 期报道，针刺昆仑、三阴交治疗红斑性肢痛症 16 例。二穴常规针刺，强刺激，不留针。结果：大部分疼痛立刻减轻，1~3 次全部治愈。

2. 其他病症

（1）眼肌麻痹：《山西中医》2001 年第 5 期报道，针刺昆仑治疗外伤性眼肌麻痹 34 例。主穴：双侧昆仑。配穴：上睑肌麻痹加患侧攒竹、鱼腰、睛明、阳白；内直肌麻痹加患侧睛明、攒竹、承泣、鱼腰；外直肌麻痹加患侧瞳子髎、球后、丝竹空、四白、太阳；多条肌麻痹加患侧球后、睛明、攒竹、丝竹空、风池（双）。昆仑直刺 1 寸，得气后嘱患者转动眼球，留针 30 分钟，其间行针 2 次。每日 1 次，10 次为 1 个疗程。结果：痊愈 30 例（88.2%），显效 3 例，无效 1 例，有效率 97.1%。

（2）急性肠炎：《江苏中医药》2004 年第 1 期报道，"特效止泻三联穴"为主穴位注射治疗急性肠炎 25 例、慢性肠炎 18 例。主穴：昆仑、申脉、仆参。配穴：中脘、关元、命门、腰阳关等。主穴每穴注入维生素 B₁ 0.5~1mL；配穴常规针刺，强刺激，加灸 15 分钟。急性肠炎每日可 1~2 次，慢性肠炎每日 1 次，5 次为 1 个疗程。结果：急性肠炎治愈 24 例，好转 1 例；慢性肠炎治愈 16 例，好转 2 例。

【现代研究】

针灸临床及实验观察：针刺昆仑可使不蠕动或蠕动很弱的降结肠下部及直肠的蠕动增强，并有便意。对原发性高血压，采用泻法有降压作用。

用激光照射佐剂性关节炎大鼠的昆仑 10 分钟，约 10 次后肿胀的关节改善。与对照组差异显著，激光照射后对皮温、基础痛阈均无明显影响；激光照射后嘶叫阈有明显提高，说明昆仑穴在即时镇痛时效果显著。

《双足与保健》2004 年第 4 期报道：足反射疗法配昆仑、太溪治疗腰腿痛，全足按摩加按昆仑、太溪两穴治疗腰腿疾患效果非常明显。

（三十五）委中 （Weizhong BL40）

见下合穴中。

●足少阴肾经

（三十六）涌泉 （Yongquan KI1）

【别名】 地冲（《针灸甲乙经》）、足心（《史记·扁鹊仓公列传》）。

【出处】《灵枢·本输》。

【归经】 足少阴肾经。

【定位】 足趾跖屈时，约当足底（去趾）前 1/3 凹陷处（图 10-30）。

【释名】 本穴位于足底，居人身最低位，属足少阴经"所出为井"，如水之源头，经气由泉水涌出于下，故名。

【类属】 本经井穴。

【穴性】 开窍苏厥、回阳救逆、镇痉定眩、益肾清心。

【主治】

1. 神经系统病症 头痛目眩，小儿惊风，癫疾，失眠，癔症。

2. 头面五官病症 咽痛失音，口疮。

3. 泌尿系统病症 二便不利，肾结石。

4. 其他病症 足心热痛，高热不退，咳嗽，肺炎。

【配伍】 配合神门、三阴交治疗神经衰弱；配合关元、内关、太溪治疗惊恐伤肾之症。

【刺灸法】 直刺 0.2~0.3 寸；可灸。

涌泉穴最好的刺激方式是搓法：每晚睡前先用 45 度左右热水泡脚 15 分钟，然后擦干脚坐在床上，弯曲膝关节，根据自身情况的需要，选择实施各种各样的搓法。

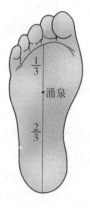

图 10-30 涌泉

（1）传统搓法：同侧的手握住同侧足趾，对侧手指并拢，斜向搓擦足心，反复 200 下左右，使足心发热、发麻为宜（图 10-31）。

（2）改良搓法：用对侧手掌搓足心，同侧的手也不要闲着，拇指和其余四指自然分开，虎口轻轻护住小腿下端，随着搓足心的节律，大拇指指腹从脾经三阴交向下搓至肾经太溪。同步反复搓擦 200 下左右，使小腿内侧下端以及足心发热、发麻为宜（图 10-32）。

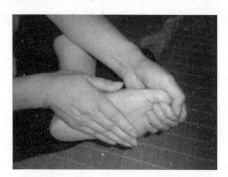

图 10-31 涌泉的传统搓法

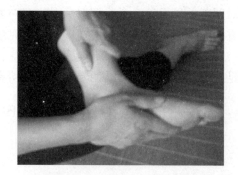

图 10-32 涌泉的改良搓法

【古代应用】

《素问·缪刺论》：治无故善怒，气上贲门。

《针灸甲乙经》：热中少气，厥寒灸之热去；烦心不嗜食，咳而短气，善喘，喉痹身热痛，脊胁相引，忽忽善忘，涌泉主之；足厥喘逆，足下清至膝，涌泉主之；主衄不止。

《通玄指要赋》：胸结身黄，取涌泉而即可。

《灵光赋》：足掌下去寻涌泉，此法千金莫妄传，此穴多治妇人疾，男蛊女孕两病痊。

《医宗金鉴》：主治足心热，奔豚，疝气疼痛，血淋气痛。

【临床报道】

1. 局部病症

（1）足底痛：《上海中医药杂志》1987 年第 7 期报道，按揉涌泉治疗足底痛 19 例。以拇指顺时针按揉 10 分钟，每日 1 次。结果：痊愈 17 例，显效 2 例。治疗次数最少的 7 次，最多的 15 次。

（2）足心、手心烧痒症：《河南中医》1999 年第 1 期报道，针刺治疗足心、手心烧痒症 50 例。足心烧痒取患肢涌泉、足三里，配对侧合谷、劳宫；手心烧痒取患侧劳宫、合谷，配对侧涌泉、足三里；若手足都发热烧痒，双侧手足均取。单刺涌泉或劳宫时，用粗毫针浅刺，待有针感时留针 15 分钟；手三里、足三里采用泻法，以针感传至手或足为佳；针刺公孙将针尖斜向足心涌泉，平补平泻；针刺合谷斜向手心劳宫，平补平泻。每日 1 次，15 次为 1 个疗程。结果：痊愈 48 例，好转 1 例。无效 1 例，有效率 98%。

（3）跖痛症：《上海针灸杂志》1996 年第 3 期报道，隔姜灸涌泉治疗跖痛症 132 例。取 3 分厚鲜姜片，用针灸针密刺小孔后置于患足涌泉上，灸 7 壮后换一姜片，再灸 7 壮。每日 1 次，10 次为 1 个疗程。结果：痊愈 113 例（85.6%），显效 15 例（11.4%），好转 4 例，全部有效。

2. 头面、五官病症

（1）腮腺炎：《上海针灸杂志》2006 年第 9 期报道，涌泉穴位贴敷治疗流行性腮腺炎 26 例。取穴：涌泉、颊车（单侧发病取患侧，双侧发病取双侧）。将吴茱萸 20g 与肉桂 1g 研碎混匀，用醋调和成糊状，摊于敷料上，敷于涌泉。每日 1 次。另取天南星 360g 捣碎，用文火熬煮 30 分钟，取汁弃渣，连煮 2 次，取汁混合，待其冷却成膏状，敷于颊车，药干即换。结果：全部热退肿消。治疗时间最短 3 日，最长 5 日。《中国社区医师》2006 年第 23 期报道：中药贴敷涌泉治疗小儿腮腺炎 58 例。药物组成：吴茱萸 9g，胡黄连、胆南星各 6g，大黄 4.5g。研成细末，每次取少量药粉，用陈醋或水调成糊状，敷贴于涌泉，外用纱布固定。每日更换 1 次。结果：均在 2~4 日治愈。

（2）鼻出血：《浙江中医杂志》2002 年第 8 期报道，中药涌泉贴敷治疗孕期鼻出血 27 例。取山栀 7 个（去皮）、鲜葱白适量，共捣烂，每晚敷双涌泉，用绢布包扎至第二天早晨。10 日为 1 个疗程。结果：治愈 13 例，好转 9 例，无效 5 例，有效率 81.5%。《中国民间疗法》2003 年第 8 期报道：大蒜泥外敷涌泉治鼻衄 27 例。将大蒜与大黄粉共捣如泥，贴敷同侧涌泉（双侧鼻衄贴敷双侧）。结果：经贴敷 15~30 分钟后，全部血止（一般贴敷 5 分钟后即可见衄血明显减少）。

（3）口角流涎：中药外敷涌泉治疗小儿口角流涎 100 例。按 3∶1 的比例取吴茱萸、胆南星，共为细末，每次取 15g，用陈醋调成糊状敷于涌泉。每日 1 次。结果：全部治愈（赵心波，《儿科临床经验选编》，人民卫生出版社，1979 年）。《中国针灸》2000 年第 1 期报道：醋制天南星敷贴涌泉治疗小儿流涎 10 例。天南星 100g，碾碎，加白醋 25~50mL，充分和匀。每日晨起取蚕豆大小两团，分别敷于两侧涌泉，然后用胶布固定，晚上睡觉前去掉药物。每日1次，10次为1个疗程。经1~3个疗程治疗，痊愈6例，显效2例，好转1例，无效1例。

（4）口腔炎：《湖南医药杂志》1984年第6期报道，中药外敷涌泉治疗复发性口疮38例。取吴茱萸50g，研为细末，分成4份，每日取1份加陈醋调成糊状敷于涌泉。每天换药1次。结果：痊愈27例，显效6例，无效3例，有效率92%。轻者1~2次获愈，重者3~4次获愈。同期还报道：同法治疗疱疹性口腔炎11例，经治疗2~4次，全部治愈。《上海针灸杂志》1990年第4期以同法治疗110例，并设对照组43例，口服中药煎剂泻心汤。结果：穴位敷药组痊愈103例（93.6%），好转4例，无效3例，有效率97.3%；药物口服组痊愈26例（60.5%），好转9例（20.9%），无效8例（18.6%），有效率81.4%；经统计学处理，穴位敷药组的疗效明显优于药物口服组（$P<0.01$）。《中国民间疗法》1994年第3期报道：山茱萸湿敷涌泉治疗复发性口疮94例。每晚入睡前取茱萸粉10g，用醋调成糊状，放入纱布后敷贴于双足涌泉处，次日晨起去掉。结果：痊愈10例（10.6%），显效26例（27.7%），好转54例（57.4%），无效4例（4.3%），有效率95.7%。《安徽中医学院学报》1994年第4期报道：中药外敷涌泉治疗口疮256例。大黄40g，吴茱萸30g，胡黄连、天南星各20g，共研细末，取药末20g加醋适量，调成稀糊状，每晚临睡前敷双侧涌泉，外用塑料布覆盖，再用纱布固定，次晨起床后去掉。连用5次为1个疗程，治疗期间停用其他药物。结果：治愈167例（65.2%），好转52例（20.3%），无效37例（14.5%），总有效率85.5%。《上海针灸杂志》1994年第4期以同法治疗39例，每日1换，5次为1个疗程；并设对照组30例，以金霉素液漱口。结果：穴位敷药组显效22例（56.4%），好转9例（23.1%），无效8例（20.5%），有效率79.5%；对照组显效5例（16.7%），好转8例（26.7%），无效17例（56.7%），有效率43.3%；经统计学处理，穴位敷药组的疗效明显优于金霉素液漱口的对照组（$P<0.02$）。《中国社区医师》2004年第2期报道：吴茱萸醋调外敷涌泉治疗口舌生疮54例。取吴茱萸10g，烘干，研末，醋调，敷于双足涌泉，外以纱布覆盖，胶布固定。每日1次，3~5日为1个疗程。鼓励多饮水。结果：痊愈30例，好转18例，无效6例，有效率88.9%。

（5）慢性咽炎：《新中医》1995年第5期报道，涌泉穴位注射治疗慢性咽炎56例。将复方丹参注射液1mL注入一侧涌泉，同时针刺双侧合谷。5日1次，3次为1个疗程。结果：痊愈37例，好转19例，全部有效。《山东中医杂志》1995年第8期报道：吴茱萸粉外敷涌泉治疗小儿咽炎，急性咽炎晨贴晚取，并可配用银黄口服液；慢性咽炎宜晚贴晨取，每日1次，连用半月。结果：急性咽炎24小时内咽痛主症可消失，48小时退热者占83.3%；溃疡性咽炎24小时咽痛、拒食消失，5日内痊愈率占80%；慢性咽炎75%的患儿自觉症状消失，咽后壁色暗红及增生的淋巴滤泡大多消失。

（6）扁桃体炎：《中国民间疗法》2000年第5期报道，土茯苓外敷涌泉治疗小儿急性扁桃体炎20例。将土茯苓20g研为细末，米醋调为糊状，涂敷于两足涌泉，

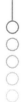

外贴一层塑料布，然后以绷带包扎，睡前敷药，次日晨起取下。结果：均获疗效，其中治愈 16 例，好转 4 例，一般 1~3 次即可见效。

3. 神经系统病症

（1）高热惊厥：《针灸学报》1990 年第 2 期报道，针刺涌泉治疗小儿高热惊厥 50 例。主穴：涌泉个别加刺十宣。结果：全部治愈。《河北中医》1995 年第 2 期报道：针刺涌泉治疗小儿高热惊厥 42 例。涌泉直刺 0.3~0.5 寸，泻法不留针，如抽搐不止可稍运针。结果：均在针刺后停止抽搐。

（2）神经衰弱：《江西中医药》1995 年增刊报道，中药敷贴涌泉治疗高考前期学生神经衰弱症 47 例。主穴涌泉，可据症状加神门、三阴交、太冲等。取吴茱萸、肉桂、酸枣仁各等分，研为细末，临睡前取药粉 10g 左右调酒炒热敷于两足涌泉。每日换药 1 次，1 周为 1 个疗程。结果：痊愈 29 例，好转 18 例，全部有效。

（3）失眠：《中国针灸》2000 年第 2 期报道，艾灸涌泉治疗失眠症 38 例。临睡前先用温热水泡脚 10 分钟，点燃艾条对准涌泉施行温和灸，感觉温热舒适不烫为度，两穴各灸 15~20 分钟。每日 1 次，7 日为 1 个疗程。结果：痊愈 21 例，好转 17 例，全部有效。《陕西中医》2005 年第 5 期报道：艾灸涌泉配合捏脊治疗失眠症 62 例。先用温热水泡脚 10 分钟，然后用艾条温灸双侧涌泉和足三里，感觉温热舒适不烫为度，每次每穴各灸 20 分钟；灸后，患者俯卧，医者用掌根在腰背部膀胱经及督脉循行部位来回按揉 3 分钟，使肌肉放松后在长强处用捏脊法操作，每次捏 3~5 遍。每日 1 次，10 次为 1 个疗程。另设 50 例中药对照组：酸枣仁汤加减服用，水煎早晚分服。每日 1 剂，10 日为 1 个疗程。结果：艾灸组痊愈 36 例，显效 20 例，好转 4 例，无效 2 例，有效率 96.8%；中药组痊愈、显效各 10 例，好转 19 例，无效 11 例，有效率 78.0%。艾灸组疗效明显优于中药组（$P<0.01$）。

（4）癔症：《中医杂志》1981 年第 2 期报道，针刺涌泉治疗癔症性失语 68 例。涌泉以短促的强刺激并行捣针、捻转约 1 分钟。结果：1 次治愈 67 例（98.5%）。《四川中医》1986 年第 10 期报道：针刺涌泉、内关等穴治疗脏躁证。一女性患者神志恍惚、哭笑无常、时而昏睡、不思饮食。经刺双侧涌泉、内关 10 分钟，患者神清；再针哑门，留针 20 分钟，神志完全清楚；连针 3 日而愈，3 年未发。《湖北中医杂志》1987 年第 5 期报道：针刺涌泉加语言暗示治疗癔症 50 例，1 次治愈 49 例（98.0%）。《黑龙江中医药》1995 年第 3 期报道：针刺涌泉治疗癔症 39 例，均 1 次治愈。《中国针灸》1995 年第 3 期报道：针刺涌泉治疗癔症 39 例。常规针刺，用雀啄术强刺激，苏醒或缓解后再动作放慢放松，直至精神障碍、意识障碍、感觉障碍消失，时间为 10~40 分钟。结果：10 分钟治愈 15 例，20 分钟治愈 17 例，40 分钟治愈 7 例，全部获效。《中原精神医学学刊》1998 年第 4 期报道：电针涌泉治疗躁郁证 5 例。双侧涌泉直刺 0.5~1 寸，接通电针治疗仪，断续波，输出量以患者能忍受为宜，通电 1~3 分钟。每日 1 次，6 次为 1 个疗程。结果：痊愈 3 例，显效 2 例，全部有效。

4. 呼吸系统病症

（1）感冒：《中医外治杂志》2000 年第 1 期报道，中药外敷涌泉治疗感冒 35

例。于睡前用热水浸泡双足20分钟左右，双足擦干后，将一粒强力银翘片研细末，取部分药末撒在两块麝香追风膏上，将药末对准涌泉敷上，喝一杯热开水入睡。结果：痊愈19例（54.3%），好转11例（31.4%），无效5例（14.3%），有效率85.7%。

（2）肺炎：《中原医刊》1994年第10期报道，中药敷贴涌泉辅助治疗喘息性肺炎53例（均系西药抗感染及超雾化吸入常规治疗无效者）。方用桃仁60g，栀子18g，杏仁、麻黄、白芥子、胡椒各6g，糯米5g，细辛3g，共研细末，再用麻黄、细辛水煎，浓缩约5mL，与药末调和，加鸡蛋清适量调成糊状，分成4等份，置于伤湿止痛膏上贴敷于涌泉及其足背相对应的位置，12小时去药。隔12小时再敷第2次，连用4日。结果：49例均在4日内体征明显好转，无效4例，有效率92.5%。

（3）咯血：《中国针灸》2001年第7期报道，中药外敷涌泉治疗支气管扩张咯血56例。将肉桂末、冰片各3g，硫黄末6g，大蒜粉（若无大蒜粉，可用新鲜大蒜瓣去皮）9g，研匀后加蜂蜜适量调成膏状，分成2等份置于医用胶布中间备用。将双足洗干净，取药膏敷贴双侧涌泉，成人男性一般贴6～8小时，成人女性贴4～6小时，儿童贴3小时。2次为1个疗程。结果：治愈37例（66.1%），好转14例（25.0%），无效5例（8.9%），有效率91.1%。

（4）支气管哮喘：《上海中医药杂志》1966年第5期报道，中药外敷涌泉治疗小儿支气管哮喘12例。取桃仁60g，栀子18g，杏仁6g，胡椒3g，糯米4.5g，共研细末，加蛋清调成糊状敷涌泉12小时。每日1次。结果：全部获效。

（5）肺心病：《中国民间疗法》1999年第1期报道，外敷涌泉治疗肺心病288例。取桃仁、杏仁各12g，栀子3g，胡椒7粒，糯米14粒，紫皮大蒜10瓣，捣碎用生鸡蛋1个调为糊状，每晚睡前洗净足部，将5mg药糊贴于涌泉（左右脚交替应用）。每日1次。结果：痊愈108例（37.5%），好转129例（44.8%），无效51例（17.7%），总有效率为82.3%。

5. 消化系统病症

（1）呃逆：《中华护理杂志》2005年第11期报道，吴茱萸外敷涌泉治疗顽固性呃逆124例。取吴茱萸30g，研成细末，用醋调成稠膏，晚上睡前取适量敷于双足心涌泉，外盖塑料薄膜纱布，胶布固定，次晨去掉。每日1次。结果：治愈118例（95.2%），好转4例（3.2%），无效2例（1.6%），总有效率为98.4%。

（2）泄泻：《上海针灸杂志》1990年第4期报道，中药外敷涌泉治疗泄泻110例。取吴茱萸、白芥子各适量，研为细末，加陈醋调成糊状敷于涌泉。每日1次。结果：痊愈103例（93.6%），好转4例，无效3例，有效率97.3%。《湖北中医杂志》1995年第1期以同法治疗泄泻32例，结果：痊愈22例，好转8例，无效2例。

（3）术后腹胀：《浙江中西医结合杂志》2005年第10期报道，大黄粉加醋敷涌泉治疗术后腹胀50例。在常规禁食、持续胃肠减压、补液、抗炎的基础上，取大黄粉30g，用食醋拌成糊状，置于纱布上敷于涌泉处，然后用保鲜薄膜包裹，待肛门排气后再外敷2小时；如果24小时无肛门排气者，更换药物重新外敷。另设对照组

30 例，只予以常规禁食、持续胃肠减压、补液、抗炎及鼓励早期下床活动等。结果：敷药组显效 33 例，好转 16 例，无效 1 例，有效率 98.0%；对照组显效 8 例，好转 10 例，无效 12 例，有效率 60.0%。两组疗效差异有显著性意义（*P*<0.05）。

6. 泌尿系统病症

（1）遗尿、尿频：《中国针灸》1995 年增刊报道，伤湿止痛膏外贴涌泉，治疗遗尿、尿频 2 例（均用西药未效）。经用伤湿止痛膏外贴足心涌泉治疗 3~5 日，病情明显好转，1 周痊愈。

（2）泌尿系结石：《医学理论与实践》1995 年第 10 期报道，王不留行籽贴涌泉加中药口服治疗泌尿系结石 106 例。将王不留行籽用伤湿止痛膏贴敷在双涌泉，7 日更换 1 次；排石散组方：玄参 300g，生地、麦冬各 240g，金钱草 200g，黄柏、知母、鸡内金、海金沙各 100g，牛膝 60g，丹参、地龙各 50g，皂角刺、穿山甲、甘草梢各 30g；气虚加党参、黄芪；恶心呕吐加半夏；发热或尿内有脓细胞加金银花、蒲公英。焙干研细为末，分为 30 包（每包 50g），每日 1 包，水煎取汁 2000mL，连同药末频频饮服，30 日为 1 个疗程。结果：治愈 77 例（72.6%），显效 16 例（15.1%），无效 13 例（12.3%），总有效率为 87.7%。治疗时间最短 5 日，最长 60 日，平均为 45 日。

7. 妇科病症

（1）妊娠高血压：《中医外治杂志》2002 年第 2 期报道，涌泉贴药治疗妊娠高血压 21 例。取吴茱萸 10g，研末，加蒜泥适量调匀，每晚睡觉前先用温水洗脚，然后将上药敷于双侧涌泉，再用伤湿止痛膏外敷固定。每日 1 次，一般 3 次为 1 个疗程。结果：治愈 17 例，好转 3 例，无效 1 例。

（2）产后畏寒：《江西中医药》2002 年第 2 期报道，涌泉等穴贴药治疗流产后畏寒证。主穴：涌泉。配穴：神阙、劳宫。取吴茱萸 100g，生天南星、白附子各 60g，细辛 30g，共研粗末，装瓶备用。每晚睡前取药 50g，用生姜或白酒加温，调成稀糊状，托在塑料膜上，用敷料、胶布固定在穴位上，翌晨起床时取下。连贴 3~5 次即可获效，病久者则多贴数次方能痊愈。

（3）产后乳汁不通：《中医杂志》1987 年第 2 期报道，针刺涌泉治疗乳汁不通 64 例。先针刺膻中、乳根，强刺激泻法；乳汁仍未出者再针双侧涌泉，得气后强刺激泻法（雀啄术）3 分钟，留针 30 分钟。针后立即用手捏挤乳房，并让婴儿吸乳。结果：均获良效。乳房红肿硬结者可以明显消退，一般于 2 日内显效，3 日恢复正常；泌乳不足者绝大部分在针刺得气后有针感由股内直至胞宫，同时有子宫收缩感，半小时后乳房发胀，乳汁泌出。针刺涌泉治疗乳汁不通 83 例。常规针刺，平补平泻，动留针 30 分钟；起针后立即用手按摩和挤压乳房，或让婴儿吸乳。经 1~3 次治疗，显效 49 例（59%），好转 32 例（38.5%），无效 2 例，有效率 97.6%（吕景山，《单穴治病选萃》，人民卫生出版社，1993 年）。

（4）产后乳少：《中国针灸》2002 年第 5 期报道，针刺涌泉、三阴交为主下乳 46 例。涌泉、三阴交直刺 1~1.5 寸，强刺激，留针 10~15 分钟，留针过程中轻度提插、转捻、震颤法交替使用。每日1次。对气血虚弱严重者配合营养饮食及补血药如当归、党参、黄芪等煎服。结果：全部有效。

8. 其他病症

（1）高血压病：《中国民间疗法》2004年第4期报道，按摩涌泉、劳宫控制高血压20例。晚上睡前先用热水泡脚后，用双手劳宫分别与双脚涌泉对搓约10分钟。每日1次。结果：显效12例（能保持血压平稳），好转7例，无效1例。《河北中医》2004年第10期报道：吴茱萸贴敷涌泉治疗高血压病31例。取吴茱萸10g，研末，加醋调糊，用纱布包后敷双侧涌泉，胶布固定，24小时更换1次。10次为1个疗程，隔1周进行下1个疗程。结果：治愈2例，显效18例，好转9例，无效2例，有效率93.5%。

（2）颈淋巴结核：《中国针灸》2000年第10期报道，涌泉小切口割治治疗颈淋巴结核64例。取一侧涌泉，常规消毒，2%利多卡因作皮下浸润麻醉，用手术刀切口约1cm至皮下脂肪层，小蚊式弯钳分离，并行强刺激，取出皮下脂肪少许，不缝合，切口用碘酒棉球加压敷料包扎。结果：治愈46例（71.9%），好转13例（20.3%），无效5例（7.8%）；间隔1个月后，对未获痊愈的18例患者又用同样方法割治另一侧。结果：治愈10例（55.5%），好转3例（16.7%），无效5例（27.8%）。两次割治，总有效率为92.2%。

【现代研究】

1. 对免疫功能的影响 《天津中医学院学报》1994年第4期报道：涌泉外敷对支气管哮喘患者免疫功能影响的实验研究。取双侧涌泉，用中药涤膜剂外敷，每日1次。可提高IgG、IgA水平，而对IgM提高不明显，当这些特异性抗体在体液中提高之后，如再度接受外来特异性过敏原时，此类抗体即首先与之结合，与体内原有的IgE抗体有竞争作用，产生免疫反应而不产生过敏反应，这是涌泉治疗哮喘的主要机理之一。通过对大鼠的抗衰老实验研究，结果表明：艾灸涌泉后，老龄小鼠IL-2产生水平，NK细胞活性增高机制的免疫功能增强，血清及皮肤的SOD活性提高，而MDA含量降低。提示艾灸涌泉是机体对自由基的清除能力增高，机体的免疫防御功能与中医学整体的概念极为相似。

《中国自然医学杂志》2002年第2期报道：电针涌泉对老年大鼠自由基代谢影响的研究。采用自然衰老大鼠模型，随机分为老年对照组、维生素E组和电针组，以大鼠血清和脑组织超氧化物歧化酶（SOD）活性和过氧化脂质（LPO）含量为指标，对各组的老年大鼠和青年大鼠进行测试。结果：老年大鼠组血清和脑组织SOD活性明显低于青年大鼠组，LPO含量明显高于青年大鼠组。电针组电针涌泉后，与老年对照组比较，其血清和脑组织SOD活性明显升高，LPO含量明显降低。维生素E组大鼠与老年对照组大鼠比较，其血清和脑组织SOD活性差异无显著性。结论：电针涌泉能提高机体内源性抗氧化能力，改善自由基代谢失调的状况，阻止自由基损害机体，防治所产生的老年性疾病，保护脑功能，延缓脑衰老，推迟衰老进程。

《华西医大学报》2002年第4期报道：用D-半乳糖注射法建立大鼠衰老模型，

经电针涌泉治疗后，用 RT-PCR 方法检测 p53 和 bcl-2 基因的表达情况。结果表明：电针能明显改善患鼠症状，D-半乳糖造模引起 p53 基因表达上调，经电针涌泉后又可使其下调，bcl-2 基因的表达不受 D-半乳糖造膜和电针的影响。说明针刺涌泉对衰老大鼠的 p53 基因表达有抑制作用。

2. 其他 涌泉有良好的降压作用。有观察表明：艾条温和灸 30 分钟后，收缩压 t 值为 8.55（$P<0.001$）；舒张压 t 值为 8.09（$P<0.001$）。与口服心痛定的对照组具有同等快速的降压效果。

《河北中医药学报》2003 年第 3 期报道：电针涌泉和昆仑对去卵巢大鼠骨密度的影响。采用去卵巢大鼠模型，应用电针肾经涌泉、膀胱经昆仑和非经非穴等方法，观察不同穴位对去卵巢大鼠骨密度的影响。结果：模型组胫骨和平均骨密度降低（$P<0.05$），治疗 12 周后，肾经组和膀胱经组均能够提高胫骨和平均骨密度（$P<0.05$），非经非穴组胫骨和平均骨密度变化不大（$P>0.05$）。结论：电针足少阴肾经和足太阳膀胱经穴位对去卵巢大鼠骨密度的影响具有一致性和相对特异性。

《浙江中医杂志》2004 年第 7 期报道：开颅术中电针井穴对脑保护作用的临床观察。采用"上病下取"的原则，取醒脑开窍的肾经井穴涌泉、胃经井穴厉兑。结果显示：麻醉状态下，针刺两穴后 HR、MAP 分别有增加，针刺停止后降至基线水平，对每个患者来说针刺前后颅内压（ICP）和脑血管阻力（CVR）都是一定的。根据脑血流量（CBF）与 MAP、ICP、CVR 之间的关系，CBF =（MAP－ICR）/CVR，可用电针治疗，可通过增加脑灌注压来提高脑血流量，从而改善脑的缺血、缺氧状态，发挥了对大脑的保护作用。但这种脑保护作用并不因针刺治疗的停止而立即消失。

《山东中医杂志》2005 年第 9 期：针刺涌泉改善脑卒中患者下肢功能临床观察。局部以 75% 乙醇常规消毒，直刺 0.5~1 寸，以患者感觉疼痛、有胀感为度，捻转 5次，每 3 分钟重复 1 次，每次 10~15 分钟。10 日为 1 个疗程。经过治疗，93.2% 的患者下肢负重及运动功能明显提高，同时下肢伸肌张力及下肢运动功能亦有明显的改善。

《放射学实践》2005 年第 12 期报道：经皮神经电刺激大鼠涌泉的 fMRI 表现和对痛阈的影响。使用热板仪测定大鼠经皮电刺激（TENS）前后痛阈的变化，利用 fMRI 血氧水平依赖（BOLD）技术获取 TENS 涌泉的脑功能图像，并显示激活区域。结果：实验组 TENS 20 分钟后痛阈值比实验前显著提高，与对照组相比差异有显著性意义；经皮神经电刺激大鼠右足涌泉时大脑激活区域有双侧的额叶皮质 1 区、2区、双侧的扣带皮质 1 区、2 区、对侧的尾壳核、对侧岛叶皮质、皮质后肢代表区和顶皮质 1 区。结论：TENS 后大鼠痛阈显著增高，提示针刺涌泉具有镇痛效应；其机制可能与引起中枢内与痛有关的皮层激活，从而使针刺部位的传入冲动在中枢神经系统内整合，并通过调节神经递质和激素的释放而对疼痛产生抑制作用。

（三十七）然谷（Rangu KI2）

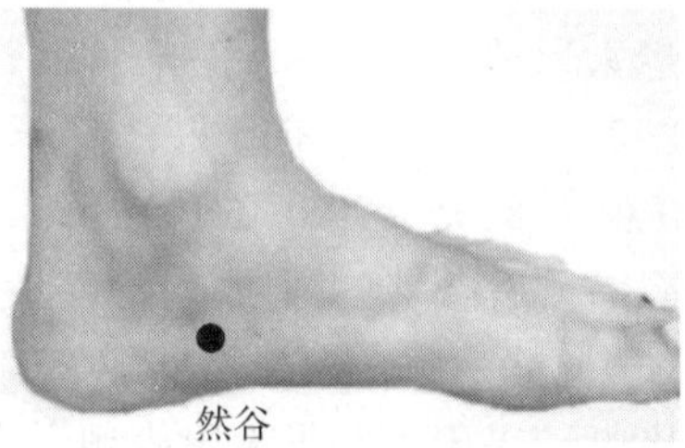

【别名】龙渊（《针灸甲乙经》）、龙泉（《备急千金要方》）、然谷（《类经图翼》）。

【出处】《灵枢·本输》。

【归经】足少阴肾经。

【定位】内踝前下方，足舟骨粗隆前下缘凹陷中（图10-33）。

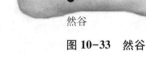

然谷

图10-33　然谷

【释名】然，然骨，即足舟骨粗隆；谷意指凹陷处。本穴位于足舟骨粗隆前下方凹陷中，故名。

【类属】本经荥穴。

【穴性】益肾固精、清心导赤、调经止遗。

【主治】

1. 呼吸系统病症　咳逆，气喘。

2. 头面五官病症　咽喉肿痛，咽喉炎，喉痹。

3. 泌尿生殖系统病症　小便淋沥，月经不调，子宫脱垂、阴痒，不孕，遗精疝气，膀胱炎等。

4. 其他病症　小儿脐风，足跗肿痛，糖尿病，破伤风等。

【配伍】配伏兔、足三里治下肢痿痹，足跗痛；配血海、三阴交治阴痒、白浊。

【刺灸法】直刺0.2~0.3寸；可灸。

【古代应用】

《针灸甲乙经》：痉，互引身热，然谷、谚语主之。女子不孕，阴暴出，经水漏，然谷主之。

《备急千金要方》：妇人绝子，灸然谷五十壮。

《百证赋》：脐风须然谷而易醒。

《针灸大成》：主咳唾血……心痛如锥刺。

《类经图翼》：主泻肾脏之热。

【临床报道】

1. 足底麻木　《中国针灸》1997年第10期报道：针刺然谷、太白等足部穴治疗腰椎间盘突出症引起的足底麻木32例。结果：痊愈20例，显效7例，好转5例，全部有效（详见足太阴脾经五输穴井穴隐白）。

2. 足跟痛　《贵阳中医学院学报》1998年第4期报道：然谷穴位注射治疗足跟痛62例。①将骨刺注射液2mL注入然谷，而后以TDP辐射治疗30分钟；②将红花或当归注射液2mL注入然谷。均每日或隔日1次，10次为1个疗程。结果：①组33例，痊愈27例（81.8%），好转5例（15.2%），无效1例（3.0%），有效率97.0%；②组29例，痊愈15例（51.7%），好转10例（34.5%），无效4例

（13.8%），有效率86.2%。

【现代研究】

针刺然谷对原发行高血压有降压作用。针刺然谷对嗜酸性粒细胞有一定的特异性，能提高内分泌系统的功能。如 Lonesou 以血中嗜酸性粒细胞的变化为指标，把能提高分泌功能的穴位和注射 ACTH（促肾上腺皮质激素，25 单位）所产生的效应作对比，发现针刺然谷较注射 ACTH 产生的效应还强。

（三十八）太溪（Taixi KI3）

见足少阴肾经原穴。

（三十九）复溜（Fuliu KI7）

【别名】伏白、昌阳（《针灸甲乙经》）、伏留（《备急千金要方》）、外命（《外台秘要》）。

【出处】《灵枢·本输》：上内踝二寸，动而不休。

【归经】足少阴肾经。

【定位】太溪上 2 寸，当跟腱的前缘（图 10-34）。

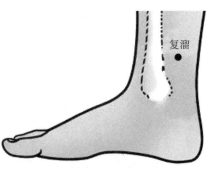

图 10-34　复溜

【释名】复为返还之意；溜喻水流很急之象。肾经脉气至太溪穴非直上而复内踝后2 寸而溜于此，亦即肾脉之气至本穴复返而溜行，故名。

【类属】本经经穴。

【穴性】补肾益阴、利水消肿、调和营卫。

【主治】

1. 泌尿系统病症　小便不利，淋证水肿，带下。

2. 其他病症　泄泻，腹胀，肠鸣，无汗，盗汗，腰脊痛，咽干，痔疾，足痿痹。

【配伍】配合谷治汗出不止，手足麻木；配肾俞、水分、气海、足三里、三阴交治腹水；配气海、阴陵泉治泄泻，水肿。

【刺灸法】直刺 0.2~0.3 寸；可灸。

【古代应用】

《针灸甲乙经》：鼻孔中痛、腹中常鸣，骨寒热无所安，汗出不休，复溜主之。

《针灸大成》：主肠澼，腰脊内引痛，不得俯仰起坐。

《胜玉歌》：脚气复溜不须疑。

《灵光赋》：复溜治肿如神医。

《医宗金鉴》：主血淋，血滞腰痛，伤寒无汗六脉沉匿者。

【临床报道】

1. 足跟痛 《陕西医学杂志》1981 年第 3 期报道：复溜穴位注射治疗足跟痛 19 例。将 0.25%～0.5% 普鲁卡因灭菌溶液 2～3mL（或复方普鲁卡因 1mL 加注射用水 1mL）注入复溜，疗效满意。

2. 痛风 《浙江中医杂志》1997 年第 4 期报道：针刺五输穴治疗痛风 32 例。主穴：复溜、行间、商丘。配穴：太溪、三阴交等。常规针刺，复溜穴用补法，行间、商丘泻法。结果：显效 22 例，好转 8 例，有效率 93.7%。

3. 腰痛 《中国针灸》2000 年第 4 期报道：针刺复溜治疗腰痛 22 例。复溜直刺 1～1.5 寸，用提插捻转手法，调节针感，得气后留针 30 分钟，10 分钟时再捻转 1 次。结果：经 1 次治疗痊愈 2 例，2 次治疗痊愈 10 例，3 次治疗痊愈 9 例。《河北中医》2001 年第 7 期报道：针刺复溜治疗肾虚腰痛 22 例。取双侧复溜，毫针直刺 0.5～1 寸，得气后行捻转补法 1 分钟，留针 30 分钟，留针期间再行补法 1 次。另设对照组 21 例，取肾俞、夹脊、命门、志室、委中、太溪等，常规针刺，肾俞、命门、志室、太溪用补法，其余平补平泻，得气后行捻转补法 1 分钟，留针 30 分钟。两组均每日 1 次，4 次为 1 个疗程。结果：复溜组痊愈 16 例（72.7%），显效 5 例，无效 1 例，有效率 95.5%；对照组痊愈 8 例（38.1%），显效 6 例，好转 3 例，无效 4 例，有效率 81.0%。两组治愈率和有效率比较，均有显著性差异（$P<0.05$）。

4. 汗证 《湖北中医杂志》1994 年第 4 期报道：针刺复溜等穴治疗盗汗 53 例。取穴：复溜、通里（均双）。常规针刺，复溜得气后麻感至足底；通里针感下行至手指，上行至上臂，留针 30 分钟。每日 2 次。结果：治疗 1～3 次盗汗消失 30 例，4～6 次 14 例，7～9 次 7 例，9 次以上 2 例，全部有效。《中国针灸》1995 年第 5 期报道：针灸治疗汗证，常以复溜、合谷为主穴。用于发汗，通常泻复溜、补合谷；用于止汗，通常补复溜、泻合谷。治疗 1 例多汗证患者，取穴：复溜、合谷、尺泽、内庭、阴陵泉、肺俞。复溜用补法，合谷用泻法。每日 1 次，10 次为 1 个疗程。经治 1 周后，患者汗止身爽，诸症皆除。

5. 水肿 《中国针灸》2002 年第 9 期报道：针刺然谷治疗经行水肿 39 例。复溜直刺 1 寸许，得气后使针尖朝向膝关节方向，留针 30 分钟。于月经前 8～10 日开始治疗，连续治疗 5～7 次，至月经来潮停止治疗。结果：痊愈 21 例（53.8%），好转 18 例（46.2%），全部有效。

【现代研究】

《吉林中医药》1996 年的第 3 期：针刺复溜治疗咽干舌燥症。复溜属金，为肾经母穴，金能生水，可滋补肾阴、生津润肺而利舌咽。故《百证赋》言："复溜祛舌干口燥之悲。"治疗痛经：复溜为肾经母穴，有益生精血、养血通络之功。改善腹水症状：复溜属肾经而可治本，《采艾篇》言其可治"水病不渗"。治疗肾结石，有清热利湿、通淋排石功效。复溜者"复而可溜，溜而可复"，其意昭然。

（四十）阴谷（Yingu KI10）

【出处】《灵枢·本输》：辅骨之后，大筋之下，小筋之上也，按之应手，屈膝而得之。

【归经】足少阴肾经。

【定位】屈膝，腘窝内侧，半腱肌腱外侧缘（图10-35）。

【释名】本穴位于膝腘窝阴侧面，半腱肌与半膜肌之间，深陷如谷处，故名。

【类属】本经合穴。

【穴性】益肾调经、通利下焦、定痫止痛。

【主治】

1. 生殖系统病症 月经不调，崩漏，带下，阴中痛，阳痿，阴囊湿疹。

2. 泌尿系统病症 小便难，小便急引阴中痛。

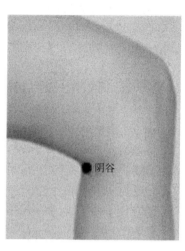

图 10-35 阴谷

3. 其他病症 疝气，腰股内侧痛，舌纵流涎。

【配伍】配关元、气海治淋证；配水沟、中冲治癫痫。

【刺灸法】直刺0.2~0.3寸；可灸。

【古代应用】

《针灸甲乙经》：男子如蛊，女子如阻，寒热，少腹偏肿，阴谷主之。妇人漏血，腹胀满，不得息，小便黄，阴谷主之。

《针灸大成》：小便不通，阴谷、阴陵泉；小便淋沥，阴谷、关元、气海、三阴交、阴陵泉。

《百证赋》：中邪霍乱，寻阴谷三里之程。

《通玄指要赋》：连脐腹痛，泻足少阴之水。

《医宗金鉴》：舌纵涎下，腹胀烦满，溺难、小腹疝急引阴，阴股内廉痛为痿痹，及女人漏下不止。

【临床报道】

1. 尿潴留 《实用中医药杂志》1997年第6期报道：针刺阴谷治疗急性尿潴留17例。阴谷用2寸毫针快速刺入1寸半左右，大幅度提插捻转强刺激。结果：全部治愈，一般治疗1~3分钟，患者即有尿意，起针后即能排尿。

2. 颈椎病 《针灸临床杂志》2003年第9期报道：灸阴谷配合针刺大椎等穴治疗颈椎病50例。取穴：阴谷、大椎、风池。双侧阴谷灸20~30分钟；大椎向上斜刺0.5~1寸，捻转手法，中等刺激；风池针尖斜刺向鼻尖方向0.5~1.2寸，留针20~30分钟。每日1次，10次为1个疗程。结果：显效28例，好转16例，无效6例，有效率88%。

【现代研究】

《辽宁中医杂志》1981年第3期报道：在人工造模小肠瘘的狗身上观察到针刺阴谷可明显抑制小肠液的分泌。

针刺阴谷与照海相似，能引起膀胱的收缩效应，使健康人平均排尿量有所增加，有一定的利尿作用。

●手厥阴心包经

(四十一) 中冲 (Zhongchong PC9)

【出处】《灵枢·本输》：手中指之端也。

【归经】手厥阴心包经。

【定位】中指尖端的中央（图10-36）。

【释名】中，中间；冲，冲动。穴在中指端，心包经之井，经气由此涌出，沿经脉上行故名。

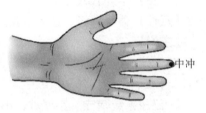

图10-36　中冲

【类属】本经井穴。

【穴性】开窍醒神、清心泄热、通络止痛。

【主治】

1. 神经系统病症　中风，中暑，昏厥，急惊风。

2. 消化系统病症　吐泻，胃脘痛。

3. 其他病症　小儿夜啼，麦粒肿，热病，耳鸣，心痛，急救穴之一。

【配伍】配水沟、内关治疗休克，晕厥，中风昏迷；配水沟、廉泉治疗舌强肿痛；配少商、合谷治疗小儿惊风。

【刺灸法】浅刺0.1寸，或点刺出血。

【古代应用】

《针灸甲乙经》：热病烦心，心闷而汗不出，掌中热，心痛，身热如火，浸淫烦满，舌本痛，中冲主之。

《备急千金要方》：主舌本痛。

《铜人腧穴针灸图经》：治热病烦闷汗不出，掌中热，身如火痛，烦满舌强。

《百证赋》：廉泉、中冲，舌下肿痛堪取。

【临床报道】

1. 眼病

（1）结膜炎：《中国针灸》1989年第2期报道，点刺中冲出血治疗眼结膜炎200例。单眼感染取患侧，双眼患病取双侧。结果：单纯针刺组100例，均在1~4日痊愈，3日内痊愈率96%；眼药组50例，均在7~10日痊愈；针药结合组100例均在1~3日痊愈。可见，针刺能明显缩短治疗时间。

（2）麦粒肿：《实用中医药杂志》1998 年第 5 期报道，中冲点刺出血治疗麦粒肿 160 例。取患侧中冲，用消毒三棱针或注射用 7 号针迅速点刺，挤压出血 5~10 滴。每日 1 次。结果：痊愈 148 例（92.5%），好转 12 例（7.5%），全部有效，一般 1~3 次即可。《中国民间疗法》2001 年第 12 期报道：中冲点刺出血治疗麦粒肿 59 例。取患侧中冲，用消毒的三棱针快速点刺，出血 4~8 滴。当日内勿接触冷水，经治疗 1 次效果不佳者，可于次日再刺健侧中冲。结果：1 次治愈 40 例（67.8%），2 次治愈 15 例（25.4%），无效 4 例，有效率 93.2%。

2. 其他病症

（1）癔症性瘫痪：《中国针灸》1994 年增刊报道，针刺中冲、隐白治疗癔症性瘫痪 32 例。癔症发作时，上肢瘫取中冲，下肢瘫取隐白。用 1 寸毫针浅刺，提插捻转泻法。结果：全部见效，其中痊愈率 93.8%。

（2）痛经：《中国针灸》2002 年第 9 期报道，针刺中冲治疗痛经 50 例。中冲刺入 0.1 寸，强刺激泻法，留针 20 分钟，其间行针 3 次。在月经前 1~2 日或经期疼痛发作时治疗，连续 2~3 个月经周期。结果：经治疗 1~2 个疗程，全部治愈。《针灸临床杂志》2004 年第 11 期报道：针刺中冲、三阴交治疗痛经 46 例。痊愈 42 例（91.3%），好转 4 例（8.7%），全部有效（详见足太阴脾经交会穴三阴交）。

（3）小儿夜啼：《上海中医药杂志》1999 年第 1 期报道，针刺中冲治疗小儿夜啼 100 例。中冲用三棱针刺入 1 分许，出血 3~5 滴。结果：1 次治愈 90 例，2 次治愈 8 例，3 次治愈 2 例，全部有效。大部分患儿在针刺 1 分钟后即停止啼哭。

（4）点刺中冲出血治疗中暑实证 50 例、小儿惊风 10 余例、其他昏厥 10 余例，均 1 次而愈（吕景山，《单穴治病选萃》，人民卫生出版社，1993 年）。

【现代研究】

《中国中医基础医学杂志》1998 年第 12 期报道：为研究人体体表经脉循行线是否有高于其周围部位的超弱可见光发射，采用适合测量人体体表超弱可见光发射的高灵敏低噪音光子计数器及专门的测量方法，在双层暗室中对人体左右中冲及其周围部位（偏尺侧、偏桡侧及指腹）进行测量，观察中冲能否显示出高发光特性。结果：只有少数人的左中冲及个别人的右中冲有高于其周围部位的超弱可见光发射，大部分人的中冲偏桡侧显示出高发光特性，且同一个人在不同的年份这 4 个部位发光强弱的差别可以有很大变化，甚至出现反转。结论：中冲及其周围部位超微可见光发射，但因人不同而存在差异。

（四十二）劳宫（Laogong PC8）

【别名】五里（《针灸甲乙经》）、掌中（《针灸资生经》）、鬼窟（《针灸大成》）。

【出处】《灵枢·本输》：掌中中指本节之内间也。

【归经】手厥阴心包经。

【定位】掌心横纹中，第 2、3 掌骨中间偏于第 3 掌骨（图 10-37）。简便取穴法；握拳，中指尖下是穴（图 10-38）。

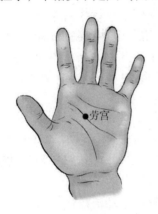

图 10-37 劳宫

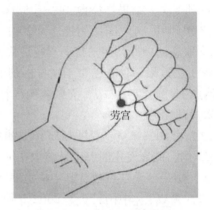

图 10-38 劳宫的简易取法

【释名】劳，劳作；宫，即中宫。《会元针灸学》：劳宫者，手掌四周位列八卦，穴居中宫，在掌中央动脉中，人劳倦则掌中热。劳，勤也。穴位心包络之荥火穴，臣使之官，代心主之官行政而劳，故名。

【类属】本经荥穴。

【穴性】清心安神、消肿止痒。

【主治】

1. 神经系统病症 癫狂，痫证，癔症，中风昏迷，手指麻木。

2. 消化系统病症 呕吐，口疮，口臭。

3. 其他病症 鹅掌风，心痛等。

【配伍】配大陵治疗喜笑不休；配少泽、三间、太冲，主口热，口干，口中烂。

【刺灸法】直刺 0.3~0.5 寸。

【古代应用】

《针灸甲乙经》：热病发热，烦满而欲呕哕，三日以往不得汗，怵惕，胸胁痛不可反侧，咳满，溺赤，大便血，衄不止，呕吐血，气逆噫不止，嗌中痛食不下，善渴，口中烂，掌中热，劳宫主之。

《类经图翼》：主治中风悲笑不休，热病汗不出，胁痛不可转侧，吐衄噫逆，烦渴食不下，胸胁支满，口中腥气，黄疸，手痹，大小便血热痔。

《医宗金鉴》：主治痰火胸痛，小儿口疮，及鹅掌风等证。

【临床报道】

1. 手足心烧痒症 《河南中医》1999 年第 1 期报道：针刺劳宫、涌泉治疗手足心烧痒症 50 例，有效率 98%（详见足少阴肾经井穴涌泉）。

2. 神经系统病症

（1）**面神经麻痹**：《安徽中医学院学报》1994 年第 4 期报道：巴豆酒熏劳宫治疗面神经麻痹 17 例。巴豆 3~5 粒，研细，放铝壶或玻璃瓶中，加入 75% 酒精或烧酒 500mL，炖热，将患侧劳宫放壶口上熏 1~2 小时（重者 4 小时）。每日 1 次，5 次为 1 个疗程。结果：痊愈 13 例，无效 4 例。治疗时间最短 4 日，最长 15 日。

（2）痫证：《中国针灸》1997 年第 7 期报道：针刺劳宫用于痫证患者促醒 30 例。劳宫直刺 0.8 寸，快速捻转（约 200 次/分），待抽止苏醒后起针，前后治疗时间约 5 分钟。结果：全部治愈（5~10 分钟抽止恢复神志如常人）。

3. 口腔病症

（1）口疮：《上海针灸杂志》1994 年第 4 期报道，艾灸劳宫治疗口疮 1 例，用艾条悬灸双侧劳宫，每次每穴 15 分钟，以穴处潮红为度。早晚各 1 次，7 次为 1 个疗程。结果：1 个疗程口臭明显好转，第 2 个疗程口臭已消失，溃疡点已愈。

（2）口臭：《针灸临床杂志》1994 年第 6 期报道，针刺劳宫治疗口臭 60 例。双侧劳宫常规消毒后，快速直刺 0.3~0.8 寸，得气后行大幅度捻转泻法，留针 30 分钟，每 10 分钟行针 1 次，行针时令患者短吸气深呼气 10~20 次，以感到口中清润、津液增多、臭味排除为佳。每日 1 次，10 次为 1 个疗程。结果：显效 40 例（66.7%），好转 20 例，全部有效。

4. 其他病症

（1）腹泻：《中国民间疗法》2000 年第 3 期报道，生山栀外贴劳宫治疗婴幼儿腹泻 45 例。取生山栀子若干，捣为泥，加少许食盐混匀，外贴于劳宫上，外用纱布包扎固定。每隔 12 小时换药 1 次，至吐泻完全停止。有脱水表现者加米汤频服，少数重度脱水者予以补液，纠正电解质紊乱。结果：12 小时内治愈 25 例，24 小时内治愈者 17 例，无效而改用他法 3 例，有效率为 93.3%。

（2）高血压：《浙江中医杂志》1994 年第 7 期报道，针刺劳宫治疗高血压 20 例。毫针直刺劳宫，深度以刺达掌背真皮、受限时为止，轻度向前捻转，留针 15~20 分钟，其间轻度捻转 2~3 次。结果：血压均降至正常，其中 1 次 4 例，2 次 1 例，4 次 1 例，5 次 2 例。随访远期疗效非常好。《中国民间疗法》2004 年第 4 期报道：按摩劳宫、涌泉控制高血压 20 例。晚上睡前先用热水泡脚后，用双手劳宫分别与双脚涌泉对搓约 10 分钟。每日 1 次。结果：显效 12 例（能保持血压平稳），好转 7 例，无效 1 例。

【现代研究】

《陕西中医》2004 年第 7 期报道：冠心病患者劳宫红外辐射光谱病理信息研究。用自制高灵敏度体表红外光谱仪检测 50 名冠心病患者和 47 名健康成年人右侧劳宫红外辐射光谱。结果显示，红外辐射强度个体差异较大，但光谱形态相似。在近红外 1.5~2.9μm 和中红外 3.1~4.3μm 处，正常人右侧劳宫平均红外辐射强度显著高于冠心病患者（$P<0.05$）；在中红外 4.7~6.5μm、10.5~13.7μm 和 14.1~15.9μm 处，正常人右侧劳宫平均红外辐射强度显著低于冠心病患者（$P<0.05$）。心肌缺血缺氧病理状态下，劳宫近红外辐射强度显著降低可能体现了缺血缺氧状态下能量代谢降低，而中红外辐射强度显著升高可能体现了心肌细胞死亡前的状态。研究还发现，冠心病出现心肌缺血缺氧病理状态下，在大部分波长处，劳宫红外辐射强度出现显著性变化，

在近红外区表现为劳宫辐射强度显著降低，而在大部分中红外辐射强度显著升高。

（四十三）大陵（Daling PC7）

见手厥阴心包经原穴。

（四十四）间使（JianShi PC5）

【别名】鬼路（《千金翼方》）。

【出处】《灵枢·本输》。

【归经】手厥阴心包经。

【定位】腕横纹上 3 寸，掌长肌腱与桡侧腕屈肌腱之间（图 10-39）。

【释名】间，夹隙中也，又间隙也；使，乃使令，治事。心为君主，心包乃臣使之官，本穴属手厥阴心包"所行为经"，为君使兼行治事故名。

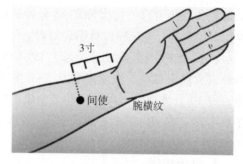

图 10-39　间使

【类属】本经经穴。

【穴性】养心安神、温胃止呕、活络止痛。

【主治】

1. 心血管系统病症　心痛，心悸。

2. 消化系统病症　胃痛，呕吐。

3. 神经系统病症　癫、狂、痫证。

4. 其他病症　热病，疟疾，肘挛，臂痛，失音。

【配伍】配心俞治心悸；配大杼治疟疾；配三阴交治月经不调，经闭。

【刺灸法】直刺 0.5~1 寸。

【古代应用】

《针灸甲乙经》：热病烦心，善呕，胸中澹澹，善动而热，间使主之。

《备急千金要方》：间使主嗌中如扼；狂邪发无常，被头大唤欲杀人，不避水火，及狂言妄语，灸间使三十壮；若干呕者，灸间使各七壮。

《通玄指要赋》：疟生寒热兮，仗间使以扶持。

《针灸大成》：主伤寒结胸，心悬如饥，卒狂，胸中澹澹，恶风寒，呕沫怵惕，寒中少气，掌中热，腋肿肘挛，卒心痛多惊。

【临床报道】

1. 心绞痛　《浙江中医杂志》1994 年第 11 期报道：针刺间使、内关治疗心绞痛。取双侧间使、内关，直刺 0.5~1 寸，先大幅度捻转约半分钟，得气后留针半小时，每隔 5 分钟捻转 1 次。一般针刺 2 分钟后疼痛逐渐减轻，5 分钟左右疼痛大大缓解，7~10 分钟后疼病完全消除。

2. 口腔咽喉病症

（1）口腔溃疡：《陕西中医》2004 年第 1 期报道，针药配合治疗口腔溃疡 47 例。取间使、内庭，用 1 寸毫针直刺，得气后施提插捻转泻法，留针 20 分钟，其间行针 1 次，每天或隔天 1 次；同时外用中成药"中华烫疮奇油"涂于溃疡面。经 3 日治疗，痊愈 35 例，好转 12 例，全部有效。

（2）失音：《湖北中医杂志》1996 年第 4 期报道，参照《针灸聚英》取间使、天鼎治疗失音。常规针刺，间使针感沿局部向上臂传导为宜；天鼎直刺0.3～0.5 寸或向喉肌方向略斜刺，使局部产生酸胀感，并向咽喉方向扩散为宜。虚证加照海、太溪、鱼际，效果更为理想。

3. 骨伤科病症

（1）腕管综合征：《中国针灸》2004 年第 6 期报道，针刺间使治疗腕管综合征 12 例。间使直刺 0.5～1 寸，针感向指端放射，留针 40 分钟，其间行针 3 次；配合 TDP 神灯局部照射。每日 1 次，10 次为 1 个疗程。结果：临床痊愈 9 例，好转 3 例。

（2）胸胁挫伤：《中国民间疗法》1996 年第 5 期报道，按揉间使配合药物治疗胸胁挫伤 82 例。医者用拇指端按揉患侧间使 200 下，使感觉酸胀麻为度。每日 1 次。配舒和散胶囊口服。结果：痊愈 61 例（74.4%），显效 19 例（23.2%），无效 2 例，有效率 97.6%。

4. 疟疾　《中国临床医生》2005 年第 11 期报道：针刺间使透支沟、大椎治疗疟疾。于疟疾发作前 2～3 小时针刺，强刺激，留针 15～30 分钟，每隔 5 分钟行针 1 次。每日 1 次，连续 3～6 日。

【现代研究】

《针灸临床杂志》1994 年第 6 期报道：针刺间使、内关对冠心病患者左心功能影响的比较观察。针刺间使或内关 LVET 明显延长（$P<0.01$），PEF、TICT 均明显缩短（$P<0.01$），PEP/LVET 明显减小（$P<0.01$），EF、FI 均显著增大（$P<0.01$）。证实：针刺间使能够明显改善冠心病患者的左心功能，而且针刺间使的效应与内关无统计学差异（$P>0.05$），提示间使和内关一样，均可作为针刺治疗冠心病的主要穴位。

（四十五）曲泽（Quze PC3）

【出处】《灵枢·本输》：肘内廉下陷者之中也，屈而得之。

【归经】手厥阴心包经。

【定位】肘微屈，肘横纹中，肱二头肌腱尺侧缘凹陷（图 10-40）。

【释名】曲，屈曲也；泽，为水之聚所，本穴位于肘部，屈肘时浅凹如泽处，又属手厥阴经"所入为合"经气归聚之所，故名。

【类属】本经合穴。

【穴性】清心泻火、调理肠胃、理气除烦。

【主治】

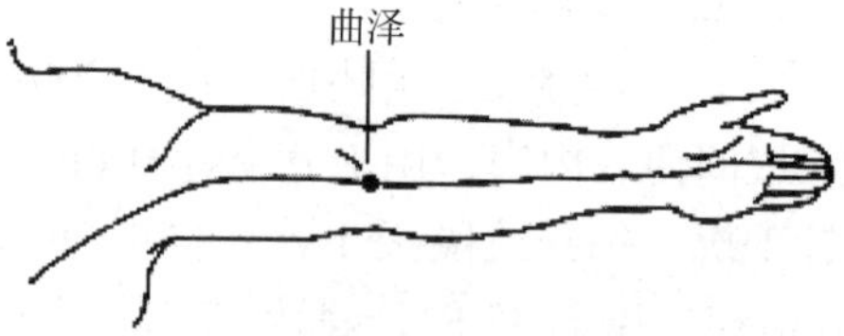

1. 心血管系统病症 心痛，心悸，烦热。

2. 消化系统病症 口干，胃痛，呕吐。

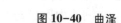

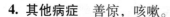

图 10-40 曲泽

3. 肢体病症 肘臂酸痛，手颤。

4. 其他病症 善惊，咳嗽。

【配伍】配神门、鱼际治呕血；配内关、大陵治心胸痛。

【刺灸法】直刺 1～1.5 寸，或点刺出血。

【古代应用】

《针灸甲乙经》：心澹澹然，善惊，身热，烦心，口干，手清，逆气，呕血，肘瘛，善摇头，颜清，汗出不过眉，伤寒温病，曲泽主之。

《备急千金要方》：主逆气呕涎；主手青逆气；主伤寒，温病身热，烦心口干。

《百证赋》：少商、曲泽，血虚口渴同施。

《针灸大成》：呕血，曲泽、神门、鱼际。心胸痛，曲泽、内关、大陵。

【临床报道】

1. 上呼吸道感染发热 《时珍国医国药》2003 年第 3 期报道：曲泽点刺出血拔罐治疗急性上呼吸道感染发热 30 例（体温在 38～39℃）。用三棱针点刺曲泽，并拔罐令其出血 1～2mL。结果：经治疗 1 小时后，12 例体温下降至正常，11 例体温下降 1～1.5℃，效果非常明显。

2. 急性胃炎 《中国针灸》2003 年第 1 期报道：曲泽点刺出血治疗急性单纯性胃炎 100 例。曲泽常规消毒，用三棱针或粗毫针点刺 1.5～3mm，出血 3～5 滴。结果：痊愈 86 例，好转 14 例，全部有效。

3. 腰痛 《北京中医药大学学报》(中医临床版) 1999 年第 2 期报道：肘上四穴治疗腰痛 58 例，全部有效（详见手太阴肺经合穴尺泽）。

【现代研究】

《广州中医药大学学报》1997 年第 3 期报道：激光针刺激曲泽对急性心肌缺血作用的相对特异性研究。采用结扎家兔冠脉左室支造成急性心肌缺血模型，以心电图 ΣST 值和心肌缺血范围为指标，随机分为 4 组：曲泽组、尺泽组、少海组和对照组，采用 10mW 激光分别对前 3 组照射 20 分钟，结果表明：激光针曲泽有减少心肌缺血损伤和缺血范围的作用，并具有相对特异性。其效果优于少海、尺泽，可能是跟三穴所在经络不同有关。曲泽是手厥阴心包经合穴，"所入为合"，喻作江河水汇入湖海是经气由此深入进而会合于心脏部位。曲泽与心脏关系密切，其作用器官主要是心脏；少海是手少阴心经合穴，经气由此深入会合于心脏，也与心脏相联系，实验结果：少海也具有减少心肌缺血损伤和范围的作用，但不如曲泽明显。

●手少阳三焦经

（四十六）关冲（Guanchong TE1）

【出处】《灵枢·本输》：手小指次指之端也。

【归经】手少阳三焦经。

【定位】无名指尺侧，指甲角旁 0.1 寸（图 10-41）。

【释名】关，出入之要道。穴为手少阳之井，少阳乃出入之枢纽，穴承接手厥阴之气，手少阳经气由此而出，且在少冲、中冲之间，故名。

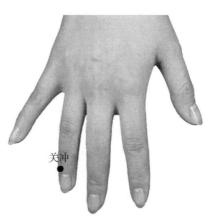

图 10-41 关冲

【类属】本经井穴。

【穴性】泄热解表、清利喉咽、缓急止痛。

【主治】

1. 神经系统病症 头痛。

2. 头面五官病症 目赤，咽喉肿痛，耳鸣，耳聋，舌强。

3. 其他病症 热病汗不出，心烦，肘臂疼痛。

【配伍】配少泽、少商治咽喉肿痛；配水沟、劳宫治中暑；配风池、商阳治热病无汗。

【刺灸法】直刺 0.2~0.3 寸；可灸。

【古代应用】

《针灸甲乙经》：肘痛不能自带衣，起头眩，颌痛面黑，风肩痛不可顾，关冲主之。

《铜人腧穴针灸图经》：关冲，治胸中气噎，不嗜食，臂肘痛不可举，目生翳膜，视物不明，针入一分，可灸一壮。

《玉龙歌》：三焦热气壅上焦，口苦舌干岂易调，针刺关冲出毒血，口生津液病俱消。

《针灸大成》：治喉痹舌卷。

《类经图翼》：主三焦邪热，口渴唇焦，口气，宜泻出血。

【临床报道】

1. 头面、五官病症

（1）腮腺炎：《吉林中医药》2001 年第 1 期报道，关冲点刺出血加耳穴治疗腮腺炎 48 例。取一侧关冲，用三棱针点刺出血 2~4 滴；再取一侧的耳尖，常规消毒，用 1 寸毫针刺之，出针后将穴位稍加挤压，使出血 1~5 滴。下次用同样方法刺另一侧关冲和耳尖。每日1次。结果：1次治愈15例，2次治愈18例，3次治愈7例，4次治愈8例，治愈率100%。

（2）眼疾、耳病：《中国中医急症》2006年第3期报道，点刺关冲为主治疗五官病。①目赤：先予关冲点刺出血30滴，再刺太阳、外关、太冲，均用泻法。次日双眼红肿疼痛明显减轻；4次而愈。②麦粒肿：先予关冲点刺出血30滴，再针刺太阳穴，用泻法。次日症状明显减轻，复针2次而愈。③耳后痛：先予关冲点刺出血30滴，再行耳尖点刺出血5滴。共治疗3次，诸症皆除。

2. 其他病症

（1）腹泻：点刺关冲（或出血）治疗小儿急性腹泻水样便1000余例，每日治疗1次。治疗及时者大多1次而愈，病程久者需2~3次痊愈。

（2）毛囊炎：《安徽中医临床杂志》1998年第4期报道，针刺关冲等穴治疗多发性毛囊炎102例。取穴：关冲、印堂、大椎。用小号三棱针快速刺入，不留针，使出血3~5滴。结果：痊愈88例（86.3%），好转13例（12.7%），无效1例（1.0%），总有效率99%。

（3）带状疱疹：《针灸临床杂志》1999年第10期报道，关冲点刺出血治疗耳带状疱疹34例。取患侧关冲，常规消毒，用三棱针快速点刺，使出血约40滴/次。每日1次，连续治疗5次。结果：痊愈8例（23.5%），显效15例（44.1%），好转10例（29.4%），无效1例（3.0%），有效率97%。

【现代研究】

《高原医学杂志》2005年第2期报道：针刺关冲对急性缺氧小鼠能量代谢的影响。将36只小白鼠平均分成关冲、缺氧对照、空白对照三组，以 Na^+-K^+-ATPace 和 LDH 活性为指标，观察针刺关冲对急性缺氧20分钟小白鼠大脑皮层、心肌能量代谢影响的差异。结果：关冲组大脑皮层、心肌 Na^+-K^+-ATPace、LDH 活性与缺氧对照组比较均有显著性升高（$P<0.05$）。结论：针刺关冲能改善急性缺氧小白鼠的能量代谢，其机理可能与针刺提高大脑皮层、心肌 Na^+-K^+-ATPace、LDH 活性有关。本试验中，针刺关冲一方面提高了大脑皮层、心肌 Na^+-K^+-ATPace 活性，以保证能量的生成及 ATP 的利用，维持细胞的稳定；另一方面，又提高了大脑皮层、心肌 LDH 的活性，减少了缺氧造成的乳酸堆积，以减少乳酸堆积对机体所带来的损害。

（四十七）液门（Yemen TE2）

【别名】腋门（《针灸甲乙经》）、掖门（《黄帝内经太素》）。

【出处】《灵枢·本输》：小指次指之间也。

【归经】手少阳三焦经。

【定位】第4、5掌指关节之间，指蹼缘上方赤白肉际凹陷中（图10-42）。

【释名】液，水液；门，门户。三焦为决渎之官，水道出焉。此为本经荥穴，属水，有通调水道之功，犹如水气出入之门户，故名。

【类属】本经荥穴。

【穴性】清头明目、开窍聪耳、通利三焦。

【主治】

1. 肢体病症 手背红肿，五指拘挛，腕部无力，前臂疼痛。

2. 呼吸系统病症 感冒，上呼吸道感染。

3. 神经系统病症 头痛，眩晕，精神病。

4. 头面五官病症 暴聋，耳鸣，目赤肿涩痛，牙痛，咽喉肿。

5. 其他病症 疟疾等。

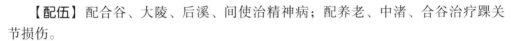

图 10-42 液门、中渚

【配伍】配合谷、大陵、后溪、间使治精神病；配养老、中渚、合谷治疗踝关节损伤。

【刺灸法】直刺 0.3~0.5 寸；可灸。

【古代应用】

《针灸甲乙经》：胆眩寒厥，手臂痛，善惊，妄言，面赤，泣出，液门主之。

《备急千金要方》：液门、中渚、通里，主热病先不乐，头痛面热无汗。

《百证赋》：喉痛兮液门、鱼际去疗。

《针灸大成》：主惊悸妄言。

《医宗金鉴》：主治咽喉红肿，牙龈痛，手臂红肿，耳暴聋，不得眠等证。

【临床报道】

1. 呼吸系统病症

（1）急性上呼吸道感染：《中西医结合实用临床急救》1998 年第 1 期报道，针刺液门治疗急性上呼吸道感染 83 例。液门刺入 1.5~2.5cm 深，行针后使之得气，留针 30 分钟。结果：显效 74 例（89.2%），好转 9 例（10.8%），全部有效。

（2）感冒：《四川中医》2002 年第 3 期报道，针刺液门为主治疗感冒 43 例。主穴液门，风寒型加列缺、迎香，风热型加水沟、大椎、内庭，暑湿型加中脘、足三里、孔最、支沟，咽喉肿痛加少商点刺出血。结果：痊愈 38 例，显效 8 例，全部有效。《中国民间疗法》2004 年第 2 期报道：针刺液门治疗感冒 98 例。液门用 1 寸毫针顺掌骨间隙刺入 0.5~1 寸，捻转数次，留针 15~30 分钟。结果：1 次治愈 87 例，2 次治愈 8 例，无效 3 例，有效率 96.9%。

（3）高热：《中国针灸》2001 年第 4 期报道，针刺液门退高热 30 例。液门用 1 寸毫针向上斜刺 0.5 寸，留针半小时，间断行针 4~5 次，以患者汗出为度。每日 1 次。结果：显效 28 例（93.3%），好转 2 例，全部有效。

（4）头痛：《中国针灸》2001 年第 3 期报道，针刺液门治疗头痛 48 例。取双侧液门，用1.5寸毫针顺掌骨间隙刺入0.5~1寸，中等刺激，使局部有酸麻胀感，并向肘弯部放射，头部可有凉感，留针15~30分钟，随即头痛减轻或消失。每日1次，7次为1个疗程。结果：痊愈36例（75.0%），好转11例（22.9%），无效1例（2.1%），有效率97.9%。《陕西中医》2004年第2期报道：针刺液门、足窍阴治疗偏头痛43例。液门进针1~1.5寸，得气后嘱患者深吸气时行大幅度提插行针法，深呼气时行大幅度捻转行针法，要求患者有强烈针感；足窍阴直刺0.3~0.5寸，得气后行捻转平补平泻法，每穴行针10秒钟，10分钟行针1次，留针30分钟。每日1次，5日为1个疗程。另设对照组43例，取太阳、风池、外关（患侧），均直刺0.5~1寸，行捻转平补平泻法，行针、留针、疗程均同前。结果：液门组痊愈37例，显效4例，无效2例，有效率95.3%；对照组痊愈24例，显效9例，无效10例，有效率76.7%；经统计学处理，两组疗效有显著性差异（P<0.05）。

（5）急性扁桃体炎：《中国针灸》2001年第3期报道，针刺液门、鱼际治疗急性扁桃体炎56例。液门针刺5分，鱼际针刺1寸，得气后用提插泻法，留针20分钟。每日1次，加用3%硼酸漱口。结果：痊愈38例（67.9%），显效10例（17.8%），好转3例（5.4%），无效5例（8.9%），有效率91.1%。

2. 落枕 《中国针灸》2000年第6期报道：针刺液门透中渚加局部拔罐治疗落枕50例。单侧痛取患侧穴，双侧痛取双侧穴，用1.5寸毫针从液门透向中渚，得气后边运针边令患者活动头项，每次治疗10分钟，针后在患处闪罐数次，于压痛点留罐5分钟。每日1次。结果：全部治愈，其中1次治愈38例。《四川中医》2000年第9期报道：针刺液门透中渚治疗颈部软组织损伤82例。取1.5寸毫针，由患侧液门进针，沿皮透刺中渚，进针1寸许，得气后，行大幅度提插、捻转20~60秒，同时让患者活动颈部，留针15分钟，其间行针2次；若颈部前后俯仰仍感困难者，继续留针15分钟，同时加针对侧列缺，针向肘部斜刺1寸许；若颈部左右回顾仍感困难者，继续留针15分钟，同时加针对侧支正。均行针30秒，平补平泻法，每隔5分钟运针1次。轻证1日1次，重证1日3次。结果：均获治愈。其中1日治愈59例，2日治愈18例，3日治愈5例，4例配用了列缺或支正。《中国民间疗法》2003年第6期报道：针刺液门配合周林频谱仪照射治疗落枕137例。根据病情左右交叉取液门（双侧均痛取双侧穴），用2.5寸毫针透刺中渚，强刺激泻法，迅速出针；再用频谱仪照射颈肩部20~30分钟，以局部温热感适中为佳，同时令患者活动颈部。结果：全部治愈。

（四十八）中渚（Zhongzhu TE3）

【出处】《灵枢·本输》：本节之后陷者中也。

【归经】 手少阳三焦经。

【定位】 手背，第4、5掌骨小头后缘之间凹陷中，当液门后1寸（图10-42）。

【释名】 渚，水中小洲也。穴为三焦经输穴，属木；三焦水道似江，脉气至此输注留连，犹江中有渚，故名。

【类属】本经输穴。

【穴性】开窍益聪、清热通络。

【主治】

1. 肢体病症 肩背肘臂酸痛，手指不能屈伸。

2. 头面五官病症 头痛，目赤，耳鸣，耳聋，喉痹等。

3. 其他病症 热病，疟疾。

【配伍】配外关、合谷、手三里治疗肩周炎；配外关治疗落枕；配养老、腕骨、合谷治疗踝关节损伤。

【刺灸法】直刺 0.3~0.5 寸；可灸。

【古代应用】

《针灸甲乙经》：疟，发有四时，面上赤，目无所见，中渚主之。

《肘后歌》：肩背诸疾中渚下。

《灵光赋》：五指不伸中渚取。

《针灸大成》：主热病汗不出，目眩头痛，耳聋目生翳膜，久疟，咽肿，肘臂痛，手五指不得屈伸。

《医宗金鉴》：主四肢麻木，战振蜷挛无力，肘臂连肩红肿疼痛，手背痈毒等症。

【临床报道】

1. 头面、五官科病症

（1）头痛：《河南中医》2002 年第 2 期报道，针刺中渚、治疗脑源性头痛 33 例。取中渚，偏头痛取患侧，其余均取双侧。用 1 寸毫针，针尖向上刺入，强刺激，以针感向上传导为最佳，留针 15 分钟，每隔 5 分钟捻转 1 次。结果：治愈 27 例，显效 3 例，好转 2 例，无效 1 例。《中国社区医师》2002 年第 3 期报道：中渚穴位注射治疗顽固性头痛 31 例。将 0.5%普鲁卡因（或 0.25%利多卡因）4mL 加维生素 B_{12} 100μg 混合液注入中渚。每日 1 次。结果：显效 27 例（87.0%），好转 2 例（6.5%），无效 2 例（6.5%），有效率 93.5%。

（2）耳鸣：《河北中医》2002 年第 9 期报道，中渚等穴位注射治疗神经性耳鸣 28 例。主穴：中渚、听会（或耳门）、翳风。肝胆火旺加太冲、丘墟，痰盛加丰隆，外感风热加合谷，脾虚加足三里、脾俞，肾虚加肾俞、太溪。将维生素 B_{12} 注射液 2mL、维生素 B_1 注射液 1mL、当归注射液 2mL、2%利多卡因 1mL 的混合液注入上述穴位，每穴 1mL。隔日 1 次，10 次为 1 个疗程。结果：治愈 10 例，好转 16 例，无效 2 例，有效率 92.9%。

2. 骨伤科病症

（1）落枕：《内蒙古中医药》1995 年第 3 期报道，针刺中渚、外关治疗落枕 30 例。中渚、外关进针后大幅度提插捻转，泻法捻针，以患者能耐受为限，同时让患者由小范围到大范围地活动颈部。结果：全部治愈。

（2）肩周炎：《新疆中医药》1998 年第 1 期报道，针刺中渚治疗肩凝证 32 例。

根据病情，左右交叉取中渚，用 1.5 寸毫针刺入，针体可向手腕方向斜刺 8 分至 1 寸，得气后，边提插捻转，边令患者活动患肢，留针 5 分钟，留针期间令患者继续活动患肢。结果：30 例功能恢复和好转，无效 2 例，有效率 93.8%。

（3）胸胁屏伤：《中国中医急症》2005 年第 12 期报道，针刺中渚治疗急性胸胁屏伤 15 例。取患侧中渚，用 40mm 毫针针尖刺向手腕方向刺入 1 寸，得气后行提插捻转泻法，同时嘱患者做深呼吸及扩胸动作，尽力扭转活动上半身，待症状减轻后出针；另设对照组 15 例，取患侧丘墟，用 40mm 毫针针尖向照海方向刺入 1 寸，医者行针和患者活动均同中渚组。两组均隔日 1 次，共治疗 3 次。结果：中渚组痊愈 3 例，好转 7 例，无效 5 例，有效率 66.7%；丘墟组痊愈 2 例，好转 7 例，无效 6 例，有效率 60.0%。

（4）急性腰扭伤：《中国民间疗法》1998 年第 6 期报道，针刺中渚治疗急性腰扭伤 48 例。取中渚用 2 寸长毫针向掌心方向斜刺 0.5 寸，得气后适宜刺激，行针 1 分钟，3~5 分钟再行针 1 次，留针 20 分钟，同时让患者尽可能地活动腰部。结果：经 1 次治疗痊愈 43 例，好转 5 例，全部有效。

（5）腰大肌脓肿疼痛：《针灸临床杂志》1998 年第 5 期报道，针刺中渚缓解腰大肌脓肿疼痛 1 例。患者左侧肾癌术后导致左侧腰大肌脓肿，取左侧中渚，以 30° 角向掌骨基底部方向斜刺 2cm，行捻转配合刮动针柄，使针下有沉重感。行针 10 秒钟左右，左下肢疼痛即消失。

3. 其他

（1）胆绞痛：《针灸临床杂志》1997 年第 8 期报道，针刺中渚治疗 1 例胆绞痛，用 1.5 寸毫针，针尖指向掌根，呈 45° 角斜刺 1 寸左右，得气后用指甲刮针柄 2 至 3 分钟后取针。经 1 次治疗后，5 小时内胆绞痛未再发；6 小时后右上腹及胁肋区出现疼痛，再次针刺右侧中渚，疼痛立刻消失。

（2）肾绞痛：《上海针灸杂志》1996 年第 5 期报道，中渚穴位注射治疗肾绞痛 14 例。将黄体酮注射液 1mL（20mg）注入患侧中渚，即可出现局部疼胀感。结果：均在 3 分钟内止痛。

【现代研究】

中渚对眼科针麻手术镇痛效果较好，以中渚、列缺为主穴，用于眼科手术，其镇痛效果较眼附近穴为优。针刺中渚也可引起肠鸣音亢进。

（四十九）支沟（Zhigou TE6）

【别名】飞虎（《针方六集》）、飞处（《神灸经纶》）。

【出处】《灵枢·本输》：上腕三寸，两骨之间陷者中也。

【归经】手少阳三焦经。

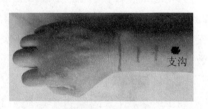

图 10-43　支沟

【定位】腕背侧远端横纹上 3 寸，尺骨与桡骨之间（图 10-43）。

【释名】支，通"肢"；沟，沟渠。穴在上肢前臂尺、桡骨两骨之间，喻脉气行两骨间，如水行沟渠，故而得名。

【类属】本经经穴。

【穴性】清利三焦、降逆通腑、通络开窍。

【主治】

1. 肢体病症　肩臂腰背酸重疼痛，胁肋疼痛，上肢瘫，痹证。

2. 头面五官病症　暴喑不语，耳鸣，耳聋。

3. 生殖系病症　妇人经闭，产后血晕。

4. 其他病症　便秘，四肢浮肿，心绞痛，丹毒，热病汗不出，呕吐。

【配伍】配水沟、中冲、合谷治中风不省人事；配阳陵泉治肋间神经痛；配足三里、天枢、大横治习惯性便秘。

【刺灸法】直刺 0.5~1 寸；可灸。

【古代应用】

《针灸甲乙经》：咳，面赤热，支沟主之；马刀肿瘘，目痛，肩不举，心痛支满，逆气，汗出，口噤不开，支沟主之；热病汗不出，互引颈嗌外肿，肩臂酸重，胁腋急痛不举，痂疥，项不可顾，支沟主之；男子脊急目赤，支沟主之；暴喑不能言，支沟主之。

《针灸大成》：产后血晕不识人，支沟、三里、三阴交。

《胜玉歌》：胁疼闭结支沟穴。

《类经图翼》：凡三焦相火炽盛，及大便不通，胁肋疼痛者，俱宜泻之。

【临床报道】

1. 痛症

（1）落枕：《针灸临床杂志》1997 年第 5 期报道，针刺支沟治疗落枕。取一侧支沟，得气后留针 10~15 分钟，同时令患者活动颈项，并在局部压痛点拔火罐，疼痛立止。《中国临床医生》2005 年第 11 期报道：针刺支沟透间使治疗落枕。取患侧支沟，用 1.5~2 寸毫针直刺，得气后向间使透刺，中等刺激 3 分钟，留针 20 分钟，同时在颈部压痛点拔火罐。疗效满意。

（2）胸胁痛：《江西中医药》1994 年第 2 期报道，支沟点刺出血治疗胸胁痛 22 例。主穴支沟，伴有头痛加太阳；伴咳嗽加尺泽；伴咽喉痛加刺少商出血。支沟消毒后用三棱针点刺出血 2~3mL。结果：1 次治愈 15 例，2 次治愈 7 例。

（3）心绞痛：《中国针灸》1995 年增刊报道：针刺支沟、内关治疗心绞痛 52 例。心绞痛发作时，急针支沟和内关，提插捻转强刺激泻法，要求针感沿左上肢内侧上至心前区，下传至左手中指尖，留针 20 分钟，其间捻针 1 次。结果：均在针刺 0.5~1 分钟症状缓解，2~3 分钟内症状消失。

（4）胸背扭伤：《针灸临床杂志》1997 年第 5 期报道，针刺支沟治疗 1 例胸背扭伤。常规针刺，得气后令患者深呼吸和咳嗽，并活动上肢和胸背部，当即感疼痛减轻，深呼吸和咳嗽时均不觉疼痛，留针 5 分钟后出针，行胸椎复位手法而愈。

（5）胁痛：《中国临床医生》2005 年第 11 期报道，针刺支沟透间使治疗胁痛。取穴：支沟、丘墟、太冲。支沟透刺间使，丘墟、太冲均直刺 0.5~0.8 寸，得气后施强刺激泻法，持续运针 1~2 分钟，疼痛缓解后留针 30 分钟。每日 1 次，10 次为 1 个疗程。

（6）肋间神经痛：《新疆中医药》1998 年第 4 期报道，针刺支沟治疗肋间神经痛 29 例。支沟直刺 0.8~1.2 寸，得气后行提插捻转泻法，同时令患者做深呼吸运动 3~6 次，留针 10~15 分钟。结果：全部治愈，且不再复发。

（7）急性腰扭伤：《中国针灸》2003 年第 11 期报道，针刺支沟治疗急性腰扭伤 67 例。疼痛位于一侧腰部，取患侧支沟；若疼痛位于腰部正中，则取双侧支沟。直刺 1~1.2 寸，强刺激，得气后缓慢提插 2~3 分钟，配合提针时吸气，插针时呼气，不留针。每日 1~2 次，2 次为 1 个疗程。结果：1 次痊愈 55 例，2~4 次痊愈 12 例。

（8）下肢痛：《针灸临床杂志》1997 年第 5 期报道，针刺支沟治疗下肢痛 1 例。患者左下肢小腿外侧疼痛，不能走路，有一种抽搐样疼痛感，足不能着地。取右侧支沟，针刺得气后，令患者活动左下肢。当即疼痛减轻，留针半小时后疼痛消失，行走如常。

2. 其他病症

（1）便秘：《中国民间疗法》2003 年第 2 期报道，按摩支沟治疗便秘 46 例。每天早晨排便前用拇指分别指压或按摩双侧支沟，由轻到重，使穴处有酸胀痛感。每日 1 次，10 日为 1 个疗程。结果：治愈 37 例，好转 7 例，无效 2 例，有效率 95.7%。一般按摩 20 分钟后患者即感肠蠕动加强而产生便意，并顺利排便。《现代中西医结合杂志》2005 年第 17 期报道：针刺支沟治疗便秘 52 例。取双侧支沟，直刺 1~1.2 寸，强刺激泻法，留针 30 分钟，其间行针 2 次。每日 1 次，5 次为 1 个疗程。结果：全部痊愈。

（2）带状疱疹：《针灸临床杂志》1997 年第 5 期报道，针刺支沟治疗 1 例带状疱疹，取双侧支沟、阳陵泉，针刺得气后留针半小时。每日 1 次。第 1 次治疗后疼痛大减；经 3 次治疗后，疼痛消失，红色斑疹开始结痂。

【现代研究】

针刺支沟、足三里、三阴交等穴，留针 30 分钟，可使孕妇子宫收缩增强；对胸腔手术也有一定的镇痛作用。

（五十）天井（Tianjing TE10）

【出处】《灵枢·本输》：在肘外大骨之上陷者中也。

【归经】手少阳三焦经。

【定位】屈肘，尺骨鹰嘴上 1 寸凹陷中（图 10-44）。

【释名】天，天空；井，水井。上部为天，穴在上肢鹰嘴窝，其凹陷如井，故名天井。

【类属】本经合穴。

【穴性】理气泻火、清化痰湿、通络散结。

【主治】

1. 呼吸系统病症　咳嗽上气，吐脓。

2. 神经系统病症　偏头痛，癫狂。

3. 头面五官病症　耳聋，瘿气，面颊肿痛，喉痹。

4. 其他病症　不嗜食，心胸痛，颈项肩臂痛，落枕。

【配伍】配曲池、臂臑治淋巴结结核；配外关、曲池治臂痿不仁，配小海治癫疾羊痫。

【刺灸法】直刺 0.5~1 寸；可灸。

【古代应用】

《针灸甲乙经》：疟，食时发，心痛，悲伤不乐，天井主之；治喉痹舌卷口干，天井主之；癫疾，吐舌沫出，羊鸣戾颈，天井主之。

《备急千金要方》：天井、外关、曲池，主臂痿不仁。

《针灸大成》：心恍惚，天井、巨阙、心俞。

《医宗金鉴》：主治瘰疬，瘾疹。

【临床报道】

1. 落枕　《四川中医》2002 年第 4 期报道：针刺天井治疗落枕 35 例。取患侧天井，用 1.5 寸毫针针刺，针尖朝上，捻转强刺激，得气后嘱患者活动颈项，每隔 1 分钟行针 1 次，再嘱患者活动颈项，行针 5 次后出针。每日 1 次。结果：痊愈 26 例，显效 5 例，好转 2 例，无效 2 例，有效率 94.3%。

2. 急性阑尾炎　《湖南中医药导报》1995 年第 5 期报道：针灸天井治疗急性阑尾炎 25 例。取天井（双）、大肠俞（双）、长强，先行针刺，得气后捣针十余次，行向心捻转十余次，再大幅度提插十余次，行离心捻转十余次，以患者耐受为度，泻法出针；再在天井上施雀啄灸法，以患者耐受为度。第 1 日 2 次，以后每日 1 次。经 1~3 日治疗，痊愈 20 例，好转 5 例。

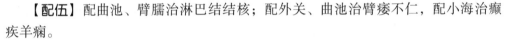

图 10-44　天井

●足少阳胆经

（五十一）足窍阴（Zuqiaoyin GB44）

【出处】《灵枢·本输》：小趾次趾之端也。

【归经】足少阴胆经。

【定位】第 4 趾末节外侧，趾甲角旁 0.1 寸（图 10-45）。

【释名】窍，指关窍；阴，指足厥阴。穴在第4足趾端，为少阳经之井，喻为交会足厥阴经之关窍，故名。

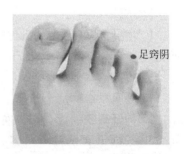

足窍阴

图 10-45 足窍阴

【类属】本经井穴。

【穴性】清热除烦、聪耳明目、通经止痛。

【主治】

1. 心血管系统病症 心痛，心烦，胸痛，咳逆。

2. 头面五官病症 喉痹，耳鸣，耳聋，舌强。

3. 其他病症 月经不调，足跗肿痛，足趾挛痛，中风偏瘫，多梦，热病。

【配伍】配头维、太阳治疗偏头痛；配翳风、听会、外关治疗耳鸣；配少商、商阳治疗喉痹。

【刺灸法】直刺 0.2~0.3 寸；可灸。

【古代应用】

《针灸甲乙经》：胁痛，咳逆，不得息，窍阴主之。

《备急千金要方》：主痈疽，头痛如锥刺，不可以动，动则烦心。

《医宗金鉴》：主治胁痛，咳逆不得息，发热躁烦，痈疽口干，头痛喉痹，舌强，耳聋等证。

【临床报道】

1. 高颅压头痛 《中国针灸》2002 年第 4 期报道：足窍阴点刺出血治疗高颅压头痛 40 例。足窍阴严密消毒，用三棱针点刺出血 10~15 滴。每日 1 次。结果：即刻好转 26 例，1~3 日好转 12 例，无效 2 例。

2. 偏头痛 《陕西中医》2004 年第 2 期报道：针刺足窍阴、液门治疗偏头痛 43 例。结果：足窍阴组有效率 95.3%，对照组有效率 76.7%，两组比较有显著性差异（详见手少阳三焦经荥穴液门）。

【现代研究】

《中国针灸》2002 年第 4 期报道：足窍阴点刺出血可以使足部微小血管扩张，血液循环改善，致痛物质得以转运和分解，所以疼痛消除。以往的实验研究，也证实了针刺使体内内啡肽升高神经兴奋，其传入脊髓后先使第一次中枢神经细胞进入活动状态，当活动持续到一定的时间后作用到胶样物质。根据疼痛的闸门控制学说，胶样物质反过来对第一级中枢神经细胞起抑制作用，即关闭闸门。这样，疼痛的冲动便不能进入到第一级中枢神经细胞处，因而不会产生疼痛。

《中国科技信息》2005 年第 12 期报道：针刺足窍阴、大敦对急性缺氧小白鼠能量代谢的影响。将 48 只小白鼠平均分成足窍阴、大敦、缺氧对照、空白对照四组，以 $Na^+-K^+-ATPase$ 和 LDH 活性为指标，观察针刺表里经井穴对急性缺氧 2 分钟小白鼠大脑皮层、心肌能量代谢影响的差异。结果：足窍阴、大敦组大脑皮层、心肌 $Na^+-K^+-ATPase$、LDH 活性与缺氧对照组比较均有显著性升高，分别 $P<0.05$，$P<$

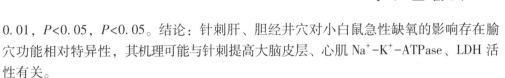

0.01，$P<0.05$，$P<0.05$。结论：针刺肝、胆经井穴对小白鼠急性缺氧的影响存在腧穴功能相对特异性，其机理可能与针刺提高大脑皮层、心肌 Na^+-K^+-ATPase、LDH 活性有关。

《生物医学工程与临床》1997 年第 1 期报道：急性胆囊炎患者相关经穴电学特性研究。采用多通道经络电学特性巡回检测系统、高精度晶体管直流稳压电源，电导检测选择胆经的左右足窍阴-阳陵泉、足窍阴-胆囊区段。结果显示：89%的胆囊炎患者急性期左右足窍阴-胆囊区段的电导动力学曲线与健康人比较，初始值偏高，振荡较强烈，并表现出左右同名穴电导幅值不对称。患者经治疗后的恢复期，患者的电导动态振荡特征与健康人相似，不对称性也基本消失。足窍阴-阳陵泉区段手术前后的电导动力学曲线也表现类似现象，但振荡强度较足窍阴-胆囊区段次之。发病期患者，患者的足窍阴-胆囊和足窍阴-阳陵泉区段的电导均值和振荡幅值指数都显著高于健康人，左右同名穴失衡度也较健康人明显，足窍阴-胆囊区段的差异尤其显著。经治疗炎症解除后，两穴区段电导各指标与术前相比均显著下降，左右穴失衡度显著降低。

（五十二）侠溪（Xiaxi GB43）

【别名】夹溪（《玉龙经》）。

【出处】《灵枢·本输》：足小趾次趾之间也。

【归经】足少阴胆经。

【定位】足背，第 4、5 趾间，趾蹼缘后方赤白肉际处（图 10-46）。

【释名】《会元针灸学》：侠溪者，足小趾与次趾歧骨相夹经路，如溪水之形，流其中，故名。

【类属】本经荥穴。

【穴性】清头明目、通利胸胁、消肿止痛。

【主治】

1. 头面五官病症 耳鸣，耳聋，颔痛。

2. 妇科病症 乳腺炎，经闭。

3. 其他病症 足背肿痛，胸胁支满，头眩等。

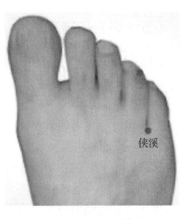

图 10-46 侠溪

【配伍】配太阳、率谷、风池治疗少阳头痛；配支沟、阳陵泉治疗胸胁痛；配听宫、翳风治疗耳鸣，耳聋。

【刺灸法】直刺 0.2~0.3 寸；可灸。

【古代应用】

《针灸甲乙经》：胸胁支满，寒如风吹状，侠溪主之；热病汗不出，狂疾，侠溪主之。

《备急千金要方》：主少腹坚痛，月水不通。

《针灸大成》：主胸中痛。

《类经图翼》：治胸胁支满，寒热病汗不出，目赤颔肿，胸痛耳聋，口噤。

【临床报道】

1. 头痛 《南京中医药大学学报》2000 年第 6 期报道：针刺侠溪为主治疗 1 例头痛患者，左侧颞部跳痛、抽痛，下午为甚。伴见眩晕、失眠、多梦、口苦咽干、耳痛、面部烘热、心烦喜怒等。证属肝胆实火为患，取侠溪、行间为主，辅以局部用穴，常规针刺，泻法。经治 4 次后头痛减轻，巩固治疗 10 次而愈。随访半年未见复发。

2. 耳鸣 《按摩与导引》2002 年第 2 期报道：针刺侠溪、听会等穴治疗耳鸣 100 例（病程最短 2 天，最长 46 年）。主穴：侠溪、听会、翳风、中渚。肝胆火盛加太冲、丘墟；外感风邪加外关、合谷；肾虚加肾俞、关元。常规针刺，得气后虚补实泻，留针 10~20 分钟。每日 1 次，10 次为 1 个疗程。经 2~8 次治疗，痊愈 90 例，显效 8 例，好转 2 例。全部有效。

【现代研究】

针刺慢性胆瘘的狗的侠溪，胆囊收缩明显加快，胆汁分泌显著增加。

（五十三）足临泣 （Zulinqi GB41）

见八脉交会穴。

（五十四）阳辅 （Yangfu GB38）

【别名】 分肉（《素问·气穴论》王冰注）、绝骨之端（《素问·骨空论》王冰注）、绝骨（《素问·刺疟论》）。

【出处】《灵枢·本输》：外踝之上，辅骨之前，及绝骨之端也。

【归经】 足少阴胆经。

【定位】 外踝尖上 4 寸，腓骨前缘稍前处（图 10-47）。

【释名】 辅，指辅骨，亦称外辅骨；现称"腓骨"。本穴位于下肢外侧腓骨前缘而得名。《会元针灸学》：阳辅者，足腿外侧，大骨通膝名辅骨，犹如车之有辅，在腿阳而属阳经，故名阳辅。

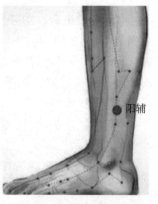
图 10-47　阳辅

【类属】 本经经穴。

【穴性】 清肝利胆、舒筋活络。

【主治】

1. 肢体病症 腋下肿，腰痛，膝骨酸痛，偏头痛。

2. 头面五官病症 目外眦痛，喉痹等。

3. 其他病症 脚气，疟疾，瘰疬。

【配伍】 配环跳、阳陵泉治疗下肢外侧痛；配太阳、风池治疗偏头痛；配丘墟、足临泣治疗腋下肿。

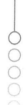

【刺灸法】直刺 0.5~0.8 寸；可灸。

【古代应用】

《针灸甲乙经》：寒热酸痛，四肢不举，腋下肿，马刀瘘，喉痹，髀膝胫骨摇，酸痹不仁，阳辅主之。

《备急千金要方》：治诸风，灸阳辅二处各七壮。

《针灸大成》：主腰溶溶如坐水中，膝下浮肿。

《医学纲目》：浑身疼痛，往来上下无常，取阳辅。

【临床报道】

1. 头痛　《辽宁中医杂志》2004 年第 1 期报道：针刺阳辅、中封治疗神经血管性头痛 76 例。取双侧阳辅、中封，常规消毒，直刺 0.5~1 寸，施捻转泻法各 1 分钟，留针 40 分钟，其间再行针 3 次，针感循经上传效佳。每日 1 次，10 次为 1 个疗程。结果：痊愈 37 例，显效 22 例，好转 15 例，无效 2 例，有效率 92%。

2. 急性腰扭伤　《中国临床医生》2002 年第 8 期报道：针刺阳辅治疗急性腰扭伤 24 例。阳辅直刺 1~1.5 寸，强刺激，留针 5~10 分钟，同时嘱患者手扶桌椅，放松腰部作前屈、后伸、侧弯和旋转运动，活动幅度由小到大，以伤侧为主，取针后继续活动腰部 5~10 分钟。结果：显效 20 例，好转 4 例。

3. 腓肠肌痉挛　《中国民间疗法》1996 年第 5 期报道：阳辅穴位注射治疗腓肠肌痉挛 36 例。穴位常规消毒，用三通管连接 20mL 注射器和氧气袋，向穴位内注氧 30mL，而后自踝部向上挤压小腿，使氧气在皮下弥散均匀。结果：全部治愈。

（五十五）阳陵泉（Yanglingquan GB34）

见八会穴之筋会。

●足厥阴肝经

（五十六）大敦（Dadun LR1）

【别名】三毛（《素问·缪刺》）、水泉（《备急千金要方》）。

【出处】《灵枢·本输》：足大趾之端，及三毛之中也。

【归经】足厥阴肝经。

【定位】足大趾外侧，趾甲根角旁约 0.1 寸（图 10-48）。

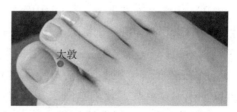

图 10-48　大敦

【释名】敦，为博厚之意。因穴位于足大趾端皮肉相对为厚，又因厥阴脉之气，根于此处聚结而得名。

【类属】本经井穴。

【穴性】调经理气、镇痉宁神。

【主治】

1. 泌尿生殖系统病症 疝气，阴缩，阴中疼痛，月经不调，崩漏，癃闭，遗尿，淋证。

2. 神经系统病症 痫证，善寐，癫狂。

3. 其他病症 少腹痛，便闭。

【配伍】配三阴交、足三里治疗月经不调，少腹痛；配关元、三阴交、照海治疝气；配隐白、归来治崩漏。

【刺灸法】直刺0.2~0.3寸；可灸。

【古代应用】

《针灸甲乙经》：卒心痛，汗出，大敦主之，出血立已；小儿痫瘈，阴跳，遗尿，小便难而痛，阴上入腹中，寒疝，阴挺出，偏肿大，腹脐痛，腹中悒悒不乐，大敦主之。

《备急千金要方》：主目不欲视，太息。

《铜人腧穴针灸图经》：治卒疝，小便数，遗溺，阴头中痛。

《玉龙歌》：七般疝气取大敦。

《针灸大成》：主妇人血崩不止。

【临床报道】

1. 生殖系统病症

（1）疝气：《中国针灸》1982年第4期报道，针灸大敦治疗嵌顿疝8例（股疝2例、腹股沟疝6例）。嵌顿时间4~9小时，均经手法复位失败而改用针灸疗法。取患侧大敦，捻转进针，得气后平补平泻，留针并加艾灸；同时用手法在嵌顿处轻轻按摩，以帮助还纳；必要时肌注阿托品以缓解肠痉挛或肌注鲁米钠以镇静。结果：绝大多数都在10~30分钟内见效，被嵌顿物还纳，腹痛消失，随访无不良反应。《中国民间疗法》2003年第11期以同法治疗12例，均获良效。《四川中医》1995年第8期报道：针刺大敦、隐白治疗1例疝气患者，大敦常规针刺，隐白针后加灸。每日1次。结果：7次而愈。

（2）功能性子宫出血：《陕西中医》1988年第4期报道，灸大敦、隐白治疗功能性子宫出血50例。肝气郁滞取大敦，脾气虚弱取隐白，肝脾失调二穴同取。用麦粒灸5~7壮。每日1次。结果：1次止血、症状消失、4月内随访月经正常36例；2次止血、症状基本消失、3月内随访月经正常12例；无效2例。《青海医药杂志》1999年第11期报道：点刺大敦、隐白二穴出血治疗血崩。常规消毒后，点刺出血2~3滴。每日或隔日1次，一般1~3次即愈。《中国针灸》2004年第8期报道：艾灸大敦为主治疗功能失调性子宫出血60例。将中等大小艾炷直接置于大敦上，点燃施灸，每次5壮，其他随症配穴，虚补实泻。每日或隔日1次，5次为1个疗程。结果：显效41例（68.3%），好转13例（21.7%），无效6例（10%），有效率90%。

2. 其他病症

（1）婴幼儿腹泻：《中国民间疗法》1998 年第 4 期报道，针刺大敦、少商治疗婴幼儿腹泻 145 例。常规针刺，略施平补平泻手法，不留针，出针不闭针孔，在每个穴位上挤出血少许。每日 1 次，一般 3 次即效，如果效果不明显者，再针 2 次。慢性腹泻可加刺足三里，脱水者可予口服生理盐水。结果：痊愈 68 例（46.9%），显效 63 例（43.4%），无效 14 例（9.7%），总有效率为 90.3%。

（2）中风后遗症：《中国针灸》2000 年第 7 期报道，单针大敦治疗中风后遗症 60 例。大敦常规消毒后用旋转式手法快速刺入皮下 0.5 分，留针 1 个小时，每隔 5 分钟行针 1 次。每日 1 次，10 日为 1 个疗程。经治 2 个疗程，显效 38 例（63.3%），好转 15 例（25%），无效 7 例（11.7%），有效率 88.3%。

（3）麦粒肿：《内蒙古中医药》1996 年第 3 期报道，点刺大敦治疗麦粒肿。左右交叉取大敦，常规消毒，用三棱针点刺出血，如出血量少可用手轻轻挤捏。1 日 1 次。一般连刺 2 次即愈，重者 3 次见效。

【现代研究】

在人工造成动物大脑皮质运动区优势的情况下，针刺大敦可使大脑皮质抑制效应比较巩固。

《中国科技信息》2005 年第 12 期报道：针刺大敦、足窍阴对急性缺氧小白鼠能量代谢的影响。将 48 只小白鼠平均分成大敦、足窍阴、缺氧对照、空白对照四组，以 Na^+-K^+-ATPase 和 LDH 活性为指标，观察针刺表里经井穴对急性缺氧 20 分钟白鼠大脑皮层、心肌能量代谢影响的差异。结果：大敦、足窍阴组大脑皮层、心肌 Na^+-K^+-ATPase 和 LDH 活性缺氧对照组比较均有显著性升高（分别 $P<0.05$、$P<0.01$、$P<0.05$、$P<0.05$）。结论：针刺肝胆经井穴对小白鼠急性缺氧的影响存在腧穴功能相对特异性，其机理可能与针刺提高大脑皮层、心肌 Na^+-K^+、ATPase 和 LDH 活性有关。

针刺大敦可加强神门的降压效果效应。并对大肠运动有明显的调整作用，可使不蠕动或蠕动很弱的降结肠下部及直肠的蠕动加强。

（五十七）行间（Xingjian LR2）

【出处】《灵枢·本输》：足大趾间也。

【归经】足厥阴肝经。

【定位】足背，当第 1、2 趾间的趾蹼缘后方赤白肉际处（图 10-49）。

【释名】《子午流注说难》：行间乃足厥阴所溜之荥穴，由大敦转入足大趾与足次趾趾缝间，一彳一亍曰行，两足趾相合，故曰行间。

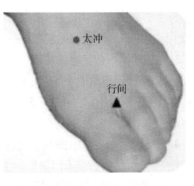

图 10-49　行间、太冲

【类属】本经荥穴。

【穴性】清肝镇惊、凉血调经、泄热安神。

【主治】

1. 妇科病症 月经不调，闭经，痛经，白带，阴中痛，遗尿，淋疾。

2. 神经系统病症 头痛，目眩，口喎，失眠。

3. 其他病症 高血压，疝痛，便不利，膝肿，下肢内侧痛，足跗肿痛。

【配伍】配风池、太阳、合谷治头痛，目赤肿痛；配神门、百会治失眠；配风池、太阳、印堂治眩晕。

【刺灸法】直刺 0.5~0.8 寸；可灸。

【古代应用】

《针灸甲乙经》：溺难痛，白浊，卒疝，少腹肿，咳逆呕吐，卒阴跳，腰痛不可以仰，面黑热，腹中满，身热厥痛，行间主之。

《备急千金要方》：肝心痛，取行间，太冲。

《针灸大成》：主经血过多不止，崩中。

《类经图翼》：泻行间火而热自清。

《医宗金鉴》：治小儿急慢惊风，及妇人血蛊癥瘕，浑身肿，单腹胀。

【临床报道】

1. 高血压 《天津中医学院学报》2001 年第 1 期报道：针刺行间、风池治疗原发性高血压病 30 例。行间进针 20~40mm，得气后行提插捻转泻法；风池进针 20~60mm，得气后行捻转泻法；均施术 1 分钟，留针 20 分钟。每日 1 次，治疗期间停止服用一切药物。分别于治疗前及治疗 6 次后测量同一胳臂血压，并在静待 2 分钟后重复测量血压 1 次，并计算平均值。结果：显效 8 例，好转 17 例，无效 5 例，有效率 83.3%。

2. 头痛 《南京中医药大学学报》2000 年第 6 期报道：五输穴的主治特点及临床应用，治疗 1 例头痛患者，左侧颞部跳痛，抽痛，下午痛甚面部烘热，多烦善怒，伴有口苦、口干、耳聋耳痛、眩晕、失眠、多梦等证，属肝胆实火，取行间、侠溪为主，辅以局部用穴，常规针刺，泻法。经 4 次治疗后头痛减轻，再巩固治疗 10 次而愈。随访半年未见复发。

3. 麦粒肿 《宁德医专学报》1997 年第 4 期报道：针刺行间治疗麦粒肿，取双侧行间，针刺得气后行泻法，留针 20 分钟，轻者 1 日 1 次，重者 1 日 2 次。结果：针 1 次治愈 15 例；2~3 次治愈 28 例；4~5 次治愈 5 例，48 例显有效率达 100%，。

4. 腹痛 《上海中医药杂志》2000 年第 5 期报道：行间的临床应用。本穴治疗急性痉挛性腹痛，斜刺 1~1.5 寸，强刺激后当即缓解腹痛。治疗鼻衄，针刺后留针数分钟即可止血，还可治原发性青光眼。

5. 急性腰扭伤 《颈腰痛杂志》1994 年第 2 期报道：针刺治疗急性腰扭伤 102 例观察，取行间常规消毒，后直刺 3~5 分钟强度刺激，边捻转边让患者活动腰部，结果：1 次治愈 61 例（59.8%），显效 31 例（30.4%），总有效率 90.2%。《航空军医》2001 年第 2 期报道：行间穴位注射治疗急性腰扭伤 62 例。将山莨菪碱 10mg 缓慢注入一侧行间，边推药边令患者活动腰部。隔日 1 次，双侧交替，5 次为 1 个疗程。结果：痊愈 49 例（79.0%），好转 13 例（21.0%）。

6. 痛风 《浙江中医杂志》1997 年第 4 期报道：针刺五输穴治疗痛风 32 例。主穴：行间、商丘、复溜。配穴：太溪、三阴交等。常规针刺，行间、商丘用泻法，复溜补法。结果：显效 22 例，好转 8 例，有效率 93.8%。

【现代研究】

《天津中医学院学报》2001 年第 1 期报道：针刺行间、风池治疗原发性高血压病的临床观察。针刺行间、风池二穴，调节了高血压病患者的交感神经系统，使其由兴奋转为抑制，从而通过神经体液调节，使患者心率减慢，心肌收缩力有所减弱，使周围小动脉口径扩张。最终导致患者心输出量有所减少，外周阻力有所下降，血压降低。

《中国针灸》2004 年第 8 期报道：针刺行间等穴对原发性高血压和血管内皮功能影响的研究。行间、风池（均双）进针 13～25mm，提插捻转泻法，捻转频率为 160 转/分。针刺治疗原发性高血压可以明显改善患者血管内皮功能，减少血浆内皮素含量，有一定的降低胆固醇作用，降压效果明显。针刺对人体起双向作用，依靠降低血浆内皮素水平而起到扩张血管，降低外周阻力，减低心输出量的作用。因此，降压效果明显但迟缓，并且改善患者得血管内皮功能，对远期效果及防治高血压并发症方面，效果显著，有效率在 80% 以上。

（五十八）太冲（Taichong LR3）

见足厥阴肝经原穴。

（五十九）中封（Zhongfeng LR4）

【别名】悬泉（《备急千金要方》）。

【出处】《灵枢·本输》：内踝之前一寸半，陷者之中。

【归经】足厥阴肝经。

【定位】内踝前，胫骨前肌腱内缘凹陷中（图 10-50）。

【释名】封，指封界。穴在内踝高点前方。以胫骨前肌腱内侧为界，前有筋，后有骨，穴当其中，故名。

【类属】本经经穴。

【穴性】清肝利胆、除湿退黄、理气止痛。

【主治】

1. 泌尿系统病症 疝气，阴茎痛，遗精，小便不利，五淋。

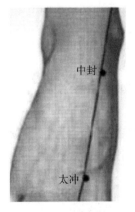

图 10-50 中封

2. 消化系统病症　鼓胀，绕脐痛，疟疾，肝炎，黄疸。

3. 其他病症　内踝肿痛，少腹痛，嗌干，面苍白畏寒。

【配伍】配气海、中极治疗小便不利；配大赫、志室治疗遗精；配解溪、昆仑治疗内踝肿痛。

【刺灸法】直刺0.2~0.3寸；可灸。

【古代应用】

《针灸甲乙经》：身黄时有微热，不嗜食，膝内廉内踝前痛，少气，身体重，中封主之。

《千金翼方》：治失精筋挛，阴缩入腹，相引痛，灸中封五十壮。

《针灸大成》：小腹胀满痛，中封、然谷、内庭、大敦。

《胜玉歌》：若人行步苦艰难，中封太冲针便瘥。

《医宗金鉴》：主治梦泄遗精，阴缩，五淋，不得尿，鼓胀，瘿气。

【临床报道】

1. 头痛　《辽宁中医杂志》2004年第1期报道：针刺中封、阳辅治疗神经血管性头痛（详见足少阳胆经五输穴阳辅）。

2. 泌尿系结石绞痛　《中国中医急症》1996年第2期报道：针刺中封治疗尿路结石绞痛48例。取双侧中封，常规针刺，施龙虎交战手法左转9数，右转6数，反复施行，中强刺激，留针30分钟，留针时可间歇行。每日1次或2次。结果：疼痛即刻消失46例，显效2例。

【现代研究】

实验表明：针刺中封有加强内关、足三里对心率减慢的作用。

（六十）曲泉（Ququan LR8）

【出处】《灵枢·本输》：辅骨之下，大筋之上也，屈膝而得之。

【归经】足厥阴肝经。

【定位】屈膝，腘横纹内侧端，半腱肌肌腱内缘凹陷中（图10-51）。

【释名】本穴位于膝内侧横纹头上方凹陷中，足厥阴肝经的合穴，五行属水，犹水之源如泉，又须屈膝方可取到本穴，故名。

【类属】本经合穴。

【穴性】疏肝解郁、清利湿热、通调前阴。

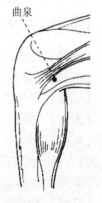

图10-51　曲泉穴

【主治】

1. 生殖泌尿系统病症　月经不调，痛经，阴痒，带下，子宫脱垂，遗精，阳痿，疝气。

2. 呼吸系统病症　咳嗽，气喘。

3. 神经系统病症　中风昏迷，癫狂。

4. 头面五官病症　喉痹，扁桃体炎，鼻衄。

5. 其他病症　中暑、热病等。

【配伍】配膝眼、梁丘、血海治疗膝膑肿痛；配百会、气海、治疗子宫脱垂；配中极、阴陵泉治疗小便不利。

【刺灸法】直刺 1.0~1.5 寸；可灸。

【古代应用】

《备急千金要方》：主膝不可屈伸。曲泉主癃闭阴痿。

《千金翼方》：男子失精，膝胫疼冷，灸曲泉百壮。

《类经图翼》：主治小便难，少气，泄痢脓血。

《针灸大成》：衄血，下血……房劳失精……泄水下痢脓血……阴挺出。

【临床报道】

肱骨外上髁炎：《中国针灸》2002 年第 7 期报道：巨刺曲泉治疗肱骨外上髁炎30 例。取健侧曲泉，常规针刺，得气后平补平泻，留针 30 分钟。每日 1 次，10 次为 1 个疗程。结果：治愈 24 例，好转 6 例，全部有效。

【现代研究】

给狗注射脑垂体后叶素造成垂体性高血压，再针刺曲泉，有降血压作用。对带有慢性胆瘘的狗，针刺曲泉、丘墟发现胆汁立刻显著增加。

《针灸临床杂志》2001 第 1 期报道：针刺曲泉对兔肝、胆汁分泌影响观察。结果发现：曲泉对胆汁流量增加效应显著；静脉注射酚妥拉明、心得安、电针效应不受影响，说明该效应与肾上腺素能 α、β 受体无关，静脉注射阿托品后针刺曲泉，增加胆汁流量效应消失，提示针刺利胆效应与 M 受体有关。故认为针刺曲泉可能使迷走神经兴奋性提高，末梢释放乙酰胆碱，通过 M 受体作用于肝细胞增加胆汁分泌。结论：针灸具有利胆作用，可促进胆汁的分泌与排泄，但其作用途径有待进一步研究。

特定穴选穴配穴规律初探

特定穴是具有特定名称、特殊治疗作用的腧穴，是针灸医学的重点、难点所在，对针灸临床具有十分重要的指导意义。

（一）特定穴的分类及作用

特定穴分五输穴、原穴、络穴、俞穴、募穴、下合穴、郄穴、八会穴、八脉交会穴、交会穴 10 大类。每一类特定穴既有各自的主治范围，又形成一定的、特有的配穴方法。

1. 原穴 《灵枢·九针十二原》指出："十二原者，主治五脏六腑之有疾者也。"原穴对本经脉、本脏腑有双向调节作用，寒热虚实证均可选用。

2. 络穴 联络表里经，主治表里经病变。《针经指南》谓："络穴正在两经之间，若刺络穴，表里皆治。"

3. 俞穴 又称"背俞"。主治相应脏腑病，但偏治慢性虚弱性病症，寓"阴病治阳"之义。其中，"五脏俞"还治五脏开窍的五官病、五脏所主的五体病、五脏所属的经脉病。

4. 募穴 又称"腹募"。主治相应脏腑病，但偏治急性疼痛性病症，寓"阳病治阴"之义。

5. 下合穴 与五输穴中的合穴在意义上有所不同。《灵枢·邪气脏腑病形》说"合治内腑"，明确提示下合穴为六腑病症的首选穴。

6. 郄穴 郄有孔隙义，本是气血聚，病症反应点，临床能救急。郄穴主治本脏腑、经脉的急性、发作性、疼痛性病症。

7. 八会穴 即为脏、腑、气、血、筋、脉、骨、髓八大组织的会通的 8 个腧穴，也就分别主治各自所会组织的病变。

8. 八脉交会穴 十二经脉与奇经八脉相通的 8 个腧穴，临床主治所通奇经八脉病症。

9. 交会穴 主治有关交会经脉以及所属脏腑的病症。

10. 五输穴 主治本经病、本脏或本腑病、四肢肘膝关节以下局部病、经脉所及远端的头面、五官、躯干病。细分之，井穴泻热开窍，用于急救；荥穴主治身热，泻本经之热和脏腑之热；输穴主治肌肉、关节的疼痛性病症；经穴主治以呼吸系统病症为主；合穴主治消化系统（尤其是六腑）病。

（二）特定穴配穴规律

1. 原络配穴 针灸临床常常将一条经的原穴与相表里经的络穴相配伍，治疗表里两经的病变，是谓"原络配穴"。为表里经配穴的典型代表。选原穴之经为主，配络穴之经为客，故又称"主客配穴"。

2. 俞募配穴 同一脏腑背俞与腹募配伍，广泛用于治疗本脏腑的急慢虚实证。

3. 募合配穴 六腑的相应募穴配其下合穴，加强通调腑气作用。

4. 郄会配穴 相关郄穴与八会穴相配，例如胃经郄穴梁丘配中脘（腑会）止急性胃痛；肺经郄穴孔最配膻中（气会）平哮喘发作等。

5. 八脉交会穴配对 针灸临床上常常将八脉交会穴分成四组对穴，以加强治疗作用。阴经穴互配治内脏病，阳经穴互配治体表病。即内关配公孙主治心、胸、胃的病症；列缺配照海治疗肺系、胸膈、咽喉病；后溪配申脉主治头项、腰背、下肢后面的病痛；外关配足临泣治疗偏头、胸胁、下肢外面的病痛。

6. 交会穴互配 交会穴治交会经脉的病症顺理成章，交会穴互配加强疗效相得益彰。例如头维、阳白都属足阳明与足少阳交会穴，二穴配伍主治偏正头痛；关元与三阴交均为足三阴经交会穴，二穴配用主治一切肝、脾、肾（即泌尿系、生殖系、消化系）疾患。

（三）不同病症选配特定穴规律

笔者结合临床体会，对不同病症提出以下特定穴选配规律：

1. 本经病症 原穴、五输穴。

2. 表里经病症 原穴、络穴。

3. 交会经病症 交会穴。

4. 奇经八脉病症 八脉交会穴、相关交会穴。

5. 脏病 原穴、背俞、募穴、章门（脏会）。

6. 腑病 原穴、背俞、募穴、下合穴、中脘（腑会）。

7. 气病 膻中（气会）、足三里、背俞穴。

8. 血病 膈俞（血会）、膻中、足三里、背俞穴。

9. 筋病 阳陵泉（筋会）、太冲、肝俞。

10. 脉病 太渊（脉会）、内关、郄门、阴郄、神门、心俞、厥阴俞。

11. 骨病 大椎（骨会，文献中"骨会大杼"非足太阳经大杼，乃大椎之别名）、太溪、肾俞。

12. 髓病 悬钟（髓会）、太溪、肾俞。

13. 急性、发作性、疼痛性实证 原穴、募穴、郄穴、下合穴。

14. 慢性、虚弱性病症 原穴、背俞、关元、膻中、膈俞、三阴交、足三里。

附录 介绍一种《特定穴腧穴牌》游戏

特定穴是针灸学的重点、难点和疑点所在，对于针灸临床有着十分重要的指导意义。对于每一个针灸工作者来说，各种特定穴的分类、名称、五行属性以及临床应用、配穴方法等，都是应该掌握、熟记的。为了变僵死的记忆为灵活的学习，这里我们向广大针灸工作者和业余爱好者介绍一种特定穴腧穴牌游戏。

腧穴牌是由十二经脉在四肢肘膝关节以下的 60 个五输穴、12 个原穴（其中 6 条阴经经脉以"输"代原，只需制作 6 条阳经经脉的原穴 6 张）、16 个络穴（包括任、督之络和脾之大络、胃之大络）、16 个郄穴（包括阴维、阳维、阴跷、阳跷之郄）、6 个下合穴（其中足三阳经的下合穴即本经五输穴之合穴，只需制作手三阳经经脉的下合穴 3 张）、八脉交会穴（其中后溪、足临泣 2 穴已见于五输穴中，列缺、内关、外关、公孙 4 穴已见于络穴中，只需制作照海穴和申脉穴 2 张）和躯干部的 12 个背俞穴、12 个腹募穴、八会穴（其中脏会章门、腑会中脘、气会膻中已见于募穴中，筋会阳陵泉、脉会太渊已见于五输穴中，只需制作血会、骨会、髓会 3 张）。

另外，除了像中极、关元、中脘等交会穴已见于其他特定穴中外，再增加风池、大椎、百会、水沟、环跳、三阴交等 6 个常用的交会穴，共计 136 张。此游戏不但知识性强，而且富有趣味性。在紧张的学习、工作之余，进行此牌的游戏，寓学习于娱乐之中，既是知识的对垒，又有智力的抗衡。对于学习针灸和记忆特定穴以及锻炼思维能力都是大有裨益的。参加游戏者不受人数的限制。现以 4 人为例，将本牌的游戏规则和方法介绍如下：

1. 洗牌、起牌。与玩一般扑克牌相同，每人起 6 张后，甲再起 1 张，即暂时停止起牌。此时，甲手中有 7 张牌，乙、丙、丁各 6 张牌。

2. 出牌。甲根据手中的牌情，首先从 7 张牌中任意打出 1 张自己不想要的牌。紧接着乙也根据手中的牌情，或取甲打出的牌，或另外再起 1 张（二者必居其一，如果取甲打出的牌，则不可另外再起牌；如果另外起牌，甲打出的牌则当即宣布作废），而后也从 7 张牌中打出 1 张自己不想要的牌。丙、丁打法同上。如此循环下去，每人手中始终保持 6 张牌。

3. 如果有人手中的牌已经成为有效组合形式（各种有效组合形式见后），即可将牌摊开，大家则承认其取得相应名次，并予以记分（记分标准见后），此人便暂时退出游戏。其他人继续打下去，直到决出第 2 名、第 3 名为止。如果有人已经形成有效组合，但为了谋求更佳的组合形式，也可以暂不摊牌，继续打下去。

4. 如果牌已起完，还没有人形成有效组合，那么，第一轮游戏即告结束，也无分可记。可接着进行第二轮、第三轮……

5. 有效组合形式和记分。根据组合同类腧穴的机遇和难易度，有效组合形式和记分可分 6 种：①各经的全部原穴（阴经以输代原）、络穴或任意 3 对原络配穴记 6 分；②下合穴、八会穴、八脉交会穴记 5 分；③俞穴、募穴或任意 3 对俞募配穴记 4 分；④郄穴、交会穴记 3 分；⑤任意一条经脉的五输穴加本经的络穴（或郄穴）记 2 分；⑥六阴经的全部井穴、荥穴、经穴、合穴或六阳经全部井穴、荥穴、输穴、经穴、合穴各记 1 分。

另外，为鼓励已经组合成同一类穴组的参赛者尽早摊牌，第 1 名摊牌者加记 4 分，第 2 名加记 3 分，第 3 名加记 2 分，第 4 名加记 1 分（注：有几人参加游戏，第 1 名摊牌者就相应加几分，其他依次顺减。但其他不是有效组合形式者不予加分）。累计总分最高者获胜。

6. 牌面设计。腧穴牌可以自制，也可以由一般扑克牌加工改制而成。现以少商、少泽、合谷、太冲四穴为例如示图。

<table>
<tr><td>肺井（木）

少　　　商

（木）井肺</td><td>小肠井（金）

少　　　泽

（金）井肠小</td></tr>
<tr><td>大肠原

合　　　谷

原肠大</td><td>肝输原

太　　　冲

原输肝</td></tr>
</table>